U0626246

当代名老中医经典

新针灸学

朱琏 著

广西科学技术出版社

·南宁·

图书在版编目（CIP）数据

新针灸学/朱琏著. —南宁：广西科学技术出版社，
2008.9（2025.6 重印）

ISBN 978 - 7 - 80763 - 099 - 9

Ⅰ. 新… Ⅱ. 朱… Ⅲ. 针灸学 Ⅳ. ①R245

中国版本图书馆 CIP 数据核字（2008）第 144687 号

新针灸学

作者：朱琏

出版：广西科学技术出版社
　　　（南宁市东葛路 66 号　邮政编码：530023）

印刷：广西民族印刷包装集团有限公司

开本：889 mm×1194 mm　1/16

印张：22

插页：9

字数：444 000

版次：2008 年 9 月第 1 版

印次：2025 年 6 月第 5 次印刷

书号：ISBN 978 - 7 - 80763 - 099 - 9

定价：99.00 元

本书如有倒装缺页，请与本社调换

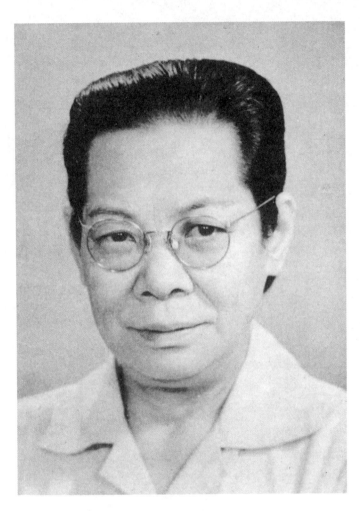

朱琏

中国的针灸治病,已有几千年的历史,他在使用方面,不仅简便经济,其对一部份疾病确有疗效。这就是科学,希望中西医用线改造,更进一步地提高其技术与科学原理。

朱德

赠朱琏同志

赠朱琏同志

余久患三叉神经痛，剧发已三次矣。今年又发，时在广州，请南宁市副市长朱琏同志为余针灸，三十余日而病愈。其同陶希晋同志常自南宁来电话询问治疗状况。陶朱夫妇深情妙技，均可感也，为诗纪之。

老顽生病亦称顽，
千里深情电话传。
顽病应当顽法治，
毛公耐字我知先。
金针控制第三支，
二叉功能有异歧。
唇吻龛张难自在，
齿龈舌腭失调司。
三叉神经皆服帖，
口腔面颊已如常。
埋针先后逾旬日，
艾灸相资亦异方。
一月将完病榻过，
同针共灸其消磨。
累年痼疾从兹愈，
尽夜安听国际歌。

董必武
一九六六年一月卅日

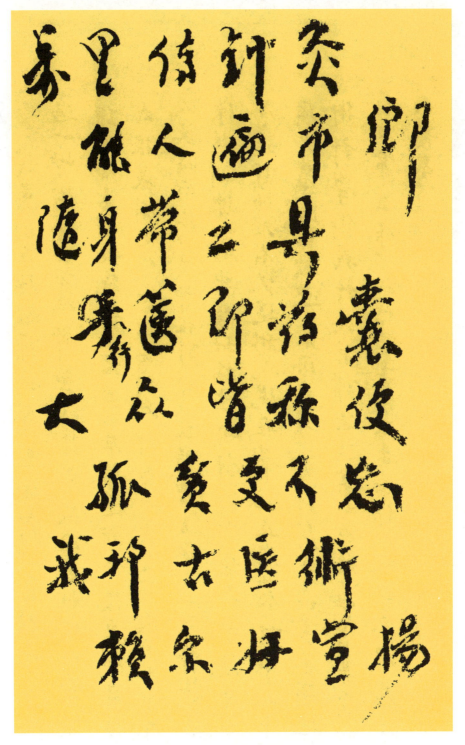

又赠朱琏同志*

万里传针灸，能人遍市乡。
随身带工具，行箧即药囊。
大众皆称便，孤贫更不忘。
我邦古医术，赖尔好宣扬。

*董必武同志于一九六六年春又写了这首五言诗赠朱琏同志。

樣作。

我患過左膀酸痛病，舉動困難，有數年之久，曾試過一些治療的方法都無效。後來朱同志和她的學生許式謙同志為我施行針灸，我的左膀逐漸恢復原狀，屈伸自如。我很感謝他們。他們為別人針灸也多生效。朱同志前在華北人民政府衛生部任副部長時，曾主辦了一所醫務短期訓練班，訓練一批中醫和接生婆，針灸術像其中課目之一，學會這課的人不少。這批人現在華北五省農村中工作，頗受廣大農民的歡迎。朱同志芳新針灸學一書，企圖把針灸術科學化，我經沒有讀過這書的原稿，但認以身受和芳乡的日常工作，相信這書決不是妄作，故樂為推荐於我國的醫界。

一九五零年十一月 董必武

针灸治病，在我国医术上有很久的历史，我国最古的医书中就有这类的记载，从古到今，不拘城市或乡村，都有人行使针灸术。他们治疗某些病，不需药品，往往有时其效抱速，人都惊异其神奇。术之知其然而不知其所以然，又多故神其技，秘而名传，西医则诋为这术不合科学，很少予以注意。所以针灸术直到现在，还在我国社会上到处流行，但始终没有脱掉它神秘的外衣。我想用科学的方法来研究我国的针灸术，剥掉它神秘的外衣，研究和解释它合理的内容，加以发扬光大。在医学和医务上不走无益的事，特别是在我国医药两缺的今日，把工农劳动人民所习知的针灸术科学化发扬光大，尤为必要。

朱琏同志是学西医的，她用科学方法研究针灸术多年，很有心得，想把这番心得写成一书问世，我鼓励她这

出版说明

中医指中国传统医学，它承载着中国古代人民同疾病作斗争的经验和理论知识，是我国一项民族文化遗产。中医是在古代朴素的唯物论和自发的辩证法思想指导下，通过长期医疗实践逐步形成并发展为独特的医学理论体系，它很早就建立了学术体系，在漫长的发展过程中，历代都有不同的创造，涌现了许多名医，出现了许多重要学派和名著。

发掘、整理、继承当代名老中医学术思想和临证经验，并加以深入研究、推广应用和发展创新是保持中医药特色，发挥中医药优势的前提和保障，是促进中医药文化传承及中医药学术健康发展的巨大推动力，也是打造名医，培养高素质中医药人才的重要途径。

随着一大批全国著名中医泰斗、名医和中医临床"大家"逐渐进入耄耋之年，有效地抢救、继承名老中医经验已迫在眉睫、刻不容缓。2004 年在中医药工作会上，时任国务院副总理吴仪同志明确要求中医药行业实施以"名医、名科、名院"为核心的"三名工程"，并指出这是发挥中医药特色优势，增强中医药服务能力，扩大中医药影响的有效措施。

为挖掘和推广名老中医专家的学术思想、临床经验，弘扬祖国传统中医药学，广西壮族自治区中医药管理局和广西科学技术出版社充分利用地缘优势，对广西当代名老中医的诊疗经验进行了全面系统的整理，推出《当代名老中医经典》丛书，包括张汉符、张惠民、朱琏、陈伯勤等广西名老中医，以探索名老中医学术思想，使当代名老中医的证治精髓得到传承和推广，并推动中医理论和临床技术的不断提高。

《新针灸学》是我国现代著名针灸学家朱琏同志的临床遗作，书中系统地总结、整理了祖国传统针灸医学知识，是首部融入神经学理论来阐明针灸治病的科学原理的中医学著作，也是为数不多的得到朱德、董必武等老一辈革命家题词、作序的中医学著作，被称为我国现代针灸医学的经典。

本版由朱琏同志的弟子、全国第三批名老中医药专家韦立富同志在前几版的基础上，不辞辛苦地进行了校订和少量的充实整理，并对书中有关经络的彩图颜色按照目前国际通用标准进行了统一标示，完善了部分针灸治疗穴位的临床案例，是中医药院校师生及广大中医药爱好者不可多得的珍贵资料，有极大参考价值。

广西壮族自治区中医药管理局
广西科学技术出版社

序
——我与针灸

　　我不懂得医学，也不懂得针灸的科学道理何在，这里所说的我与针灸的关系，仅仅是针灸治好我的病的过程。

　　我的身体，除了很瘦以外，一般没有什么毛病。当然，遭受过反动派的种种迫害以及长期的游击战争生活，身体的各部分机能自不免有许多减弱，表现最严重的是神经衰弱、失眠和遗精。每在工作疲劳时就会发生，但一般还未影响工作。

　　1946年春，我奉命开展一项新的工作，因为人力和其他条件的困难，也由于自己不善于工作，在开始的两三个月中，经常处于疲惫状态，任何娱乐活动都没有精力去参加。越是疲倦，越想工作，后来发展到放下工作就吃饭，放下碗就又工作，甚至一边吃饭一边批阅稿件，晚上失眠时又起来工作，这样工作的效率当然不会高。但是，看见有工作就休息不下去，这不完全是由于工作的责任心所驱使，而主要是神经兴奋，不能自已。我和一些患神经衰弱的同志们谈过，他们都有这种经历。

　　在我的疲劳已经相当严重的时候，我们机关中一位负相当重要责任的同志，要求回家看看他阔别十余年的老父亲，我只好又兼管起他的工作来。在这样的十来天中，正当暑夏，天气很热，我当然更感觉疲劳了。但是，我总想等那位同志回来后代替我的工作，让我能完全离开工作休息一下，所以一直坚持到那位同志回来。在那位同志回来的当晚，我们谈得很好，我还吃了很多饭，可是我从那晚睡了以后，就再也不想吃饭，再也不想起来了。

　　起初，我每天还勉强能起来到门外走一走，后来就只有在上厕所时在院里转一转，以后甚至连床也不愿下了。患病的具体表现：一是不想吃喝；二是不能入眠，每天只似睡非睡地迷糊几个小时；三是每天下午微微发热，出汗很多，尤其是在夜里。当时曾请几位医生来看，都说神经太衰弱了，安眠药也不顶用，虽然吃了很多助消化的药，但是饮食还是很少，而且也很勉强。这样一直持续了10天，才派人去请朱琏同志来医治，希望她根据病情携带些速效药来医治。

　　朱琏同志来时，并没有带任何药。她细问了我的病情，把我的身体反复检查之后，皱着眉头想了一会，微笑着说："给你扎针吧！"并叫我暂停服用其他药品。这自然使我很失望，因为我原来希望有一种特效药，注射一两针就会马上好的，但现在事已至此，我就只好由她去扎针了。

　　她规定我每天扎一次针，早晚检查两次体温，要我尽量想法吃东西，每隔三四个小时吃一次饭，并且用按摩来帮助肠胃蠕动。第二次她来扎针时，我自己感觉第一次针没起什么作用，但是她检查了我的身体以后说，已经好了一点，又继续扎了第二次针。到第三天，我已能睡两个钟头，吃饭也略多了些，但是还感觉不出有大的进步。她检查了我的身体以后说，继续有好转。看她的表情似乎还有困难，因此她把前两天检查的记录反复看了几次，又把我扎针后的情况反复问了几次，决定在我脚上大趾与二趾之间，手上拇指与食指之间，很谨慎地下针，一边翻阅她的针灸书籍，给我的印象，这一天她用的心思很大。她第四天来时，我吃饭已不感觉勉强，并能熟睡 6 个小时，只是冷汗还很多，但大家都有信心了，她仍继续扎针。第五天扎针后，冷汗就很少了。她因为事情很忙，第七天决定要走。她说我体温已经正常，心脏的力量也已经加强，要求我只要想法多吃东西，决心一段时间不过问工作的事，慢慢就会好起来。因为我不相信这样就能治好，仍要求派人跟她去取有效的药回来，她笑笑同意了。但是我今天想来，那时所取来的药，恐怕仍是普通的药，事实上起作用的还是扎针。

因为能吃能睡，所以我在 20 天之后，已能散步 200 多米，脑筋也一天比一天清醒，能想一些工作的事情，由于工作的繁忙，不久我又回到了工作岗位。由于恢复工作太早，我的身体恢复得很慢，并且中间还犯过几次病，一般是在气候急剧变化和工作繁忙的时候。我在 1946 年冬天、1947 年夏天和冬天、1948 年夏天，都曾因疲劳、感冒发病，同时曾患肠炎，都是经过扎针后，很快就好了。从 1949 年 8 月起，因为不再从事夜间工作，一年以来，一直在好转，一般能坚持 8 小时工作，间或过度疲劳，只要主动地再扎针，休息一下就好了。

三四年来，我在与病为侣中，也可以说是与针灸为侣。因为我并未找其他医生看过，也没有服用过其他的药，只是感觉不舒服时，就找朱琏同志或她的助手许式谦同志扎一两次针就好了。有许多人笑我愚蠢，有很多同志善意地劝我不要再扎针。他们的理由概括起来不外几种：一是不顶事、不科学，他们认为许多贵重的药品都还治不了病，哪有这样便宜的事？而且说穴名、针法，都还是旧的一套，缺乏科学根据。二是说有副作用，民间有扎针伤气之传说，可能会成为一种习惯，像吸鸦片一样，扎就好，不扎就又差了，这样是越扎越差。然而根据我的经验，事实是顶事的，因为它治好了我的病，也曾看到许多人甚至是多年的老病都能治好，这是事实。至于科学的根据呢，我不懂得，就是朱琏同志也曾很谦虚地说，有些道理还有待于继续研究。但是我相信它是有道理的，譬如说治疗遗精，在下腹部扎针，有一次我向许式谦同志提出两个问题：第一，在腹部扎下一寸多深是否会扎坏肠子，他说不会。第二，腹部与遗精有什么关系呢？但后来扎下去时，生殖器上就有发麻的感觉，这证明是有关系。而且经过扎针，遗精就停止了，这也证明是有道理的。至于副作用呢，三四年来我并未感觉到什么，我的身体一天比一天好起来。只要我自觉，而且环境又许可，生活与工作都有规律时，扎针的次数也就越来越少，甚至可以不扎了，所以并没有形成什么习惯性。但是像我这样用针灸治好了病的是否由于偶然？究竟有什么科学根据？希望朱琏同志把我的情况、病状及扎针的经过，提供医学界研究，我想这对于研究针灸，对于医学，对于人们的健康，都会有很大好处的。

张磐石

1950 年 8 月于首都

自序（一）

针灸医术确能治病，我在幼年时的印象就很深刻。因为它曾挽救过我祖母的性命，治好了哥哥的霍乱。但当时我因受封建落后思想的影响，总以为这是"下流人"剃头佬、擦背佬的行业，不值得我们去学习。以后学医行医十多年，又因忙于医疗工作，也从来没有想起过要去学习它。

1944年10月，在延安召开陕甘宁边区文教工作者会议，毛主席在这个会上对文教工作明确指出了正确的道路。在医药卫生工作方面，毛主席号召学现代医学的医生要团结以中国古代医学为基础的医生，向他们学习并帮助他们提高，防治边区人畜的疾病。毛主席说："新医如果不关心人民的痛苦，不为人民训练医生，不联合边区现有的一千多个旧医和旧式兽医，并帮助他们进步，那就是实际上帮助巫神，实际上忍心看着大批人畜的死亡。"这以后，在边区政府召开的中西医生座谈会上，有一位六十多岁的任作田老先生，自愿把他三十多年针灸行医的经验提供出来，希望西医界深入研究针灸治病的道理。任老先生一讲完，我们在前方野战部队回延安的有些西医同志就发起签名，拜他为老师。我是其中的一个。

第二年的4月，我因病到延安白求恩国际和平医院医治，不几天，病好了，住院休养。有一天，院长鲁之俊同志笑嘻嘻地问我："精神好起来了吧，明天我们开始在门诊室实验针灸，你高兴参加么？"这时我才知道他已经去过任老先生那边学习14天，学了学手法，抄了个手本，画了几张经穴图。当时我觉得机会很好，就欣然同意了。但对针灸的作用当时仍抱着怀疑的态度。然而实行针灸以后，事情越来越神奇，甚至使人目瞪口呆，无法解释了。

一位受过枪伤的团长，小便失禁，常常尿在床上或裤子里，有一条腿麻木不仁。开始针灸时，只是健腿有触电样的感觉。每天或隔一天针灸一次，每次针两侧同一个穴名的穴位，病腿逐渐地也有发麻发酸的感觉。有一次针背部的膏肓穴，下针不久，这位团长突然昏厥，牙关紧闭，四肢发冷，出冷汗，当时膏肓穴的针并没有起出，又在人中穴进了一针，他就立刻苏醒过来，觉得像睡了多时那样舒服。此后小便失禁的程度也减轻多了。我记得，他除针灸膏肓穴和人中穴以外，前后还针灸过骶骨部的上髎、次髎、中髎、下髎和腿上的委阳、阳陵泉、足三里等穴。

还有一位在该院工作的干部，患夜盲症，日子已经不浅了。一到阴天或黄昏的时候，或者在光线微弱的地方，不仅不能读书写字，连一棵一棵的大树都看不见。从扎针那天起，我用全副精神注意他视力的变化，每天清晨跑去问他头一天黄昏感觉如何？哪知第一次针睛明、瞳子髎，天黑时，他看得清大树了；第二次针攒竹、丝竹空，他晚上能看到报上的大标题字了；第三次针鱼腰、四白，他能看到报上笔划少的小字了；第四次针上星、阳白，他能够在晚上看报了，只是眼睛觉得困乏些。以后又每隔一天重复针上述各穴，针了约十天，从此就完全好了。我每当听到他讲视力进展情况的时候，都禁不住啧啧称怪。因为在西医说来，夜盲症的原因是营养不良，缺乏维生素 A。因而这个病的针对性治疗，按西医书上说，首当注意营养，要吃牛奶、鸡蛋、肉类、鲜鱼、鱼肝油等维生素 A 含量丰富的食物。但他每天只吃两顿小米饭和瓜条菜，饮食并未改善，怎么针灸治疗就这样顶事呢？我和鲁院长研究，他也是惊奇不止。

治好了一个人，一传十，十传百，病人就越来越多了。过去到白求恩国际和平医院来治病的，农村群众并不多，他们害怕吃西药、打洋针、开肚子，非到万不得已不敢上门。这一会可就多啦，农民中有终年拉肚子的（习惯性腹泻），也有一个月只大便四五次的（习惯性便秘），还有其他许多病症，没有花一个钱，没有吃一点药，针灸就好了。有一个病人用门板抬来时，缩成一团，扶他起来，两只手还压住肚子，紧紧地皱住眉头叫痛。经诊断为胃神经痛，在他两小腿上的足三里穴，一边扎下一针，病人立刻眉眼开了，手也不压肚子了；又在脐上中脘穴扎下一针，病人更松了一口气，说："神针！神针！一点不痛啦！"病人说着笑着，自己扛着门板回去了。

这年 8 月中旬，因为去听毛主席和朱总司令的两次报告，我在水深过膝的延河里来回四趟。这以后腰部到臀部觉得有些疼痛困乏，两腿沉重，脚跟也有些胀痛。起初还是少走些路就痛得轻些，五六天以后，不走路也痛得厉害了，从腰部、臀部、大腿后侧、小腿外侧及后面，放射到脚跟脚背，痛得如烧如灼、如钻如刺，不可忍耐，尤其是晚上痛得不能入睡。按这情况，无疑是因受凉而引起的坐骨神经痛。附近的医生来看我，也诊断为坐骨神经痛。于是，吃止痛药啦、注射止痛针啦、热敷啦、擦樟脑酒啦等，想尽各种办法，都只能一时稍减轻疼痛。我整整 3 个晚上没有入睡。这时才忽然想起了针灸，马上派人去和平医院向鲁院长借针，借回来时已是黄昏，剧烈的疼痛也正开始发作。没有人会给我扎，我就自己来扎，请别人照着灯看着表，告诉他入针 15 分钟后叫我起针。针的是右侧臀部环跳穴，因自己给自己扎，右手动作方便。进针约 7 厘米，腿就感觉像触了电，从臀部一直贯通到小腿，脚背上也有感觉，我用拇指、食指在针柄上轻微地捻动了几下，不知不觉就睡着了。到了 15 分钟，我被叫醒起针，这时如烧如灼、如钻如刺的难受劲已烟消云散了。第二天怕疼痛再发，又针了左侧臀部环跳穴和两脚背内庭穴。这一次的治疗经验告诉我，在针刺后不一定要用艾灸。多蒙鲁院长来信说明送我两根针，从此我就有了这个工具。

这以后我遇到一针见效的病越多，我就越觉难以解释了。例如张化夷同志，多年来患夜间流口水的病，每天枕头上要湿一大块，针了一次合谷穴就好了。又如马溪山同志，他告诉我，半月前在雪天刮风的早晨出门，以后半边脸常觉发冷，含水漱口，水就由半边嘴唇冒出来。我仔细一看，他的嘴稍向右侧㖞斜，当时诊断为颜面神经麻痹。他要我扎针，我说没有把握，可以试一试，就在嘴角两旁针地仓穴，又在右侧颊部针颊车穴，十多分钟，起了针，马同志再含水漱口，一滴水也不往外冒了。我再仔细看他的脸，别人也看，他自己也照镜子，嘴不㖞斜了。嘿！屋子里的人都轰动了起来，有的用手指头敲桌子，有的在鼓掌，这个问什么道理，那个问什么道理，我心里也在问什么道理。在这期间，我想找书参考，可是找不到。之后去请教会针灸的中医先生，他们又认为要懂针灸，必须熟悉"阴阳辨证"、"子午流注"、"九补六泻"等方法。同西医去谈论吧，得到的回答有两种：一种是认为值得研究，既能治病，就一定有科学道理，可是现在没时间去研究；另一种是"哼，有这个事情"？不发表任何意见。徘徊苦恼，最后自己给自己下了决心，不管它理论通不通，能治好病就干起来再说。于是就在我工作的一个医院和一个门诊部的医务人员中，把学习针灸作为一个工作任务，要大家学会针灸技术。

1946 年到现在的三年中，我在针灸工作上虽然还没有做出什么成绩，可是同志们对我的希望和要求却非常迫切。又承同志们给我搜集了一些关于针灸术的医学书籍，使我在研究中有了参考资料。

到现在为止，我在针灸研究中得出这样几点体会：第一，中国古代针灸的穴位虽然分属手三阴、足三阴、手三阳、足三阳和胸前背后的任脉、督脉的十四经，但其所在部位，大都是合乎科学的人体神经系统的解剖情况的。至于经脉的起止行度则还待进一步的研究证实。有的医学家主张的孔穴，虽然有许多是常用的穴位，但完全否定十四经经穴，又未免太迁就肌肉与骨骼的一般解剖，而且与神经分布也有出入。因此我们必须进一步研究穴位的解剖及其生理作用。第二，中国针灸疗法，一般是针后再灸。在人体 700 多个穴位中，仅少许能针不能灸或能灸不能针。有人还把它分成针刺治"内症"，艾灸治"外症"。日本热心于针灸研究的医学者，把针灸分为针科学与灸科学，认为两者各有治内外各症的效用。可是在我们的经验里，有的病可以针与灸同时并用，有的病单独针刺即可，有的病单独艾灸即有效，甚至有的病以针灸与药物配合治疗，才能达到治愈的目的。有的禁针、禁灸的孔穴，根据解剖部位，同样能针能灸。如果我们能求出它的治疗原理，将会使针灸医学得到更广泛的运用。第三，针灸疗法所以能治胃肠神经痛、急性或慢性胃肠炎、习惯性便秘、习惯性腹泻，以及其他慢性病和神经衰弱等症，是因它确有调节神经系统功能的作用，它能调整红血球、白血球的数量，它能加强人体的抵抗力。在治病中我曾用化验室的检验，证明了针灸对红血球、白血球的调整作用。其他如针灸在帮助诊断上也有很大的作用。但有些针灸医生以针灸治病为万能，这是不对的。据我的经验，有些病能针到病除，有些病可减轻症状，但也有针灸无效的。这些问题，此处不作详谈，以待专篇论及。针灸医学是中国几千年来宝贵的文化遗产，为了从科学上加以提高并改进其技术，希望有更多的中西医同仁来参与这个研究。

（原载于 1949 年 3 月 14 日《人民日报》，题为"我与针灸术"）

自序（二）

前几年，我们在华北老解放区的农村中，曾用针灸术治好了许多病，节省了不少药品，而且它的预防作用也颇大，群众非常欢迎，使我们感到它有进一步研究与推广的价值。同时，我们又看到有些针灸医生施用针灸，很少注意消毒，他们不熟悉生理解剖，虽有些经验，但有时引起感染化脓和其他恶果，因此又感到帮助他们改进提高，确是一件重要的事。这是我写这本书的最初动机。

1948 年冬，前华北人民政府批准我办一个实验性质的学校——华北卫生学校，内分四个短期训练班：医生班、妇婴卫生班、助产班及针灸班。学员大都是已工作三年以上的医务人员，中西医都有。训练的内容和目的，除了业务上在原有的基础上进一步提高以外，还要求学员要树立献身于农村卫生事业的思想。要求了解党的政策，打破脱离政治的倾向，认识预防第一，认识卫生工作统一战线的重要性；认识卫生工作的群众路线，并学会推动群众性的卫生运动。各班都设有针灸课。针灸班则除主课针灸之外，还教生理卫生、细菌、解剖、病理、诊断等课，以及预防接种等技术操作。针灸课由我任教，教材是临时编写的提纲，现讲现记录。

当时同学们在学习过程中，很快就把中医以为西医只懂外科，西医认为中医没有什么作用，以及互相轻视的思想打破了。中西医学员之间互相交流了经验，并且充实了讲义的内容。同学们在毕业前，都被派到平山县各区村实习。在实习中，他们受到群众的欢迎，从事劳动人民卫生工作的热情也更高了。原为西医的同学，在实践中深刻地体会到祖国针灸医术的效用；原为中医的同学，听到群众说："新针灸，讲干净，不觉痛，又见效。"新针灸特别受到欢迎，也就深刻体会到旧针灸术有改进的必要。特别重要的是从这次实习中，大家体验到，针灸是开辟农村卫生工作的一个简便易行的武器。因为学习针灸不太困难，治病的效果颇大，并且没有发生任何危险，在解决农村迫切的医药问题上能起到相当大的作用，这是一。其次，经验证明针灸是群众熟悉的，最不费钱，为广大群众所欢迎。我们通过针灸的治疗，很快取得群众的信任，就可顺利地进一步开展群众性的卫生运动。再次，农村里的中医，见到我们懂得这门技术，也就乐于和我们接近，并相互学习，这就使农村里的中西医的统一战线工作也能顺利地开展。

在实习中，同学们都纷纷反映需要这方面的书籍，这是我早就料到的。在举办卫生学校时，我同时组织了一个编辑组，帮助我整理讲义，组长是彭庆昭，组员有教务主任兼诊断学教员张殿华、解剖学教员甄石度、病理学教员燕图南、卫生学教员李解、生理学教员王雪苔以及卫生学校门诊部负责针灸的医助杨喆等同志，另外还有卫生学校针灸班学员代表张澻廉、赵焕文两位老针灸医生。我们每天在一起研究讨论、整理临床资料、参阅古籍和重新审定穴位。如此紧张地工作了几个月，才使我把原来训练班的讲义，能于去年夏天写成了这本书的初稿。这里，我应向这个组的同志们致谢。

初稿完成后，我们由平山县卫生实验区来到新解放的北京。当时华北人民政府董必武主席曾督促我将此书出版。可是那时我思想上还有一些顾虑，一则是觉得过去在农村中进行的研究尚不很成熟，二则是入城后遇着不少学西医的同志对针灸研究不表赞同，加上入城后，行政工作繁忙，这本稿子就被搁了下来。后来，卫生学校毕业的同学从华北各地纷纷来信，报告针灸在工作中如何起作用，并一致催促将此书出版，还有许多素不相识的愿意研究针灸的人，传闻我在研究针灸，就不断来信索寄书籍，在京有些同志也不断催促，这样我才下决心将此书出版。我觉得针灸既然在实践中证明有它的作用，且对它的科学原理又有了初步的理解，那么为了继承和发扬祖国医学，促使它向现代科学化的方向前进，为了及时提出这一问题，供我们医学界同仁共同研究，以便将已得的经验，再拿到实际工作中去考验，此书的出版就具有重要的意义。因此我就挤出时间将原稿从头审阅修改后，拿去出版了。这几年来的临床实例则没有完全编写进去。我希望这本书出版后，能够得到各方面的指教，使此书中存在的缺点甚至错误能够很快地得到纠正。

1950 年 5 月 3 日于北京

再版序

一

本书初版于 1951 年 3 月发行。发行以后，承全国各地读者经常来信，对我多有鼓励；不少病人和医务工作者，反映了针灸治病收效的情况，并督促将此书从速再版。苏联医学科学院副院长恩·维·柯诺瓦洛夫（H. B. КОНОВАЛОВ）也于 1952 年 6 月来信，说明苏联医学界对中国古传的作用于神经系统的针灸疗法极为重视，并鼓励我们将此书译成俄文本。由此可见针灸疗法在群众中有它的广泛需要，在医学科学上也有它的重要的研究价值。

正因为各方面对针灸疗法的重视，我对此书的责任感也就更加重了。由于这是一个医学科学的问题，我本想更多地学习些我国古代医学的学理和现代医学的先进理论，同时更多地积累些针灸疗法的临床经验，进一步探讨针灸治病的科学原理，并系统地解决针灸技术上存在的一些问题之后，再考虑关于此书的再版问题。但由于我的医学基础浅薄，行政工作又忙，能挤出的时间实在有限，所以这个主观愿望至今还未全部达到。可是现在各地读者和出版社催促再版愈来愈急，不能再延，我只好把这几年针灸治疗的经验加以初步总结，将原书中的几个部分加以修订补充，就拿去再版，让它继续在实践中考验。

二

本书修订的主要部分，有以下几处：

一、初版中第二编的第二节原题是"针治的目的"，其中沿用了日本医学者提出的解释，如说针治的目的可分为兴奋、制止、诱导等三种，通过强、弱和远距离的不同刺激，以达上述的不同目的；又如，对知觉与运动神经机能亢进所产生的病，给予强刺激达到制止的目的，对知觉与运动神经麻痹所产生的病，给予弱刺激达到兴奋的目的；还说以针刺在患部远隔部位或四肢末端，达到治疗目的叫诱导法，等等。这种说法，把所谓诱导作用与对神经的兴奋、抑制作用并列，把一些病的产生看做单纯由于知觉神经或运动神经的亢进与麻痹，完全忽略大脑皮质的活动机能，在理论上显然是不合适的。我写此书的初版稿时，还由于我掌握的灸术临床经验很少，所以当时只写了"针治的目的"。此时已把这一节改为"针灸治病的三个关键"，内容做了彻底修改。

二、在上述同编中另外添了一节"针灸的适应症与禁忌症"，将初版第三编针术与灸术中的适应症与禁忌症都删去了。因为针术与灸术两者的具体操作虽然不同，但它们基本上都是通过对神经系统周围部分的刺激，促动高级中枢神经发挥调整作用以达治病的目的，原则上是一致的，并且不论进行针术或灸术，都应按一定的部位，都应分别刺激的轻重，这些基本上也是一致的，所以两者的适应症与禁忌症基本上也相同，不必分开论列。我们过去所提出的针灸禁忌症，如对急性传染病不能针灸，以及高血压病不能用灸等的看法，近年来临床经验已证明是片面的。因此本版书中我把针与灸的适应症与禁忌症的问题合并提出，并对过去的看法做了一些修正。

三、初版书中第三编第三章的灸术，原文共分五节，其主要内容是阐述古传的艾炷灸法。此次除在"什么叫灸"的一节中，将古传灸法特别是艾炷灸法加以充实介绍外，原来其他四节都已删掉。另外我们介绍了新的艾卷灸法，新添了六节内容。艾卷灸法是用燃着的艾不直接接触皮肤，又容易掌握，所以原先有些不能灸的穴位，经试验证明也是能灸的。原书第四编在孔穴各论中，每个穴的灸法都注有灸若干壮，即灸若干个艾炷。本版改为灸若干分钟。按本书所述的艾卷形状，3.3厘米长的艾卷可灸10分钟。

四、在孔穴部分，此次根据二十几部古今针灸书籍，重新审定了每个穴位的位置及局部解剖，并采用了通用的解剖名词。以往认为复杂难记的头颈部、肩胛部、上下肢等的穴位，也都经过重新整理编排，并改进了头部穴位的定穴方法；有些以往认为禁针或禁灸的穴位，也根据古代资料及近年来的临床经验，改为能针或灸。另外还加进了我们在临床中发现的一些新的有效穴位。关于针灸穴位及解剖参考图，初版是用平面图，形象表现不够明白，此次都改成立体图，而且在图上添了血管和肌肉。

本版书末还加附了一些针灸临床治疗及其对机体影响的研究观察的材料，以供一般医务人员研究参考。其他个别部分的修改和个别章节的调整，这里就不细说了。

三

本书初版脱稿时，是在1950年4月底，距今已有四年多了。在这期间，我国医学界对苏联的先进医学科学的学习氛围日益浓厚，特别是对苏联的生理学家伊凡·彼得洛维奇·巴甫洛夫的高级神经活动学说的学习和推行，为这个时期医学教育工作者和医药卫生工作者的重要任务。

我对巴甫洛夫学说的研究还是很肤浅的，只是我和一些同事在针灸治病的实验中，都深深地感觉到巴甫洛夫的高级神经活动的理论，同我们中国古传的针灸疗法的实际具有明显的一致性。巴甫洛夫的高级神经活动学说，是建立在辩证唯物论基础上的科学理论。它阐明了神经系统是身体的一切组织的统一调度者，而中枢神经系统中的大脑两半球皮质又是最高统帅部。这就打破了旧生理学中认为躯体神经系和植物神经系各自为政的机械论。[①] 它也阐明了大脑皮质内神经的正常活动，只是兴奋与抑制的两种过程。在正常情况下，这两种过程相互制约和相互诱导，因之能随时调整身体内部变化来适应外界

---

① 贝柯夫《巴甫洛夫思想的发展》，戈绍龙译，载于《苏联医学》第6年第10期第11页，上海时代出版社出版，1950年10月。

的环境。[①] 关于大脑两半球病态的发生，巴甫洛夫根据对几方面的观察所得的认识，是这些"病态发生的基本性机制都是相同的。这就是兴奋过程与抑制过程的冲突"。[②] 这就是说由于破坏了上述正常情况下两者的平衡，因而发生病态，这与医学中的机械唯物论的观点是殊途的。巴甫洛夫很注意用物理的弱的刺激（包括皮肤刺激）方法来治疗这种病态，他在动物实验中多次获得效果以后，认为可以"利用大脑两半球里的抑制作用逐渐地发展，以达到大脑两半球里的一般地破坏了的平衡的恢复"。对于皮肤刺激的作用，巴甫洛夫说过："因为皮肤的各点，当然就是大脑皮质里与此相当各点的投影"，对"抑制过程运动的研究也鲜明地说明皮肤分析器对于生理学家所提供的极大利益，因为皮肤分析器是有巨大的完全可以接近的外感受器的表面"。[③] 巴甫洛夫在实验中所用的刺激方法虽与针灸不同，但是在它通过刺激皮肤感受器，而调整大脑皮质的平衡障碍这一点上，与我们针灸临床上所观察到的情况是一致的。显然，巴甫洛夫的高级神经活动学说，对我们针灸疗法的临床与研究工作有很多宝贵的启发，而同时针灸疗法对巴甫洛夫的这一理论，也可以提供更多的重要的实证。

因此，我们从事针灸研究和治疗工作的同志，应该在自己的实践中加强对巴甫洛夫学说及有关的现代医学技术、理论的学习，并应用它们来发掘中国几千年传承下来的这项医学遗产——针灸疗法，从而使它进一步的提高和推广，这是有益于人类、有益于科学的工作。

作者

1954 年 6 月 14 日于北京

---

① 译自 ЛЕКЦИИ О РАБОТЕ БОЛЬШИХЛОЛУШАРИЙ ГОЛОВНОГО МОЗГА（伊凡·巴甫洛夫《大脑两半球机能讲义》）第 99、110、122、134 页，苏联医学科学院出版处出版，1952 年。
② 同①，第 200 页。
③ 同①，第 99、101、270 页。

第三版序

本书作者著名针灸学家朱琏同志，于 1978 年 5 月在南宁逝世。她是党的好干部，是最早响应毛主席关于西医学习中医号召的一位女医生。她认真贯彻执行党的中医政策和中西医结合的方针，对针灸进行研究、发掘和整理提高，作出了卓越贡献。

朱琏同志在长期革命实践中，努力学习马列主义、毛泽东思想，树立了唯物辩证法的基本观点，又具有现代医学知识与古代针灸理论和直接的实践经验。因此，她感到祖国针灸医学有以科学原理和方法加以整理提高的迫切需要。在全国解放前，她细心研究巴甫洛夫学说，把它同中医、针灸的理论与实践联系起来，纠正了偏重从外因和局部理解疾病过程的观念，也突破了古代针灸学说的传统论点。但她对针灸科学的研究和实践，却不为巴甫洛夫学说所局限。她重视高级神经调节机能在保持整体的统一平衡和病理过程上的主导作用。她认为机体的整体性是通过神经、体液等系统维持的，但不能把神经、体液等并列起来，形成二元甚至多元的观点，起主导作用的是神经系统。她还认为不能把经穴之间的联系看作平行关系，因为这与实际生理情况和辩证唯物论的观点都是不一致的。她明确地提出针灸作用的原理，主要是调整激发神经系统，尤其是它的高级部分——大脑皮层的功能的论点，并相应地采取了抑制与兴奋的手法作为具体措施。她又明确提出：刺激的手法、部位与时机等三个因素是针灸治病的三个关键，并且广泛地用之于临床。多年的实践证明，她提出的这些原理、观点和方法都是正确的。1979 年全国针灸针麻学术讨论会这个国际性会议上所提出的多方面的研究资料，也证明了她在 20 世纪 50 年代即已提出的这些论点是正确的，而且是用现代医学对针灸作用的正确理解。朱琏同志在针灸学科方面的创造，不仅在针灸理论与实践上有重要意义，而且是利用现代科学知识整理和发扬祖国医学，创造我国新医学的一个范例。针灸医学自有记载以来，上溯内经，下至近代，举凡著作的基本论点大体相同，多因袭旧论。像朱琏同志这样从实践出发，结合古今医学理论而有所创新，自成体系，应当说是开辟了针灸学的一个新阶段，因而称之为"新针灸学"是名副其实的。

在针灸医学上，朱琏同志一贯主张并坚持治疗、教学和科研三结合，以达到在普及的基础上提高和在提高的指导下普及的目的，且身体力行。自 1944 年，她虚心向延安民间针灸医师任作田老先生学习针灸时起，就刻苦钻研，直到她逝世。30 多年来，她排除各种困难和非议，不遗余力地提倡和推行针灸疗法和针灸科研工作。她不但在城市设置针灸治疗研究机构，而且经常亲自深入到农村、工厂、连队，用针灸为广大的军民治疗伤病；主持举办的针灸训练班，几乎不断，晚年还创办了南宁市针灸大学，并亲自执教，大力培养人才。此外，还曾培训了一些外国来华学习针灸的人员。她先后主持创办了中央人民政府卫生部针灸疗法实验所（后扩大为卫生部中医研究院针灸研究所）、南宁市针灸研究所。除培训、临床医疗与研究外，还从事基础理论研究，进行了针灸对人体补体影响、对疟原虫的消灭抑制、对锑剂中毒的解除等作用的观察研究。这些工作是我国最早开展的有关研究，而且在 20 世纪 50 年代就取得了肯定的成果。也是在 20 世纪 50 年代，她即提出用安全留针以治顽固性疼痛，这个办法与近年来功能神经外科所用的持续刺激以治这类疼痛的措施，虽然形式不同，但意义则是一致的。在临床上，她还总结确定新穴位 19 个，并改革了指针和艾卷灸法。总之，朱琏同志牢记毛主席亲自对她所作的对针灸医学的高度评价，以及要把针灸向国外推行，为世界人民服务的叮嘱，尽力付诸实现。她虽有行政工作，但对针灸医学的临床研究和著述，从未间断。1978 年夏，在她患病辞世前几个小时，仍在继续为本书修订进行写作。这种为革命事业鞠躬尽瘁，死而后已的精神，是深为感人的。

本书第一版、第二版先后于 1951 年、1954 年分别由人民出版社和人民卫生出版社出版。朝鲜民主主义人民共和国保健省于 1958 年译成朝文出版。1956 年，苏联派医学专家到北京学习针灸，其后本书译成俄文，1959 年于莫斯科出版。随后有些国家又从俄文版译成本国文字出版。本书第二版出版后，很快脱销，由于种种原因，长期未能再印。现在本书第三版终于又与读者见面，但与本书第二版的出版，已相距 26 年了。

在我们编写组的成员中，有的虽然跟随朱琏同志学习多年，对她在治疗中得心应手所取得的奇效，却还没有很好掌握；对她在写作上要求深入浅出，既要使高级医务人员感到针灸有可深研之处，又对一般医务人员在治疗上有所帮助，也还不能很好做到。所以在整理编写这部遗著时，绝大部分沿用朱琏同志的原著，并本着尊重朱琏同志的遗稿素材、教材和讲课记录的精神，以不影响她的论点、方法和效果为原则，同时尽力保存她的写作风格。

本版在整理编写时，我们尊重朱琏同志生前的意见，把第二版的附件部分全部删去。在内容编排上作了适当调整。新增添的内容有《简易取穴法》和《医案选录》，前者是朱琏同志总结自己多年临床经验，结合前人的一些简便取穴法写成的，对初学针灸者很实用，遵照作者原意列为专篇，即第五编；后者是她整理的一些病例，计划用来充实治疗篇的材料，但未及完成，现在我们加以整理，作为第七编，其中有的病例加了按语，这只不过是我们的体会，不一定符合她治疗的原意，仅供读者参考。

我们的整理编写工作，是在广西壮族自治区教卫办公室和广西壮族自治区卫生局的领导下进行的。中共南宁市委、卫生部中医研究院、广西中医学院、广西壮族自治区人民医院和南宁市针灸研究所，都给予了大力支持和协助。初稿完成后，又与朱链同志生前好友、本书第一版编辑组组长彭庆昭同志，卫生部中医研究院广安门医院田从豁和董征两位医师，共同研究后定稿的。刘业宁、杨大明两同志为本版绘制了全部插图。在此一并表示感谢。

朱琏同志遗著整理编写组

薛崇成　许式谦　韦立富　黄鼎坚

1980 年 3 月 18 日于南宁

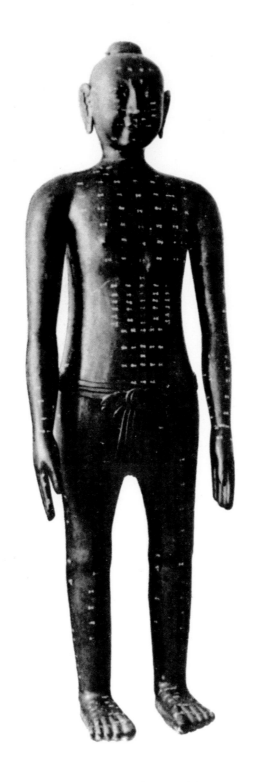

图版 1　明代针灸铜人模型

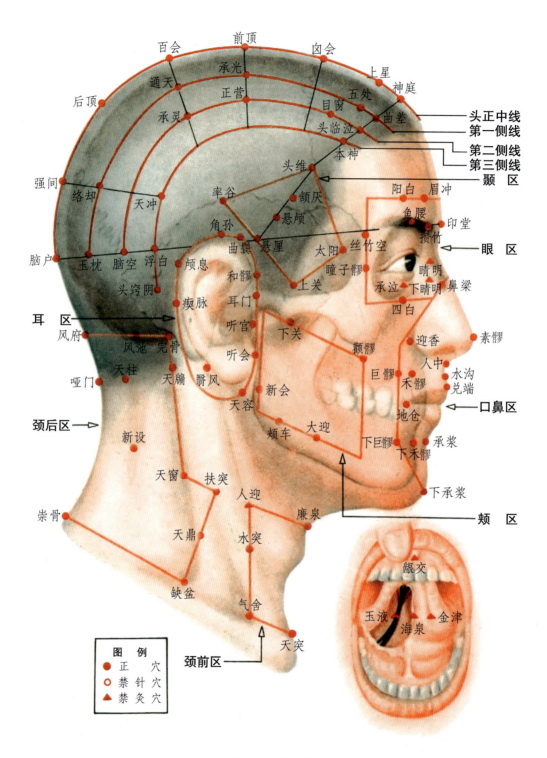

百会 前顶 凶会
承光 上星 神庭
通天 正营 五处 曲差 头正中线
后顶 承灵 目窗 第一侧线
头临泣
第二侧线
本神 第三侧线
头维 颞 区
强间 率谷 颔厌 阳白 眉冲
络却 天冲 悬颅 鱼腰 印堂
角孙 悬厘 攒竹
脑户 玉枕 脑空 浮白 曲鬓 太阳 丝竹空 眼 区
颅息 上关 瞳子髎 睛明
头窍阴 和髎 承泣 下睛明 鼻梁
瘛脉 耳门 四白
耳 区 听宫 下关 颧髎 迎香 素髎
风府 风池 完骨 听会 人中
天柱 天牖 翳风 新会 巨髎 禾髎 水沟
哑门 天容 兑端
颈后区 颊车 大迎 地仓 口鼻区
新设 下巨髎 承浆
下禾髎
天窗 扶突 颊 区
崇骨 人迎 廉泉 下承浆
天鼎 水突
缺盆 气舍
天突 龈交
颈前区 玉液 金津
海泉

图 例
● 正 穴
○ 禁针穴
▲ 禁灸穴

图版2 头颈部穴位

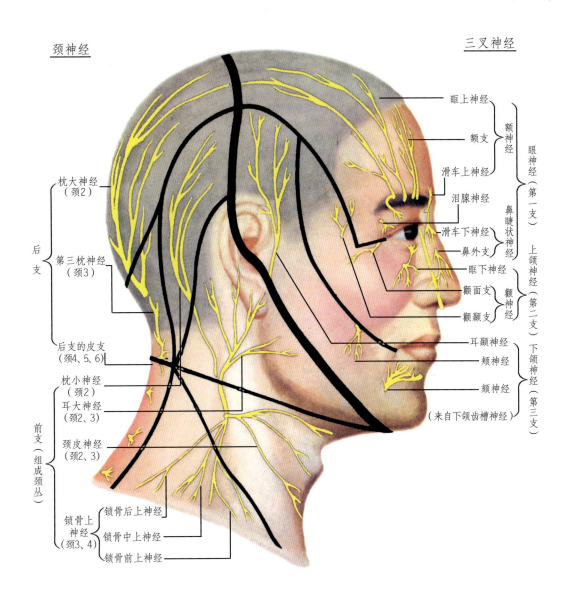

颈神经

三叉神经

眶上神经

额支 } 额神经

滑车上神经

泪腺神经

滑车下神经 } 鼻睫状神经

鼻外支

眶下神经

颧面支 } 颧神经

颧颞支

耳颞神经

颊神经

颏神经

（来自下颌齿槽神经）

眼神经（第一支）

上颌神经（第二支）

下颌神经（第三支）

枕大神经
（颈2）

第三枕神经
（颈3）

后支的皮支
（颈4、5、6）

枕小神经
（颈2）

耳大神经
（颈2、3）

颈皮神经
（颈2、3）

锁骨上
神经
（颈3、4）{ 锁骨后上神经

锁骨中上神经

锁骨前上神经

后支

前支（组成颈丛）

图版 3　头颈部神经

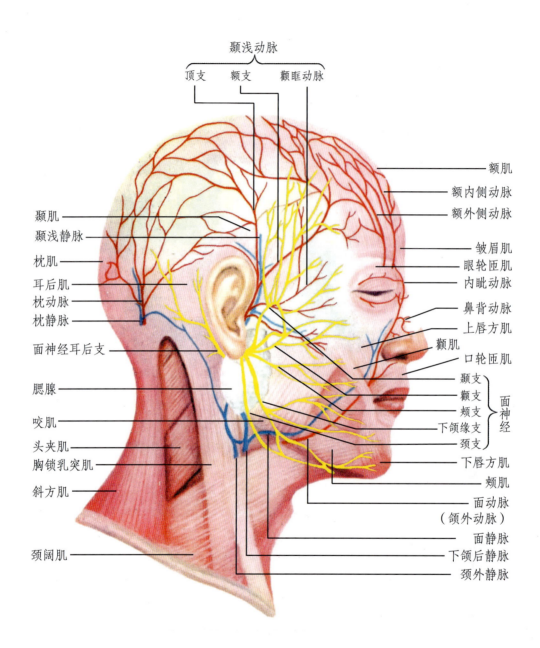

颞浅动脉

顶支　额支　颧眶动脉

额肌
额内侧动脉
额外侧动脉

颞肌
颞浅静脉
枕肌
耳后肌
枕动脉
枕静脉

皱眉肌
眼轮匝肌
内眦动脉
鼻背动脉
上唇方肌
颧肌
口轮匝肌

面神经耳后支
腮腺
咬肌
头夹肌
胸锁乳突肌
斜方肌

颞支
颧支
颊支　　面神经
下颌缘支
颈支

下唇方肌
颊肌
面动脉
（颌外动脉）
面静脉

颈阔肌

下颌后静脉
颈外静脉

图版 4　头颈部肌肉、血管和面神经

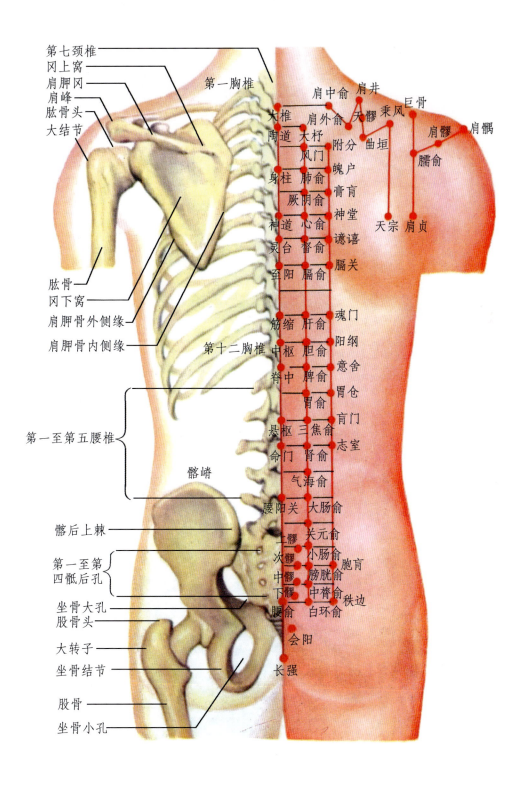

第七颈椎
冈上窝
肩胛冈
肩峰
肱骨头
大结节
第一胸椎
肩中俞　肩井
天髎　秉风　巨骨
大椎　肩外俞
陶道　大杼　附分　曲垣
风门
身柱　肺俞　魄户
厥阴俞　膏肓
神道　心俞　神堂
灵台　督俞　譩譆
至阳　膈俞　膈关
肩髎　肩髃
臑俞
天宗　肩贞
肱骨
冈下窝
肩胛骨外侧缘
肩胛骨内侧缘
第十二胸椎
筋缩　肝俞　魂门
中枢　胆俞　阳纲
脊中　脾俞　意舍
胃俞　胃仓
第一至第五腰椎
悬枢　三焦俞　肓门
命门　肾俞　志室
气海俞
髂嵴
腰阳关　大肠俞
髂后上棘
上髎　关元俞
第一至第四骶后孔
次髎　小肠俞
中髎　膀胱俞　胞肓
下髎　中膂俞　秩边
坐骨大孔
股骨头
腰俞　白环俞
大转子
会阳
坐骨结节
股骨
长强
坐骨小孔

图版 5　肩胛部和背部骨骼、穴位

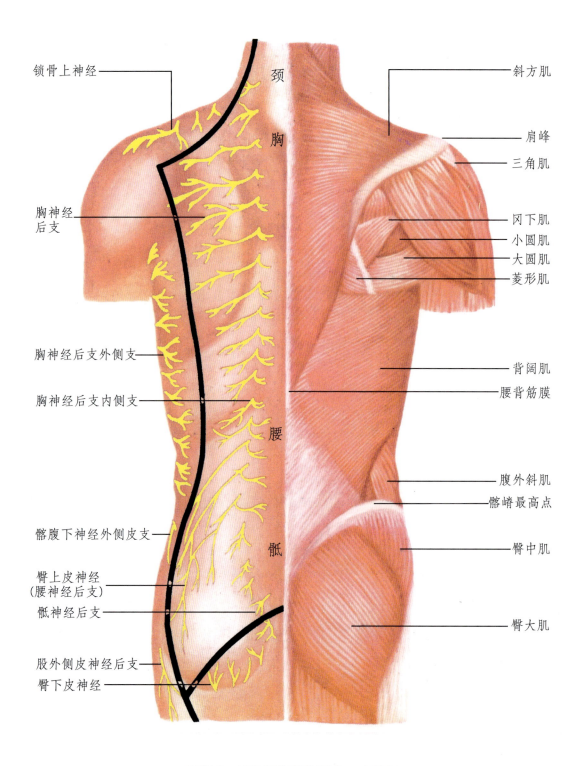

锁骨上神经

斜方肌

颈

胸

肩峰

三角肌

胸神经
后支

冈下肌

小圆肌

大圆肌

菱形肌

胸神经后支外侧支

背阔肌

腰背筋膜

胸神经后支内侧支

腰

腹外斜肌

髂嵴最高点

骶

臀中肌

髂腹下神经外侧皮支

臀上皮神经
（腰神经后支）

骶神经后支

臀大肌

股外侧皮神经后支

臀下皮神经

图版6 肩胛部和背部肌肉、皮神经

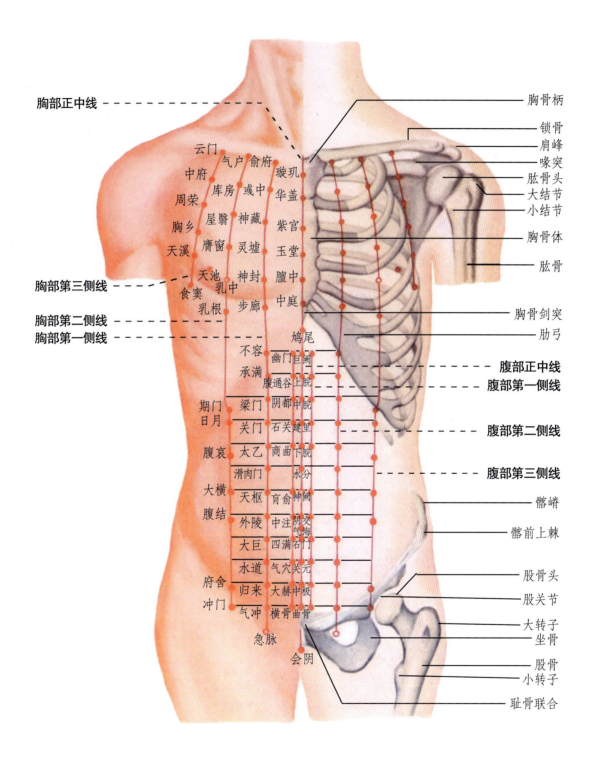

胸部正中线

云门　气户　俞府　璇玑　　　　　　　胸骨柄
中府　　　　　　　　　　　　　　　　　锁骨
周荣　库房　彧中　华盖　　　　　　　　肩峰
　　　　　　　　　　　　　　　　　　　喙突
胸乡　屋翳　神藏　紫宫　　　　　　　　肱骨头
天溪　膺窗　灵墟　玉堂　　　　　　　　大结节
　　　　　　　　　　　　　　　　　　　小结节
天池　神封　膻中　　　　　　　　　　　胸骨体
胸部第三侧线
食窦　乳中　　　　　　　　　　　　　　肱骨
乳根　步廊　中庭
胸部第二侧线
胸部第一侧线
　　　　　　鸠尾
不容　幽门　巨阙　　　　　　　　　　　胸骨剑突
承满　　　　　　　　　　　　　　　　　肋弓
　　　腹通谷　上脘　　　　　　　　　　腹部正中线
　　　　　　　　　　　　　　　　　　　腹部第一侧线
期门　梁门　阴都　中脘
日月　关门　石关　建里　　　　　　　　腹部第二侧线
腹哀　太乙　商曲　下脘
　　　滑肉门　　水分　　　　　　　　　腹部第三侧线
大横　天枢　肓俞　神阙
腹结　外陵　中注　阴交　　　　　　　　髂嵴
　　　大巨　四满　气海　　　　　　　　髂前上棘
　　　水道　气穴　石门
　　　　　　　　关元
府舍　归来　大赫　中极　　　　　　　　股骨头
冲门　气冲　横骨　曲骨　　　　　　　　股关节
　　　　　　　　　　　　　　　　　　　大转子
　　　　急脉　　　　　　　　　　　　　坐骨
　　　　　　　　　　　　　　　　　　　股骨
　　　　　　　　　　　　　　　　　　　小转子
　　　　　　会阴　　　　　　　　　　　耻骨联合

图版 7　胸部和腹部骨骼、穴位

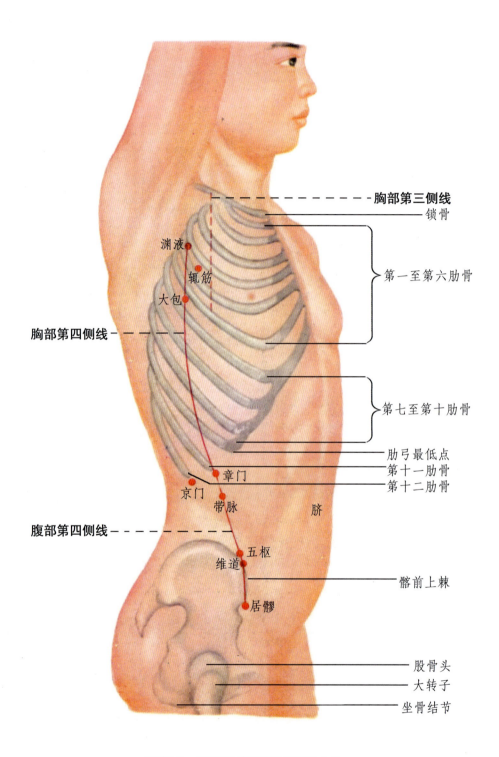

胸部第三侧线
锁骨

第一至第六肋骨

渊液
辄筋
大包

胸部第四侧线

第七至第十肋骨

肋弓最低点
第十一肋骨
第十二肋骨

章门
京门
带脉

脐

腹部第四侧线

五枢
维道

髂前上棘

居髎

股骨头
大转子
坐骨结节

图版 8　胸部和腹部第四侧线穴位

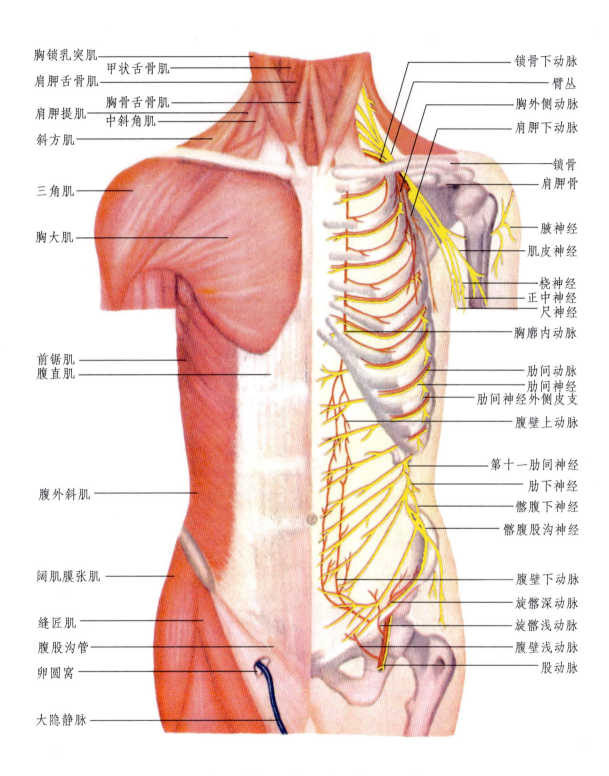

图版 9　胸部和腹部肌肉、神经、血管

胸锁乳突肌
甲状舌骨肌
肩胛舌骨肌
胸骨舌骨肌
肩胛提肌
中斜角肌
斜方肌
三角肌
胸大肌
前锯肌
腹直肌
腹外斜肌
阔肌膜张肌
缝匠肌
腹股沟管
卵圆窝
大隐静脉

锁骨下动脉
臂丛
胸外侧动脉
肩胛下动脉
锁骨
肩胛骨
腋神经
肌皮神经
桡神经
正中神经
尺神经
胸廓内动脉
肋间动脉
肋间神经
肋间神经外侧皮支
腹壁上动脉
第十一肋间神经
肋下神经
髂腹下神经
髂腹股沟神经
腹壁下动脉
旋髂深动脉
旋髂浅动脉
腹壁浅动脉
股动脉

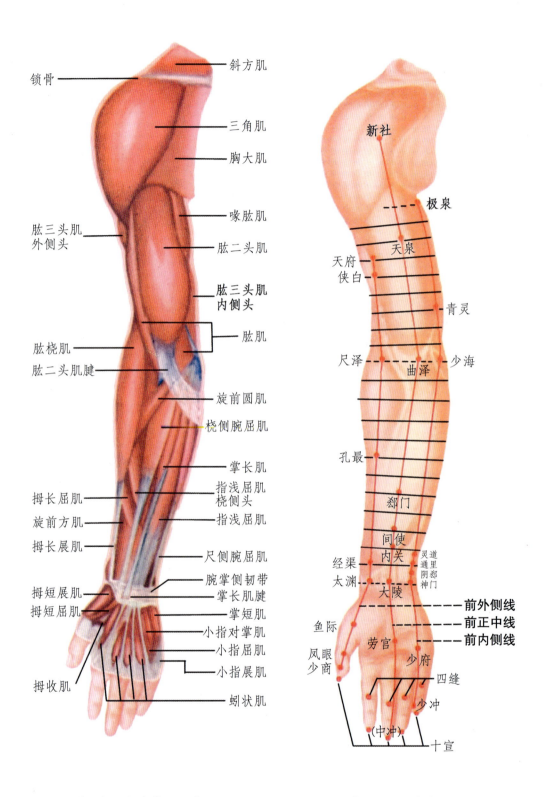

图版 10　上肢前面肌肉

锁骨
斜方肌
三角肌
胸大肌
喙肱肌
肱三头肌外侧头
肱二头肌
肱三头肌内侧头
肱肌
肱桡肌
肱二头肌腱
旋前圆肌
桡侧腕屈肌
掌长肌
拇长屈肌
指浅屈肌桡侧头
旋前方肌
指浅屈肌
拇长展肌
尺侧腕屈肌
腕掌侧韧带
拇短展肌
掌长肌腱
拇短屈肌
掌短肌
小指对掌肌
小指屈肌
小指展肌
拇收肌
蚓状肌

图版 11　上肢前面穴位

新社
极泉
天泉
天府
侠白
青灵
尺泽
曲泽
少海
孔最
郄门
间使
内关
经渠
灵道
通里
阴郄
神门
太渊
大陵
前外侧线
前正中线
前内侧线
鱼际
劳宫
凤眼
少府
四缝
少商
少冲
（中冲）
十宣

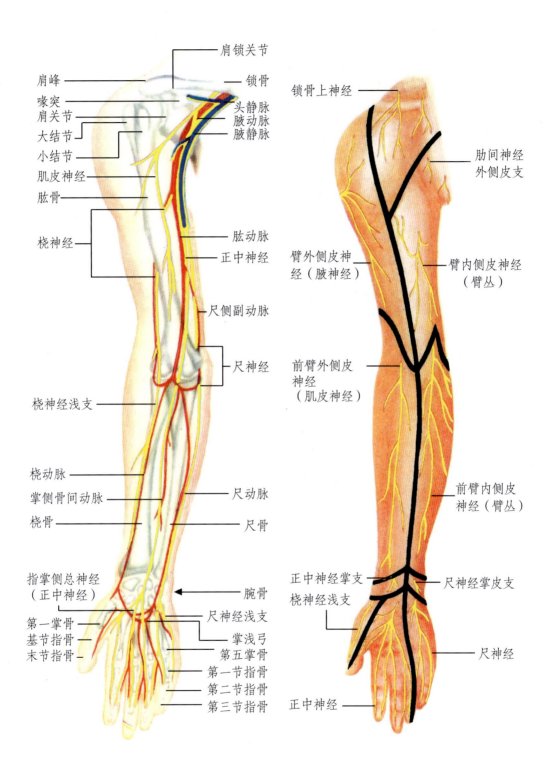

肩锁关节

肩峰

锁骨

喙突

头静脉

肩关节

腋动脉

大结节

腋静脉

小结节

肌皮神经

肱骨

桡神经

肱动脉

正中神经

尺侧副动脉

尺神经

桡神经浅支

桡动脉

尺动脉

掌侧骨间动脉

桡骨

尺骨

指掌侧总神经
（正中神经）

腕骨

第一掌骨

尺神经浅支

基节指骨

掌浅弓

末节指骨

第五掌骨

第一节指骨

第二节指骨

第三节指骨

锁骨上神经

肋间神经
外侧皮支

臂外侧皮神
经（腋神经）

臂内侧皮神经
（臂丛）

前臂外侧皮
神经
（肌皮神经）

前臂内侧皮
神经（臂丛）

正中神经掌支

尺神经掌皮支

桡神经浅支

正中神经

尺神经

图版 12　上肢前面神经、血管、骨骼

图版 13　上肢前面皮神经

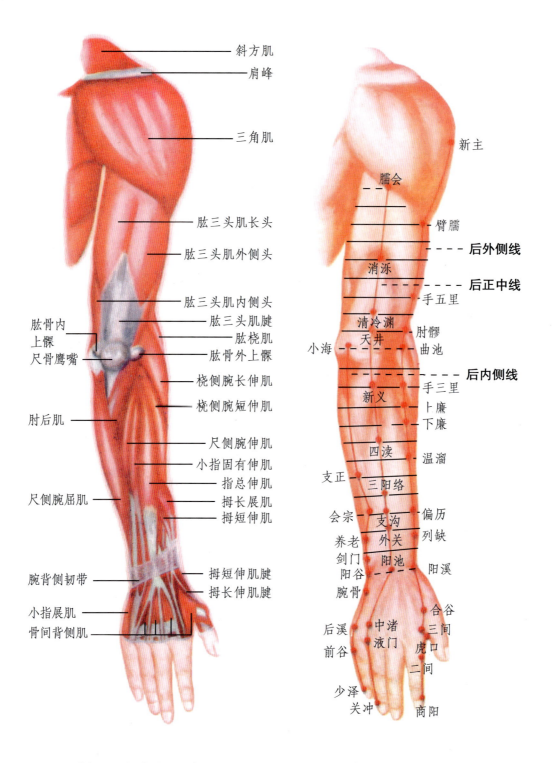

斜方肌
肩峰
三角肌
肱三头肌长头
肱三头肌外侧头
肱三头肌内侧头
肱骨内上髁
肱三头肌腱
尺骨鹰嘴
肱桡肌
肱骨外上髁
桡侧腕长伸肌
桡侧腕短伸肌
肘后肌
尺侧腕伸肌
小指固有伸肌
指总伸肌
尺侧腕屈肌
拇长展肌
拇短伸肌
腕背侧韧带
拇短伸肌腱
拇长伸肌腱
小指展肌
骨间背侧肌

新主
臑会
臂臑
后外侧线
消泺
后正中线
手五里
清冷渊
肘髎
天井
曲池
小海
后内侧线
手三里
新义
上廉
下廉
四渎
温溜
支正
三阳络
会宗
支沟
偏历
养老
外关
列缺
郄门
阳池
阳溪
阳谷
腕骨
合谷
后溪
中渚
三间
前谷
液门
虎口
二间
少泽
关冲
商阳

图版 14　上肢后面肌肉　　　　　　图版 15　上肢后面穴位

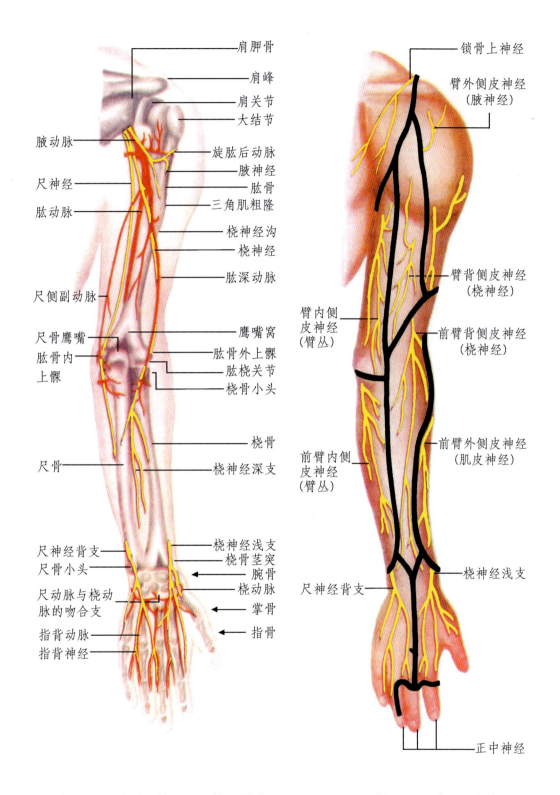

肩胛骨

肩峰

肩关节

大结节

腋动脉

旋肱后动脉

腋神经

肱骨

尺神经

三角肌粗隆

肱动脉

桡神经沟

桡神经

肱深动脉

尺侧副动脉

尺骨鹰嘴

鹰嘴窝

肱骨内
上髁

肱骨外上髁

肱桡关节

桡骨小头

桡骨

尺骨

桡神经深支

尺神经背支

桡神经浅支

尺骨小头

桡骨茎突

腕骨

桡动脉

尺动脉与桡动
脉的吻合支

掌骨

指骨

指背动脉

指背神经

锁骨上神经

臂外侧皮神经
（腋神经）

臂背侧皮神经
（桡神经）

臂内侧
皮神经
（臂丛）

前臂背侧皮神经
（桡神经）

前臂外侧皮神经
（肌皮神经）

前臂内侧
皮神经
（臂丛）

桡神经浅支

尺神经背支

正中神经

图版 16 上肢后面神经、血管、骨骼

图版 17 上肢后面皮神经

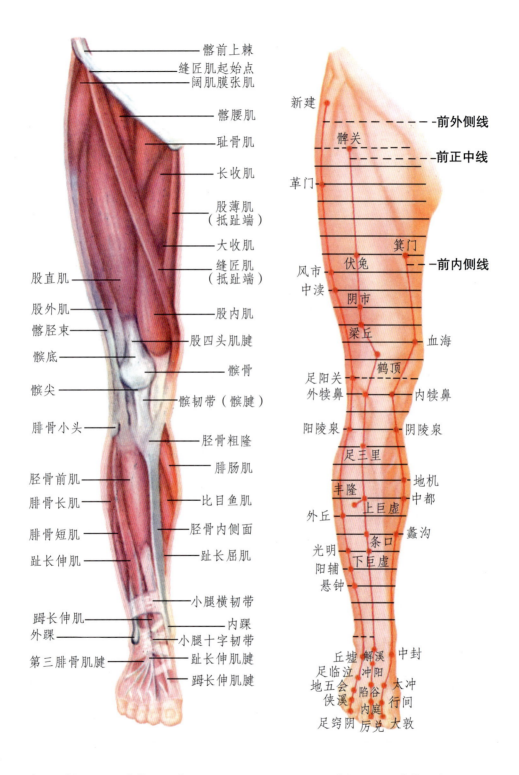

髂前上棘
缝匠肌起始点
阔肌膜张肌
髂腰肌
耻骨肌
长收肌
股薄肌（抵趾端）
大收肌
缝匠肌（抵趾端）
股直肌
股外肌
髂胫束
髌底
髌尖
腓骨小头
胫骨前肌
腓骨长肌
腓骨短肌
趾长伸肌
蹈长伸肌
外踝
第三腓骨肌腱
股内肌
股四头肌腱
髌骨
髌韧带（髌腱）
胫骨粗隆
腓肠肌
比目鱼肌
胫骨内侧面
趾长屈肌
小腿横韧带
内踝
小腿十字韧带
趾长伸肌腱
蹈长伸肌腱

图版 18 下肢前面肌肉

新建
髀关
革门
箕门
风市
伏兔
中渎
阴市
梁丘
血海
鹤顶
足阳关
外犊鼻
内犊鼻
阳陵泉
阴陵泉
足三里
地机
丰隆
中都
外丘
上巨虚
蠡沟
条口
光明
下巨虚
阳辅
悬钟
前外侧线
前正中线
前内侧线
丘墟
解溪
中封
足临泣
冲阳
地五会
陷谷
太冲
侠溪
内庭
行间
足窍阴
厉兑
大敦

图版 19 下肢前面穴位

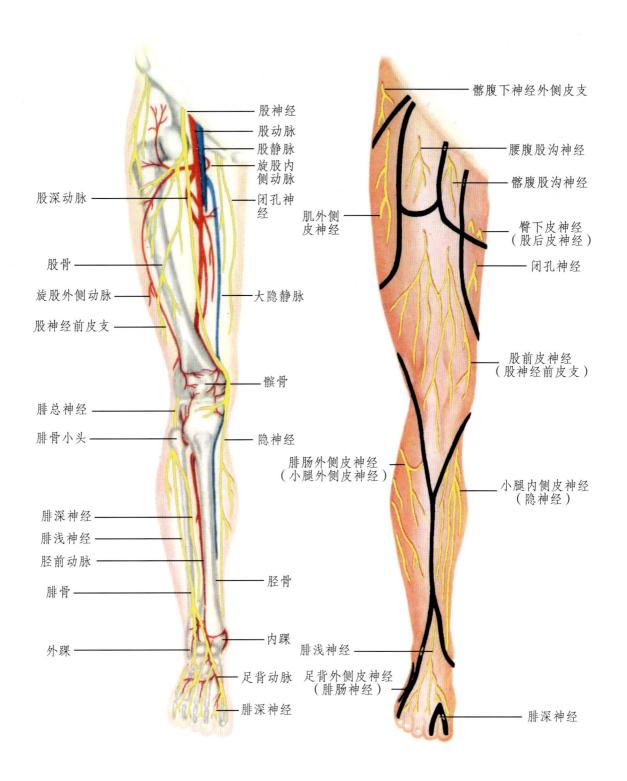

股神经
股动脉
股静脉
旋股内侧动脉
股深动脉
闭孔神经
股骨
旋股外侧动脉
大隐静脉
股神经前皮支
髌骨
腓总神经
腓骨小头
隐神经
腓深神经
腓浅神经
胫前动脉
腓骨
胫骨
外踝
内踝
足背动脉
腓深神经

髂腹下神经外侧皮支
腰腹股沟神经
髂腹股沟神经
臀下皮神经
（股后皮神经）
闭孔神经
肌外侧
皮神经
股前皮神经
（股神经前皮支）
腓肠外侧皮神经
（小腿外侧皮神经）
小腿内侧皮神经
（隐神经）
腓浅神经
足背外侧皮神经
（腓肠神经）
腓深神经

图版20 下肢前面神经、血管、骨骼   图版21 下肢前面皮神经

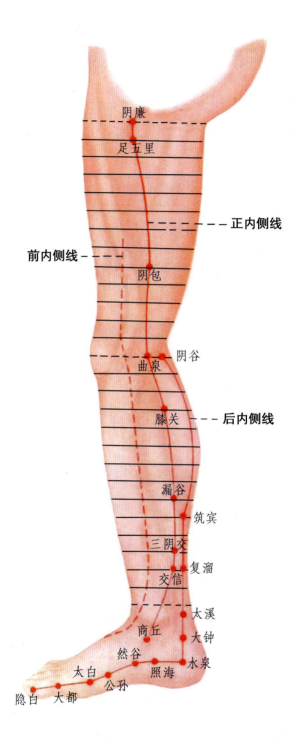

阴廉

足五里

- - - 正内侧线

前内侧线 - - -

阴包

阴谷
曲泉

膝关 - - - 后内侧线

漏谷

筑宾

三阴交
复溜
交信

太溪

商丘
大钟

然谷
太白 水泉

照海

公孙

隐白 大都

图版 22　下肢内侧穴位

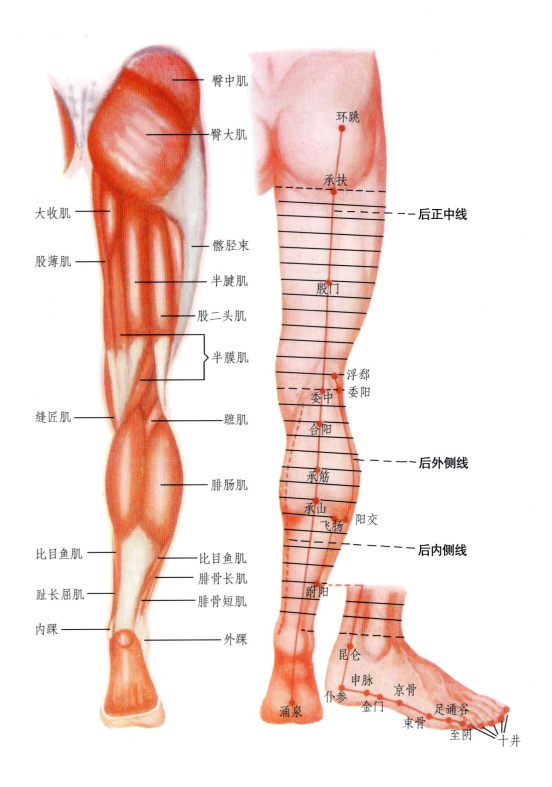

臀中肌

臀大肌

大收肌

股薄肌

髂胫束

半腱肌

股二头肌

半膜肌

缝匠肌

腓肠肌

比目鱼肌

比目鱼肌

趾长屈肌

腓骨长肌

腓骨短肌

内踝

外踝

环跳

承扶

后正中线

殷门

浮郄

委阳

委中

合阳

后外侧线

承筋

承山

阳交

飞扬

后内侧线

跗阳

昆仑

申脉

京骨

仆参

金门

涌泉

足通谷

束骨

至阴

十井

图版 23　下肢后面肌肉　　　　**图版 24　下肢后面穴位**

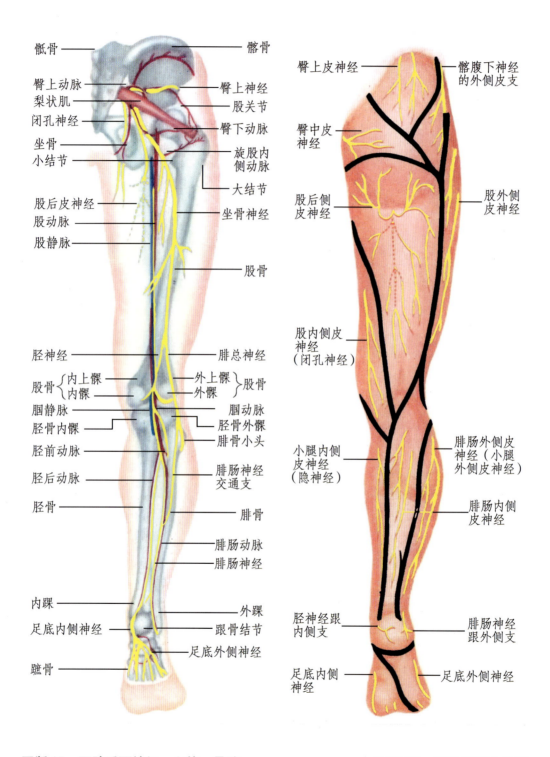

左图标注：

骶骨 —— 髂骨
臀上动脉 —— 臀上神经
梨状肌 —— 股关节
闭孔神经 —— 臀下动脉
坐骨 —— 旋股内侧动脉
小结节 —— 大结节
股后皮神经 —— 坐骨神经
股动脉
股静脉 —— 股骨
胫神经 —— 腓总神经
股骨 {内上髁 内髁} —— {外上髁 外髁} 股骨
腘静脉 —— 腘动脉
胫骨内髁 —— 胫骨外髁
胫前动脉 —— 腓骨小头
胫后动脉 —— 腓肠神经交通支
胫骨 —— 腓骨
腓肠动脉
腓肠神经
内踝 —— 外踝
足底内侧神经 —— 跟骨结节
足底外侧神经
蹠骨

右图标注：

臀上皮神经 —— 髂腹下神经的外侧皮支
臀中皮神经
股后侧皮神经 —— 股外侧皮神经
股内侧皮神经（闭孔神经）
小腿内侧皮神经（隐神经） —— 腓肠外侧皮神经（小腿外侧皮神经）
腓肠内侧皮神经
胫神经跟内侧支 —— 腓肠神经跟外侧支
足底内侧神经 —— 足底外侧神经

图版 25　下肢后面神经、血管、骨骼　　　　　**图版 26　下肢后面皮神经**

目　　录

第四编　孔　穴

7. 水泉　8. 大钟　9. 太溪　10. 复溜　11. 筑宾　12. 阴谷

第五编　简易取穴法

第六编　治　疗

第七编　医案选录

第一编 绪论

第一章　针灸的由来和现状

针灸这一门医学，已有几千年的历史，它是中国人民在长期同疾病作斗争的过程中创造出来的。根据我国古代书籍有关记述，用"砭石"治病，就是针灸治病的起源。

用"砭石"治病，就是用有尖角的石片以及磨成锥形的石针在患者身上扎刺以治病。据传说有这样一个偶然的故事：古时有一个人，头痛剧烈，长时间医治未愈。有一次，他在路上蹒跚地走着，突然摔倒，被路上的石头尖碰破小腿流了血，头痛病就好了。从此，他遇见头痛的人，便叫他用尖石头来碰撞小腿出血，以治头痛。这个治法便相传开来了。随后又有人用石头磨成石针，后来石针又发展为骨针、竹针和陶针。在使用金、银、铜、铁以后，又逐步发展到用金、银、铜、铁（指马嚼口上用过的铁。古说这种马衔铁柔纯无毒，不易折断）等金属制成针。这才有了金（属）针。使用金属针的时候，同时还有用砭石的，直到现代用碎陶瓷片扎刺治病，还是砭石的方法。所以，我国古时常把"针"和"砭"合称"针砭"。

灸法治病，是以火为主，因而它的应用是在人类用火以后。根据当时社会条件与一些治疗方法的发现的偶然性来说，灸法的创始，必然与针法的情况相似。可能因身体上某部位偶然被烧烫后，原有的什么病症就减轻或消失，以后反复试用，收到效果。于是，把用燃烧一定的物体以烧灼或温热皮肤，作为一种治病的方法，即成灸法。从燃烧的各种物体中，又体会到艾的优越性，尤其是陈艾的优点，因而有 7 年的病，要用 3 年的陈艾才更有效的说法。以后又在艾的剂型、配伍和应用方法等方面，不断有所改进，并从灸后起泡发展到不用艾的灸法，即用蒜和其他物质刺激使皮肤起泡，以达到与火灸有相同效果等灸法。这都是历代劳动人民从长期积累的经验中逐步发展而来的。

对于针灸的起源年代、地理方位，虽然记载不少，但它究竟产生在古代什么时候，什么地方，却无法肯定。远古时代主要是由"巫神"用符咒来治病，即后来所谓的"祝由科"。当时，用"砭石"、"毒药"治病是附带的。后来，这附带部分逐渐发展，"巫神"就被人称为"巫医"了。在医术进一步发展以后，巫、医才分了家。随后，针灸和药物治疗又发生分化，不过这回分化是不明显的。现将有文字记载以来，有关针灸医学的发展情况，简略作个介绍。

1. 春秋战国时代（公元前 722 年～公元前 221 年）

春秋末年左丘明撰写的《左传》，记载有晋国的景公患病，请当时秦国的名医缓诊治，缓为景公诊脉后说，这病已到绝境，灸不可以，针不能及，药力也达不到，不可挽救了。不久景公病死。根据年史查考，这年是公元前 581 年。

汉武帝时司马迁著的《史记》中的《扁鹊列传》，曾记述战国时代（公元前 480 年～公元前 221 年），有一位杰出的医学家名叫秦越人，即扁鹊。他具备有医学各科的知识和经验，擅长针灸。相传《黄帝八十一难经》（简称《难经》）一书是由他著的。他治病时，有的单用针灸，有的先用针灸后用汤药。虢国太子病危，已经失去知觉，神志昏迷，大家以为太子已死，准备办理丧事。可巧扁鹊路过虢国，以切脉法诊断太子为尸厥症，当即用针法进行急救。不久，病人苏醒，又用熨热法和药物敷贴下腹部，病人即能起坐。随后用汤药调养 20 天，完全治愈。从此，人们都说扁鹊是个能"起死回生"的人。但扁鹊谦虚地说，他并不能够使人"起死回生"，主要是患者的病还未到不可挽救的地步。

2. 秦汉三国时代（公元前 221 年～公元 265 年）

秦代和汉代具有代表性的医学著作是《黄帝内经》。现在公认这部书是公元前的作品，但具体撰著年代已查考不清。有的书上说在西汉初期，有的书上则说在战国末年。它是采取以轩辕黄帝和歧伯问答的形式编写的，内容非常丰富，叙述了人体的生理、解剖、病理、诊断和治疗等学理。在治疗方面主要讲的是针灸，所说的针已是九种形状的针，所说的灸已是艾炷的灸法。《黄帝内经》是由《素问》、《灵枢》两部书组成的，每部书 9 卷，共 18 卷。《灵枢》记载的针灸治疗学更为详细，所以又叫《针经》。

西汉初期，用针灸治病的医生已经很多。当时有一位著名的医学家姓淳于名意（生于公元前 3 世纪），擅长针灸和药物治疗，而且对于何病宜针，何病宜灸，何病宜药，何病宜针灸药物互相配合，有许多独特的见解。

三国时代，也有一位杰出的医学家叫华佗（约公元 141～203 年），精通针灸和方药，并且擅长麻醉术和重大的外科手术。当时人们都称他为"神医"。关于针灸治疗，他讲究手法操作，主张取穴不在乎多，而在乎精，因此他针灸时每次不超过几个穴位。

3. 两晋和南北朝（公元 265～589 年）

西晋初期，著名针灸学家皇甫谧（公元 215～282 年）总结了秦汉以来的医学成就，撰著《甲乙经》一书，共 12 卷。这部书可以说是最古老的专门论述针灸的著作，并起了承前启后的作用。在同一时代，又有用来表现针灸部位的图，这是针灸学术的一大进步。自《甲乙经》问世以后，针灸专科著作逐渐增多起来。在六朝时竟达到十几种，其中还有专论灸法的著作。

4. 隋唐和五代（公元 581～960 年）

这个时代初期，著名针灸学家有甄权（公元 541～643 年）。据说他对针灸的穴位作了一番整理，对统一针灸穴位起了一定的作用。可惜他的著作已经失传。其后又有孙思邈（公元 581～682 年）撰著了很多医学书籍，其中的《千金要方》和《千金翼方》共 60 卷，一直流传到现在。在这 60 卷中，有一部分是专论针法和灸法。所用针灸的部位则是根据甄权的《明堂人形图》，但也加入了他自己的见解。大体上自南北朝以来，灸法已很盛行。在唐朝已有专用灸法的医师。到 7 世纪时，又有人撰著《骨蒸病灸方》（1 卷）。这是专门讲究灸法治疗慢性消耗性疾病的书。其后又有王焘写的一部方剂学，名叫《外台秘要》（公元 752 年），其中特别提倡灸法。

唐朝时，针灸学术更为盛行，并建立了培养针灸医师的教学制度。当时有针博士、针助教、针师、针工、针生等职称。针博士的任务，主要担负教授针灸的穴位和诊断，以及使用九种针的治疗方法。所以到了唐朝，针灸已专业化，被列为医学里面的一门专科。

5. 宋代（公元 960～1279 年）

10 世纪末叶，吴复珪撰著《小儿明堂灸经》（1 卷），这是专论灸法在小儿科应用的一部重要著作，可惜这部书的原著未能广泛流传。到 11 世纪前期，针灸疗法有了很大的发展。1026 年王惟一首先撰著《铜人腧穴针灸图经》（3 卷），对以往针灸的部位进行了考查和整理。这部书由当时的政府在国内广泛发行，成为当时全国的统一教材。1027 年，王惟一又设计制成针灸铜人模型，这是中国最早创制的针灸铜人模型。宋朝还有很多针灸的重要著作，这里仅举几例。例如，专论灸法在外科学领域应用的《外科灸法论粹新书》，专论灸法用于急救方面的《备急灸法》，以及专门讨论背部膏肓穴灸法的著作，名叫《膏肓腧穴灸法》等。

6. 辽金元时代（公元 1115～1368 年）

辽时，有位著名针灸学家直鲁古，曾著有针灸书，已经失传。13 世纪，有位窦汉卿，擅长针灸，著有许多著作，尤其是采用歌赋形式撰写的书，便于后人学习和记忆，这是他的一大特点。后世很多书籍，往往也引用他的歌赋。元朝有一位蒙族针灸家，名叫忽泰必烈，著有《金兰循经》（1 卷）（公元 1303 年），书中绘有脏腑与经络图两幅，但已失传。元朝时又有滑寿（滑伯仁），在《金兰循经》的基础上作了一番整理，提出了"十四经"的名称，对各有关的细节都作了解说，写成《十四经发挥》（3 卷）（公元 1341 年）。

据说元朝时，对宋朝所创制的针灸铜人模型，曾进行过补修，而且制了仿制品，但至今下落不明。

7. 明代（公元 1368～1644 年）

明代针灸有了较大的发展，有名的针灸家和针灸著作都很多。例如在 1530 年，汪机撰著了《针灸问对》（3 卷），是以问答形式编写的。他根据临床治病的体会，对于"补泻"手法提出了批判性的见解。1529 年高武著有《针灸聚英》，并分别铸造了男、女和小儿三个铜人模型。

1601 年，杨继洲编著的《针灸大成》，是当时最有名的针灸专著。他把明朝以前许多针灸书的主要论述，都收集在一起，并且加以注释和发挥，还整理了许多他自己的临床治疗的记录。这是一部总结性质的针灸著作。在这部书刊行的同时，还刻印了两幅表示针灸部位的大挂图，一直流传到现代。这对于我们研究明朝及其以前历代针灸的发展情况，有很大帮助。明朝制有专供针灸医生考试用的铜人模型，每个穴位都有孔眼，并刻有穴位的名称（图版 1）。据说考试时，铜人穿着衣服，考生寻穴时，必须隔着衣服刺中穴位的孔眼。

8. 清代（公元 1644～1911 年）

清代的针灸著作有《刺灸心法要诀》，它是 1749 年编的《医宗金鉴》的一部分。1798 年，有李守先编写的《针灸易学》（2 卷）；1817 年，又有李学川编写的《针灸逢源》（6 卷）等。当时也铸造了大小不等的针灸铜人模型，然而针灸的发展则不如明代，这是由于封建统治阶级的腐败，认为针灸时脱衣解带，有违礼节，加以轻视。鸦片战争以后，中国沦为半封建半殖民地，针灸和其他祖国医学一样，受到了歧视和摧残。公元 1822

年，清代统治者下令取消了太医署针灸科，使针灸的发展受到一定的限制。然而，针灸疗法的优越性是抹煞不掉的，人民群众非常欢迎它，所以它仍能广泛地在人民群众中流传并有所发展。在太平天国的队伍中，针灸即非常盛行。

9. 辛亥革命和国民党反动统治时期（公元 1911～1949 年）

这个时期，由于军阀割据，国民党反动统治，加上帝国主义的文化侵略，祖国医学遭到了严重的摧残。1929 年，国民党反动政府居然通过了废除中医药的反动提案，妄图消灭中医，充分暴露了国民党反动统治政府严重摧残民族文化学术遗产的面目。但由于祖国医学在人民群众中有着深厚的基础，当时就立即激起全国中医药界和人民群众的极大愤慨和坚决反对，遭到社会公正舆论的强烈谴责，他们的罪恶目的，终究未能得逞。当时，在中国共产党领导下的解放区，中医药和针灸则受到了极大的重视，党中央和毛主席对中医工作作了多次重要指示，针灸这一宝贵医学传统，在解放区得到了发展。

10. 新中国成立以后

新中国诞生后，在党的中医政策的光辉照耀下，针灸医学和其他事业一样，得到了飞跃的发展。解放初期，在中央人民政府卫生部的直接领导下，设立了针灸疗法实验机构，开展了治疗、研究与培训工作。1955 年卫生部中医研究院成立时，扩大成为该院的针灸研究所。人民政府和人民解放军的医疗预防部门和医学院校，也相继开展了针灸的治疗、教学和研究工作，许多省市先后设置了针灸研究机构，深受广大人民群众的拥护和欢迎。几十年来，在党的领导下，针灸的教学、临床与科研工作，都取得了不少可喜的成果。1958 年，广大医务人员解放思想，在针刺疗法的基础上，结合现代医学开创了针刺麻醉，为镇痛与麻醉开辟了新的途径。得到了国际上的极大重视，现仍在做进一步的研究。

11. 针灸传到国外的情况

针灸这一宝贵医学很早就传到国外，公元 6 世纪初期就传到了朝鲜；公元 562 年吴人知聪携带《明堂图》和《针灸甲乙经》等书东渡，把针灸学介绍到日本；约在公元 608 年，日本又派留学生来我国学习。明末清初（17 世纪末叶），针灸又传到欧洲的德国、法国、意大利等国。

新中国成立后，随着我国国际威望的不断提高，同世界各国友好往来日益频繁，我国派往国外的医学代表团和援外医疗队，以及世界许多国家的留学生和医学家先后来我国考察和学习，这都使我国针灸医学更广泛地介绍到其他国家。现在，对针灸的学习、研究和临床实际应用已遍及全世界，不少国家成立了研究机构，还出版了针灸书刊，国际性的针灸学术交流会，历年来也常常召开。从而使我国这门独特的针灸医学为更多的国家和人民的医疗保健事业服务。

从以上针灸医学的发展情况，可以看出针灸是我国很古老的一门医学，在它的悠久的历史发展过程中，在学理上和方法上都是在不断地发展的。不仅历代有许多医家苦心钻研，加以提高，而且在人民中间广泛流传，成为人民群众防治疾病的重要方法。我国广大城乡，以古代医学为基础的针灸医生有很多，对针灸的继承和推广，是一股不可忽视的力量。针灸在国外也开花结果，受到各国人民的欢迎。展望未来，针灸必将在医学科学上为人类作出新的贡献。

第二章　我们为什么要研究针灸

多年来，我们在实践中体会到，针灸有许多独特的长处，值得我们深入研究。

第一，针灸治病的范围广，疗效好。它对不同年龄与性别的很多急慢性疾病，都可以治疗。有些病症用针灸治疗，收效迅速，胜于其他疗法。某些病即使需用特效药或行外科手术，配合施用针灸，可以减轻症状，增强抵抗力，从而起到促进治愈的作用。也可减轻或消除原治疗的副作用。它还可以用于预防疾病，起保健的作用。

第二，使用方便。针灸治病的工具简单，医者只需带几根针，带些艾卷、酒精和棉花，无论在城镇或农村、工厂车间或耕作田头、行军作战或外出旅行，都可以随时随地取出治病。常常仅以一针一灸，甚至单用指针就有奇效（如对晕厥、中暑的治疗），非常方便。所以受到广大群众的欢迎。

第三，节省药品。1946 年，我们在华北老解放区的两个医疗单位，实验用针灸治病。仅据内科方面的统计，经针灸治愈的病人占百分之六十五强。药品方面统计，从 1946 年春到 1948 年秋的两年半中，不仅兴奋剂、镇静剂药类用得很少，吗啡一类的止痛剂几乎没有使用，补血强壮药剂也极少用。

1948 年，中国人民解放军解放山东济南时，冀南区支持前线的民兵担架队，其中有一队的医生不懂针灸，有一队的医生会药物治疗也会针灸。结果，兼用针灸治疗的这一队所花的药费只占另一队药费的三分之一强；后者药用完了，还请会针灸的医生去帮助治疗。如果针灸能被普遍采用，就可节省大量药品，也有可能使我国的药品制造工业，集中力量制造特效的和最急需的药物。

第四，安全。只要注意针刺的消毒，按规定的针灸法操作，无须有不安全的顾虑。

第五，针灸有时能帮助诊断。1946 年我在河北省邯郸遇到一位姓薛的女同志，她一天到晚尽想瞌睡，经过很多医生检查，有的说是贫血，有的说是神经衰弱，有的说是内分泌腺有病，诊断没有确定。她注射过很多药剂，内服药也用了不少，始终不见效。后来经针灸试治了一个星期，发现她的左侧头部和右边上下肢，对针刺始终没有感应，而右侧头部和左边上下肢，则有较强的反应。这种交叉感觉丧失的情况，病变是在脑桥左半边。这一定位诊断是针刺的结果确定的。这位病人继续针治两个星期，直到头部和肢体两侧都对针刺有一致的感觉，瞌睡病也好了。

此外，对于一种病是单纯的神经机能关系，还是器质变化，针灸在鉴别诊断上也有很大帮助。例如，急性阑尾炎、肠套叠等急腹症，一次针灸治疗，只能临时减轻痛苦，要控制病情发展，必须进行多次治疗；对胃神经痛和肠痉挛等无器质性病变的腹部疾病，往往一次针灸，就可使病人立即痊愈，或在较长时间内不再发作，从而鉴别了疾病的性质。

第六，易于掌握与推广。针灸历来被广大人民群众所欢迎。它本身容易被掌握，也是推广的有利条件。一般文化程度较低的人，经过短期训练，不难学会操作方法。由于针灸是直接对神经系统起调整作用，因此有些疾病即使没有准确诊断，针灸某些穴位，也能收到一定的效果。由于它容易掌握，因此一般有志于针灸的人，常能在工作中自己积累经验，或加以他人的指导，从而得到提高。对于医学基础知识较好的人，更可以深入研究。

我们之所以要研究针灸，除了上述原因外，与这个问题息息相关的，还有一个更为重要的理由，就是团结中西医，继承和发扬祖国医学，创造我国新医学。全国解放前后，我国的医生按数量比较来说，以中国古代医学为基础的医生（习惯称为中医），比以现代医学为基础的医生（习惯称为西医）多几十倍。按人口比例，根据 1948 年在华北几个县的调查，平均大约 900 人中有一个中医。显然，当时全国 6 亿多人民的卫生医药问题，不是靠少数西医所能解决得了的。必须遵照毛主席早就教导的，团结与改造中医，并使祖国医学发扬光大，创造出中国的新医学。要达到这个目的，首先要求西医学习中医，使自己对古代医学不是完全外行，才能谈得上对古代医学的改造提高，从而团结与改造广大中医。这里说的改造，不是叫中医去掉原有的一切，另外学一套西医的办法，而主要是吸取古代医学中的精华，去掉它的糟粕，用科学方法整理其经验，提高到科学理论高度，与现代医学相互结合提高，发展成为我国的新医学。所以毛主席提出的团结与改造中医，也是对西医本身的改造。如上所述，我国古代医学里面，又最便于学习与掌握的就是针灸，而它又寓有高深的学理。所以积极推行针灸，并深入研究，应当是团结中西医、创造中国新医学的重要途径。

几十年来，在党的领导下，我国培养了大批的医务人员。现在中西医人员的数目和人口的比例同 19 世纪 40 年代末比较，虽然已大不相同，但从整理中医学术的情况来看，这份宝贵遗产值得发掘的地方还很多，发掘深度还很不够。就以针灸研究来说，虽然国内的研究已有丰硕的成果，明显地表现出中西医结合的光明前景，但比起应当做的工作来说，差距还很远，而且世界各国医学界的针灸研究成果与趋势，不容忽视，因而我们加紧针灸研究就更为迫切。应当指出，由于旧社会对针灸没有有组织地进行系统的整理和提高，并受当时科学水平的限制，医者常常知其然而不知其所以然。现代的医学理论，虽有很大的进步，但目前还没有充分阐明针灸防治疾病的原理。因此，还有不少人不相信针灸，甚至有人拒绝加以研究。这种人往往只看到中医的某些糟粕，而没有看到它的主流是精华，他们不了解或无视西医的医学理论中，也存在一定的形而上学的观点，发展水平也有局限，它还不可能解释针灸防治疾病中所显现的大量的值得研究的事实，以此而不相信或拒绝研究针灸，是不对的。根据我们的初步研究，以及多年来的临床实验，感到用巴甫洛夫的学说解释针灸治病的原理，最为适宜。另外，针灸对现代科学的辩证唯物主义的医学的发展，又提供了宝贵的丰富的实际材料。很明显，针灸疗法在神经生理、生化等的基础上作进一步的研究，可以丰富和充实现代医学。因此，研究针灸学，有着极其重要的现实意义。

第三章　针灸不是万能

　　针灸在临床治疗上的实际效果，在某些方面胜过药物和其他疗法。如对肌肉与关节风湿病、慢性胃肠炎、神经官能症、疟疾和神经性疼痛等病症，它可以起到主治作用，尤其对后两种病见效之速，更是令人惊奇的。其他慢性病和一些急性传染病，如伤寒、慢性肾炎的病程中，只要神经机能的障碍未到难以调整的程度，针灸也能收效。如果同药物或其他疗法配合治疗，只要应用适当，收效更快。可以说，凡针灸能治的病，进行针灸，病情一般都能显著减轻，或迅速痊愈；对不能治的病，或病愈后仍继续针灸，也未发现相反的作用。例如针灸治愈病人腹泻后，还继续施以同样的治疗，并不会像多吃了止泻药那样，发生便秘；病人便秘已经针灸治愈，再继续针灸一个时期，以巩固已有效果，也不会像多吃了泻药那样，又发生腹泻。外伤骨折，给予针灸，能起到减轻疼痛和增强抵抗力、促使骨折愈合的作用，不会使病情恶化。

　　对于各种疾病，究竟用针还是用灸，用药还是用手术，或相互配合，都应按具体病情来决定。神经性疼痛和小儿急痛，针法有效，应该用针法；小儿慢性病，针刺会使小儿惊惧，就应改用灸法，而且最好在小儿入睡后施灸；脑膜炎、肺炎用抗菌药物效力迅速，那就应采用这类药物，并配合针灸治疗；急性胃炎发生疼痛和呕吐，完全不能饮食时，针灸可立刻止痛止吐，用药可以调整水和电解质的平衡，并补充营养，供给热量，那就不妨先用针灸，后用药物配合治疗；难产必须手术解决时，就应用手术。总之，我们认为针灸治病的范围很广，它包括临床各科，同时认为针灸也不是万能的。我们应当从具体情况出发，实事求是，哪一种疗法最有效，又经济、安全、易行，那么就应该用哪一种疗法。

　　可是，有人以为针灸是万能的，拒绝采用药物治疗和其他医疗方法。我们认为这是不对的。我们也反对认为针灸是古老的、土里土气的东西，而瞧不起它。相反，我们认为，正因为它是中国劳动人民长期与疾病作斗争积累起来的宝贵经验，有着悠久的历史，就更应该重视它，加以研究和提高。然而，我们也反对由于它是古老的东西，就盲目地崇拜它和迷信它。有人夸耀三代祖传，有人给针灸套上"鬼穴神针"的神秘外衣，并以此为借口来抵制科学的医学，阻碍它本身的科学化，这将会使针灸逐渐沦于澌灭。我们提倡注意解剖部位和严格消毒，反对马马虎虎，尤其反对隔着衣服就扎针。虽然针灸疗法能直接对神经系统起调整作用，即使没有得到明确的诊断，也能治一些病，但是并不是说就可以治糊涂病。相反，我们应该要有研究精神，讲究诊断，欢迎其他科学技术的配合。针灸不能治的病，就应该采用其他疗法，或与其他疗法配合治疗。总之，在治疗上不把针灸看成为万能，才符合科学的辩证唯物主义的老实态度。

第二编 针灸治疗原理

第一章　针灸为什么能治病

针灸之所以能治病，主要是由于激发和调整机体内部神经系统的调节机能和管制机能。

为什么激发和调整了神经系统的机能，就能把病治好呢？这需要概略的从头说起。人体有千千万万个活细胞，这些活细胞，有很严密的组织和分工，分为神经、消化、呼吸、排泄、循环、运动、生殖、内分泌等部门。这些部门各自的功能活动与相互间的合作，都受神经系统直接或间接的支配。中枢神经最高部位的大脑皮层，则掌握着各个系统的机能，使机体成为各部门既有分工又有统一领导的整体。所以，平时各部门遇到各种不同情况，都能够产生相应的变化。例如热的时候，体表的血管扩张，出汗，从而很快散热，免得体温上升；冷的时候则相反，体表的血管收缩，毛孔闭紧，竖毛肌收缩，减少散热，免得体温降低。剧烈运动的时候，心跳和呼吸加快，加速血液循环，并把大量养料和氧气运送到肌肉里，供给肌肉的消耗；睡觉的时候则相反，呼吸和心跳都比平时减缓，体内的养料消耗随之减少。人体适应外界环境变化的这种能力，都是由神经系统指挥调节的。这是神经系统机能正常，能够保证全身正常的生理活动的情况。

身体如果受了损害，当神经系统机能健全时，在体内能发生一种应变的变化，来抵抗这种损害，把身体修复起来。例如身上有了损伤，体内吞噬细菌的白血球会很快增多。这时伤口所在部位的血管扩张，白血球大量拥到损伤部位，吞噬因损伤致死的细胞和从伤口侵入的细菌。同时血浆带来的帮助伤口恢复的物质，从微血管中大量渗出，供给伤口愈合的需要，并生殖新的细胞，长出肉芽，把伤口修复好。以上过程（包括从微血管中渗出的修复伤口的物质的性质和数量），都是受神经系统支配的。这种斗争直到伤口平复，神经系统的感受正常了，修复工作也就自然停止。

人体受了细菌侵袭，当神经机能健全时，它感受到细菌的毒素，马上便引起应变的变化，如体温上升，抑制细菌的活动，同时白血球增多并大量吞噬细菌，细菌被消灭了，人体也就恢复了健康。

在神经系统较高级部分的调整之下，身体内还有强大的"代偿作用"。例如肾脏割掉一个，另一个肾脏会因工作加重而激动神经系统，神经系统较高级部分立即指挥管辖这部分工作的神经作出反应，动用另一个肾脏的储备部分，并改变它的血液供应，使这个肾脏能承担割掉的那个肾脏的工作。心脏瓣膜发炎增厚，以致闭锁不全，每次搏动射出的血液不够，通过神经系统的调整，改变心搏的情况，以维持血液的有效循环量，心脏负担长时期加重，它本身也逐渐肥大。总之，人体在神经系统健全，能够很好地指挥体内的抗病、修复、代偿机能时，外因的侵害大都能被消灭，恢复身体健康。当然，神经系统的这种适应变化的调节作用，还得依靠身体的其他条件，并受到其他条件的一定制约。例如身体需要一定的营养以供体力的需要，与受外因侵害的局部变化，还未达到不可恢复的程度等。具体到神经系统本身的功能，也受身体其他条件的影响，如果整个身体衰弱，它也不可能健全。至于某些因素而致精神的抑郁、烦恼和恐惧，对它的影响决不能低估。有些精神忧郁的人，身体机能活动不旺盛，因而全身倦怠，这是常见的事。有的还发生严重的内脏功能失调，这种病人一旦精神愉快，他的病可以霍然而愈。

神经系统本身受损害时，由于损害性质和部位不同，在身上引起的病变也很不相同，如发炎、化脓、溃疡、麻痹、感觉异常、不自主运动，或出现内脏症状。有的全身不舒服、发冷、发热，严重者有失语、意识障碍等。这种损害可以由机械因素造成，也可以由冷热过度刺激、维生素缺乏、微生物感染或化学物品造成。

有些外因的刺激并不严重，可是由于神经的感应不同，引起了非一般性的反应，也会引起疾病。如有些人遇到油漆的气味会发生漆疮；嗅到某一种花粉，或服少量某种药品，吃到某种食物，也会大病一场。

历来治病的方法，无论是用药物或用理学疗法，其作用不外乎祛除外因（如杀菌），或者对神经机能的调整（如阿司匹林的发汗，安眠药的治失眠）。其他如疫苗的接种，也无非是激动神经系统的机能，促使产生抗体的组织产生相应的抗体，以便抵抗有关疾病的侵害。

过去对于许多病的治疗，实际上是通过调整神经机能而达到治愈疾病的目的。虽然很多疾病是这样治愈的，但是在认识上却对这种治疗原理极不重视，甚至不肯承认。病治愈了，却给予一个另外的解释，往往只认为是解决了局部问题所获得的效果，而不认为和神经系统有关。部分疗法的作用，有明显事实证明是通过调整神经所取得的，却没有把它作为理解该疗法的原理与寻找新疗法的途径，所以用这种理论为依据的医疗方法，仅停留在经验的基础上。

过去在学理上所以忽视这个治疗途径，是由于过去医学的基础理论，对于神经在人体内的作用重视不够，认为病理现象是由于细菌、化学或物理等因素直接对身体作用的结果。虽然这些病的外因是存在的，也不可忽视，但单纯从外因看问题，则是不全面的。

在我看来，疾病的过程是身体各部组织在神经系统指挥下，共同对病因作斗争和修复自己的过程。这里面包括神经本身的被损害和修复，以及因神经受损与机能障碍而引起指挥混乱造成的不良后果。神经受损害与机能混乱到了严重的不可逆转的程度，就会引起整个斗争的失败，结果即是死亡。

针灸疗法，不是直接以外因为对手，因而也不着重对患部组织的直接治疗，而是通过激发和调整神经机能，以达到治病的目的。所以针灸用同样的穴位，常常能去掉两种不同方面的病症，如白血球减少需要增多又不能顺利增多时，针灸以后，就能增多；相反，白血球过多时，针灸同样的穴位，又能使它减少，直到正常。至于无汗能发、多汗能止，腹泻能止、便秘能通，则更是常见的事情。

有许多维生素缺乏的病，实际上并不是由于食物里面完全缺乏维生素，而是由于体内吸收那种维生素的机能不强。这种吸收机能的减弱，又常常是和它相关的神经机能失常的结果。因此对于这种病人，不给维生素特别丰富的食物，只行针灸也能收到效果。

依同样理由，对某些内分泌腺分泌失常的病，针灸也能收效。

针灸对神经系统的基本作用，不外兴奋或者抑制，这是我们在临床治疗中，从疾病所表现的症状，以及针灸治疗所收到的效果，进行观察得来的概念。神经系统的机能活动基本过程也是兴奋和抑制。在人体健康时，它们保持相对的平衡状态，否则就出现不平衡。当它们发生混乱时，即成病态。针灸的刺激主要是对神经系统这两种机能活动的关系进行调整，使之从不正常状态恢复到正常状态，且予以巩固。通过这种调整作用而调节体内各部门的活动，其中自然也包括了调节神经的自我修复、调整和代偿等机能。所以如果没有病因的继续影响，针灸对于神经的兴奋与抑制的调整效果极好。对于找不出确实外因的病和没有较好办法医治的病，针灸也能收到效果，可能即是这个缘故。

神经受到了针灸的良性刺激，那种特殊反应，并不局限在刺激部分，而是在整个机体范围内发生作用，所以针灸的治疗效果，常常不限于穴位附近，而可以影响到很远很广。如刺脚趾，可以影响到头部。因此刺激一个穴位，并不是专治刺激的部分的病，或专治某一种病。因之调整某处的神经的机能，对有关的疾病，都能产生一定的效果。

至于我国传统的瘢痕灸、串线针、在皮肤上造成无菌的化脓，以及刺血疗法、拔火罐、刮痧一类瘀血疗法、自血疗法与某些物理疗法等，往往也不外乎是激发和调整神经的应变机能而达到治病的目的。因为这类小损伤或刺激，会大大激发神经的应变机能，所以能达到一定的治疗功效。其他如组织疗法、封闭疗法、睡眠疗法等，对很多疾病有效。我认为它们也是从激发与调节神经机能着手的。所以，针灸疗法具有高深的学理，并非仅仅是一种治疗方法而已。从科学的医学观点来看，它极有研究的价值。

第二章 针灸治病的三个关键

针灸治病，无论针刺或灸，都是属于外界给予机体的一种良性刺激，它能治病的道理，前面已经讲过。针或灸的刺激，作用于一定部位的皮肤和深部的神经结构，它的反射路径可能既通过躯体神经系，又通过植物神经系。但不论它如何通过，要对疾病的治疗发生作用，在通常情况下，就必须有中枢神经的最高级部分——大脑皮层的指挥或参与，尤其是要动员全身的抗病力量，同疾病作斗争，直至最后战而胜之，恢复健康，就更加是这样，才能达到目的。

要发挥针灸治病的效果，必须使针灸对神经起到应有的兴奋或抑制的作用，这在临床上是极为重要的。为此，我们必须掌握以下三个关键：刺激的手法、刺激的部位和刺激的时机。

第一节 刺激的手法

针灸治疗的手法，依刺激的强度、时间和患者感觉的轻重等因素，可以分为两种：一种是刺激量较大，持续时间较长，患者的感觉较重的方法，我们把它叫做强刺激。它对于身体上的机能亢进现象，可以起到镇静、缓解、制止和增强正常抑制的作用，因而我们又称它为"抑制法"。另一种是相反的，刺激量不大，时间不长，患者的感觉也不太重，我们把它叫做弱刺激。它对于身体上的机能衰退现象，可以起到促进生活机能，解除过度抑制，唤起正常兴奋的作用，因而我们又称为"兴奋法"。有时我们在一个穴位上给予极短暂而较重的刺激，它的强度虽较大，但时间却很短，同样能起到兴奋作用，所以我们也称它为"兴奋法"。

上述两种操作方法，在具体应用上，又各分为两型。

一、抑制法

1. 抑制法第一型

本型取穴较少，一般只用1～2个穴位。针刺时间在30分钟以上。进针后缓慢捻转而又快慢配合，使刺激逐渐增强，必要时可用捣针。患者的感觉较重，并通过行针而予增强。一般先在局部产生胀感，而后产生舒适的酸、麻和触电样感觉，并使感觉放散的范围大些。当病人有较重又较舒适的感觉以后，可较长时间留针，一般留针0.5～1个小时，或3～4个小时，以巩固疗效，而后起针。必要时，可作安全留针。安全留针时，取穴要少，时间24～48个小时，甚至更长。长时间的留针，需要更换穴位。必须教会患者自己一天行针几次。灸法为温和灸或熨热灸，一般灸10分钟以上，有时需灸几十分钟。针灸并用时，可先针后灸，在留针时加灸或起针后再灸。

本型对运动、感觉、分泌机能亢进的病症，有缓解、抑制的作用，对过敏反应也有消除的作用。在临床上，用于疼痛、痉挛、哮喘发作、高血压危象发作与精神运动兴奋状态，以及一切炎症的急性期等。例如，有一位医生为病人治牙痛，开始几天，取颊部和手上的穴位，每天针灸后，只能止痛几个小时。最后取脚背上的穴位，进针后病人有了较大的感觉，就轻度捻针，等到疼痛完全停止后留针，从夜里9时左右一直留针到天明，病人牙痛痊愈。还有一位医生在战争环境中，曾采用针刺治疗破伤风，将针刺入穴位后，患者的角弓反张就解除，但起针又出现，经留针48个小时，角弓反张消除。他用此法先后治愈了几例破伤风患者。有的医生治急性肠炎，在病人经过其他疗法，还未能停止腹泻腹痛时，取神阙穴和两侧天枢穴，用温和灸法灸了50分钟，一次便收到效果。

2. 抑制法第二型

本型一般取2～4个穴位。针刺应用缓慢捻转的手法，保持平稳，使病人得到较第一型稍弱而又轻松舒适的感觉。患者出现局部的或放散性的轻度的酸、麻感觉后，给予稍长时间的留针，通常留15分钟左右。灸法用温和灸或熨热灸，时间在10分钟以内。针灸可以并用，也可先针后灸。

本法主要用于程度较轻的运动、感觉、分泌机能亢进的病症，如一般的疼痛、痉挛，以及高血压、神经衰弱的兴奋期、舞蹈病、肌张力过强、慢性疾病等。抑制法第一型所提到的一些病症也可应用。有些诊断尚未明确的疾病，开始针灸治疗时，也可先用此法。

二、兴奋法

1. 兴奋法第一型

本型取穴较多，用4～10个穴位，主要是对末梢敏感的穴位，使用强烈短促的浅刺，使病人产生短促的痛、胀或触电样感觉。在进针后将针捣动，有了较重的感觉后就起针。有时在一分钟内刺激几个穴位，均不留针。灸法用雀啄灸30下左右。单独用针或灸均可。每个穴位针灸几秒到一两分钟。

本型对运动、感觉、分泌机能衰退的病症，可起促进激发，解除过度抑制，发挥正常兴奋的作用，适用于休克、虚脱、弛缓性麻痹、感觉减退或丧失、张力不足、反应迟钝、神志昏迷和精神运动抑制等。例如治疗颜面神经炎，一般在麻痹侧取两三个穴位，用短的毫针给予浅刺。进针后，轻捷地捻转提插几下就起针。往往患者不能闭合的眼睛当时即可闭住，㖞着的嘴可以稍稍纠正过来。治疗因排便动力缺乏引起的便秘，当患者欲排便而排不出时，在腰部的穴位上进行雀啄灸，往往只需灸一两分钟，就可排便。治虚脱或休克，取患者嘴唇上和手上等敏感部位的穴位，给予强而短促的刺激，往往能够很快地转危为安。

2. 兴奋法第二型

本法一般取较多的穴位，进行较短促的浅刺。不一定用末梢敏感穴位，刺激强度较本法第一型小，速度较快。患者有稍胀而舒适的感觉，或短时间的麻或触电样感觉。可以留针，时间为5分钟左右。灸法用熨热灸、温和灸或雀啄灸，按具体情况应用，用熨热灸与温和灸时，时间为3～5分钟，用雀啄灸时为50下左右。

本型的作用和兴奋法第一型相似，适用于感觉和运动机能减退或丧失的疾病。此外也可治疗血管和肌肉张力减低的疾病，如局部充血。我曾用此法治踝关节扭伤引起的局部红肿，针刺当时即见表面的毛细血管收缩，红肿很快消失。

针灸手法对治疗效果有很大关系。上面提到的四种操作方法，作用虽有差别，但在临床使用时，还要结合患者的各种具体情况，如年龄、当时的神经机能状态、对针灸的反应等而灵活运用。例如，婴幼儿的神经系统发育尚不健全，年老与体衰患者的神经系统已弱化（这类患者容易发生晕针，就说明这一点），对针灸的反应情况不同于一般成年人，不用长时间的行针和留针，就能达到抑制的目的，就不一定要按抑制法第一型的手法去操作。又如患者主症是瘫痪，必须用兴奋法，但他处于精神极度兴奋状态，或有剧烈疼痛时，就不宜用兴奋法手法而应先在健处取穴，用抑制法以消除兴奋或疼痛；有时用抑制法第二型手法就能改变机能衰退，就不要非用兴奋法不可。对这两种手法，也绝不能孤立看待，如像治某种兴奋状态的病，就自始至终一味地用抑制法，一点兴奋法都不用，这是对该两种手法机械的认识。对兴奋状态的病人，除了在他的病程中出现了某些抑制情况，需要用兴奋法外，就算他一直表现为兴奋，在治疗中虽以抑制法为主，但在适当的穴位、适当的时候，还要适当地掺入兴奋法，如此兴抑相配或兴抑兼施，就更容易取得疗效。所以，上面所提到的手法和适应症，是治疗中需要遵循的一般原则，绝不能机械对待，在应用上必须灵活掌握。

为了便于理解，现将上述四种操作方法概括为表1。

第二节　刺激的部位

实践证明，针灸治病基本上是全身疗法，一个穴位可以治几种病症，如针灸下肢的穴位，既可以治愈头痛，同时也可治愈其他病症。但决不是每一个穴位对任何疾病都能治疗，即使对诊断困难的疾病进行"对症治疗"时，也不应只是"头痛治头，脚痛治脚"地取穴，而是应有所选择。因此针灸治病，除了要讲究刺激的手法外，还必须根据诊断和具体病情讲究刺激的部位。

根据古人针灸治病经验，结合我们多年来的实践体会，现将以下各系统与器官常用穴位的部位举例如下：

呼吸系统疾病　上呼吸道疾病主要取上肢肘关节以下的手掌桡侧线、手背桡侧线和正中线的穴位，以及口鼻区、颈前区的穴位。肺部疾病主要取背部第一到第五胸椎间各线和胸部乳房以上的穴位，以及上肢掌面桡侧线的穴位。

循环系统疾病　主要取上肢肘部和肘部以下掌面正中线、尺侧线和背面尺侧线的穴位，也取后颈部和下肢前正中线和前外侧线的穴位，以及上肢肘部以下掌面和背面正中线的穴位，下肢膝部以下前正中线和后正中线的穴位。

消化系统疾病　在腹部取穴，对于胃的病取脐以上各线的穴位，对于肠的病取平脐和脐以下各线的穴位，对于食道的病可配合取胸部正中线的穴位，对于肝脏的病取背部、上腹部和右侧乳以下胸部的穴位。对于消化系统疾病，足三里是一个重点穴位。

表 1　针灸基本手法表

手法类别	基本作用	手法分型	穴位	针法 时间	针法 感觉	针法 操作	灸法	适应症（举例）	说明
抑制法（强刺激）	镇静、缓解、制止（抑制作用）	抑制法第一型	少 安全留针要绝对少	要长 30分钟以上，有些要几小时，安全留针可以几天到留针半个月左右，需要久时换穴位	要重，但不是痛与强烈的胀酸和触电感，而是持续的舒适感	缓慢捻转，快、慢配合。安全留针时，患者自己一天行针几次	温和灸或熨热灸，10分钟以上。有时需要几十分钟	疼痛、痉挛、哮喘与高血压危象发作时，一切炎症急性期、精神运动兴奋状态等	1. 针灸时间是指在一个穴位上的操作时间。 2. 可以单用针或单用灸或针灸同时用。有时需要强刺激和弱刺激同时配合。 3. 手法的轻重，尤其是针法，还要看患者当时的神经机能状态而灵活掌握。
		抑制法第二型	较少	较长 15分钟左右	较抑制法第一型稍弱	缓缓捻转，保持平稳	同抑制法第一型，时间在10分钟以内	一般的疼痛、痉挛及慢性病、舞蹈病、肌张力过强、诊断不明的疾病等	
兴奋法（弱刺激）	唤起正常兴奋作用，促进正常生活机能，解除过度抑制	兴奋法第一型	多 急救用时，往往要相当多	短促 几秒钟到一两分钟，不留针	要重、短促的痛、胀和触电样感	迅速短暂的浅刺	雀啄灸，0.5~2分钟，30~50下	休克、虚脱、弛缓性麻痹、感觉减退或丧失、神志昏迷、肌张力降低、精神运动抑制状态等	
		兴奋法第二型	较多	较短促 可以留针5分钟左右	较轻于兴奋法第一型。稍胀而舒适感	较短促浅刺	温和、熨热和雀啄灸法均可应用，时间用3~5分钟，雀啄灸时约50下	基本同兴奋法第一型，局部肿胀，末梢血管运缓也可应用	

泌尿生殖系统疾病 主要取下腹部和腰骶部的穴位，下肢内侧面的穴位。

神经系统疾病 主要取头部、颅顶部和后颈部的穴位，以及四肢远端的穴位。

眼病 主要取眼区、后颈部、头部和背部第七到第十一胸椎间各线的穴位，上肢肘关节以下手背面尺侧线的穴位，下肢膝部以下前外侧线的穴位。

耳病 主要取耳区、颞区、头后区耳廓附近的穴位，上肢肘关节以下手背面桡侧线和正中线的穴位。

对于增强抵抗力，主要取背上部和肘膝关节附近的穴位。治疗神经衰弱，也可应用这些部位的穴位。对于止痛，主要取远隔的穴位，肌肉或关节痛，则配合患部或其附近的穴位。对瘫痪则需取患部的穴位。对于内脏活动，表现机能亢进者，可取远隔的穴位，表现机能衰退者则需取患部附近的穴位。

全身穴位很多，由于所在的区域不同，所起的作用也不相同，即使在同一个区域中或同一条线上的不同穴位，它们的作用也往往不同。这种情况可能是上述的各有关系统与器官的疾病取穴的部位各不相同，或有倾向性的原因。看来把十四经穴和现代的神经解剖与生理结合起来研究，必定有利于揭示其原理。

我们根据临床治疗配穴的体会，在取穴时，可以把穴位分为局部性穴位和全身性穴位两类。局部性穴位，是指病灶部或其附近的穴位，它有局部性的作用，也可有远隔部位的穴位一样的作用；全身性穴位，是指病灶远隔部位的穴位，它无局部性的作用，而是通过神经系统的高级部位，以发生治疗作用，或仅有增强体力的作用，所以把它称为全身性的穴位。例如用抑制法第一型的操作法治疗急性胃炎，取用足三里穴，腹痛和呕吐虽减轻，但未完全停止，需再在上腹部正中线取中脘穴及上脘穴。小腿部的足三里，是远距离的穴位，就称为全身性穴位；上腹部正中线的上脘与中脘是近距离的穴位，就称为局部性的穴位。治疗急性胃炎，可以单独取局部性穴位，也可以单独取全身性穴位，或者两种相互配合应用，依病情而定。

治虚脱症，取全身性穴位。如头、面部的神庭、上星、人中穴，躯干部的中脘、鸠尾穴，手上的合谷穴，手指末端的十宣穴，脚上的内庭、隐白穴等。用多个全身敏感部位的穴位，给予兴奋法第一型的刺激，使神经兴奋起来，促进各级神经系统的机能以纠正虚脱。在针灸过程中，可以看到患者的微弱脉搏转为充实有力，颜色也渐渐恢复正常。

治疗因新陈代谢机能障碍引起的痛风，取全身性穴位和局部性穴位并用，用兴奋法和抑制法并用的方法，一则改善新陈代谢机能和胃肠的消化力，二则减轻局部疼痛，三则改善局部血液循环。在临床治疗上，常采取患部附近穴位，用兴奋法第二型的针法，以达上述三个目的；远隔部位穴位用抑制法第二型的针法或灸法，以达上述一、二两目的。此外，在腰背部可以取穴，用兴奋法的灸法，在下肢小腿部取穴，用抑制法的针法，给予强化。如症状的发作在趾跖关节，局部性穴位用行间、太冲和中封，全身性穴位用足三里、大肠俞和大杼，收效往往很快。脚上久治不愈的冻疮，我们用这个方法也收效迅速。

治局部扭伤发生的局部瘀血和疼痛情况，仅用局部性的穴位，施以兴奋法第二型的手法，即可以驱散瘀血，红肿青紫很快消退。

第三节　刺激的时机

　　针灸治病要收到应有的疗效，除了掌握刺激手法和选择适当部位以外，还需掌握针灸治病的时机。因为人们的生活条件、体质、神经机能状态和患病原因不同，表现症状也各有不同。有些病需要每天针灸一次，连续针灸十天到半个月，休息几天再针灸；有的病一天需要针灸几次，也有的病可以隔几天针灸一次；有的病需要在发病前针灸，也有的病需要在发作时针灸。下面用一些实例用以说明这一问题。

　　针灸治疟疾，多数人经针灸1～4次即可痊愈。在症状发作前1～2小时针灸最有效。可能是因为针灸刺激神经，造成不适合疟原虫生活的条件，因而有的失去活动能力，有的被消灭，病也就好了。再如治休克，在患者刚刚发生头昏、怕冷、皮肤苍白、全身无力等症状时，立刻针刺人中或合谷穴，可以阻止病情发展，并消除已出现的症状。如休克已发生，除取人中、合谷穴外，还需取更多的穴位，如十宣、十井穴，以及腹部的穴位，才能收效。

　　针灸治急性胃炎，在发作时治疗，即能治愈。在急性症状消除后，可继续针灸两三天，每天一次，巩固已有效果。针灸治慢性胃炎与治急性胃炎却不相同，需要针对患者的具体情况来决定。在医治初期阶段要连续每天针灸，到巩固阶段可以休息几天，再针灸几天。有的慢性胃炎患者经治疗后，症状消失，但受冷风一吹或洗用冷水，病又复发。因而应告诉患者，在刮大风出门之前，或用冷水之前，自己灸一灸合谷或足三里，几次之后，就不会因稍稍受寒而引起发作。

　　针灸治疗周期性发作的病，或发作性疼痛，或在某种环境产生的某种病态，有的需要在发作前一段时间即开始治疗，治到超过以往发病时期后才停止。例如新陈代谢疾病引起的关节炎，有的患者因受气候变化的刺激，每到中秋节，旧病就会复发。可以在中秋节稍前开始治疗，直到超过以往发病的时间；连续两三年都在这个时节针灸，一次一次地控制该病发作，就可以打破这种周期性发作，而使以后不发。又如心绞痛发作，间隔时间既不一定，白天夜间发作也不一定，按一般慢性病治疗，每天针灸一次，不见好转，上午针灸，下午又发作，下午针灸，晚间又发病，不能控制，因而改在发作时立刻针灸，取远离心脏的部位，给以抑制型手法，心绞痛即可消失。这样控制几次后，便不再发作。再如治疗神经性呕吐，有的患者开始时进食便吐，随后饮水也吐，后来见了水也吐。这说明他在大脑皮层上已形成病理兴奋灶。需要将它抑制下去，呕吐才会停止。在针时，还要抓住时机给患者喝水，如无呕吐，再进少许食物，如仍无呕吐，起针后便能够饮食了。用这种方法治愈的神经性呕吐的患者已非少数。

　　针灸治疗神经衰弱，有的需要每天针灸一次，连续针灸一个时期，有的需要一天针灸几次。因为神经衰弱的症状变化较多，这天晚上能够睡好，第二天精神就好，消化力也好，便想多做工作；这天晚上睡不好，第二天精神就不好，肠胃症状也随之出现；或者精神稍好，做些工作，其后又出现头痛、腰酸、四肢无力、腹部胀满、不思饮食等症状。这就需要随时根据患者情况，采用针或灸。患者晚上睡不好，可用针灸使之能入睡；

工作稍感疲乏或头痛，随时针灸，使疲乏和疼痛的感觉消失。患者发生肠胀气或肠鸣，饭前妨碍饮食，饭后妨碍消化，情绪不安，也应随时给予针灸，使症状解除。所以治疗这类病时，医者应了解病人的具体病情，教会病人或其家属使用灸法，针对具体症状，指定穴位，掌握时机，及时治疗。我曾用针灸配合青霉素治疗大叶性肺炎，每隔 2～3 小时针灸一次，控制了胸部的剧痛。疼痛一出现便针灸，疼痛一停止，患者即入睡，安定了病人的情绪，促进了病情的好转。在不到 8 小时的时间，患者体温由 40 ℃ 降到 37.6 ℃，白血球数由两万以上逐渐减到一万左右。第二天，肺部的症状即消退。

以上各节所述，说明要发挥针灸治疗应有的作用，必须注意掌握针灸的刺激手法、刺激部位和刺激时机三个关键，这三个方面，是有机联系的，具体应用时，要互相配合，根据不同情况，灵活掌握。

第三章　手法和"补泻"问题

　　针灸手法，前章已经论述。我国古代虽不分兴奋、抑制手法，但也强调"病有浮沉，刺有浅深"，把强弱不同的刺激，叫做"补泻"、"迎随"。迎是起泻的作用，随是起补的作用。古代针灸家非常重视"补虚泻实"，要"泻有余，补不足"，所以"不正之气，不跳之脉，需补；气旺之时，需泻"。这是古代针灸医术治病的基本原理。按症候来说，如治疼痛、痉挛等症，说是"实状"要"泻"，给予镇静和缓解，这相当于我们用的抑制法；如治虚脱、麻痹等症，说是"虚状"要"补"，给予激发和解除过度抑制，这相当于我们用的兴奋法。按患者在针灸时的感觉来说，如进针后患者的感觉不强，反应很小，说是"虚状"要"补"，也相当于我们说的需要短促而重的兴奋性刺激；相反，进针后患者的感觉很强，反应很大，或局部肌肉紧张，说是"实状"要"泻"，也相当于我们说的需要留针或持续捻针的抑制性刺激。古代也很重视单独使用针或灸，及其相互配合应用的不同疗效，因而有"针之不为，灸之所宜"的记载。这些都说明古代针灸家很注意针灸的基本手法，以及针和灸在具体应用时相互关系等问题。

　　古人还提到人体里面有一种"气"，认为血是由"气"指挥的，而所谓"气"，又是"神"指挥的，因而有"行血者气，气为血之帅"、"气为神之使"这些说法。我们认为这是由于当时历史条件所限，对人体机能尤其是对神经系统机能的认识很肤浅，由感性认识上升到理性认识时，便用"气"和"神"来解释人体的一些生理现象。我们如把"气"理解为机能活动的动力，"神"为人生存时的一个总的表现，包括精神状态与生命力，固无不可。古人基于"气"和"神"的立论，于是认为针刺的不同作用，在于泻气或补气，因而提出了各种补气和泻气的方法，随着针灸的发展，这类方法繁衍很多，我们必须认真对待，批判接受。例如说针刺的泻法，"紧提慢按"、"一进三退"，都说明针刺要稳，并轻度捻转，这是对的；"慢提紧按"、"三进一退"、"向右攒剔，向左攒剔"、"九九之数"与"渐出针面，疾闭其孔"，说明要加强刺激，慢慢出针，针孔要小，也是对的。但认为每捻六下，停一会，是泻，因为"六"是双数为"阴"的缘故；九为单数为阳，即是补；闭针孔是为了不让气跑了，出针时把针眼摇大一点，以便泻出"邪气"，故"疾出针面，不闭其孔"，等等论点，则难以令人信服。对于这些，古医籍中已有不同看法，也有些针灸家体验到"补泻手数，不在久暂多寡，而在病情轻重"，即以病的好转为准，这是对的。

　　有些古代针灸书籍认为补泻取决于转针的方向，如针刺身体左边，从右向左捻转为"补"，从左向右捻转为"泻"；针刺身体右边时，则恰恰相反。又有根据气血运行的顺逆而定补泻手法的，提出"补以顺转，泻以逆转"的论点。对于这些认识，古时也有不赞同者。根据我们的治疗经验，进针以后，捻动时向左转或向右转，常常表现出不同的作用。但在同一条线上相距很近的穴位，向同一个方向捻转，则不一定每次的作用都相同。出现此种情况的原因虽值得研究，但把捻转的方向，硬作补泻的根据，则是不恰当的。

捻针的方向既可表现不同的作用，但又不能作产生某种效果的硬性的规定。在临床上使用，要达到治疗目的，就要不断询问病人感觉，并观察疾病变化情况，而定向哪一侧转。例如治疗痉挛或疼痛，在进针后向左捻转时，病情减轻，向右捻转时不减轻，那么便向左捻转。例如，一男性患右侧面神经痉挛，在发作约 6 小时后，针同侧的四白穴，向左捻针时，右眼和口角抽动得更加厉害，向右捻时即停止。于是便向右捻，轻度捻针 8 分钟，一直未抽动，才留针不捻。经过 20 分钟后，以同法起针。病便治愈。另外一男性，也患右侧颜面神经痉挛，已三个多月。针同侧四白穴，向右捻转时痉挛加剧，向左捻转时即停止，但针柄的圈子转得大时，却不能使痉挛减轻，只有极轻微向左捻动时，痉挛才停止。于是一直到起针都是用轻微向左捻转的方法。经过 40 分钟，病治好了。再有一位女性，患同样疾病，但在左侧，同时患者患有月经不调，已有一年多。曾反复针刺眼周围的穴位，不论向哪一侧捻转，都可制止抽动，但起针后又复发。后来改为针刺两侧三阴交、地机等穴调理月经，同时配合针刺左侧眼区的穴位，抽动才见好转。这些病例，说明针刺捻转的方向，不能作硬性的规定和机械的运用，应根据具体病情施治。

对于虚实难辨或虚实相兼的病症，古人已提出"平补平泻"的治法，用捻针方向定补泻时，使左右捻转次数一样多，以达补泻相兼的目的。

针灸手法是古代的针灸医术的主要部分之一，它是历代针灸学家从实践中积累下来的知识，值得我们用现代科学医学来加以发掘研究和整理提高，以创造我国的新医学。

第三编 针灸术

第一章 总 论

第一节 施术时医者的态度

用针灸防治疾病，要获得良好的疗效，医者必须树立全心全意为人民服务的思想，对工作要极端地负责任，对技术要精益求精，不断地熟练手法和熟悉穴位，摸索防治规律，特别对于常见病和多发病，更要进行深入研究，积累防治经验，做到不断地有所发现。

针灸医术使用的工具很简单，一般不会出多大差错，但用之得当与否，还要看医者在操作时的工作情况。古代针灸学书上，说到持针如"擒虎"，告诫用针刺治病的施术者，既要大胆，又要谨慎，这是很有道理的。我们认为针灸时，医者必须聚精会神，稳重和蔼，细心观察病情，手法灵活适当，切勿精力分散，粗心大意，不看不问，手法呆板。如精力分散，举止轻浮粗鲁，就很容易使患者产生恐惧情绪，造成肌肉紧张，使进针退针都发生困难，也难以找到合适的针感，影响治疗效果，甚至出现晕针等情况。有时还会发生弯针、断针。如进针后，粗心大意，既不用心体会针尖在患者体内有无阻力抵触，也不询问患者感觉情况，有无疼痛，更不观察患者面色有无改变，以及有无出汗或恐惧不安等表现，从而及时改正自己的手法。一旦发生了晕针或发生气胸、血胸等刺伤内脏事故，又手忙脚乱，不知所措，这是非常不应该的。这些问题是否能够避免，取决于施术者的责任心、态度与技术水平，因此，我们不能不从严要求。

使用灸治，不会有针刺治疗时可能发生的异常情况和事故，但医者在操作时，不严格要求自己，手执燃着的艾卷偏高偏低，又不对准穴位和掌握一定的时间，那么就不能产生应有的感觉；相反会使患者忽而感不到温热，忽而又感到很烫，引起烦躁情绪，因而降低疗效。此外，有的粗心大意，加上有的艾卷质量差，可能坠灰烫痛患者，或者艾卷用后，没有妥为灭火，烧坏了东西等。这些都是值得随时注意的。

总的说来，要充分发挥针灸的防治作用，提高临床效果，关键在于医者要认真负责，熟练地掌握操作技巧。同时要关心体贴病人，争取患者很好的合作，才能达到共同战胜疾病的目的。

第二节 施术时患者的体位

针灸施术时，为了使患者能够舒适和持久地配合治疗，又方便医者准确取穴和手法操作，从而使患者产生良好的感觉，取得满意效果，因此必须摆好患者体位。在治疗时，针和灸对患者体位的要求是一致的，但针刺的要求则较灸为严，因为患者体位摆得不适当，就可能下针到一定程度后，不出现应有的针感；也可能使患者发生肌肉牵引收缩，造成滞针，使进退针都困难；也可产生疼痛不舒服的感觉；或者发生弯针、断针和晕针等情况。所以针灸治疗时，摆好患者的体位是一个重要操作程序。体位主要分卧位、坐位和上肢取穴体位三种，其中又各分为几种姿势。根据取穴的具体情况斟酌应用。

一、卧位

凡是不能坐着进行针灸的穴位，以及患者不能坐的，都采取卧位。卧位分为仰卧位、俯卧位、侧卧位、截石位和侧卧屈膝位等五种姿势。

仰卧位　取用胸部、腹部、股内侧和臂内侧的穴位，如膻中、乳根、上脘、中极、阴廉和极泉等，以仰卧位为宜。面部、上肢和下肢的一些别的穴位，也可采取仰卧位。用此姿势时，膝关节要垫高一些，以免肌肉紧张和膝部强直不适（图1）。

俯卧位　取用下肢后面的穴位，特别是取用皱褶处的穴位，如双侧承扶、委中等，必须采取俯卧位。针灸腰背和下肢后面其他的一些穴位，也可采取俯卧位。取俯卧位时，胸上部要垫高一些，以免胸部受压（图2）。

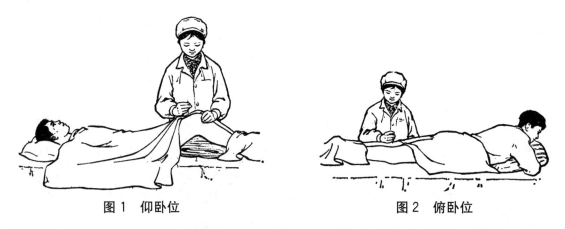

图1　仰卧位　　　　　　　　　　　　图2　俯卧位

侧卧位　取用腹部侧面、臀部侧面和下肢后外侧的穴位，如京门、新建、环跳和委阳等，必须取侧卧位。背部、腰部、下肢后面和足底，以及一侧头面部、颈部和上肢背侧的穴位，也可采取侧卧位。取侧卧位时，膝关节要稍屈，将两腿摆舒服（图3）。

截石位　只适用于针灸会阴部（图4）。

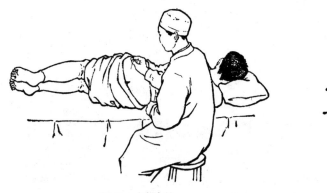

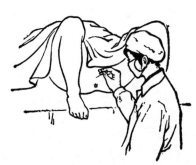

图3　侧卧位　　　　　　　　　　　图4　截石位

侧卧屈膝位 侧卧屈膝位就是侧卧跪着的姿势。有的患者作截石位有困难，又必须针灸会阴穴，同时要配合取腰部、背部等处的穴位，这种体位更为适当。取侧卧屈膝位时，两膝的屈度要大些，两腿间要多垫些东西（图5）。

二、坐位

凡是能够坐着针灸的穴位，而患者又能坐时，都可以采取坐位。坐位分为仰靠位、俯伏位、侧伏位、托颐位和平坐位等五种姿势。

仰靠位 针灸前头部、颞部、面部、前颈部和胸上部等处的穴位，如上星、印堂、神庭、头维、太阳、四白、迎香、天突和云门等，以及在胸部和腹部单独进行灸术时，都可采取仰靠位（图6）。

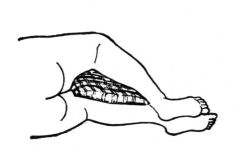 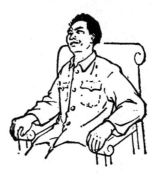

图5 侧卧屈膝位　　　　　　　图6 仰靠位

俯伏位 针灸后头部、后颈部、肩胛部、背部和腰部等处的穴位，如风府、哑门、天柱、大杼、风池、翳风、完骨、秉风、大椎、新设和肩贞等，都可采取俯伏位（图7）。

侧伏位 本体位为身体平坐，头部偏向一侧，针灸左侧偏向右侧，针灸右侧偏向左侧（图8）。针灸颞部和面部一侧的穴位，如颊车、太阳、耳门和听宫等，以及取用腰部和尾骶部的穴位，如两侧或一侧的大肠俞、上髎和秩边等，都可用这种体位。

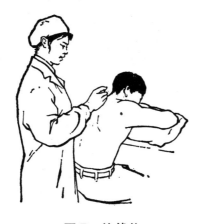 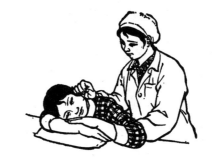

图7 俯伏位　　　　　　　图8 侧伏法

托颐位 针灸颅顶部的穴位，如上星、百会、通天、后顶和前顶等，宜采取托颐位（图9），以免坐不稳定。针灸背部与腰部时，为了让患者坐得稳定舒服，也可以用这种体位。

平坐位 有两种姿势，一种是横肱平坐，一种是双手按膝平坐（图10）。针灸后颈部、肩胛部、背部和腰部等处的穴位，如肩井、曲垣、天柱、新设、大杼、风门、肾俞和大肠俞等，都可以采取此种体位。有些穴位取平坐位比俯伏位准确。取用腰背部和上肢背侧的穴位配合时，用横肱平坐位较为方便。

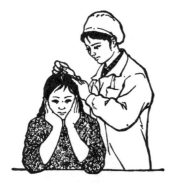

图 9　托颐位

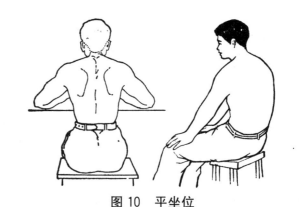

图 10　平坐位

三、上肢取穴体位

这种体位又分为伸肘仰掌位、屈肘仰掌位、屈肘俯掌位和屈肘拱手位等四种姿势。在坐位时可用，在仰卧位时也可用。

伸肘仰掌位　针灸上肢前臂手掌侧和手掌上的穴位，都可采取这种体位（图 11）。取用肘关节部横纹处的穴位，如针灸尺泽、内关、曲泽、少海等，必须采取这种体位。

这里必须指出，凡用伸肘仰掌位，同时针灸两臂相对称的穴位，如针两侧内关，不论采取坐位或仰卧位，两臂向外分开的距离必须稍宽。如两臂摆得太拢了，既不容易放平，肩胛部又紧张，这种姿势不能持久，甚至会发生晕针。

屈肘仰掌位　针灸前臂掌侧和手掌上的穴位，除了肘关节部横纹处的穴位以外，如针灸少商、鱼际、劳宫、大陵、太渊、神门和通里等，都可采取这种体位（图 12）。

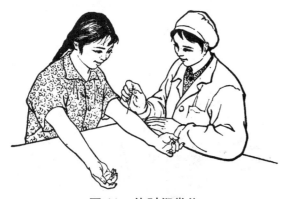

图 11　伸肘仰掌位

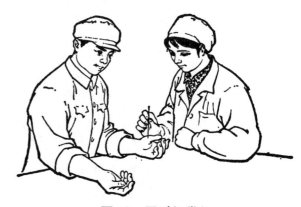

图 12　屈肘仰掌位

屈肘俯掌位　针灸上肢前臂背侧和手背上的穴位，如液门、中渚、阳池、外关、支沟、四渎、新义和天井等，都可以采取这种体位（图 13）。

屈肘拱手位　这种体位是前臂的尺侧在下，桡侧在上，肘关节和手指屈起，手指不要屈得太紧，两手相抵，稳固舒适（图 14）。用于针灸上肢桡侧的穴位，如合谷、列缺、阳溪、手三里和曲池等，取穴准，感觉好。如同时针灸两侧相对称的穴位，与针刺曲池透少海时，都必须用这种体位。

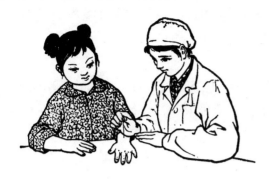

图 13　屈肘俯掌位

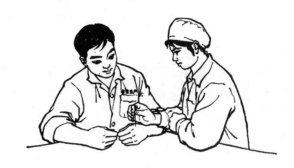

图 14　屈肘拱手位

上述的各种体位姿势，在临床上具体应用时，必须根据病情和患者的其他实际情况，灵活掌握。如身体虚弱或惧怕针刺和初次针灸的，为了防止发生晕针，在施术时应该采取卧位。又如俯卧位并不很舒适，取承扶、委中虽然是皱褶处的穴位，但针灸一侧时，应尽量避免取用俯卧位，针灸双侧时，则采用此体位。还有呼吸障碍或腰部疾病的，尽可能避免取用俯卧位，以免呼吸不舒畅或腰部困乏。头面部穴位在进针后，患者虽然还可以活动，但在进针时则必须取卧位或坐位。在一次治疗中，常因配穴而用两个以上穴位，它们需用体位各不相同，则尽量采取可以共同使用的体位，如不能共同使用，则可分别取不同体位，先后针灸。如腹部的中脘和足心的涌泉配穴，取仰卧位；涌泉穴与两侧委中穴配穴，取俯卧位；涌泉穴与臀部一侧的环跳穴配穴，取侧卧位，这样两者都可兼顾。

本节所论述的都是大的体位，一些有关穴位取穴时的局部位置，特别是一些特殊姿势，将在孔穴各论中分别介绍。

第三节　针灸前的准备

第一，做好思想工作。凡初诊病人，事先要做好思想工作，进行必要的解释，解除患者对针灸的顾虑，并增强其战胜疾病的决心和信心。施术时方能取得病人的密切配合。

第二，选好针具。根据已配定的穴位应该针刺的深浅要求，结合病人的胖瘦，选用适当长度的针。针刺两侧同名的穴位，需要选择两根同样长度的针，以便观察两侧刺入同等深度时的反应。同时要检查针具，发现针体弯曲、生锈、裂损、不光滑，针尖有钩或过钝过细的，都不能使用，以免发生意外情况。

第三，选好患者的体位。为了准确取穴和操作方便，要使病人摆好适当舒适而又能持久的体位，防止治疗中不能支持而移动体位，因而发生弯针、断针等意外情况。

第四，选定穴位。按定穴方法寻找穴位时，可用指头轻掐，当病人回答有酸麻感，便是所找的穴位。在前颈部、上臂内侧、腰部和大腿内侧等处找穴位，不宜掐得太重，寻找穴位的面积也不能太大，以免病人有痛痒感而引起精神紧张。找好穴位后，可用指甲轻掐一个十字作记号，或在穴位附近另作记号，便于准确进针。

第五，消毒工作。针具的消毒，一般用 75％酒精浸泡 30 分钟以上，或用高压消毒。进针前医者手指和病人针刺部位，都要用 75％酒精进行消毒。特别是有毛发处的穴位更要注意消毒。凡经消毒的穴位，在酒精干后方能进针。必要时应先用碘酒消毒。消毒要按操作规程进行。

第六，选好自己的体位。医者在进行针灸操作时，也应注意自己身体的姿势和位置，不管坐立操作都要稳定，方便操作，也要注意舒适，才能持久。持针灸医具的手更要摆稳，不使身体摇动或臂膀乏力，以免行针用力不匀，灸时穴位不准，使患者得不到舒适的感觉。

第二章 针 术

第一节 针的种类

古代创制的针有 9 种，形状不同，粗细长短不一，有扁平形的，也有圆柱形的；针端有两面有刃的，或三面有刃的，有尖头的，也有圆头的（图 15）。它们的用途，大体可分为三类：揩摩皮肌、刺破血管泄血、刺入皮肤及其下面的组织内等。《灵枢》上面具体地记载着"九针"的说法："九针之名，各不同形。一曰镵针，长一寸六分；二曰圆针，长一寸六分；三曰鍉针，长三寸半；四曰锋针，长一寸六分；五曰铍针，长四寸，广二分半；六曰圆利针，长一寸六分；七曰毫针，长三寸六分；八曰长针，长七寸；九曰大针，长四寸。镵针者，头大末锐，去写阳气；圆针者，针如卵形，揩摩分间，不得伤肌肉，以写分气；鍉针者，锋如黍粟之锐，主按脉勿陷，以致其气；锋针者，刃三隅，以发痼疾；铍针者，末如剑锋，以取大脓；圆利针者，大如牦，且圆且锐，中身微大，以取暴气；毫针者，针如蚊虻喙，静以徐往，微以久留之而养，以取痛痹；长针者，针利身薄，可以取远痹；大针者，头如挺，其锋微圆，以写机关之水也。九针毕矣。"从九针的形状可以看出，针术不仅用来治内科病，也治疖肿之类的外科病，以及用于点穴按摩疗法等。它们是在砭石过渡到金属针期间总结出来的。

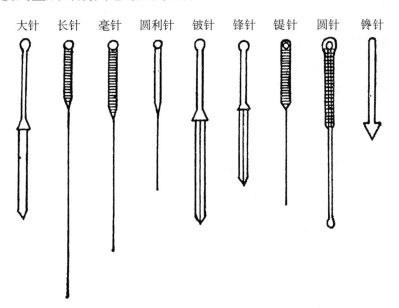

大针　长针　毫针　圆利针　铍针　锋针　鍉针　圆针　镵针

图 15　古代"九针"

九种针，其中镵针，可能是司马迁在《史记》（公元前 86 年）上所说的用来治病的

"镵石"。圆针头状如卵形，不伤肌肉，也可能是砭石的一种。这种砭石与金属针并列，针科与外科不分的情况，反映了我国战国时代和秦汉时代的医学发展阶段。我们知道，我国战国时代的名医扁鹊和汉代名医华佗，都善于针术，且把它与内外科兼施并用。

我国医学把针灸列为专门的一个科，并完全采用金属针，大约是在魏晋（公元 316 年）以后的事。在唐代（公元 618～907 年）并且有专门制作金属针的"针工"。针的种类在唐宋时代以后有了很大的改进和发展，特别是毫针已被广泛使用。"九针"中其他的几种，有的有改进，有的已不常用或不适用。

新中国成立以后，在继承发扬祖国医学遗产的正确方针指引下，各种针法得到了重视，针灸工具也有了一定的发展。在广泛应用毫针的同时，还有圆利针、圆头针、三棱针、电针、水针（穴位注射）、梅花针、耳针、丁字针、图钉针、芒针、单头小儿针等。除圆头针将在本编第四章中论述外，现将我们常用的一些针（图 16）分述如下：

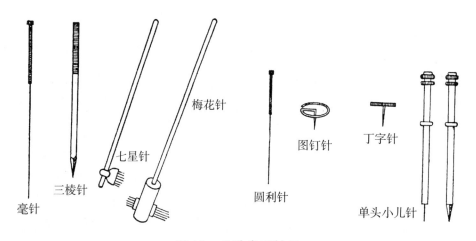

图 16　几种常用针具

毫　针　毫针就是通用的金属针，它几乎取代了其他各针而在临床上广泛应用。毫针的形状和长短粗细，也逐步地改进，发展成为多样性，发挥着不同的疗效。毫针的针体细，针尖不太尖锐，浅刺与深刺都可以应用。毫针中的针柄、针体都很短的，又叫皮下针，常作安全留针之用。

圆利针　圆利针的针体比毫针稍粗，针头尖锐，针质坚硬，只适于浅表部分快速短促的刺激，应用的范围不像毫针那样广泛。但用来浅刺、速刺又较毫针方便，特别是对于治晕厥、休克、麻痹和点刺放血等最为适合。没有圆利针，可用缝衣针代替，针术操作熟练者也可用短毫针代替。

三棱针　这是一种尖端三面有刃的不锈钢针，它是由古代"锋针"演变而来的，用于放血。有的老医生用来为患者放脓治疔肿。

梅花针和七星针　古时称为"丛针"。用五根针扎在一起的叫做梅花针，用七根针扎在一起的叫做七星针。用于叩刺皮肤表面，叩刺时要轻快，视病情也可以稍重，但不宜过重，更不能把叩刺下去的针来回拖拉。叩击范围可以成线或成片进行。对一般皮肤病、麻痹症之类疾患的治疗，有时效果显著。实际上，它是一种多针头毫针进行连续浅刺、速刺的针术。这种针可以用短毫针或小的缝衣针自己制作，用筷子（劈开一头）作针柄，针就固定在筷头上，露出约 0.5 厘米长针尖即成，现已由工厂生产，市场上可以购买。山西省昔阳县有一位医生，送给我一支由他自己设计制造的梅花针，除针以外，其他附件都是铝制的，很轻便精巧，可供自制者参考。

丁字针和图钉针　丁字针又叫"T"形针，图钉针又叫环柄针，它们实际上也是毫针，用很细的不锈钢丝制成。用于长时间留针，治疗痉挛、哮喘与顽固性疼痛，如三叉神经痛之类的病症，都获得显著的效果，而且很安全，是安全留针法用的针。

单头小儿针　治疗小儿的一般疾病，用短毫针就可以了，但是也可用特制的单针头的小儿针。这种小儿针根据小儿的胖瘦和穴位针刺的深浅，可以随时伸缩针体的长短或调换针头，能控制针刺深浅和防止断针。这种针有两种用途，既可以作小儿用的单针头毫针，又可以作圆利针或三棱针使用。日本有一位医生曾经送给我一支这样的针，他是学了我国的针灸学以后特制的。

第二节　针的制造和修理、保存

针刺治病，一般使用毫针与圆利针两种，针刺技术熟练者只用毫针，也能运用自如。因此毫针使用最广。这里讲的也只是毫针。

一、针的结构和规格

一根毫针可分为四个部分，手指执持部分叫针柄，紧接针柄处叫针根，针端叫针尖，针根与针尖之间这一段叫针体（图 17）。

圆柱直柄毫针，依针体长短不同又分为四种，除针柄外，最长的 10～16 厘米，中等的 5～7 厘米，短的约 3 厘米，最短的约 2 厘米。圆柱横柄针和环形柄针，是安全留针用的，针体的长短可分为 0.7 厘米、1 厘米和 1.5～3 厘米等。针体从细到粗，有 32 号、30 号、28 号和 26 号等，一般常用的是 32 号和 30 号。

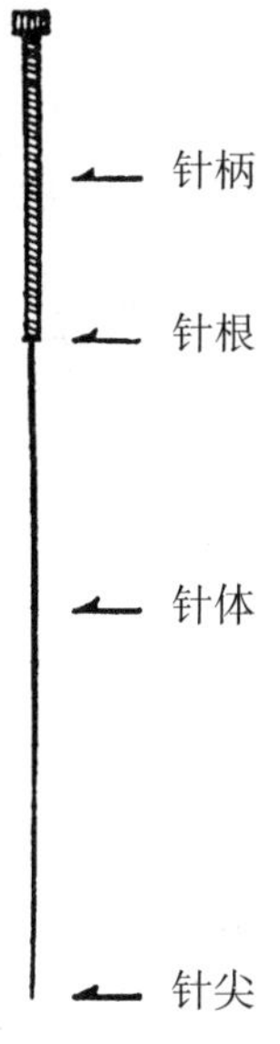

二、针的质料

古时用"砭石"治病，后用陶针、竹针、骨针，逐渐发展到用铜针、马衔铁针，以及用金针、银针。现在通用的毫针，除金、银制成的以外，更广泛使用的是不锈钢针。

不锈钢针、金针和银针接触酸碱物品与潮湿，不易生锈，又易消毒。纯金针过于柔软，进针比较困难，不如九成金的，纯银针的柔软程度与九成金的针差不多。一般针刺治疗用的针以不锈钢针为好。用于安全留针的针也可用金针或银针。

采用针刺治疗，人们习惯称"扎金针"。因此有的以为针的质料一定是金的，也有的以为唯独金针才能治病。古时把针灸用的医针称为金针，主要是因为针刺能够治疗不少疾病，效果显著，人们都相信它。为了尊重它，便以"金者贵也"的意思而称它为金针。依习惯说法，金是金属的总称，所以针的质料不一定是黄金做的，但也可以称为金针。按古代九种针的形状来说，事实上也不可能都是用金银制成的。我们比较过金针与铜针

图 17　毫针构造

针柄

针根

针体

针尖

治疗的效果，实践证明针灸治病，固然应选择针的质料，但决不是非用金针或银针不行，重要的是要理解它的治病原理，熟练地掌握操作技术。

三、针的制造

针灸用的针，是针刺人体防治疾病的武器。它的制造工艺，应当注意适合临床的应用，这对于提高疗效是非常重要的。

凡是圆柱直柄、圆柱横柄和环形柄的针，它的针体应该从针柄正中贯穿下来，或者用整条针丝缠绕在针根以上部分，针柄要牢固。针柄另外镶配上去的，有时容易松脱。松脱后，圆柱直柄的针不能捻转自如。圆柱横柄针和环形柄针用于安全留针时，有可能因针柄脱落，针体遗留在人体组织里，造成断针事故。缠针柄收尾的一端要包藏好，以防针丝露出来而钩挂损伤患者皮肤。

圆柱直柄针的针柄以螺旋形的为好，也有花柄的，它便于捻针操作。但针柄不宜太长，太长则分量重，刺入浅部不能立住。短毫针的针柄，一般以长1～1.5厘米的为合适。针柄太短，不易执持，也不方便捻针。圆柱横柄针的针柄长1厘米就可以了。

针体要细，柔中有刚。制针时，拔丝要求圆滑均匀，如针体上下粗细不匀，可能在进针后引起患者局部疼痛，或产生不舒服的感觉，长时间使用，也容易弯针或断针。针体扁圆，就会发生进针困难，或进针后不能捻转自如。

针尖要利，钝细适度。针尖太钝，进针困难，勉强进入体内，常常难以出现舒适的针感反应；针尖太细，进入人体后，稍一捻动或接触到肌膜肌腱，针尖容易卷曲，不但难以达到治疗目的，而且会钩伤患者的组织。

四、针的修理和保存

针既是防病治病的武器，医者对它应十分爱护，而且要善于修理。因此，凡使用的针，都必须逐根细致检查。如发现针体局部扁些或粗细不匀，或有弯曲，针尖太钝太细，都要进行修理。修理的方法是：先用酒精灯把针体微微烧热，或用手指反复捋针使它发热，然后用两片极平细腻的好磨石（油石），夹住针体搓磨，或者用极细的砂纸搓磨。针尖太钝太细的修理方法是：针尖太细，把容易卷曲的尖端磨掉；针尖太钝的，先将针尖磨细，再把尖端稍磨钝即可。经过搓磨的针，还要用棉纸或牙粉、牙膏之类把针擦亮，同时把针捋直，然后在细柔纸上试扎，进退捻动没有杂音时，才算好针。其后把针消毒，并在自己的足三里试针，进退无滞涩，才能给患者治病。新针使用前，也要经过擦亮、试扎的处理。即使是平时常用的针，在用了一定的时间后，也需要用牙膏擦一次，以保护针的清洁、光滑、耐用。

弯针的修理，根据我们的经验，弯针捋直要用手指捋法，又快又不损伤针。这种方法是：一手的拇、食两指捏住弯针的针柄，把针尖朝上，另一手的拇、食两指先顺着弯曲部分轻轻地往针尖方向捋。捋几次以后，把针尖朝下，再在弯曲的弓凸部分，用拇指稍加压力往针尖方向捋。捏针柄的手要随时捻动针柄，协同动作，这样反复地捋到针直为止。如一开始把弯针的弓凸部分向相反方向捋，常常不容易捋直。修理两三处弯曲的针，也按照这个办法。针体捋直后，随即垂直地捻动针柄，如针尖旋转有圆圈，表明针柄或针根部还有轻微弯曲，可在针柄或针根部用手指轻微压平。再捻动时，针尖与针体均垂直不划圈，这才不是弯针。修针时，如果把针尖放在桌子上用笔杆或刀柄等物进行压转，这样最容易把针损坏。一根针经过这样压转两三次，针体就会变形或裂损，不能使用。圆柱直柄毫针的针柄、针体损坏，不能再用时，只要针尖和针尖稍上部分还能用，可以废物利用，把它改为安全留针的针。

针的保存很重要。使用后的针，要即时逐根检查修理，然后保存备用，以免临用时才忙于修理。合理的保存方法，针尖应该朝着同一个方向，放在不易生锈的光滑的细管里，如玻璃管、金属管和木制管等。针尖朝上放，需用软木或橡皮、塑料的管塞；针尖朝下放，管底应垫消毒过的纱布或棉花。医疗单位日常用的针，可放在经消毒加盖的玻璃盘里，或放在垫有几层消毒纱布的小盒子里；出诊用的针以放在不易生锈的细管里为妥。总之，针的保存，不论用什么办法，以不使针生锈、弯曲和损坏针尖为原则。

第三节　针　感

针刺治病时，患者会产生一定的感觉，这种感觉简称为"针感"。可能即古代针灸医书上所谓的"得气"。

我们进行针刺，是用针直接刺激人体一定部位的神经，通过神经调节作用来治病的。所以只要针刺接触到神经，必然会出现针感。医者按不同的病症采取不同的手法，从而控制对神经刺激的强弱，因而针刺时出现的针感也是多种多样的。出现针感时不仅患者感觉到，一般有经验的医者，在执针的手指上也能觉察到沉、胀、松、紧、跳动一类的反应。针刺治病，必须达到一定的针感，这是绝不可少的要求，因为要有针感才能获得应有的疗效。

一、针感的种类

根据临床实践，初步综合起来，针感有以下 13 种：酸、麻、痛、胀、痒、凉、热、抓紧、压重、舒松、触电样、线条牵扯样和线条样徐徐波动（波浪式地慢慢放散）等。

酸　感　这种感觉不是酸痛的感觉，而是一种舒服的感觉。患者感到穴位的局部有一根针在深部抓痒似的，有时在局部，有时向周围放散。这时患者若有所思，其实是在体会这种感觉。医者问他是什么感觉，患者会说酸酸的，很舒服。

麻　感　这是一种麻酥酥的感觉，好像是用一种姿势坐久了，双腿发麻那样，但并不是那样重，更不是麻木不仁的麻。它可以出现在针刺的局部，也可以放散到一片，甚至更大的范围，例如针上肢或下肢的穴位，觉得整个臂膀或腿部麻酥酥的。

痛　感　绝大多数出现在局部，极个别的痛的范围大些。它的产生主要是针到某些敏感部位，如上下嘴唇和手指，足趾尖端上的穴位，或医者针刺手法操作不当所引起，但有时需要利用患者出现痛感来治病，例如治晕厥、失语和休克等病症时，常常要用强有力的快速针刺法，取嘴唇上的人中、兑端和承浆，或手上的十宣、合谷、劳宫，足上的十井、昆仑、涌泉等穴，要是病人能说出一个痛字，那就皆大欢喜了。一般来说，针刺应尽可能避免发生痛感。如不区别不同的病情，也不区别男女老幼和体质强弱，一律强调快速针刺，并且说针得越深越好，越痛越好，这是不妥的。因为只用这一种手法，会引起有的体弱患者被针得汗泪交流，说"我当时痛得不知是流泪还是流汗，从此以后再不敢领教了"。有一位医生遗憾地告诉我们，他在农村为一位老大爷治胃痛，扎完第一次针，告诉他明天再来，可是过了三天还没有来。他就到老大爷家里访问，老大爷说，我好了，不扎针了。他再三问病情，老大爷也再三说病好了。后来，老大爷看他很诚恳，才说出心里话，说他那天扎得太痛了，不敢再找他了。我们认为，强力深刺，应该针对一定的患者和一定的病症，有选择地使用。在一般情况下，不宜多用，应尽量不使患者产生痛感。

胀　感　这种感觉在浅刺时，一般不会发生，只有在深刺时才会出现这种感觉，觉得细小的毫针像成年人手指那样粗，使得肌肉胀膨膨的。它可以在穴位的局部或附近成块成片地出现。轻微的胀感，并不难受，但也不像酸感、麻感那样好受，重的胀感就不好受了。这时应该暂时留针不动，等胀感消失后，再行捻针。轻微的胀感多半出现在酸感之前，或者两者同时出现，所以有的患者说酸酸的、胀胀的。重的胀感多半出现在医者进针较快，或在捻针时角度较大的情况下引起的。

痒　感　这并不是多数人的共同感觉，一般在用缓慢捻进的手法时，患者的皮肤表层常常出现这种痒感。它不难受，有时还觉得舒服。

凉　感　这种感觉不是发冷，而是好像皮肤涂了清凉油凉飕飕似的。在浅刺、深刺时都可能出现，有时在针刺的局部，有时呈一片，有时在更大的范围。患者发高烧时针治，下针后逐渐退烧，也会感到全身像涂了清凉油似的。

热　感　这种感觉不是发烧，而是热乎乎地感到舒服。在浅刺、深刺时都可能出现，或在针刺处，或在一片，或在一个肢体。患者怕冷时针治，他会感到全身热乎乎地很舒服。

抓紧感　这种感觉好像用手抓住一块肌肉不放似的，也不难受。出现时间不长，多半是在深刺时产生。它可出现在针刺处，也可出现在非针刺处，或两者都有。在针腹部穴位时，常常在针下的局部先有这种感觉。针其他穴位，也有先在远隔部位有这种感觉的。例如针腿上的足三里，在足背部有抓紧感；针肩部的肩井，在手腕部有抓紧感。

压重感　这种感觉不痛也不胀，好像有块重的东西压住的样子。在浅刺、深刺时都可能产生。它常常发生在针下的局部，或者在稍远隔的部位，时间不长。

舒松感　这是一种轻松的感觉。下针后，感觉不到针在哪里，只觉得在这条腿或臂膀，甚至全身都会感到舒舒服服，轻轻松松。

触电样感　这种感觉像触电一样。在深刺时才会出现，以四肢出现较多，特别是在下肢。它是成条成线地出现。强烈的触电样感觉，会把人的肢体刺激得跳了起来，那当然是不好受的。但是，有一种轻微的触电感觉，它并不难受，而是像弹月琴时缓慢拨弦那样，一下一下地轻微弹动，有些患者还希望出现这种感觉。只是医者有时很不容易掌握，捻针稍重，又可能造成强烈的触电样感觉。

线条牵扯样感　这是属于一种舒服的感觉。针刺浅表部与深部都可产生，后者更多。在浅表部用缓慢捻进法进针，一般在针刺的局部不产生这种感觉，而是在远隔部位出现像一条一条的丝线在牵牵扯扯的感觉。它没有什么规律，有时像线状，有时像网状，一下在这里，一下在那里。例如针足三里，可能在膝关节周围或足背上出现，也可能在腿肚子或髋骨甚至腹部某一处出现。针刺深部出现的线条牵扯样感觉，同针刺浅部不一样，它比较有规律，常常出现在针刺到的神经分布区。又如针足三里，下针后这种感觉可能在针处有一条线贯注到外踝甚至达小趾；继续深入时，另有一条线自针尖处向下贯注到脚背甚至达蹑趾，有的同时向大腿外侧放散。我们有时为患者针足三里，分三层进退针时，每当针到达那一层，都可能出现与上述感觉情况大体相同的感觉。

线条样徐徐波动（波浪式地慢慢放散）感　这种感觉也是属于舒服的一种针感。在较深刺时才出现。这种针感在针的局部或附近先有感觉，随着针的捻动呈线状逐渐向他处放散，连续不断地忽有忽无似的一起一落。在这条在线上，它可以是间断的而不是直接贯注下来，这样的线也可不止一条。例如针灸环跳穴，先是针的局部或肛门附近出现感觉，而后在深部出现感觉，并逐渐地放散到大腿内侧和小腿外侧以及脚上。

二、针感出现的大体规律和基本要求

上述针感，由于针刺的手法不同，同一手法的方向、深度不同，感觉反应情况也不同。有的会单独出现，或者先出现一两种，后出现另外的一两种，或者几种同时出现。大体情况如下：

针刺到深部时，胀感、抓紧感和压重感三种常常会同时出现。热感一般在胀感、抓紧感、压重感三种或其中一种针感产生以后，才会出现。舒松感也是这样。如要使患者产生热感，就需要使胀感、抓紧感、压重感三种或其中一种针感先出现，而后在这个基础上，需要使用缓慢地指虚捻退、再快速地指实捻进的手法，适当地反复进行几次，促使热感出现。这种手法，古代称为"慢提紧按"。例如，针治局部或全身发冷的患者，就需要这样。当然，有时用这种手法不一定出现热感，而出现舒松感，也可能在舒松感出现以后，才产生热感，或者是这两种感觉同时出现或交替出现。

酸、麻、触电样、线条牵扯样和线条样徐徐波动等五种针感，一般是先出现酸、麻感，而后同时出现或交替出现其他感觉。凉感往往是在这五种针感出现的基础上产生的。这就需要使用平稳地指实捻退、再缓慢地指虚捻进的手法，促使产生凉感。这种手法，古代称为"紧提慢按"。它有助于促使凉感与舒松感同时出现或交替出现。针治正在发热的患者，就需要这样。

针治时，除了特殊情况以外，一般患者都是会有针感的。但各种针感出现的情况，除前面已提到的与针刺的部位、使用手法有关以外，与患者的个体差异和他当时的精神状态等因素都有密切关系。这些因素有变化时针感就可能不一样。医者只要选穴准确，手法适当灵活，善于与患者密切合作，细心体会，并要患者随时反映感觉情况，大体可以做到要重就重，要轻就轻，运用自如，而不是盲目地过重过轻的刺激。总而言之，医者对于针感，一定要摸清规律，做到心中有数，得心应手。不要轻易使用快速的重刺激，而要尽量避免产生不必要的痛感、过重的胀感和强烈难受的触电感，只有这样才能使患者获得舒松的感觉，这就是对针感的基本要求。

第四节　针刺的方向

针刺的方向，是指进针时针尖的方向。针刺方向可分为三种：直刺、斜刺和横刺。这三种方向也是三种方法。为了提高疗效与防止发生医疗事故，必须掌握好针刺方向。

一、定针刺方向

定针刺方向的方法，是把人体任何部位的皮肤面都作为平面，用它来量直、斜、横三种方向（图 18）。直刺（垂直刺）是针与穴位所在的皮肤平面成直角进针。斜刺是针与穴位所在皮肤平面约成 45 度角进针。横刺（地平刺、皮下刺）是针与穴位所在的皮肤平面约成 15 度角进针。直刺时，因体位不同，原来是水平进针的，可以变成垂直的。如平坐位针鼻尖上的素髎穴是水平

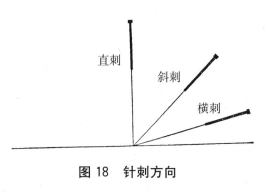

图 18　针刺方向

进针，仰卧位时即变成在鼻尖上向下直刺；取侧卧位水平针哑门穴，坐位的俯伏位即变成向下直刺。

二、正确掌握针刺方向

上述三种针刺的方向，主要是用于毫针。它可以一针针一穴，也可以一针针数穴。直刺方向进针，可以针一个穴透到另一个穴，两个穴都是深刺。斜刺方向进针透穴时，进针的穴是浅刺，透到的穴是深刺。横刺方向进针，所有被针到的穴都是浅刺。有些穴位，必须严格掌握针刺方向，尤其在深刺时更要注意，如针颈后区的哑门穴，只能采取直刺或向下斜刺，千万不能向上方斜刺，以防进入枕骨大孔损伤延髓，发生生命危险。针胸部的穴只能斜刺。针背部的穴直刺进针后即斜刺，不能始终直刺深刺，以防损伤肺脏或大血管，发生气胸或血胸。

我国古代针灸医书上说："背如饼、腹如井"，意思是背部较薄，不得任意深刺，腹部较厚，可以较深刺。这是传统的临床经验，值得参考。我们针一般成年人背部的穴位，在第一侧线取穴，先直刺下针后，立即向脊柱方向斜刺；在第二侧线取穴，先直刺下针后，立即向肩胛骨内缘方向斜刺；针胸部肋间的穴，凡超过 1 厘米深的都用斜刺和横刺；针上腹部两侧的穴，大多数用横刺；针腹部其他穴都用直刺，但也不能过深。在这方面，要重视祖国医学遗产的发掘，总结前人的好经验，又要注意现代医学生理解剖的学习，把两者结合起来，按不同部位和不同情况，采取不同的针刺方向。

三、直刺、斜刺和横刺的应用

直刺较为通用，只要善于掌握进针的深度，除禁针穴外，各个穴位都可以用。一般用于一针一穴，有些穴位，在同一肢体的不同的在线，但用一定长度的毫针，可以从这个穴透到另一个穴。例如在前臂部位，针曲池穴透少海穴，针支沟穴透间使穴，针外关穴透内关穴。小腿部位，针条口穴透承山穴，针阳陵泉穴透阴陵泉穴，针附阳穴透交信穴，等等。上述这些穴位，反过来进针也可以。用直刺深刺从这个穴透那个穴时，要注意不要使针从对侧穿透出来。

斜刺是比较常用的，凡背部、胸部的穴需要较深刺的，必须用斜刺。进针部位上有血管或瘢痕，可以利用斜刺避开。直刺寻找不到应有的感觉时，也可以用斜刺来辅助。斜刺一般用于一针一穴，但有的部位在同一条在线，也可以从这个穴透到另一个穴。例如针外关穴透支沟穴，针足三里穴透上巨虚穴。但斜刺使用不得当时，容易产生皮肤牵

扯的刺痛，也常常使针弯曲。

横刺是在皮下接近平面进针，一般用逐段推进的方法。在肌肉薄的部位，如头面和胸部等处，横刺可以透两个以上的穴位。例如针地仓穴透颧髎穴，针攒竹穴透鱼腰穴，针外关穴透支沟穴与三阳络穴。总之，针透穴位的多少，需要看取用穴位的距离和针体的长短。例如针耳门穴透听宫穴与听会穴，可用较短的毫针；针足三里穴透上巨虚、条口穴，甚至透到下巨虚穴，要用长的毫针。不过对于一般疾病的针治，我们不主张多用穴而强调掌握好患者的感觉，所以透穴的办法也只在一定情况下应用。

第五节　选穴局部的注意事项

为了避免针刺时进针困难，避免发生一些不良的后果，在针刺治疗之前，选择穴位必须注意以下四点：

第一，取穴要避开血管。取穴要避开大血管，不仅要避开大动脉、大静脉，即使是中小动脉也应注意。在人体皮表上看到的青色血管是静脉，一般在肥胖或者皮肤色黑的人身上，是不容易看到的。动脉更是看不到的，但动脉是跳动的，有些动脉接近表皮，可以摸到它的跳动，如颈部的颈总动脉、手腕部的桡动脉（日常切脉的部位）、耳前的颞浅动脉、腹部的腹壁动脉、足上的足背动脉等。如果准备取用的穴位，刚好在摸得到的动脉上，或者在看得到的静脉上，就应该避开动静脉下针。有些穴位的深部正是大血管，虽然看不到也摸不清，但也不应该深刺。用毫针深刺，虽不一定会刺伤深部的大血管，但一手持针捻进，另一手在穴位的周围紧紧地向下压，就可能将血管固定，以致把它刺伤。有些穴位，原则上规定不可随意变动针刺方向，也不可随意深刺的，当然应该按照这个原则操作。如肋骨下缘内有血管，在胸部取穴针刺时，应该避开肋骨下缘，从两肋间进针。同时必须掌握适当的深度，针刺方向应该平着肋骨间隙横刺。这样的针法既可避免刺到肋间血管，又可避免刺破胸膜。

另外，针刺治疗时，有的需用稍微放些血的办法，以达治病的目的，则与上述情况不同。如针刺神庭、太阳、曲泽、委中、金津、玉液、十宣等穴，刺出一些血，那也只是在穴位附近的小血管或血管网上，进行速刺浅刺。有目的地稍微放一些血，上面所谈的不能与此相提并论。

在深刺时，刺穿较大的血管后，血液可经针孔溢出，会产生一种极为胀痛的感觉。这种情况，在大血管上捣针时特别容易出现。这时应立即退针。起针后，可用消毒棉球在穴位上垫住，用手指进行较长时间的紧压，以免继续出血。局部因出血使皮肤出现青紫，那不要紧，过几天会自行消失。我们认为用针刺治疗，如要深刺，必须熟悉施针部位血管的解剖情况。

第二，不要在肿瘤上进针。如预定选用的穴位正在肿瘤上，不可下针，应改用肿瘤附近处的其他穴位，以免造成不良后果。但单纯的腱鞘囊肿的针刺治疗则例外。

第三，取穴要避开瘢痕。穴位上如有瘢痕，进针困难，应另选别的穴位。瘢痕小的，可以从它的旁边斜刺进针。例如本来准备用足三里穴，但在它上面有块瘢痕，就不用它而用下方的上巨虚或条口穴斜刺进针即可。

第四，对肢体病残者，取穴要灵活。这里讲的病残，主要是指骨骼方面的病残，如骨折、假骨和关节变形等。这些部位的穴位，常常随着骨骼变形而发生移位。这样，在取用病残肢体上的穴位，需按患者的具体情况灵活掌握。

例如，有一位左侧腰骶部受过枪伤的患者，左侧臀部和整个下肢发生肌肉萎缩，髋关节变形，左腿比右腿短。他的右侧环跳穴，按常规取穴，能产生很好的感觉。在左侧就不同，按常规取穴时，下针达到一定深度以后，不论怎样捻转提插，都没有满意的针感。后来根据他体形的具体情况，在离股骨大粗隆较近的部位下针，果然取得线条样的针感，由大腿、小腿一直放散到脚上，随后每一次针左侧环跳穴，都要采取这个方法，否则就不能出现应有的感觉。还有一位外伤伤员，右侧胫骨有过骨折，该部粗大。从正面看，它压着腓骨，而足三里、上巨虚穴正好在这个部位。从正面摸穴用指轻掐，没有酸麻感觉，可是从骨折后的粗大部侧面用指摸，胫腓两骨之间有空隙。我们针他的足三里时，先直刺下针，针接触到腓骨时，则将针退出部分变换针刺方向，顺着胫骨稍斜刺，把针进入到胫骨与腓骨之间；缓慢捻转由浅入深时，患者出现了针足三里常有的感觉。此后，采取这一方法针足三里、上巨虚和条口等穴，都出现满意的针感。

第六节　针刺的深度

针刺的深浅，在我国古代针灸书上已作了详细论述，既有一般性，也有特殊性，还具体地提到有些穴位严禁深刺。

本书孔穴编中所指出的针刺的深度，主要是针对直刺而言的，并且只作为治疗一般成年病人时的参考。在临床治病时，还必须根据患者的具体情况，确定针刺的深浅。这里简要地提出下面几点：

一、根据诊断和症状定针刺深度

在病症诊断已经明确，可按疾病定针刺的深浅，如治疗急性或慢性风湿性关节炎和面肌痉挛一类疾病，一般需要针刺深一些。治疗虚脱和麻痹一类的疾病，一般只需浅刺，如针刺面神经麻痹，取面部的穴位，一般用直刺浅刺或横刺几个穴位。有些疾病一时诊断不明，只能按具体症状来定针刺的深浅。一般是先进行浅刺，在出现一定的针感后，再看患者的反应和针治收效情况，以掌握针刺深度。如有一位患者，头痛、胸闷、想吐，视力模糊，心前区不舒服，脸色苍白，脉搏每分钟在 100 次以上，但有规律，心脏无杂音，血压不高，他觉得生命非常危险。患者原有冠心病史，当时没有条件很快作出明确的诊断，所以我们暂时根据症状下针，取患者左侧曲池穴，当针刺在皮肤作缓慢捻进时，入针还不到 0.3 厘米，患者就产生了线条牵扯样感觉。大约有两分钟时间，患者高兴地说："好了，好了，我眼睛看清东西了，不想吐了！"接着他深深地叹了一口气说："真奇怪！我头已不痛，胸也不闷，心脏也舒服了。"这时患者的病症既然很快消除，也就不必要继续深刺了。而是把针尖留在原处，并操作了 10 分钟就起针。从此患者出现同样的病症时，按这个方法针曲池，便解决了问题。有些患者，浅刺收效不大，深刺才能解决问题。如有一位患者，与上述疾病很相似，取他的左侧曲池穴进针，当出现皮肤感觉时，患者只觉得病症缓解了一些，眼睛看东西已不太模糊，心跳速度也减慢，但头痛、想吐、胸闷和气紧等不舒服症状并没有消除。这时，我们捻针渐渐深入，由曲池穴透入少海穴，入针5厘米，患者的拇指、无名指和小指都有了线条样徐徐波动的感觉，他便轻松愉快地说："好了，没有事了！"所以治疗同样的疾病，针刺的深度也不能千篇一律来看待。

二、根据患者年龄、胖瘦定针刺深度

治小儿的病不宜深刺，治老年人的病一般也不宜深刺。体胖和体瘦的人，因肌肉的厚薄不同，体胖的应该刺深些，体瘦的应该刺浅些，这是一般的情况。虽然体胖的须深刺，体瘦的须浅刺，但是体胖与体胖的人之间，体瘦与体瘦的人之间，针刺的深浅也各有不同。如为胖人针关元穴，有的下针7厘米还没有明显感觉，有的下针1.5厘米便有较强的感觉。所以具体到为他们治病时，应针多深，还须看临床情况而定。例如针环跳穴，成年人一般入针7～10厘米，便有较好的感觉。有些人针5厘米就可以了，而有些体胖的成年人，要入针15厘米左右，才出现感觉。有的患者入针15厘米以上，才产生感觉。儿童一般针环跳入针1.5～3厘米，而有的儿童入针到5厘米深，才产生感觉。

三、根据针刺部位和针刺方向定针刺深度

人体上有许多穴位在一定的针刺方向下，不应该深刺或者是无法深刺的，足趾、手指和头面部的穴位属于这一类。许多穴位，用这种针刺方向不能深刺，采用另外一种方向便可以深刺。例如后颈区的风府穴和哑门穴，用直刺时不能深刺，也不能向上部斜刺，以防刺伤延髓，而用横刺，则可以刺风府穴透入风池穴，针哑门穴透入天柱穴。又如脸上的地仓、颧髎和颊车等穴，直刺也不宜深，因直刺地仓和颧髎过深，就会穿进口腔，而用横刺则可以针地仓透到颧髎，或者针地仓透到颊车。有许多穴位，不论直刺或横刺，都可以比较深刺，如直刺外关穴透内关穴，横刺外关穴透四渎穴，横刺曲池穴透手三里穴。再如直刺或斜刺印堂穴，入针最多0.4厘米左右，还要用针柄短而轻的短毫针，入针后才能立得住，否则针立不住，针柄往下垂挂，会引起患者疼痛不适。如用横刺方向进针，向下可刺入1.5厘米左右，向上可刺入达3厘米左右。取印堂穴作一般治疗，用直刺方向浅刺，如配合治疗前额痛或治疗鼻病，则应用横刺方向向上或向下深刺。

四、根据患者针感掌握针刺深度

患者出现针感的范围与部位，因针刺穴位不同而各有不同。依我们的实践经验，针太阳穴和头维穴，一般可以感应到一侧前头部与颞部。针合谷穴和内关穴，可感应到手指与锁骨部。针中脘穴和下脘穴，可感应到胃区、上腹两侧和脐的周围。针胃俞穴，可感应到腰部和腹部。针关元穴和中极穴，可感应到生殖器。针风池穴，可感应到后头部、耳后和眼底部。针天柱穴，可感应到耳后和喉部。针新设穴，可感应到耳和前额。针环跳穴，可感应到臀部直到脚上。针足三里穴，可感应到脚和大腿。针胸部、背部和腰部的穴位，它的感应多数向外下方放散。进针后要达到一定的反应，与针刺的深度有密切关系，针刺深度又与多种因素有关。根据以上所述，可以看出针刺的深浅，虽然要注意一般的规定，但因患者的具体情况，却又不能局限于一般的规定。如果患者没有感觉，可能是针刺的偏差，也可能是患者感觉迟钝。至于对语言障碍或神志昏迷的病人，决不

能任意深刺。故针刺的深浅必须根据一般规定结合临床经验与解剖知识等，灵活掌握。

第七节　进针法

为了提高疗效，避免发生事故和不必要的疼痛，使患者乐于接受针刺治疗，医者必须根据具体情况，善于使用不同的进针法。同时切不可不问情由，一律采取简单的一种针法进针。如不管什么病情，一律采取快速深刺法进针，使患者感到剧痛；或者在进针时，叫患者接连地咳嗽，趁机把针猛力刺入；或者患者已有难以忍受的感觉，还在猛刺。这些做法往往使患者产生反感，有时出现晕针或医疗事故，因而是不可取的。

根据临床治疗的实践，我们把进针法基本分为缓慢捻进法、快速刺入法和刺入捻进法三种。

一、缓慢捻进法

这种进针法是抑制型手法最常用的，也是针刺治疗手法的基本手法。不论毫针长短，也不论是直刺、斜刺和横刺，进针时都可以采用。这种手法有一个特点，即它可以使患者产生一种特殊的皮肤感觉。按现代神经生理学所知，皮肤的某一点，在大脑皮层上有它相应的代表点，因此利用这种刺激而产生的皮肤感觉，可能影响大脑而达到一定的治疗作用，实践证明也是如此。所以掌握好这种进针法，就显得更加重要。它主要用于一般慢性病和老年、体弱的患者。

缓慢捻进法的基本操作方法，执针的上肢姿势，要平肘、举腕和抬手，用拇、食两指或拇、食、中三指的指头执住针柄（图19），在针尖还没有接触皮肤时，要"指实"（手指捏紧针柄）执针，以免消毒过的针掉下来。针尖接触皮肤时，要近、轻、稳，不能远远地重重地慌忙地往穴位上刺；针尖接触皮肤后，要"指虚"（执针柄的手指稍为放松）执针，捻捻停停，

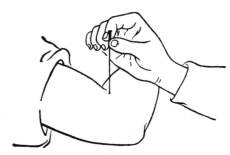

图 19　缓慢捻进法执针手势

停停捻捻，停时指实，捻时指虚，指实指虚交替运用，并稍加压力，逐渐把针捻进。这样给患者皮肤的末梢神经有一种持续的刺激，既容易促使患者产生皮肤感觉，又不发生疼痛。缓慢捻进法，一般分为皮肤、浅部和深部三层的操作过程，通过皮肤后要行针捻转探找感觉，并给一定的刺激量，最后捻进到预定的深度行针，使每层都产生适当的针感。捻针进入时，要耐心细致，以免弯针，如操之过急，反而不容易捻进，还会使患者感到疼痛。我们认为，这种进针法比不问情况即快速刺入固然较慢，但优点多，也并不难学，只要肯下工夫练习，是容易掌握的。我们用这种进针法，如果不需要患者产生皮肤感觉，只要10秒钟的时间，就可以无痛地完成进针。

缓慢捻进法口诀：

指实心清紧执针，针尖刺穴近稳轻；

肘平腕举手抬起，虚实交替捻入深。

缓慢捻进法可以不用押手，也可以用押手。所谓押手，就是一手执针捻进，另一手

帮助的意思。不用押手的进针法，它的优点是：当针往下刺的时候，针尖有无卷曲与皮肤有无牵扯等变化，随时可以看到；遇到皮肤上的痛点，可以稍微移动针尖，避开痛点。必要时又可以双手同时进针，就是用左右两手各持一针，同时在两个穴位上捻进。这对于必须针刺相距不远的两个穴位最为适宜。

　　用押手可以单指押，也可以双指押。单指押，就是当进针时，另一手的拇指尖或食指尖押在穴位旁边（图20）。双指押，就是当进针时，另一手的食指与中指轻轻地夹住针体，押在穴位的皮肤上（图21），或者用拇指和食指托持穴位所在的部位（图22）。如果针刺的部位狭窄，不便用双指押，就可用单指押。单指押和双指押，都适用于较长毫针的横刺。初学针法的人进针无把握，用押手帮助，可以稳定地进针。当患者年幼好动或有不自主运动（如震颤麻痹症或舞蹈病等），体位不易保持稳定时，用押手进针则比较方便。但用押手有一定的缺点，在软部组织（腹部）或肌肉松弛的部位（经产妇乳房部），如果用押手，皮肤被压移动，穴位不准。手指消毒不严时，还会增加感染的机会。

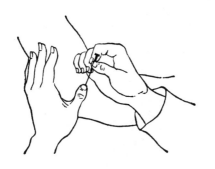

图20　单指押进针

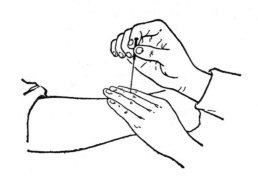

图21　双指押进针

二、快速刺入法

　　这是用短毫针、圆利针和三棱针的进针法。执针的手势或像执钢笔写字一样，或用拇、食两指的指尖紧捏针柄（图23）。针尖对准穴位敏捷有力地在一两秒钟内刺入。进针时不捻动针，进针后可以随即快速起针，也可以再捻捻针，主要根据病情而定。它大多数用在浅表的刺激，如急救和治疗局部麻痹以及小儿抽风等病。在进行急救时，如果针刺四肢末端的穴位，可用一手紧紧地托持着被针刺的穴位部，快速稳重地刺入0.5厘米左右，随即快速抖出起针；如需要放血，在针起出时，可用托持的手指，在针孔处挤一下。这种进针法，用短毫针时，有些穴位，可以较深刺，也可以留针。

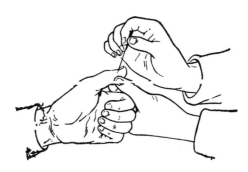

图22　双指托持进针

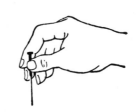

图23　快速刺入法执针手势

快速刺入法口诀：

> 执针指实触皮稳，毅然敏捷速进针；
>
> 刺入浅深看部位，捻动起留看病情。

三、刺入捻进法

这种进针法也叫快速捻进法，主要用于深刺治疗亚急性疾患、皮肤极敏感的一般疾病的患者和急需止痛的患者，以及在肌肉肥厚部位深刺。操作时，一手的拇、食两指帮助捏紧穴位部的皮肤，另一手像快速刺入法那样执针（图24），先把针尖快速刺入真皮后稍留针，然后用缓慢捻进法的执针法向下捻进。因为针透过真皮后，一般不再产生痛感，容易进针。这种进针法，最好用较硬的毫针，如针体长而柔软，可用消毒过的纱布或棉球裹住针体，以拇、食两指捏紧，露出针尖约0.5厘米，对准穴位稳准地快速刺入皮下（图25），再捻动针柄进针。单纯针肌肉肥厚部位如环跳穴，长毫针进针较困难时，可以采取这个办法，究竟如何为宜，还是根据病人的具体情况以及所取穴位的部位而定。

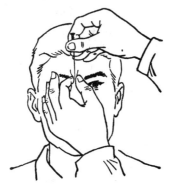 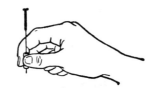

图24　刺入捻进法执针手势　　　图25　拇、食两指执针体针手势

刺入捻进法口诀：

> 快速浅刺半厘深，而后捻动再进针；
>
> 捻进需快或需慢，要看部位病和人。

上述缓慢捻进法和刺入捻进法在进针时，很多时候针尖刚好接触到皮肤上的痛点，患者会产生一种特别痛的感觉。这时只要把针稍稍提起，移动一下针尖（有时需要移动几次），避开痛点再进针，患者就不觉得痛了。在胸、腹和背部等处的穴位以呼气时进针为宜，因为肌肉较松弛，不致产生痛感和影响呼吸，吸气时则留针不动，或在原来位置上作轻度捻针。

第八节　进针后的手法

针刺时，要讲究进针后的手法，特别是用毫针直刺和斜刺人体深部组织，更要讲究，才能保证针治获得良好效果。在临床实践中，常用的基本手法有：进、退、捻、留和捣五种，总称为"行针"。

一、进

进，就是捻着针柄或执住针柄，把针往下插。用来探索针刺是否达到这个部位的神经。探到神经，患者出现应有的感觉时，可以不需要继续进针，有时为了寻找更好的感觉，还可以稍为捻进一些。

二、退

退，就是捻着针柄或执住针柄，把针向上提。退针大体有四种作用：一是用来探索感觉。当针刺到一定深度，患者还没有出现相应的感觉，可能是针刺稍偏了，或者超过了所在部位的神经，这时就需要把针稍向上提，以探索患者的感觉。在提退的过程中，当患者有了感觉，可抓住时机把针捻动。二是用于加强感觉。在提退的过程中，患者没有得到应有的感觉，或者只有触电样感觉，并很快消失，这时就需要进退密切结合，反复进行，使患者出现的针感持续得当。三是用于减弱感觉。有时患者觉得针感太强烈，可以把针稍提退一些。四是为了施行间歇的刺激。可以把针稍退再进，反复间断进行。

三、捻

捻，就是执针的指头相互搓动，使针不断地转动，也叫做捻针。捻针掌握得好，对于促使患者产生适当感觉，非常重要。采用指虚还是指实，捻转的快慢和角度大小，都要很好掌握。进针时要捻，退针时也要捻。在捻进捻退中，一般到一定的深度，患者会出现较好的针感，可以把针停留在这个深度上捻动。捻得快、角度大、连续捻动次数多，刺激强烈，针感较重，相反针感较轻。针感的轻重还要看捻针时指头的虚实，指实捻针就重，指虚捻针就轻。指实捻针如捻得快，捻度较大，或者偏向一边接连捻转几周，就应该细心注意患者的感受情况。因为这种操作，常常容易使针体与患者的皮肤肌肉扭紧缠住，发生剧痛，也常常因刺激太强，引起晕针。为了促使患者产生适当的针感，提高疗效，医者必须掌握捻针技术，并要善于掌握针的进退，使之恰到好处。平时一般可用同等角度向左右捻动。捻动的角度，大约针柄转半个圆周（180°），如需要刺激重些，可捻到一周（360°）。如针感已恰到好处，打算持续保持针感，或针感太重，打算减轻针感，又能保持针刺的深度和部位，都可不再捻针，改为在针柄上作弹、拨、摇的手法。

四、留

留，就是进针到一定深度，不进不退，也不捻转，暂时停留体内，也叫做留针。留针大体有几种作用：

第一，用于需要较长时间的持续性刺激，以加强和巩固已取得的效果。例如针治疼痛或痉挛之类的病，当患者产生了针感，病症已有所减轻，就需要采取留针，使这种针感保持一定的时间。因为疼痛或痉挛由缓解到抑制，需要有一个过程，由抑制到病症完全消失，也需要有一个过程。留针，就是促使这些症状往好的方面转化，并加快这一转化过程。留针时间长短，要根据患者病症和具体情况决定。治慢性病留针 20 分钟左右，治疗一些急性病和少年儿童的病留针 5 分钟左右，治疗痉挛与疼痛之类的病至少留针半小时。有的还要留针几小时或几天，这就需要作安全留针。

第二，用于控制过强的针感。当患者觉得刺激强烈，难以忍受时，可以留针不动，或稍为退针，待强烈的针感减弱或消失后，再继续捻针。

第三，用于解除局部的"实状"。进针以后，患者被针刺的局部组织，有时出现肌肉过度紧张，使针柄完全捻转不动，好像固定住一样，古代称为"实状"，患者也觉得局部非常沉重。当发生这种情况即可留针，等待肌肉松弛后再行针；也可用手指在穴位附近上下左右的皮肤上，轻轻敲击，缓解肌肉紧张，以改变实状。如这两种办法还不能解除局部实状，可在同一条在线另针一穴，或在对侧相应的部位针一穴，紧张的肌肉就会很快缓解。

第四，用于改变局部的"虚状"。进针以后，患者被针刺的局部组织，有时呈现松软毫无抵触的状态，好像针刺在棉花上一样，古代称为"虚状"，患者也没有什么特殊的针感。这时可留针两三分钟，再捻针，就可能产生针感。古代针灸医学书上，把患者产生的感觉，称为"得气"或"气至"。这里所说的情况，叫做"气不至"，"气不至"就要留针"候气"。留针后，虚状还不能解除，可以在被针穴位的上部或下部，用指头按掐，能够增强针感，改变虚状。如果还不能改变虚状，可在同一条在线的穴位，再刺进一针。例如在合谷进了一针，使用了进、退、捻、留、捣等各种手法，都还没有出现针感，可以再针手三里或曲池，两根针此捻彼留，或者同时捻动，加强刺激量，这样多数患者的虚状就能够得到改善。

五、捣

捣，就是把针上下左右前后进行捣动，也叫做捣针。捣可分为直捣、斜捣和混合捣三种。直捣，是在捻针的同时，把针一起（退）一落（进）地上下捣动。斜捣，是用进、退和捻的方法，向左右前后进行捣动。混合捣，是直捣和斜捣同时应用，并加快速度，扩大刺激范围，用来探索和增强针感。针刺到一定深度，经过留针捻针，患者还没有产生针感，可先把针直捣，当患者有感觉出现，应抓住时机捻针。至于是在原深度捻针，还是稍为深刺捻针，捻转快慢和角度大小，执针柄需指实还是指虚，都得根据患者与疾病的具体情况而定。直捣后，患者还不产生感觉时，再采用斜捣。在穴位的前后左右斜捣时，哪一边出现感觉，便向哪一边连续捻针，如遇着感觉迟钝的患者，还可以用混合捣。但是对于身体弱和惧怕针感太重的人则不宜用。

上述进、退、捻、留和捣等进针后的手法，都是毫针进针后的基本手法。关于弹、拨、摇等手法，是包括于捻针中的。弹，就是将拇、食指合成环形，然后用食指轻弹针柄，使针柄颤动。拨，就是用执针拇指的指甲，向内轻轻拨动针柄。摇，就是用执针的手指轻轻地左右摇动针柄。这几种手法，都是出现针感后在留针时，用来保持或减轻针感的。在临床上，进针后的手法，可以根据具体情况，配合选用。

第九节　起针法

针刺经过行针后，把针退出人体，这就叫起针。这里讲的起针主要指毫针直刺与斜刺后的起针。起针不能用力猛拔，特别起弯针的时候，更是如此，以免产生疼痛。起针的方法可分为轻捻提出法、平稳拔出法和迅速抖出法三种。

一、轻捻提出法

这是指用较长的毫针刺入深部以后的起针法。它不用押手，只需要执针的手指轻微地捻动针柄，边捻边提，慢慢地分段把针起出。在起针的过程中，分深部、浅部和皮肤三层退出人体，每退一段要留针轻捻几下，往往能再现缓慢捻进法进针时各层曾出现过的针感。这种起针法，在直刺或斜刺方向深刺时，都可应用。当针刺入深部，到了应该起针的时候，如果患者还有较强的感觉，也需要如上述的方法逐段起针，每起一段都要留针与捻针，患者原有较强的感觉就可以完全消失。另外，用轻捻提出法起针，由于针体退出人体缓慢，即使进针时刺破小血管，也不致针孔出血。

二、平稳拔出法

这也是用较长毫针刺入深部以后的起针法。起针时，它可以用押手，就是用一手的中、食两指夹着针体压在皮肤上，另一执针的手轻巧敏捷地将针体垂直拔出。它也可以不用押手，要轻巧敏捷地拔出。一般用于以下两种情况：一种是针刺治疗到一定时间，患者觉得全身很轻松，针刺的局部没有不舒服的感觉，起针时可以不必把针捻动，就可平稳地垂直拔出，以防止不恰当地捻针起针而引起局部沉重。另一种是针治某些疾病，为了提高疗效，起针前要用直捣或斜捣，有意识地给患者的局部造成沉重的感觉，然后适时地将针平稳拔出，让他保持一种持续性的沉重感觉。例如，有一位严重的衄血症患者，经医院注射止血剂，鼻内涂塞止血药后，暂时止了血，但一走动又大量流血。我们用兴奋法针头部上星穴，促使血管收缩。接着用抑制法针两腿委中穴，一方面是促使下肢血管扩张，与针头部穴促使血管收缩，遥相呼应地起作用；另一方面是给他持续性的刺激，使他感到两腿沉重，需要好好休息，才平稳地将针拔出。第二天又针两侧足三里穴，解除沉重感，鼻出血就完全治愈了。在有意地给患者局部造成沉重的后遗感时，事先要向患者说明。有时因退针较快难免出现稍微出血的现象，这时用消毒棉球揉按针孔，即可止住。

三、迅速抖出法

这是适用于短针速刺浅刺的起针法。起针时，操作动作更要轻巧敏捷，在针刺入0.4～0.6厘米后，随即迅速地进行直捣或混合捣，趁着捣动时把针拔出，给神经以一种强烈的刺激。这种方法进针快，起针也快，刺入浅，针孔出血的现象也很少。如需使针孔出一点血，在起针的同时，用另一手的拇、食两指紧紧地捏一下针刺部位，就可捏出血来。

四、起针时注意事项

后遗感处理　患者针刺的局部发生沉重、肌肉扭紧或胀痛等不适感觉，在行针时没有进行解除，起针后在患者身上遗留这种不适的感觉，就叫后遗感。这种后遗感是会自行消失的，但需要有一个过程，短的两三个小时，长的可延至几天。20世纪40年代初，有一位患者针双侧足三里穴，很可能是医者针得深，用力猛，起针时又没有询问患者有什么不舒服，结果患者因小腿胀痛，无力站起，随后卧床不起14天，一天比一天厉害。有的说是刺伤了筋骨或肌腱，也有的说刺伤了血管与神经，各说不一。医院用X光线给他检查了几次，也没发现什么。外科、骨科与内科的医生一起进行会诊，也采取了多种处理办法，都不顶事。第十四天，我们去诊治，听了一些情况介绍后，还是针两侧足三里穴。开始患者本人和有的医护人员都不同意，说上次针坏了，现在再针这里，不会更坏吗？我们说，试试看，不会坏的。后来患者同意了。我们用缓慢捻进法进针，进针后患者腿部出现了舒松感，于是把针捻捻留留，留留捻捻，保持舒松感，前后共 40 分钟，患者感到全身都舒松了。起针后，请患者下床试走，患者先还不敢，后来一下床则步行如常。事实证明，并不是刺伤什么，而是后遗感在他的脑子里产生了强烈兴奋灶的关系。因此，用较长的毫针刺入深部，除了有意地使局部造成沉重感觉以外，一般在起针时，不应该给患者留下不舒适的后遗感。如果起针后，患者被针的局部遗有不适感觉时，随时在原穴位上灸两三分钟，或在同一条在线附近的穴位再针一针，即可解除。

弯针处理　针在体内碰着骨骼，或患者身体不适当地动了一下，或是医者行针用力不均等，造成了针体弯曲，叫做弯针。弯针在留针时，针柄常偏向一侧。捻针时，医者执针的手指能感到有抵抗力，觉得针柄在手指内搅动，患者也觉得疼痛。起弯针时，要轻轻地顺着针柄偏的方向缓慢退出。有时针体会发生几个弯曲，在提出的过程中，要常常放开手指，观察针柄倾斜的方向，以便顺着弯曲的方向，轻巧地逐段将针起出，切不可急躁硬拔，以防止出血和断针。

滞针处理　在起针过程中，针体并不弯曲，但捻不动，又难拔出，这叫滞针。遇到这种情况，可稍为留针后再起针。也可以用指头轻敲或轻按针刺附近的部位，并在这种动作进行的同时将针拔出。如针还不能起出，可以继续捻进，趁顺利捻进时，顺手捻出。如以上这些办法都不行，肌肉又过分紧张时，可以用指尖掐同一条在线的其他穴位，或再进一针，使肌肉松弛，然后拔出。如果断定不是由于弯针，也可用另一手的中、食两指作押手，执针的手指紧执针柄轻巧地把针平稳拔出，患者也不会觉得痛的。

起针后针孔处理　起针后的针孔，一般不作任何处理。针刺的这个小损伤的恢复过程，对机体来说还可能是一种良性刺激。如果起针以后，针孔部位必须进行消毒时，可以将酒精棉球压在针孔处，轻揉十几秒钟。如有出血，用消毒棉球紧压针孔一两分钟，即可止住。

第十节　安全留针法

在叙述进针后的手法时，已经简单地提到了留针的作用，这里专门谈谈安全留针法。

在针治疼痛、痉挛和哮喘等一类疾病的时候，为了提高与巩固针刺所产生的疗效，需要把针留在人体组织内一个较长的时间，并在针刺的部位上作好消毒保护的处理，这叫做安全留针，简称"埋针"。采用这种方法，不仅有利于治疗效果，而且也可以大大节省患者和医者的治疗时间。

一、安全留针的由来

采用安全留针法，我们是从临床实践中不断摸索总结出来的。1945 年，我在延安跟任作田老医生学针灸时，开始只知道在能针能灸的穴位上，针十几二十分钟，起针后再灸几壮，治疗就算完毕。到了 1947 年，在华北农村为一位七十多岁的老大娘针治，当时她的病症是头痛、心慌、想吐。她因患重病致双目失明、两耳半聋已十多年了。我为她针两侧足三里和两侧太阳穴。入针后，她不呻吟了，伸手摸我的头和手，高兴地说："你是位女医生呀！好。"当进针十几分钟后准备起针时，她一把抓住我的手不让起针，很不高兴地说："你是救命呀，还是治病呀？行这么一回儿针就算啦！"我当时不理解她的话，还奇怪地认为她怎么把治病和救命说成两回事。为了不使这位老人家生气，暂不起针，继续为她捻捻针，经两个多小时以后才起针。她感到全身很舒服，这下她又高兴了，对我说："救命，针得要快；治病，针得要慢。"一经交谈，我才知道这位老大娘原来是一位几代祖传的民间针灸医生。她双目失明后，还常常为人针治疾病。于是她成为我学针灸的第二位老师。有些疾病的治疗，需要较长时间的留针，就是她最早给我的启示。

从此，在不断实践和研究的过程中，我们对留针的作用进一步有所体会，对留针的操作技术也逐步有所改进，但像现在安全留针用的横柄针的设计制造和正式使用，那还是到了1955年才开始的。那年冬，在北京为一位70岁高龄的老同志针治膈肌痉挛。他原患慢性前列腺炎，手术后发生膈肌痉挛，还并发食道周围炎，住院近两个月没有痊愈。他痉挛发作时，整个身体在床上颠簸得很厉害，同时咳嗽时大量吐血，汤药和片剂都很难咽下，臀部肌肉由于频繁注射，也发生胀痛。这时改用针灸主治。我们根据患者在夜间重、上午轻和下午较平静的具体病情，拟了个针灸治疗计划。第一周每天针灸3次，上午和晚上针，下午灸。除病历记录外，还画好一种记录表，用红蓝色笔作记号，随时可以看出患者在每天24小时内的活动和病情，以便及时按具体情况定针灸取穴和操作手法。从有计划地针灸治疗以后，患者痉挛发作次数减少，发作时间逐渐缩短，吐血情况也有好转。每天晚上针治时，患者在进针后身体不能动，要不断地为他捻针留针。留针时用消毒纱布盖住针和暴露的身体部位，再盖好被子，既要防止着凉，又要防止断针和感染。由于患者身体不能动，卧久了感到疲乏，这样便需要换穴再针。从零时到天明要换三四次穴位。这种长时间留针的抑制法，制止了痉挛发作，也改变了以往夜间病情转重的情况。第五天夜里，我们在患者上腹部的中脘穴进针，起针后又在一侧足三里穴进针，反应良好，但不到一刻钟，患者要求起针，让他安静入睡，如果发作再给他进针。针起后，患者果然入睡了。可是不多久，他突然咬着牙齿呼唤："快，快！来了，来了！"又马上进针，控制住了痉挛发作。这种情况，到黎明前有五次之多。第六天夜里，患者主动提出按计划要针多久就针多久。我们根据临床需要，研究设计并请工人赶制了一根圆柱横柄的毫针。当晚先用普通毫针针患者的外关穴，起针后，就用这根横柄针在中脘穴埋针，避免频繁地掀开被子进行捻针留针。第一根安全留针的横柄针，就是这样问世的。

一经采用埋针的办法，患者病情更见好转了。在中脘穴埋针，只要求患者取仰卧姿势，肢体可以自由活动，我们也不需要不断掀开被子进行捻针，而是在必要时把手伸进被窝隔着衣服行针就可以了。这一晚到天明起针，安全留针达4个多小时，患者一直是安静熟睡的。第七天夜里，用丁字针针一侧足三里穴，患者有了针感后，下肢活动也没有什么不舒服，便直接作了安全留针，同时告知患者放心入睡，睡的姿势也可随意。我们每隔半小时给他行针一次，没有惊动他的睡眠。这样到天明他醒来时，还不让起针，起床坐坐，有时自己行行针。这根针一直留了三天三夜才起出，然后换个穴位埋针。第二周继续上周的治疗计划，每天针灸时间、次数不变，只是取用穴位减少，埋针继续进行。到第十二天，患者吐血停止，膈肌痉挛已基本解除。第三周起，继续安全留针，又减少了针灸次数。这样针治一个月就痊愈出院。出院时，患者左侧足三里的安全留针已有 6 天，还不让起针，深恐旧病复发，一直留到第十四天才起出。

从此我们把这种埋针治疗办法，加以总结，肯定了下来，并定名为安全留针法，在临床上推广应用。

二、安全留针操作手法

安全留针法最好是在取得疗效的基础上进行。它有两种方式：一种是直接安全留针，就是直接用埋针的针，给患者以适当的刺激强度，产生应有的针感并消除了症状以后，不要起针，把针固定起来。另一种是间接安全留针，就是先用普通毫针进针，用抑制法的操作手法，在症状消除以后，再用埋针的针在针刺穴位的附近或远离的其他穴位进针，而后留针。在附近部位埋针的，先把普通毫针起出，再作埋针的安全处理；在远离部位留针的，先作好埋针的安全处理，然后把普通毫针起出。这种间接安全留针的好处，在于先用普通毫针进针，捻转操作方便，也容易产生针感和疗效。

埋针的具体方法：丁字针和皮下针用拇、食两指紧执针柄，图钉针用镊子紧夹环形柄，丁字针和图钉针用直刺方向垂直进针，皮下针用斜刺或横刺方向进针，都要轻快稍加压力刺入。进针时，要告诉患者可能稍有点痛，但不要紧。进针后，用食指指尖近轻稳地接触针柄，按照针刺方向一起一落地按动针柄，直刺直按，斜刺斜按，相当于一般毫针进针后手法中的进退操作。同时看患者有无针感反应，在有了针感反应后，便可进行安全固定。固定前，还要让患者身体动一动，臂或腿举一举，如果举动时，局部有轻微刺痛或皮肤牵扯不适的感觉，只需把针稍提起再轻按下去，即可解除。固定时，在针柄下面垫一层比针柄稍大的消毒纱布，以防针柄磨擦皮肤，针柄很光滑的可以不垫；针柄上面覆盖两层消毒纱布或一层薄的消毒棉花，然后贴上胶布。

作好安全留针以后，为了随时发挥留针的作用，还必须注意行针。行针时，可用食指指尖按在针根所在部位的胶布上，先是近轻稳地间接接触针柄，然后逐渐往下按，当出现针感后，指尖可一起一落地按，每操作一两分钟，松开一次，稍停片刻再进行。这样反复操作三四次，作为行针一次，每天行针几次。当然，在感到病症有发作苗头时，随机行针也可以。这种行针方法，还可以教患者随时自己行针。

需要较长时间的安全留针时，每隔两三天应诊视一次，看患者有何感觉，局部有无红肿，需不需要更换消毒纱布与胶布。在夏天，皮肤出汗多，胶布容易脱落，应当告诉患者注意。

埋针取穴，要注意避开太敏感的穴位。我们临床常用的穴位有：脸部的印堂、太阳、四白、下关、颧髎、新会、下承浆、颊车和耳门，颈后区的天柱和新设，胸与腹部的云门、璇玑、膻中、中脘和天枢，背、肩与腰部的大杼、肩中俞、风门、肾俞和大肠俞，上肢的曲池、支沟、外关、合谷和三间，下肢的足三里、上巨虚和行间等穴。

三、安全留针实例

我们的临床实践证明，安全留针在治疗上有独特的作用。对一些适应的病症，疗效显著。这里举一些病例，以说明它的独特效果。

患者，女，成人，患心脏病，并发喘息，胸闷气迫，不能平卧，药物治疗不见效，已有几天没有很好入睡。当天下午，我们用直柄毫针为她针左侧曲池穴，针了一个小时起针，症状很快有所减轻，能够卧床，可是到天黑时，喘息和其他症状又出现。这时我们改用横柄针在原曲池穴进针，当出现针感，控制了喘息以后，采取直接安全留针，经过48个小时起针。这样原来的症状全部消失。

患者，男，80岁，患三叉神经痛。在过去的十年中，他曾发作过两次，经过药物治疗很快控制住了。可是这一次的发作比以往都剧烈，药物不能控制，严重影响饮食和睡眠。当疼痛的扳机点一经触碰，剧痛即出现，痛得几乎全身发抖，难以忍受，老人的眼神和脸色都发生了变化。经有关的医学专家会诊，确诊是三叉神经第三支痛，也研究了治疗方案，他们考虑到作三叉神经感觉根切断手术，对患者不适宜，效果也不能肯定。多数人认为可以试用针灸治疗，如果无效，唯一的办法是做酒精封闭。我是被邀请自南宁前往广州诊治的，刚到那天上午不久，正遇着患者剧痛发作，立即用普通短毫针进行试探性的治疗，用缓慢捻进法进行针刺患侧新会穴，顷刻之间控制了剧痛。患者即带着针能吃午饭，饭后起针也能够午睡。在针治头两天中，他的疼痛未再发作。每天早晚各针灸一次，取用足三里和外关穴，每次针一穴灸两穴。至于脸部的穴位，考虑到针刺可能触动扳机点引起疼痛发作，所以还没有应用，打算观察几天再作有计划的治疗。因而也没有马上作安全留针。第三天早上，他的剧痛又发作，于是当天下午进行酒精封闭。在注射过程中，患者的血压、脉搏和体温都有波动。酒精封闭后头三天，患者剧痛没有发作，血压、脉搏和体温也恢复正常。这时有的人认为针灸能控制三叉神经痛是偶然的。那知第四天中午，患者剧痛又重新发作，且疼痛并不限于原来的第三支，同侧的第二支也产生剧痛，嘴唇和舌头的动作都发生障碍。这时才再决定用针灸主治，我们用普通短毫针缓慢捻进法在新会穴进针，针感出现后，剧痛立即停止，继续捻针留针半个小时。在起针前，用圆柱横柄长0.4厘米、针体长0.7厘米的丁字针，在新会穴下方0.3厘米处进针，待针感出现后，起出普通毫针，再在小针上作安全留针处理。这样除安全留针外，每天在四肢取些穴进行针灸，一直二十多天没有复发。当然，也不是毫无曲折的。安全留针开始每次至少留两天，多的4天，但一旦起针后，便出现发作的现象，又马上进行埋针。最后连续埋针12天，才平复下去。我们治疗观察了4个月，摸索到他剧痛发作的原因，大都是因感冒、疲劳和精神紧张引起的，这就应该有所预防。患者病愈后到北京，过了一段时间，又复发一次，经过别的医生进行间接的安全留针，剧痛的症状缓解了，也没有再发作，但是唇舌动作不自如，饮食不如常。经检查，原来针感出现时间短，埋针的部位也稍有偏差，后来为他重新进针，于是很快消除了症状，饮食又恢复了正常。

患者，男，成人，他是一位放映员，经常在偏僻山区为农民放映电影。在工作途中，曾几次被大雨淋湿，随后引起腰部肌肉怕冷，越来越厉害。经常要把旅行水壶装满热水，绑在腰部。他身体健壮，除怕冷外，无其他情况。针治时，第一天针两侧三焦俞，灸命门，用抑制法二型手法。针灸后他轻松了几个小时，当晚睡眠时腰部不用热水壶热敷了。第二天针两侧肾俞和上髎穴，同样轻松了几个小时。第三天，在他的双侧肾俞穴作了直接安全留针。第四天，在他觉得最怕冷时，先用普通毫针在三焦俞穴进行针刺；在操作时，他觉得腰部的针感向外下方放散，逐渐地压倒了怕冷的感觉。然后在肾俞穴作安全留针，把普通毫针捻留了十多分钟起出，并要他每天自己行针 3 次。3 天后，他说这几天腰部不感觉冷了，要求多留针几天。这样，在原针上换了消毒纱布和胶布，继续留针，并要他注意做弯腰活动。7 天后取针，他腰部病状一直未再发。

患者，男，3 岁，患牙痛，一阵一阵地发作。发作时，小手捂着右脸啼哭，痛得乱蹦乱跳。经医院注射止痛针后检查，发现他口腔的右下有两个龋齿。医生给他涂上一些药，并给了内服止痛剂。回家不久，他又哭跳叫痛，止痛药已不顶事了。在两天时间里反复上医院 6 次，注射 4 次，仍不止痛。第三天当孩子剧痛发作时，经过说服改用了针灸治疗。我们用皮下针在孩子的右侧颊车穴快速进针，捻针时孩子含着眼泪，带着奇怪而又害羞似的神情对他妈妈笑开了。准备起针时，孩子不让起针。这时就把原先直刺新会穴改为横刺，作了安全留针。孩子的牙痛好了，这根针留了 10 天才让起出。

患者，男，成人，患哮喘已有几年，每年在秋冬两季发作，冬季不能外出工作。当他来做针灸治疗时，病正在发作，身体虚弱，脸色苍黄，嘴唇淡紫，脉跳快，呼吸促迫，说话很费力，听诊发现满肺部都是哮鸣音。我们为他针左侧外关穴。当把针缓慢捻进产生皮肤感觉时，脉跳速度显然减缓，呼吸也较平稳，脸色好转。哮鸣音的变化经过是这样：进针后不到 5 分钟即开始变化，5 分钟时减低，10 分钟时部分消失，15 分钟时大部分消失，20 分钟时全部消失。于是，把针捻捻留留达 40 分钟，在外关穴稍下处作了安全留针。第二天他说针后情况很好，但后半夜还感到不很舒服。听诊肺部又有些哮鸣音，当即灸两侧大杼穴，针右侧外关穴，安全留针不变。第三天，他的脸色、脉搏和呼吸等情况都大有好转，肺部哮鸣音全部消失。这天为他针左侧合谷穴，在左侧三间穴埋针，并告诉他每天自己行针两三次，隔三天后再来复诊。可是他因公外出，过了 20 天才回来，针一直埋在身上，哮喘病也一直没有发作，精神很饱满。

患者，男，成人，患哮喘病，就诊时已发病一个多月，每天服用麻黄素之类的药物坚持工作，因深恐长期服用这类药物产生副作用，要求针灸治疗。他的哮喘病史和症状，与上述病例差不多，只是听到的哮鸣音扩散的范围较小，主要是在背部两侧和右胸下部。当时为他针右侧外关穴，在出现针感后，他觉胸部突然轻松。当哮鸣音消失后，在两个肩中俞穴作了安全留针。第二天早晨，他恢复了跑步活动，没有感到不舒服。原定计划埋针一个星期，患者觉得埋针很舒服，要求延长。他在遇到有哮喘发作先兆时，马上自己行针，先兆就过去了。待发作先兆不再出现，到了第四周才起针。

第十一节　针治时注意事项

针刺治疗时，一般应注意的事项，在前面已经述及。这里着重谈谈晕针、断针和禁针等问题。

一、晕针

什么叫晕针呢？就是当针刺治疗时，患者发生神志障碍或者虚脱的症状，如心慌、胸闷、头重、目眩、脸色苍白、出冷汗、四肢冰冷、意识模糊，甚至昏倒，这就叫晕针。发生晕针大多数是初次针灸的患者。造成晕针的原因大致是：医者的操作手法用力过猛；

患者过度惧针，精神紧张；患者身体虚弱，或体位不舒适，被针刺的部位敏感等。例如合谷、手三里、内关、膏肓、长强、三阴交、太冲和行间等穴，这些穴位用于初诊者，如针刺手法太猛，即使只用其中一个穴，也常常容易发生晕针。用于复诊者，如果同时针刺其中几个穴位，针刺的时间较长，患者体位又不太舒适时，也容易引起晕针。

为什么会发生晕针呢？我们认为，它是上述原因引起患者神经的高级中枢对针刺的突然刺激所产生的一种反应。当发生晕针时，不要慌张。这里举 3 个例子来说明。

有一位患者，左臂不能举动，已有十多年。据他说最初是左肩剧烈疼痛，随后只有微痛，后来逐渐地连臂都举不起来，从未用过针刺治疗。一位初学针灸的医生为他针了左侧的肩髃穴，下针不到 5 分钟，患者产生强烈的酸、麻、胀的感觉，难以忍受，就发生了晕针。当时虽然出现了虚脱的症状，但脉搏与针前无异，经听诊心脏声音也正常。于是，一面准备急救，一面留针不动，切着脉，等待他自行苏醒。果然，患者的脸色渐渐地恢复正常，几分钟后就清醒过来。起针后，站起来伸出那左臂穿衣服时，当即活动自如，十多年的病顷刻就消失了。有一位初诊的痔出血患者，在进行治疗时，采用膝肘位针长强穴。下针不久，患者说了一句"肛门发胀"，就晕针昏倒了。于是立即把他的体位改为侧卧，也放得较舒服些，可是还没有来得及起针，他就苏醒了。问他为什么，他说刚才跪着的姿势扎针，思想上很担忧。还有一位严重流涎症的患者，也是初次针治，取坐位针一侧合谷穴，进针刚透过皮肤，他就发生了晕针，头部垂下俯伏着，可是不到两分钟就清醒了。起针时，他看见针刺只不过 0.5 厘米左右深，自己也笑着说，是神经紧张惧怕针刺的缘故。第二天早晨，他给我们打来电话，以惊奇的声调说前一夜不流涎了。

以上事例，说明患者感觉过强、体位不当与心情紧张等因素，都能成为不良刺激，使神经的高级中枢产生保护性抑制。这一过程中，却又对原有疾病产生良好的作用，当保护性抑制解除以后，原有疾病即好转或消失。这也表明神经系统有作用与反作用的巨大能动性。所以，发生晕针时，不必惊慌，但要密切观察处理。由于晕针容易引起患者对针治的恐惧，抑制过深时也是不利的，甚至发生不良后果。因为对它引起的神经系统的作用与反作用的确切后果如何，不能掌握，所以在临床治疗中，要尽量避免发生晕针。患有重症心脏病、高血压的患者以及病后体弱者和老年人等，容易发生意外，更应避免。

当晕针发生后，要沉着敏捷地检查原因，并采取措施。首先要诊察患者这时的脉搏、血压、瞳孔等的变化，根据具体情况，及时采取有效措施解除晕针。如患者原先是坐着的，要轻快平稳地扶他躺下；如原先是卧着的，就把卧位摆得舒服些；衣服和裤带紧的，给予解开；脸色苍白的，头部放低；针刺较深的，可将针起出或者稍提退；针刺并不深，而患者的脉搏又没有什么变化的，可以留针不动，等苏醒后再起出，以解除患者的惧针心理，对继续治疗也有好处。晕针的症状，一般说来，都可以很快消除。如果症状有继续发展的趋势，可以在身体的上部或下部另进一针，给以弱刺激解除。例如，原先针上肢手三里或内关发生晕针的，这时再针足三里就可解除；原先针下肢三阴交或行间发生晕针的，这时再针人中或合谷就可解除。一般来说，不论针刺上半身或下半身的穴位引起的晕针，都可用弱刺激的方法，再针足三里、人中、合谷、百会和少商等穴来解除。

这些敏感穴位，虽容易引起晕针，但发生晕针后，又需用它们来治疗。于此也可见手法与神经机能之间的密切关系。用这些穴位治疗晕针，是古代针灸学家传统的经验，现在临床上依然行之有效。针治本身对于晕厥与虚脱等症的急救，就是十有九效。在个别情况下，根据有的医生的经验，也可以同时用些强心剂，促使患者苏醒。

预防发生晕针，这对于医者防止发生意外和消除患者顾虑，以便坚持继续治疗都有好处。在针治时，要注意患者的脸色、脉搏、感觉和心情等情况。针治时，切忌手法操作冒失，出现感觉时不能任意地捣动针，患者一说胀痛难受，不要再强度捻针。对于身体虚弱、感觉过敏者往往极轻微的针刺，也会发生晕针，要特别细心。有些患者下针后就舒服地入睡，不要去惊扰他，让他睡一会。一般的慢性疾病，头两次针刺的穴位，最好是选用四肢外侧皮肤不敏感的部位，以及对身体有强壮作用的穴位，如外关、曲池、足三里和悬钟等穴。经过几次针治以后，患者不惧针了，再针刺其他穴位就容易被接受。凡是初针患者，最好采用卧位，要进行解释，消除顾虑。采取这些措施后，就可避免或至少减少晕针的发生。

二、断针

断针，是指针刺入人体后，针体在人体内折断。在临床治病中，在患者体内发生断针是极个别的。根据我们所知道的和直接帮助处理断针的情况，还没有发现因断针而产生什么致命的后果。我国古代医书上也有断针无危险的论述。在文献上也看到用家兔做断针实验，并无致死的。过去用的合金针，针断在体内会发生氧化。不锈钢针折断后，则几乎不产生这种情况，断针所在的部位有结缔组织增生，将它包埋。

断针的主要原因：一是针体上有旧伤痕，二是患者在针治时未摆好体位，或针刺部位的肌肉过度收缩。此外，医者体位不稳定和施术时用力过猛，也可能发生断针。

一般的断针不会发生什么危险，但断针过长与断在重要部位，也就不一样了。所以若非有意识地把断针作为一种治疗方法时，我们认为防止针治时断针，则是值得医者加以注意的。

1956 年，有一位外国朋友来我国访问。他到了北京，请我们用针灸为他防治疾病。据了解他从 30 岁起，在国内用针灸防病治病，很少用药。这位朋友当时说，他们国内用的针灸，大多数还是中国的古法。他说着解开衣服，胸部背部都是经过斑痕灸法，留下的密密麻麻的斑痕，几乎没有原来的肤色。他看到我国的艾卷，又用它灸后觉得很舒服，非常羡慕，要求我们送一些给他，说回到国内要推广中国现代的新灸法。当我们为他针刺时，他也感到中国现代的新针法也与他们的不同。最后他给我们看了他断针的部位，就是在腰骶部大肠俞穴的附近，一边针入一针；进针后把针剪断，留在体内 1.2 厘米长。我们问他为什么要这样，他回答说，在国内已针灸了 30 多年，已经习惯了，因为常常出国访问，怕没有人针灸，不如扎两根针留在体内预防疾病。还问我们有没有这种办法，我们介绍了安全留针法。他又觉得比他的办法好。根据这位外国朋友亲身经历的情况，断针不一定有什么坏处。不过我们并不提倡这种办法。

断针的处理，首先医者要镇静，也要患者镇静。告诉患者不必害怕，即使取不出断在体内的针，也会被结缔组织包埋。如果针体部分露出体外，可以用钳往外拔出。如果断的针接近皮肤，可用手指将穴位附近的肌肉捏起，慢慢把针托出。有些部位，还可顺着针刺的方向推出来，例如针外关穴，针断在体内，可以用手指压在外关穴向下推，针尖便可以从内关穴透出来。以往用铁制针时，断针后有人用磁铁把针往体外吸出，这在古代针灸医书上已有记载。如果断针使患者感到剧烈刺痛和妨碍行动时，可用外科手术取出。

三、禁针

禁针，是指在某些情况下，不能用针治的意思。在古代针灸医书上，对禁针的问题有专门的论述。这里再提出下面三点有关禁针的注意事项：

第一，孕妇在怀孕五个月以下时，下腹部各个穴位不能针；怀孕在五个月以上时，腹部各个穴位都不宜针，腰部的穴位也不宜深刺，四肢较敏感的部位，如合谷、少商、三阴交、大敦和隐白等穴，最好不针。以针刺作人工流产及引产者例外。

第二，重体力劳动和大出汗以后，以及精神兴奋时，不应立即施行针治，可用灸治。否则不但下针困难，且可发生断针或晕针。

第三，刚吃饱饭，上腹部的穴位也在禁针之列，但可以灸。

第三章　灸　术

第一节　灸和灸法

灸与针，在防病治病上是两种不同的方法，各有长处，既可以单独使用，也可以同时使用。人体上有700多个穴位，其中除了少数是禁灸以外，大多数都是能灸的，特别是自用艾卷灸代替原来的艾炷灸以后，禁灸的穴位更少了。灸治也是通过在一定穴位上的一种物理的刺激，改变人的神经系统的机能，调整和激发人体固有的内在环境，增强抵抗力，从而战胜或防御疾病。正因为这样，自古医者就配合使用针与灸，并未偏废。

一、灸

什么叫灸呢？根据古代医书和现有一些灸疗方法的研究，就是用一种燃烧的或易于引起皮肤起泡的物质，把它放在一定的穴位上刺激皮肤，对疾病起到"外惹内效"的作用，就叫做灸。

二、灸法和种类

灸的方法很多，有火筷灸、烟草灸、油捻灸、硫磺灸、蒜灸和艾灸，等等。灸的种类与名称，依所用方法而定。

火筷灸　用烧红的铁筷灼烧穴位的皮表。

烟草灸与油捻灸　用烟草或油捻燃着灼烧。过去湖南省农村有些地方，用这种方法来预防疫病。每年农历五月初五（端阳节），男女老幼特别是儿童，都去接受一次"红洋梅"，就是把燃着的烟草或油捻，在足三里、合谷、神庭和太阳等穴烧灼一下。湖北省农村有些地方，用半截鸡蛋壳做成油捻灯，用面粉做成圆圈为底托，点燃后放在神阙穴上，每次灸的时间比较长，对治腹泻和其他胃肠疾病，常常有明显的效果。

硫磺灸　用硫磺末卷在纸里，或放在金属罐内，或用铁丝等挑起，燃着熏灼。

蒜灸　用蒜头捣烂外敷。例如治扁桃体炎，用捣烂的蒜泥敷在合谷穴，上面盖上半个桂圆壳，经过十多个小时，该处皮肤就起泡。这样，扁桃体炎往往很快消退。这种方法也用来治牙痛。

艾灸　用燃着的艾绒熏灼。在我国传统的灸法中，艾灸是主要的。古医书上说"灼以艾火曰灸"，又说"灸乃治病之法，以艾燃火，按而灼之也"。艾是一种多年生的草本植物。艾用作灸料，热度温和有力，又耐燃烧，在农村到处都可找到，制作艾绒也不困难，故多用艾灸。

艾灸有多种方法，从质料来说，有艾绒混合中草药的，有单纯用艾绒的。从灸的方法来说，有艾条灸、熏灼灸与艾炷灸。每一种方法都可用不同的质料，现从方法上分述如下：

雷火针法与太乙针法　是用艾绒混合中草药的一种灸法。雷火针用艾绒100克铺在棉纸上，再把沉香、木香、乳香、茵陈、羌活、干姜和穿山甲等药末各15克及麝香少许，一起撒在艾绒上，然后紧实地卷成长圆形的艾条。灸时，先用六七层布或纸盖在穴位上，再把艾条燃端迅速地按在穴位上，经几分钟后取下，剪掉灰，再烧再按，共9次。太乙针的制作方法和用法与雷火针相同，只是配药不同。以往被神秘地叫做"雷火神针"与"太乙神针"，它们都可用来治疗受寒湿引起的肌肉痛或关节痛。

熏灼灸法　用艾药混合或单纯用艾均可，有用特制的金属温灸器燃着熏灼的，也有在核桃壳里燃着熏灼的。农村常用核桃壳代替温灸器，把半边核桃壳的正中锥一个如绿豆大的小孔，在底缘粘上一个面粉制成的圆圈，平放在穴位上，放入艾绒点燃后，热力可以透过小孔熏灼皮肤。还有的用细泥做成圆形的或方形的温灸器，使用起来同样方便。

艾炷灸　在《内经》中已谈到此种灸法，是我国千百年来医者常用的灸法。用艾绒紧紧捏成上尖下圆的艾炷，形如半截枣核，大小不等，小的有麦粒大，大的有鸽蛋大，常用的是半截枣核大。治病时，施灸一炷（也称灸一壮）或几炷，多的到几十炷不等，这需要按患者年龄、病情和施灸部位而定。灸时，点燃艾炷尖端，让它燃烧，将近烧完时，另换一个。这种灸法有两种，一是着肤灸，把艾炷直接放在穴位上灸；二是间接灸，就是先在穴位上垫上盐、姜、蒜等，然后放上艾炷，视所垫的东西而称为隔盐灸、隔姜（片）灸、隔蒜（片）灸等。

古代医书记载艾炷灸治病的方法多种多样。例如，治疖肿、脓疡之类，必须区别炎症的初期或后期。炎症初期，在红肿发热疼痛的患部，盖上一张湿纸，湿纸先干的地方就是疖肿的"头"，取蒜片贴在疖肿的"头"上，再把大艾炷放在蒜片上灸治，灸完3个艾炷，换一次蒜片，灸到患部不痛为止。如属炎症后期，患部已经出脓，就不再灸。如果有许多小创口出脓不畅，或出脓后成为脓漏，常有无臭的脓液不断流出，患部并不觉痛，可用大蒜捣烂做成薄饼，或把附子浸透切片，贴在患部，再放上艾炷灸治。灸的炷数多少，以灸到患部觉得疼痛来决定。古医灸治痈疽，以疼痛与否来确定炎症的初期或后期，以灸到止痛或产生疼痛来确定需要灸多长时间。疼痛的灸到不痛为止，目的是消除炎症，防止溃烂；不痛的要灸到觉得疼痛为止，目的是控制溃烂的继续发展，促进伤口愈合。患部形成溃烂已不觉痛，灸的热度要透过溃烂部分而达到能产生痛的组织（古医书称为良肉），才会觉得疼，就必须要相当长的时间与适宜的温度，只有这样才能获得治疗效果。至于单用这种方法来测定炎症的初期或后期，以及确定艾灸时间的长短，当然是不够全面的，但这是值得我们重视与研究的。

又例如，有些疾病需要灸神阙穴，就得在脐上垫以其他药物，再放上艾炷。有的用黄连约9厘米、巴豆7个（去壳不去油），混合研成细末，放进脐中；也有的用巴豆10个研碎，加面粉5克做成饼，放进脐中；还有的用五灵脂、青盐、乳香、没药、天鼠粪、地鼠粪、葱头、木通和麝香等细末垫入脐中，然后用面粉作一个圆圈放在脐的周围，再盖上一块槐皮（中间剪一个小孔），然后把艾炷放在槐皮上燃烧。此外有的单用隔盐灸。

艾炷的直接灸与间接灸的方法，古代一般都要灸到皮肤起泡，发生化脓，形成"灸疮"，直至结痂脱落为止。这种办法被认为是达到防治目的不可少的途径。灸后如果不发生灸疮，就得用其他方法使它产生。例如，在灸的穴位上，敷捣烂的蒜或葱，或浸渍生麻油、涂抹冷皂角汤等，也可以吃烧鱼，或煎豆腐、羊肉之类的食物，以促使灸疮发作。古医书上说："若要安，三里常不干。"这是指古人常把足三里灸起泡，出现灸疮，以预防瘟疫、疟疾等病的意思。唐代文人韩愈有一首诗中写道："灸师施艾炷，酷若猎火围。"可以推想古代的灸法是疼痛的。因此，古来在灸治方面有所谓"灸疮要法"、"洗灸疮"、"灸后调摄法"等一套补充办法，以处理因灸而致的烧伤。同时，灸治在选择穴位时，也讲究患者的体位要平稳，避免"穴不正，徒破好肉"。

我认为起泡灸，对于某些病症可能是起到"外惹内效"的作用。但这种灸法，使患者感到痛苦，而且如不注意消毒和保护灸疮，很容易发生感染。在农村中，过去曾看到有的人使用这个方法，导致伤口感染细菌，以致局部溃烂，严重影响身体健康。我认为，如果不是非用起泡灸不可，还是不要灸到起泡化脓。其实多灸几次，每次多灸些时间，也有相同的效果。因此，我认为对我国传统的艾炷灸法，很有必要加以改进。

第二节　艾卷灸的由来

本节所述包括对灸疗原理的认识，并非仅仅指艾卷本身的由来。艾卷灸，是我们参照上节所述的三种艾灸法，特别是在传统艾炷灸的基础上，加以改革而成的一种新灸法。由于它简便易行，切合实际，经推广使用后，深受广大人民群众和医务人员的欢迎。

一、改革艾炷灸等灸法的原因

根据灸疗的原理　灸疗能够防治疾病的主要原理与针法相同，是由于它激发和调整人体神经系统的机能的作用。这种作用，在于依靠集中在一定穴位上和适当的温热刺激，通过神经系统的反射作用而达到的。既然是这样，那么灸料是否必须放在穴位上，或用燃着的艾条（虽然隔有纸或布）硬按上去，就不是主要问题，熏灼法也证明了这一点。灸料中是否必须混合贵重药物，也不是主要的问题，最关键的是如何掌握适当的温热刺激。艾炷灸，在炷的尖端先燃烧，开始温度不高，对皮肤的刺激力微弱，只是在燃到炷腰时，温度才较适当，如果灸的穴位准确，这时可使患者感到热力往下窜，随之产生如同针感的酸、麻和线条放散样的感觉，令人舒服欲睡似的。我们认为取得这样的灸感，正是灸治某些疾病获得疗效的关键。可是艾炷灸适宜的灸感为时短促，因为艾炷很快燃到炷底，如不马上取换，即转为极难受的灼痛感，失去了符合灸疗原理的那种刺激性质。艾炷灸的精华，在于它作为激发调整神经机能的刺激的适宜性。但我们对它所产生的温热强度及其引出的灸感，则无法合理调度，加以控制。雷火针等的刺激方式，也难以调节和控制温度。

根据艾灸临床应用的要求　艾灸，本来是最简便易行的一种疗法。全国解放初期，我们在推行针灸疗法的过程中，却遇到了一些障碍，灸法一时不易得到推广，据不少地方工农群众的反映，说灸法治病常常发生皮肤溃烂，有的患者对灸法不敢问津。当时有些学习针灸疗法的同志，感到艾炷灸等的操作过于繁琐，费事费时，又不易掌握温热的强度，稍一不慎，还会烫伤患者的皮肤。于是他们对于治疗某些疾病有特殊效果的灸法，不乐意提倡和使用。至于雷火针与熏灼灸法，因其使用更费事，本来已不通用，他们就更不愿用，因而只乐于用针法。所以在有的地方，一时形成只针不灸，灸法没有得到普遍的重视和使用。为了适应广大人民群众防治疾病的需要，推广祖国医学行之有效的灸法，使它与针法密切配合，有必要吸取以往灸法的精华，进行改革。

根据上述理由和临床实验，我们采用艾卷灸代替原来的艾炷等灸法，取其所长，补其所短，简便适用，便于掌握温热强度，易于控制灸感要求，进一步提高和发挥了灸疗的作用。如艾卷施灸时，一般施灸穴位皮肤的温度，可以维持在43～45 ℃，适合皮肤的感受力。当患者产生适宜灸感时，既可以随意延长，又避免产生灼痛感，更好地发挥灸疗的抑制与兴奋的作用，提高疗效。

二、艾卷灸的临床应用过程

我基于上述对灸法的认识，随时都在考虑对灸法进行改革，从切身经历与科学实验中摸索总结出新的艾卷灸法。

过去，我身体很弱，有时正在开会或办公，感到全身疲乏或肠胃不舒服，这时不方便用针治，更不方便用艾炷灸，因有吸烟的习惯，顺手用香烟灸合谷、外关、曲池和足三里等穴常常发生奇效。

1951 年 6 月，我出差到上海的第一天晚上，突然感到腹内绞痛，冷汗直流，里急后重，便意甚急而无大便。当时考虑不去住院，以免影响工作。于是用两根燃着的香烟，自己灸腰部右侧的大肠俞穴，请一位同志帮助灸左侧的大肠俞穴，经七八分钟，泻出一些水样的大便，腹内顿觉轻松了。随后在两侧足三里灸 20 多分钟，病痊愈。第二天能照常工作。

半个月以后，我又突然发病，那是睡到半夜时，忽觉寒热交作，全身疼痛，同时腹痛、腹泻、呕吐，次数很多。次日请上海市立医院的医生来诊视，经几次大便检查，没有发现有关痢疾的微生物，诊断为急性胃肠炎。我曾口服消炎退热药，但因呕吐，服药饮水都有困难，后改用注射药，经过一昼夜，病症还未减轻。大家商定用针灸治疗。于是针两侧天枢和两侧足三里，并利用香烟在天枢、足三里、神阙和大肠俞等穴，灸了多次，几个小时后，急性症状消失。可是体温还在38 ℃以上，同志们还是劝我住院治疗，我谢绝了，并又试针两股外侧。我的设想是希望通过股外侧皮神经，将针刺的冲动传到中枢，促使体温得到调节。当浅刺一侧时，15 分钟后体温下降到37.6 ℃，当针另一侧时，不到一小时体温恢复正常（以后我即将针刺处作为新发现的穴位，名为新建穴）。在场的医生和同志们又惊奇又高兴。第二天，我们返回北京，头一天在列车上，我还不断有些腹痛腹泻的症状发作，每当这种肠蠕动一出现，立刻用香烟灸足三里或天枢，一直灸到腹不痛和不想泻为止。经过灸几次，逐渐延长了症状发作的间歇时间，最后停止发作。到达北京时，大便已完全恢复了正常。

回到北京，我把这两次患病的治疗经过，告诉了卫生部针灸疗法实验所的同志们，建议他们把艾炷改制成略粗于香烟的艾卷，并告诉他们我创拟的灸治的兴奋法与抑制法的操作要求，希望他们试用于临床。经试治几例习惯性便秘，效果很好。患者说，过去每晚要吃几片通便药，都不顶事，现在只需几分钱就治好了病。接着试治了几例儿童消化不良性急性肠炎，也获得显著疗效。随后试治了一些其他疾病，并教慢性病患者学会掌握这种灸法，都收到预期效果，一致认为这种灸法很方便。这样，我们便把它进一步推广使用，并定名为艾卷灸法。从此，经过我及应用此种灸法的同志们将近 30 年的共同实践，证明它在临床应用上是行之有效的方法。

第三节　艾卷的制作

制作艾卷，先要制艾绒。古书上说："七年之病，求三年之艾。"就是指用于灸治的艾最好选用陈艾，艾绒自然不能例外。一般用存放两三年的陈艾，它容易捣成细绒，卷制艾卷能卷得紧，燃烧缓慢，火力温和，烟少，艾灰不容易掉落。用新艾作原料制成的艾卷，较难卷紧，燃烧快，火力强，烟大，艾灰易掉下灼烫皮肤。

制艾绒，不论用陈艾或新艾作原料，都要把艾叶晒干，筛拣去粗杂物，特别要注意不能混杂有小沙粒或小土块，然后碾细，便成柔软的纯艾绒。

艾卷的制作并不困难，可以用手卷，也可以利用手工业的简单卷烟器。最初我们就是用卷烟器制作艾卷的。当然现在已有条件使用机器，按照一定的规格，可以大批生产了。

艾卷制作的规格，主要是为了便于掌握施灸的时间，这是从临床实验中摸索设计出来的。这种艾卷制成后，它的横断面直径是 1.2 厘米、长 20 厘米。制作时，把 12 克艾绒铺平在 20 厘米长、3.5 厘米宽的棉纸上，留出 0.3 厘米作为黏合，卷成艾卷的横断面直径恰恰是 1.2 厘米。在纸上印上分划，每卷分划为 6 节，每节可燃烧约 10 分钟。艾卷上有了这种分划，掌握时间较为方便（图 26）。

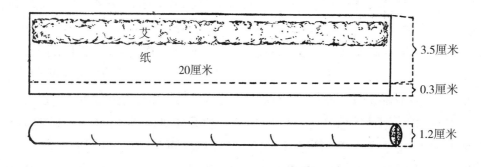

图 26　艾卷

艾卷制成后，要放在干燥的地方保存，防止受潮，以免使用时火力减弱或中途熄灭。

第四节　艾卷灸法

艾卷灸法，是在艾炷等灸法的基础上，结合临床实验的研究，加以继承和发展的。用艾卷灸治要注意执艾卷手势、掌握温热强度等具体操作方法。

一、执艾卷手势

医者在施灸时，执艾卷的手势有三种：一种是用拇、食、中三指执住艾卷，手掌向里，手背向外，必要时可以用小指背侧轻轻地依附在被灸穴位的附近，保持稳定。另一种是用拇、食、中三指执住艾卷，手掌向下，手背向上，也可用无名指的指端点按在被灸穴位的附近，以保持稳定。再一种是灸两个相距较近的穴位时，用一只手同时执两根艾卷，如像吃饭拿筷子一样。总之，不论采取哪种手势，执艾卷的手必须保持平稳，艾卷燃着的一端要对准穴位。手指既要捏紧艾卷，又要使用灵活。在施灸时，还要掌握适当的高度，可先缓缓地把艾卷向前推移，对准穴位，再适当提高。此外，执艾卷的手在穴位附近只能轻轻地依附，不能重压，更不能把上肢的肘部压在患者身上。

二、正确掌握艾卷温热强度

施灸时，医者必须很好地掌握艾卷的温热强度。这里医者要与患者密切合作，细心体会，并注意以下三点：

第一，患者接受灸治产生热感的快慢取决于艾卷燃端离皮肤的远近，但是在夏天与冬天、北方与南方、成年人和儿童，以及穴位在肢体的外侧或内侧，都有所不同。患者的耐热能力也有所不同。有的不耐热，艾卷燃端未靠近皮肤就觉得很烫，这时不要马上把艾卷提开，只需用另一只手的一个指头面，在该处皮肤上轻轻擦过，就可消除烫的感觉。如在灸治几分钟后，患者皮肤感觉烫时，也可这样做，然后继续进行。有的当艾卷燃端离皮肤已较近，灸的时间已较久，可是皮肤还没有觉得温热，这时可以把燃端稍为离皮肤近些，但不能太靠近，防止起泡。只要按这种方法进行，时间稍长一些，自然会产生热感。

第二，艾卷烧燃后的艾灰，可以随时扑除，但不宜扑除过勤。凡艾卷卷得紧，又是陈的艾绒，一般可 10 分钟左右扑除一次。如果一两分钟扑除一次，就会失去持续的温热刺激作用，患者也会有一时热，一时不热的不舒服感觉。艾卷有了艾灰，火力减弱时，可以把艾卷燃端稍为放低些，使它保持适当的温度；扑灰后再次施灸时，应当把艾卷稍为提高些，待火力稍为减弱再放低，以免对皮肤刺激过重。

第三，施灸时，不能像执毛笔写字那样把艾卷竖起来，燃端在下，末端在上，把火力和艾烟都集中到医者手指上；也不能提高燃端放低末端，翘起来灸。艾卷应放平，有黏合部分应朝上，使火力集中向下；如黏合部分朝下，灸时燃端会形成弓凸面，以致遮住或分散火力。以上所述对温度的要求，是个总的概念，具体到各种不同灸法时，应结合该灸法的要求施行。

三、艾卷灸操作方法

艾卷灸的操作手法，有温和灸法、雀啄灸法和熨热灸法三种，都是我们在临床实践中总结出来的。

温和灸法 把艾卷燃端先靠近穴位，随即慢慢向上提高，在患者感觉温度适合并且产生灸感时，就不要变更距离，灸到预定的时间为止（图 27）。这种灸法的温度和灸感，相当于在艾炷燃到炷腰时，给患者以温和舒服的感觉。把艾卷燃端先靠近穴位，可使皮肤很快得到温热感，接着把艾卷慢慢地向上提，一般相距皮肤 2 厘米左右，然后保持这个距离，可以保持持续的温热感。这种温热感可以在局部或远隔部位，很快产生酸、麻或线条放散样等舒服的感觉，并可延续到停灸为止。如果一开始，艾卷燃端距离穴位较远，皮肤出现的温热感很慢，或者是先靠近穴位，接着又很快提起，会使温热中断，都不能促使患者很快产生满意的灸感。

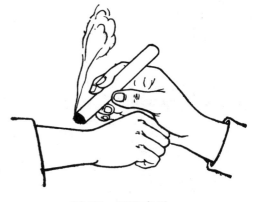

图 27　温和灸法

温和灸法，一般灸 15 分钟，有时需要几十分钟。它可以一手操作，也可以两手同时操作。一手操作，执一条艾卷灸一穴，也可一手执两条艾卷，同时灸两个距离不远的穴位，如灸背部的两侧大杼穴、腹部的神阙穴与关元穴；也可把下肢摆靠拢些，灸两侧肢体上的一些同名穴，如灸小腿内侧两个三阴交穴。不过，一手灸两穴，有它的局限性，有时不易掌握适当的温度。

温和灸法，用于需要起到缓解、镇静和抑制作用的疾病，最为适合。例如，治急性鼻炎，灸外关穴；治腹泻，灸天枢穴；治胃肠神经痛，灸中脘、足三里等穴。对这些病症的治疗，灸的时间都可长些。在临床上，一般疾病都可以应用此法。患有慢性疾病的年老和体弱的人，此法也可用作保健、解除疲劳和预防感冒等，在足三里、合谷、外关和大杼等穴，每次灸 10 分钟左右，常常有显著效果。

雀啄灸法　把艾卷燃端对准穴位，一起一落像雀儿啄食一样（图 28）。这种灸法产生的热感，相当于艾炷将要燃到炷底时那样的感觉。艾卷燃端落下时，患者感到似乎要烧到皮肤，可产生酸、麻、胀和线条放散样等感觉，提起时又消失，但热感还存在。这样一起一落，可使患者不断地有强热感而没有烫痛感，灸到预定时间为止。事先也可告诉患者不要担心烫着皮肤。用这种灸法时，要避免使患者产生烫痛感。为了治疗某些疾病，需要有意识地使患者有一下一下的烫痛感时，那是例外。

这种灸法，灸半分钟到 2 分钟。原则上每分钟大体是一起一落地灸 30 下。不过每次灸时，啄的次数（各 30 下或 50 下）的要求并不相同，灸的时间也不相同，故应以时间分配次数。适当掌握每次啄的时间与其间隔时间。开始灸时，提起时可稍为慢些，因这时皮肤刚刚受到温热，不会感觉到烫；随后就要提快些，以免患者产生烫痛感，甚至皮肤起泡。

雀啄灸法，用于需要起到兴奋作用的疾病，最为适合。例如治虚脱、神志障碍、嗜睡、感觉减退和消失、麻痹等症。治产妇滞产，在脚趾上窍阴穴或至阴穴、隐白穴，用雀啄灸法进行催产，常常很快地诱发子宫阵发性的收缩，解除滞产。用于治婴幼儿的一些病，也最适合。雀啄灸法对于治疗成年人的局部感觉迟钝，常常行之有效。

熨热灸法　把艾卷燃端比较低地接近皮肤，像熨斗熨衣服似的进行运转灸治。用在同一条线的部位上，可来回灸治（图 29）；用在范围较大的部位上，可回旋灸治。艾卷燃端较低地不停地运转，皮肤可以获得较强的温热感，又不会被灼伤。在熨热灸过程中，当患者觉得皮肤的某一点产生灸感，可以立即改为温和灸法，即将燃端提高固定起来，然后再继续熨热灸；或熨热灸完后，再在产生灸感的某一点上继续温和灸一次。这种灸法一般灸10～15分钟，有时需要较长时间。

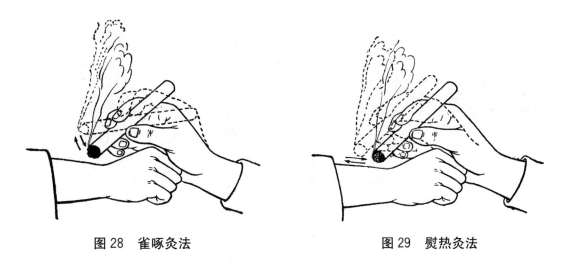

图28　雀啄灸法　　　　　　　　图29　熨热灸法

有一位患者，患神经性皮炎，在颈、胸、腹、背、腰、臀、上肢肘部和下肢膝部等处，基本上在两侧相应部位都有较大面积的炎症。经医院细致的诊断和治疗，都不见效。用一般针灸疗法只能一时止痒。我们根据患者的全身健康状况，在一块直径5厘米的患处作回旋的熨热灸，灸到这块皮肤发红发热，最后在同侧的秩边穴进行温和灸15分钟。这种灸法每天一次，连续三天。三天之后这块皮肤及其附近皮肤共有10厘米×17厘米范围都变得光滑了。随后有计划地一块一块地灸治。每治一块时，每天中午和晚上各灸一次，每次灸20分钟左右，皮肤发痒的地方灸到不痒为止，有糠粃发白的地方灸到发红为止。在熨热灸的过程中，遇到产生灸感时，把艾卷稍微提高，集中火力多灸几分钟。灸时艾卷燃端较低地接近皮肤，使热感比较强烈，但不灼痛，灸的局部常冒出汗珠，患者也常用口腔呼吸。有一块宽10厘米、长15厘米范围大的皮炎，经这样灸后，一星期内即痊愈，一些范围更大的皮炎用此办法，也约10天灸愈，越在治疗后期痊愈得越快。在整个治疗中，有时也配合针足三里与曲池穴，前后三个半月，全身皮炎都痊愈了。

熨热灸法对牛皮癣、神经性皮炎、皮肤湿疹、发钱癣、扁平苔癣、关节痛、麻痹和肌肉疼痛等，都收到良好的效果。熨热灸法有时还可以帮助其他灸法寻找良好的感觉。例如患者经温和灸或雀啄灸不产生灸感时，可先用熨热灸法，一旦出现灸感，随即进行温和灸或雀啄灸。

第五节　灸治的长处

祖国医学宝库中的针与灸在防治疾病上，各有特点，两者不可偏废。不可以此代彼，要相辅相成。根据我们的经验，针较灸易于取得某些独特的感觉，但灸治又能补针治的一些不足之处。

灸没有像针术中有时会发生滞针、弯针、断针和晕针等现象，一般人也容易学会使用，便于推行。它对许多疾病，特别是各种常见疾病的防治，常常有显著的效果。凡是能针刺的部位，绝大多数都可以用灸法配合，以提高和巩固疗效。有些不宜针刺的部位，例如神阙穴，以及诊断不明的局部肿胀等，单用灸法最为适当。有些惧怕针刺和过分敏感的患者，可以少用针法多用灸法，或者完全用灸法。灸的部位不需要进行消毒。灸治操作得当，除患者有温热的舒适感外，也能出现与针刺时一样的感觉。正因为灸治有这些独特的长处，特别是采用艾卷代替艾炷以来，更广泛地为广大人民群众所掌握，成为与疾病作斗争的有力工具。

艾卷灸操作很简便，只要指定灸的部位和灸的时间，患者可以自灸，也更易于调节好温度。有些慢性胃肠炎和神经衰弱等疾病，每天到医院针灸一次，往返麻烦。患者学会灸法，自己可在家多灸几次，效果更好。又如阵发性心动过速、心绞痛等发作性疾病，在家发作时，来不及找医生，患者可以遵照医生的嘱咐自行灸治，能及时解除发作。我们曾经遇到有的患者，每当病症发作，即自行灸治，经过多次的控制，也就逐渐地不再发作了。

艾卷灸使用时，虽然要讲究患者的体位，才能获得有效的灸感，但不如针刺要求那么严格，因而在灸的过程中，如患者觉得不舒服时，可以变换体位，故较为方便。

艾卷灸不需要直接接触皮肤，因而适用于不易消毒的皮肤，如皮肤病和溃疡创面等。用艾卷灸法，便于针与灸的配合使用，有时它可弥补针法的不足。针刺后遗留的沉重感觉，可用灸法消除。

第六节　施灸时注意事项

目前，艾灸方法大有改进，但它还有不足之处，例如，它的刺激量不容易准确掌握，特别是使用的工具，还完全靠人工操作，稍一不慎，也可能发生问题，或出现不安全的情况。因此，在施灸过程中，应注意以下事项：

第一，要防止皮肤起泡。起泡灸是一种灸法，但在通常灸治时，还是应防止起泡。施灸时，如温度未掌握好，刺激过猛，或者掉落火星灼伤患者皮肤，都可能引起起泡。不论水泡破裂与否，都应该及时进行消毒保护。先将水泡周围的皮肤用酒精擦净，然后盖消毒纱布，贴上胶布，待其自行吸收，不要随便弄破。如果水泡膨胀得很大、胀痛，可用毫针消毒后刺破放水。消毒保护处理后，每隔两三天检查一次，直至水泡完全自行吸收为止。为了防止皮肤灼伤，要掌握好艾卷燃端与皮肤的距离，执艾卷的手要稳定有力；制作艾卷时，艾绒不要混杂小沙粒和小土块；艾卷卷得太松的，使用前必须把它压实；施灸时，医者和患者的身体都不要摇动。火星或杂物落在患者身上，多半是取仰卧位、俯卧位时发生的，所以在取用这两种体位时应特别注意。如果火星落在患者身上，应立即用手把它搞掉。

第二，要防止灼烧衣被。施灸时，艾卷上的火星、火灰掉落，稍一疏忽，很容易发生灼烧衣服等现象。患者取侧卧位灸腰部穴位时，撩起的衣被，取坐位灸上背部与腰部穴位时，翻下的衣领和卷起的衣服等靠近艾卷燃端处，都要用布或纸遮住，否则都容易被灸焦。

第三，要防止室内空气混浊。施灸时，冒出的艾烟过浓，会使空气混浊，使人呼吸不舒畅，引起咳嗽等，特别是在一个治疗室内，用灸较多时常有这种情况。因此要注意保持室内空气流通。

第四，应注意扑除艾灰。可用手指轻击艾卷，或者用艾卷轻击存灰杯口，艾灰就可落下。如重击时，艾绒会成团掉下来。在灸治结束后，艾卷剩下很短的，可放入有盖的杯内或丢进水里，较长的可插入与艾卷粗细相当的瓶子里，便很容易闭熄，下次再用时又容易点燃，艾卷燃端没有燃成死灰时，不要扑灰，扑灰时要注意火星、火灰掉在附近易燃的物品上，防止发生事故。

患者自行灸治时，也应注意这些事项。

治疗室内需要准备一套灸疗用品，如方瓷盘、酒精灯、火柴、艾卷、剪刀、存艾灰用的有盖瓷杯、闭熄艾条的瓶子以及消毒用品等。

第四章　点按术

点按术的治疗原理与针灸相同，刺激部位也与针灸基本相同，所以它是针灸治疗的一种，它又分为指针与圆头针两种。

第一节　指　针

指针疗法是用手指在人体的一定部位上进行点按，是治疗疾病最简便的一种方法。

一、指针的优点

在防治疾病中，指针和金属针一样，可以起到兴奋或抑制的作用，获得一定的疗效。它比金属针针术和艾卷灸术更为简便易行，随时随地都可以进行。指针疗法，男女老幼都适用，尤其是对小儿和惧怕针刺的患者，更为适宜。

指针对于许多常见的疾病，可以用来代替针灸或者配合针灸进行治疗。对于小范围的碰伤、烫伤（一、二度）和虫咬引起的疼痛，可在患部稍上处使用指针点按，可消除或减轻疼痛。对于局部扭伤肿胀或皮下瘀血，也可用指针点按，促使肿胀与瘀血消除。有些患者在病危时，可先试用指针，观察其脉搏有无变化，以判断病情，特别是需要急救，手边又没有任何医具和药物的时候，可先用指针抢救。我们曾多次在列车上、剧场和其他场所，用指针急救过晕厥的病人。

人体上的头面部、颈后部、肩胛部、背部、锁骨下至第三肋间、臀部和四肢外侧等处的穴位，大都可以使用指针，并且可以产生与针灸术基本相同的感觉。在有些穴位上，指针刺激出现的感觉，有时比针灸术来得快。在针疗时，如局部过敏致进针困难，或者起针时发生滞针和针刺不产生针感等，都可以使用指针帮助。可在同一条在线点按别的穴位，往往立即可以见效。有些穴位不能针的，如在残废肢体或斑痕上的穴位，或者不能灸的，如口腔内的龈交穴，都可以使用指针。

二、指针的手法

指针有四种操作方法，各有兴奋与抑制两种手法。它的适应症与第二编所述者相同，这里仅以指针操作方法的指尖掐法来说明指针的手法，其他三种操作方法，可以依此举一反三。

指尖掐法的兴奋手法的操作，是用指尖快速掐住穴位，每个穴位掐几秒钟到一两分钟。如治虚脱与神志障碍的病人，指尖掐住穴位时，要抖动整个臂膀，促使病人苏醒。抑制手法的操作，即指尖开始要近轻稳地掐到穴位上，接着逐渐由浅入深地向下掐，待患者产生感觉两分钟左右，再将指尖掐一下稍提一下，一紧一松地点按两三分钟。在症状有所缓解后，手指应固定在穴位上不动，持续5～10分钟。如治面神经痉挛和面神经麻痹，两种病性质不同，但都取颧髎穴。治痉挛时，指尖接触穴位要近轻稳，由轻到重往下掐，一旦痉挛停止，便固定地掐在穴位上，增强抑制作用。治麻痹时需快速地刺掐在穴位上，并抖动手指，增强兴奋作用。指针的兴奋与抑制两种手法也可同时配合应用，如治结膜炎，在不同穴位上以兴奋法消除其充血，以抑制法控制其炎症与疼痛。

三、指针操作方法

指针的操作方法，分为指尖掐法、指面压法、两指相夹法和二三指掐压法四种。现分述如下：

1. 指尖掐法

指尖掐法（图30），就是用一个手指尖端在穴位上刺掐的方法。这种方法，全身除不宜指针部位外，所有穴位都可使用。每一个手指都可操作，其中以食指、拇指和小指使用较多，食指使用最多。用哪个手指较为合适，需根据部位而定。治心慌、胸痛，取肘部的曲池穴，掐住后指尖需向肘尖推移，用拇指掐最为合适，因指下有骨头衬垫，便于使劲。治牙痛，取耳垂下一横指处的新会穴，因该部位肌肉薄，下面有骨头衬垫，用拇指尖或食指尖轻掐即可。治鼻炎取迎香穴，用食指尖轻掐较方便。治急救虚脱、昏迷等病症时，用小指尖掐人中穴，指甲靠鼻柱，指面向嘴唇，操作较为灵便。治喉痛、牙痛、咳呛、黏痰不易吐出和哮喘发作等症，用食指尖掐三间穴较为方便，常常效果显著。治眼结膜炎，用食指尖掐鱼腰穴或四白穴、太阳穴，或中、食两指同时各掐一穴也可。有些疾病的防治，如需要取对称配穴或上下配穴时，可以用两手操作。例如治心慌、呕吐，一手的拇指掐曲池，另一手的拇指掐足三里。治前头部痛可用两个食指同时掐两个太阳穴。

2. 指面压法

指面压法（图31），就是用手指指头面，在穴位上点压的方法。人体上可以使用指面压的穴位较多。每个指头都可做指面压，最常用的是食指、拇指和中指。根据病情，有时一指压一穴，有时在同一时间内，三个指头各取一穴，有时食指与中指协同共压一个穴区。例如，治牙痛、鼻塞和高调耳鸣，用食指或拇指压耳垂下一横指处的新会穴。治眩晕和前头部痛，用中、食、拇三指分别压神庭穴、印堂穴和太阳穴。治腹痛、呕吐，用食、中两指压下肢足三里一带的穴，压下后向胫骨一边按。治落枕、偏头痛和颈肩部痛，也可用食指压后颈区的新设一带的穴，向颈椎一边按。

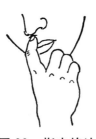

图30　指尖掐法

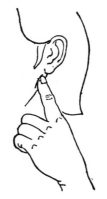

图31　指面压法

这种方法的具体操作，是把指头面压在穴位上，有时要固定地由轻到重往下压，有时要压而不动，有时又需要向上下左右揉按，只要坚持治疗较长的时间，它所起的抑制作用，常常获得良好的效果。需要两手同时操作时，也很方便，例如治眼病和后头部痛，即用两个食指或拇指点压枕骨下缘的两个风池穴。

用指面压的办法，对指尖掐所治的病症，同样有效。不过，它们之间各有长处。指尖掐能用于骨缝所在的穴位，可掐得比较深一些，用于四肢末端和口鼻区敏感部位的穴位，对急救虚脱之类的病，最为适宜，但它只能一指掐一穴，不能在皮肤上划动。指面压就不同了，它可以在同一个时间内，用一个手指面在同一条在线，或邻近部位上点按许多穴，也就是进行游走或滑动式的揉按。例如，治疗颈、肩、上背部的肌肉痛、臂痛和举臂困难等，取新设、肩井、秉风、肩髃、新主、臂臑、天井、新义、四渎、支沟、支正和外关等穴，可以从上到下轻快地来回进行，每个穴位揉按三四下，每次治疗来回揉按几次，但每次治疗的时间不宜太长，避免这些部位的肌肉疲劳。指尖掐则不能如此操作。

指面压还可以在一定穴位上、不同的范围内进行弹拨。穴位所在处的下面常有骨头衬垫，用食指或中指、拇指的指面，先在穴位上稍重压，随即离开穴位在皮肤上划过去，这叫做弹拨。即是用指面在穴位上稍加压力，然后在几个穴位上按顺序一划而过。如小范围弹拨，弹拨时手指要灵活，每个穴位压的时间不宜长。弹拨的方向要按规则操作。现将有关穴位与其弹拨方向列为表2、表3。

表2　一般的弹拨
（从一穴开始，不一定划过几个穴位）

取　穴	弹拨方向
肩外俞、曲垣、秉风	横线向肩关节
天宗、肩贞	横线向外方
大杼、风门、肺俞、肝俞、胆俞、脾俞、胃俞	直线向下
附分、魄户、膏肓	沿肩胛骨内缘向外下方
新设、肩井	向颈前区
俞府、气户、云门	向下
新义、四渎、三阳络	向桡骨或尺骨
足三里、上巨虚	向胫骨
合阳、承筋、承山、飞扬	在内侧压向胫骨 在外侧压向腓骨

表3　小范围的弹拨
（从一穴开始，必须划过几个穴位）

应划过的穴位	弹拨方向	备注
攒竹→阳白→太阳	从眉头往眉梢	
下睛明→承泣→瞳子髎	从目内眦往目外眦	要稍缓慢
鼻梁→迎香→巨髎	从鼻背往下外至上唇角	
新会→颊车→大迎	从耳下往下颌正中	
液门→中渚	往手背上直划	
后溪→三间	从尺侧向桡侧横划	

头部和脚背的穴位较多，头部有7条体位线，每条线又可分为两截，从前头部划到颅顶部，再从颅顶部划到后头部；或在每条在线每相隔3厘米左右，用指面向后弹拨几下；或用两手的拇指与中指在不同的两条线的穴位上，一起一落地两指向内弹拨。在脚背上，横划和直划可分为四道：大趾与二趾的趾缝处，指面稍压后往上直线弹拨，外踝下往内踝横划弹拨，外踝下到脚背横划弹拨，外踝下到小趾往下直划弹拨。

指面压的弹拨操作，可以分部位进行，也可以从头面部开始，按颈、肩、胸部和四肢顺序进行。两侧同时进行的感觉和效果，除了头面部以外，都以一侧一侧地弹拨为好。这种操作方法，可以教患者自己进行，每天做1～3次。头面部的穴位，左侧的用左手，右侧的用右手，其他部位的穴位，左侧的穴位用右手的手指压，右侧的穴位用左手的手指压。这种单指压穴的弹拨操作，可以用来预防和解除肌肉的疲劳和酸痛。特别在平时结合针灸防治，用于老年与体弱的患者，可以促进肌肉活动，改善局部血液循环和加强新陈代谢，因而在日常保健等方面很有益。

3. 两指相夹法

两指相夹法（图32），就是用拇指和食指的指面互相夹住穴位进行点按的方法。这种方法，可以一手操作，也可以同时两手操作。它在人体上能使用的穴位不如前两种多，但有个特点，就是两个指头可互相作衬垫，对点按穴位易于适当用力，患者产生的感觉较好，可增进疗效。有些穴位用针刺较痛，灸疗也不太方便，用这种方法较好，可随时应用。它可夹一个穴，也

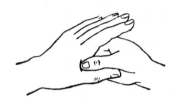

图32　两指相夹法

可夹同一肢体上相对侧的两个穴，在能容纳并方便两指相夹的部位，又可同时接触许多穴（如耳部）。治喉痛、牙痛和咽痛，如果用一个指头掐或压合谷穴，没有产生应有的感觉，效果不明显，可以改为在合谷穴上用两指相夹，就能使情况得到改善。治疗儿童食欲不振和消化不良，取手心的劳宫穴和足心的涌泉穴，一次点按三五分钟，一天进行两三次，常常有明显效果。

两指相夹的手法有三种，一种是揉按，即两指夹住穴位后，互相作衬垫进行揉按。一种是弹拨，例如治疗虚脱、四肢厥冷和肢端麻木等症，取手指端上十宣穴和足趾端上十井穴，两指夹住指、趾头末节，向尖端弹拨，每个指、趾来回地弹拨几次。再一种是升降，即两指夹住穴位，手指夹按一下（降），松开一下（升），一紧一松。有的正骨科老医生称它为"升降法"。例如治呕吐和心慌等症，两指夹住外关穴和内关穴，夹紧十几秒钟，松开几秒钟，或夹紧后揉按几下，再松开，如此反复进行，以期达到缓解或消除症状。治前臂痛、手指发麻和预防感冒，取曲池与少海、支沟与间使、外关与内关、新义、四渎、三阳络等穴，两指顺序而下，手指到穴位时就降，不在穴位时就升。这样一升一降，来回做几次，不仅使患者臂膀舒松，全身也觉得舒服。治疗小腿痛、怕冷、腓肠肌痉挛、失眠和胃肠胀气等症，取足跟部和内踝、外踝后面的太溪、昆仑、大钟、仆参、水泉和申脉等穴，小腿上的漏谷、外丘、三阴交和悬钟等穴，用同样方法，常有明显效果。这种方法有时我们用于耳部，可以促进血液循环和解除疲乏。用拇、食两指从耳根部到耳廓、耳垂，连续地进行适当揉按，一直到耳朵觉得发热为止。

4. 二三指掐压法

二三指掐压法（图33），就是用拇、食两指或拇、食、中三指在穴位上既掐又压的方法。这种方法可一手操作，也可以同时两手操作。主要用于背部、臀部和大腿等较大面积的部位，其次是臂膀和小腿等部位，这些部位取用的穴位比较有限。我们除了治疗惧针的年老、体弱患者的肩、背、头、腰和腿的疼痛以外，并用作不能做体力活动的患者

的辅助治疗，可以起到保健作用。肩、背部常用的是大杼穴配肩井穴，拇指掐压大杼穴，中、食两指掐压颈根部近轻稳地由浅入深，三个指头逐渐夹拢，一旦患者产生感觉以后，拇指先适当地重压穴位，然后轻快地向上弹拨，随即松开。这样算一次，可以连续做两三次，但不宜过多。取膏肓、天宗和肩贞配穴，拇指掐压膏肓穴，中、食两指掐压天宗、肩贞穴区，三指同时较重地掐压，进行揉按并逐渐地挤拢，最后拇指在膏肓穴弹拨松开。上肢前臂取正中在线的穴位，从上往下作游走式的升降操作；上臂取天泉、消泺和清冷渊穴区，二三指的操作只宜轻度掐压往上提。臀部和下肢可用双手并列操作，两个拇指掐压腿外侧，两个中指、食指扶持内

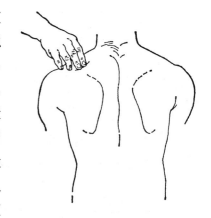

图33　二三指掐压法

侧，但不能掐压股骨和胫骨。取环跳、新建、革门、风市、中渎、阴市、梁丘、阳陵泉、足三里、上巨虚、条口和下巨虚等穴，从上向下作顺序掐压，同时拇指向外弹拨，每到阴市、梁丘穴区和阳陵泉、足三里穴区，多弹拨几下。

四、指针注意事项

第一，人体上有些部位不宜施行指针，如颈前区、上臂内侧、腋窝下及胸部侧面，以及乳房周围、腰部侧面和大腿内侧等敏感部位，小儿头部的囟门区，皮肤上有疮疖溃疡的部位，都不宜进行指针。

第二，要根据患者年龄、病症和指针部位，适当掌握用力的轻重，对年老、体弱者和儿童切不可点按过重。

第三，施行指针后，如被掐过的部位有刺痛时，用手指轻揉几下，可以解除。凡在冬季直接接触皮肤进行指针时，医者要事先暖一下手指，以免患者受到冷刺激，感到不舒服。

五、指针实例

指针防治疾病的作用，还没有被人们普遍了解，也常常被一些医务工作者所忽视。正是由于这样，这里举些自1946年以来的事例予以说明，希望引起医学界重视，加以研究提高，推广应用。

例一，有一位老贫农，患慢性支气管炎，身体很弱，常因咳呛，黏痰吐不出，发生胸痛，咳时遗尿和遗粪，非常苦恼。有一天夜间，因黏痰吐不出，发生痰阻塞，即将窒息，生命处于危急之中。当准备为他抽痰的时候，我用指尖交替地掐他的两个三间穴，不到两分钟，听到他喉部痰声开始松动，接着爽快地叹了一口气。当掐到五分钟时，患者已能咳嗽。后来继续掐其左侧三间穴，患者连续吐出两口黏痰，呼吸道立刻通畅。

例二，有一天清晨，我们去农村途中，遇着一位抱婴儿的妇女在啼哭。经询问，她出生9个月的婴儿，通宵呕吐，先吐乳汁，后吐带胆汁黄水。我们到时，他还阵阵呕吐不止，有明显的脱水症状，生命危急。我立即用拇指掐住婴儿右侧足三里穴，另一只手的小指掐人中穴，时掐时停，停的时候，在他的十个指头和十个足趾头上弹拨。经10分钟左右，患儿停止呕吐，全身皮肤的紫蓝色逐渐消退，眼睛能睁开了，小嘴开始好像在

找奶吃。接着，我换掐患儿左侧足三里穴，他哭了两声，就一边吃奶，一边不断伸屈着小腿。这时，患儿已转危为安，我把喂奶、喂水和护理等注意事项，以及呕吐出现时指针取穴和方法，告诉患儿母亲，又赶路了。当天中午，我们回来时，到她家探望，婴儿已经痊愈，欢跃如常。

例三，我们有一次参加晚会，当晚演的是一出三国时代赵子龙救阿斗的京剧节目。正当演至武打热闹的时候，演员陆续走进后台，观众只听锣鼓响，却不见演员出场。不多久，剧团团长急得满头大汗，喘着气走到我身边，轻声地说："赵子龙肚子痛，出不了场，怎么办？想请你治治。"我随即赶到后台，只见这位主角已卸了装，躺在戏箱上缩成一团，直叫肚子痛。我立刻先重重地掐他一侧的足三里穴，不到两分钟，他挺起身来，一边说好了，一边又上装。我一直掐住足三里穴到他出场为止。这样，晚会照常演出。

例四，有一次，我们在途中，看见一位农民脸色潮红，咬紧牙关，头往下俯垂，突然往下跪。他面前正好是一个水洼泥坑，万一跌下去，就有被闷死的危险。看样子他是癫痫发作的先兆，我立即跑上去，在他后颈区的风府穴狠狠一掐，同时夹住两个肩井穴往上提。几分钟时间，这位农民发病先兆解除了，站了起来说："谢谢，救命啦!"第二天，他带着全家到我们机关道谢，才知道他确实患有癫痫，时常发作，每逢出现发作先兆都赶快跪下，以免跌伤。这位农民要求学习阻止该病发作的指针疗法，我们满足了他的要求。

例五，有一位贫农老大娘，腹痛与呕吐，剧烈疼痛使她一阵一阵地晕厥过去。当时诊断为急性胆囊炎或胃痉挛。我们考虑不管是胆病还是胃病，都应先止吐止痛预防休克为宜。立即取两侧的足三里穴、内关穴，进行指针掐压，晕厥时用指尖速掐人中穴。指针约40分钟，一切急性症状由缓解达到抑制，老大娘入睡了，她睡了两个多小时，醒来时已明显好转。后来弄清楚，她是患慢性胆囊炎急性发作。

例六，有一次正在上针灸课时，一位女同学突然昏倒，躺下去不省人事。当场我取她的人中、合谷和三阴交等穴，用快速的指针手法，在每个穴位上交替进行一起一落做抖动的重掐。不多一会，她苏醒过来，喝了些热茶，又照常听课。

例七，有一次我们在从太原回北京的列车上，凌晨2时许，在朦胧中听到上铺发出打哆嗦的声音，伴有很小的呻吟声。原来有一位怀孕3个月的旅客，上车后发生剧烈的腹痛，有位医生诊断是先兆流产，准备到丰台站后即去医院。我为患者诊视和检查后，认为是肠痉挛，不是流产。立即在她一侧足三里进行指针，经四五分钟时间，她不呻吟了。这时我们请她到下铺继续治疗，她深恐多动容易流产，不肯下来。我们安慰她，说明主要是因受凉发生的肠痉挛，不是流产，不必担心。她到下铺后，继续指针足三里，并给她喝些热茶。半小时以后，她已完全不痛了。接着在她两侧足三里用香烟各灸了几分钟。最后建议她下来走走，她摇摇晃晃地来回走了几步，才喜悦地笑了。

例八，有一天早晨，我们在上海大马路一家茶叶店买茶叶，正等着包装，见有位青年售货员，脸色苍白，额出大汗，两手发颤，身体倾斜，看样子将要发生虚脱。果然，他一下子就倒了下去。我立即冲进柜台里间，取患者人中、合谷、神门和十宣等穴，进行指针。不久，他苏醒了。我告诉在场的老大娘赶快取杯热茶或糖水给病人喝，让他好好睡一睡，再去医院检查。我们买了茶叶就走了。第二天早晨，我们又经过这条马路，那位老大娘抢上来说："我的儿子昨天下午去医院检查，医生说他是贫血和心脏病，晕倒时如不马上抢救是很危险的，医院要了解是哪位医生抢救的？是用什么办法抢救的？"她边说边拉我们进店里喝茶。我笑着回答，我是用新的针灸术抢救你儿子的。

例九，我们在从上海往杭州的列车上，有位农村女社员，恶心几下突然晕倒，四肢强直，牙关紧闭，脸色苍白，大汗淋漓。旅客们有的跑去找列车员，有的让出坐位抬她卧下。我知道后立即在她的人中、龈交、合谷、颊车、劳宫、神门、三阴交和太冲等穴，快速地进行指针，没等其他医生到来，她就苏醒了。接着为她检查和询问，她说她已经一天一夜未吃饭了。我们认为她的晕倒，主要是由于低血糖和疲劳引起的，应该马上进食。旅客们热忱地送来糕点等食物，列车员同志送来了鸡蛋汤。她不肯吃，怕吐。我用指针掐在她的足三里，要她吃东西，保证她不吐。这样，她才肯吃，随后她的脸色逐渐好转，头晕也消失了。

例十，有一天傍晚，我们在桂林市榕湖边散步，见地上躺着一个五六岁的男孩在打滚，直叫肚子痛，旁边蹲着的一位老爷爷，拉不住也抱不动他，又怕他滚到湖里去，正在着急。这时，我们也蹲下去，问："小朋友，干什么哭呀？"说着我就抓住他的一只小腿，在足三里进行指针。他开始还是又哭又踩，后来不哭了，自己爬了起来，揉揉眼睛朝着我们说："爷爷，我肚子不痛了，回家。"大家都站起来了，老爷爷拉着我的手看来看去，笑眯眯地说："好同志呀！你手里拿着什么东西给孩子治病的呀？"问得我们都笑开了，我告诉他："没有别的什么东西，就是这个手指头。"

例十一，有一次，我们从昆明乘飞机返南宁途中，遇到较大的气流，机身颠簸得很厉害，同机旅客中，有的发生呕吐，有的捂着嘴巴将要呕吐。这时我站到前面朝着旅客们说："同志们！很快就要到南宁了，请把口张开，用口呼吸，就会舒服的。还有，请跟着我这样做——把右手食指掐在左手的三间穴，就不会呕吐。"大家跟着我一样掐左手三间穴，不一会，呕吐的旅客止吐了，大家也都镇定了下来。

例十二，有一次我们在旅途列车中，夜间听到列车上广播说，某车厢有一位旅客发生晕车，很严重，正在急救未见效，请旅客中的医生们前来帮助抢治。我连忙赶去。患者是一位农村的老大娘，因晕车呕吐。一呕吐就晕厥，一苏醒又呕吐。当时她正处在晕厥状态，我立即用指针掐人中、合谷和三阴交等穴，老大娘很快苏醒过来；接着掐右侧足三里和内关，同时做揉按操作，她停止了呕吐，也觉得很舒服；15分钟后，又换掐左侧足三里和内关，一直掐到她入睡。我又教陪同她的家里人，用指针一直掐到站，不要惊动她，让她好好睡。后来，这位老大娘一路平安到站。

例十三，有一位男同志因工作忙，睡眠少，过度疲劳，发生头昏、胸闷、四肢无力、不思饮食等症。这一天他没有吃什么药，同志们知道他很劳累，认为他是中暑，劝他到空气流通的院子里休息。不久，我们也走到院子，见那位同志脸色苍白，闭着眼睛，快要从椅子上跌下来。我立即在他的大杼穴和肩井穴，用二三指掐压的操作方法，在左右两侧各做了3次。接着这位同志跳了起来，笑着说："奇怪！我头不昏了，全身很轻松，肚子也饿了，怎么搞的！"在旁的同志也都为他高兴。

例十四，有位 17 岁的女病员，由外地到北京医治青光眼。她和我们的住处相距很近。有一天深夜，她的父亲来找我们，说他女儿呕吐不止，剧烈头痛和眼球痛，夜间去医院有困难。我们一听，这是青光眼急性发作的症状，眼压一定很高，持续下去很不好。我立即带着针灸医具赶去，先用指针掐右侧足三里和两侧风池穴，症状立即缓解，表明眼压降低。因指针不能长期点按，故待她停止呕吐，眼球不痛时，又用毫针针刺足三里和风池穴，又经过了两个小时，一切症状都平复下来。起针后在印堂穴作安全留针。等她入睡后，我才离开。第二天，这位青光眼患者已若无其事了。

第二节　圆头针

圆头针是点按术的工具之一。圆头针使用时不会透入人体，也不会刺伤皮肤和肌肉。它是在皮表一定的穴位上进行点按揩摩，用来治疗疾病，对于人体保健，也有良好的作用。

一、圆头针的形状

现在我们用于点按术的圆头针，就是在整理研究圆针和针的基础上，结合指针的临床实践经验总结出来的。圆头针有两种形状：一种是圆头较大，略小于乒乓球，叫大圆针。另一种是圆头较小，只有小米大，像外科用的探针，叫小圆针（图 34）。大圆头针可以用金属制成，也可以用木料制成。大圆头针的针头可以用金属制，装配其他质料的针柄，长度 10～17 厘米，太长太短都不便执持。大圆头针分量不宜过重。小圆头针都是用金属制的。

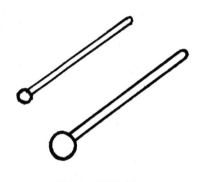

图 34　圆头针

圆头针的代用品比较多，如临时没有大圆头针，可以利用类似圆头的东西代替，可用钢笔柄端等代替；没有小圆头针时，可用火柴、探针和秃头的铅笔等代替。

二、执针手势和针刺方向

大小圆头针的执针手势和针刺方向，各有不同。大圆头针握针柄的手势有两种：一种是手掌侧在里、手背侧在外，用于垂直刺的方向；另一种是手掌在下、手背在上，用于斜刺或横刺方向。握针的手要指实掌实，有力而稳定。小圆头针，用拇、食两指或拇、食、中三指执针柄，执针的手要指实掌虚，柔中有刚。主要用于直刺，有时也可用于斜刺。

三、使用和操作方法

大圆头针用于面积较大而肌肉不易移动的部位，如背部、肩胛部、大腿外侧、膝关节以下足三里穴区，以及肘关节以下新义、四渎穴区。治疗风湿性肌肉痛、解除疲劳和日常保健，往往效果显著。操作时，医者握住针柄，将圆头点在穴位上，可适当加压力，上下左右摇动或按住旋转。还可以同时取附近的几个穴位，将圆头上下来回揩摩，例如取膏肓、神堂、大杼、风门、肺俞和肩外俞等穴，取肩胛部的天宗、肩贞、曲垣和秉风等穴，取锁骨下的云门、气户、俞府、中府、库房和彧中等穴，在这些部位轻压揩摩，但应注意不要碰到肌肉薄的骨头边缘。操作的手要柔软有力，运转灵活。不隔衣服点按时，按压不宜过重。夏季如着肤点按，在穴位上宜撒滑石粉。

小圆头针适用性比大圆头针更大。凡是可以用指尖掐和指面压的部位，都可以用，这两种指针法能治的病症它也能治；指针不能使用的部位，小圆头针也可使用。它的针头又圆又小，点穴的范围小，如脚上的内庭穴和手上的液门穴等所在的部位，骨头多而面积狭窄，用指针时不方便，也会使患者不舒服，就适宜于用小圆头针。有些敏感部位，它也可以点按。

小圆头针还可帮助试探患者是否宜用针疗。有一位患者左侧脑出血，已昏迷7天，右半身瘫痪，脉搏忽快忽慢，血压忽高忽低，呼吸忽快忽停，瞳孔对光反射消失，左瞳孔散大。患者家属要求用针灸治疗，医院的主治医生唯恐针灸刺激会引起兴奋，更加出血，未表示同意。我们到医院后，根据已往临床实践，针灸是能控制出血，并且能促使已出的血较快吸收。经过讨论，决定先试探一下，然后看病情再定。于是，医生们分工观察患者的脉搏、血压、呼吸和瞳孔反射等，我用火柴棒能燃的一端代替小圆头针，点按病人右侧合谷穴，点按不到10分钟，观察者纷纷报告病情在好转，在这期间患者的瘫痪上肢还动了一下。然后，我正式用金属毫针再针两侧合谷穴。在针刺过程中，患者的眼睛也睁开了一下。随后每天针治一次，还用了一些其他穴位。针治3天后，患者能开口说些单字。我们协助医院共诊治了15天，使他安全渡过了急性期。因此，小圆头针不仅可治疗一些疾病，而且对于一些初诊的病症能否用毫针治疗，可以利用它先行探索。

过去对点按术的知识介绍得比较少，而它与针术的原理却是一样，在防治疾病时两者又互为补充。因此，在这里专门加以论述，以求进一步推广应用和研究提高，是完全有必要的。

根据我们对祖国医学"九针"的整理研究，以及我们试用指针和圆头针的初步经验，可见我国用针灸防治疾病，不一定都要用金属针，甚至可以用手指代替，也不一定都要刺入人体组织，有的疾病在皮表点按也有疗效。所以，针灸方法虽多种多样，但有一个共同原则，就是必须辨症取穴，使患者产生一定的感觉。而且，在针灸治病的原理问题上，更使我们理解到它是通过调整与激发神经系统的机能，以达到治疗的目的。

第四编 孔穴

第一章 总 论

第一节 经穴与孔穴

根据绝大多数古代针灸医书的记载，最先并没有"经穴"的名称，只有"穴"或"孔穴"的名称。那是指在患者身上针灸某个部位，把病治好了，这个部位就称为穴或孔穴。后来从一个一个散在的孔穴，发展到认识它们彼此之间的相互联系，就渐渐地把300多个孔穴，归纳起来成为"十二经经穴"，随后又发展成为"十四经经穴"。此外，不断地有人根据临床经验的积累，在"十四经经穴"以外的部位治好了病，那些部位就称为"经外奇穴"。至明代《针灸大成》一书问世以后，虽陆续有针灸医书问世，但所说皆不外乎此。

我国古代针灸医学家，把人体上669个穴，分别归纳属于十四条经，并将它们和内脏相联系，以手足的"三阴"、"三阳"和"奇经"的任脉、督脉定名为"十四经"。每条经脉各有起止、行度、分支以及周转衔接的顺序，在全身形成一个网状。

上肢掌侧的三条经是从胸、腋部为起点到手指为止点，分别定名为手太阴肺经、手厥阴心包经和手少阴心经。

上肢背侧的三条经是从手指为起点到头、面部为止点，分别定名为手阳明大肠经、手少阳三焦经和手太阳小肠经。

下肢前、后和外侧三条经是从头、面部为起点，经过胸、腹部或背、腰部的侧面到足趾为止点，分别定名为足阳明胃经、足少阳胆经和足太阳膀胱经。

下肢内侧的三条经是从足趾为起点到腹、胸部为止点，分别定名为足太阴脾经、足厥阴肝经和足少阴肾经。

在体前正中的一条经是从会阴部起，经腹部、胸部正中直上，达下嘴唇正中止，定名为任脉。

在体后和头、面部正中的一条经是从尾骶尖端起，经脊柱正中直上，通过头部正中，达上嘴唇正中，定名为督脉。

根据我们的临床体会，我国古传的经穴虽然分属十四经，但其所在部位，大都合乎人体神经系统的解剖情况。针灸治病的原理，是激发和调整神经系统的机能，从而对疾病的转归发生作用，也是符合机体的整体性的观念的。古代医学书上也有"脑为髓之海"的记载，是已认识到神经结构的证明。但对于神经系统，尤其是对他们已发现的脑——这个神经的高级部位的作用，则了解很少，这是限于古代的条件，因而只能凭当时的解剖知识和经验来推测，以解释一些现象。于是将穴位和内脏直接联系起来思考，而不能有更高的综合的理解，因此平列为十四经，这和事实是不能完全相符的。例如，根据中枢神经系统在人体内部的调节作用，在没有用任何药品的情况下，仅用针灸合谷穴和曲池穴，曾治愈急性心包炎；按照十四经的理论，这两个穴属于手阳明大肠经，并非手厥阴心包经。两者之间并无内脏与经脉的直接相应关系，却也治好了病。对于其他不少疾病，我们不按十四经的理论进行针灸防治，也获得了显著疗效。但我们也曾按照十四经经穴的一些含义，治疗一些相应器官的疾病，疗效也是令人满意的。例如，针灸足阳明胃经的足三里穴、天枢穴，治疗胃肠病，效果很好，这又表现出经脉与内脏之间似乎有相应的关系。所以古人的这些立论，有它一定的道理，但又不完全符合实际，这就值得我们去研究了。由于各经及其支络等的循行迂回复杂，再加阴阳五行的辗转相套，不但很难记忆，而且与现实又有距离，故临床取穴不免难于印证。至于认为不需要穴位，在人身上随便扎针，就能治病，这实际是否定穴位，是不对的。我们从临床实践体会到，穴位确有它的特殊性与一般性、全身性与局部性的作用，对此不能否定。因而，我们认为必须在古代针灸医学的基础上，结合针灸临床经验，用现代医学科学的方法，深入研究整理，使针灸防治疾病的原理、经穴的作用等问题得到阐明。

以下把十四经经穴，按古代针灸医书上排列的顺序，予以介绍，并附仿明代版本的十四经循行图，以供学习研究时参考。

手太阴肺经　自胸至手11穴，左右共22穴。计：

1. 中府　2. 云门　3. 天府　4. 侠白　5. 尺泽　6. 孔最　7. 列缺　8. 经渠　9. 太渊　10. 鱼际　11. 少商（图35）

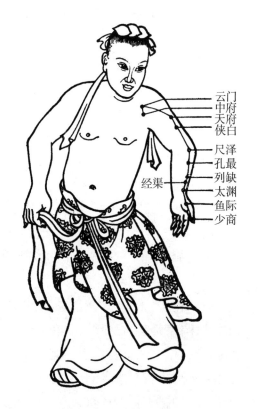

图35　手太阴肺经

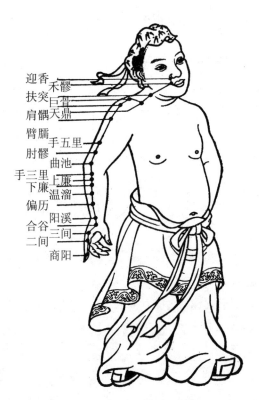

图36　手阳明大肠经

手阳明大肠经 自手至头 20 穴，左右共 40 穴。计：

1. 商阳　2. 二间　3. 三间　4. 合谷　5. 阳溪　6. 偏历　7. 温溜　8. 下廉　9. 上廉　10. 手三里　11. 曲池　12. 肘髎　13. 手五里　14. 臂臑　15. 肩髃　16. 巨骨　17. 天鼎　18. 扶突　19. 禾髎　20. 迎香（图 36）

足阳明胃经 自头至足 45 穴，左右共 90 穴。计：

1. 头维　2. 下关　3. 颊车　4. 承泣　5. 四白　6. 巨髎　7. 地仓　8. 大迎　9. 人迎　10. 水突　11. 气舍　12. 缺盆　13. 气户　14. 库房　15. 屋翳　16. 膺窗　17. 乳中　18. 乳根　19. 不容　20. 承满　21. 梁门　22. 关门　23. 太乙　24. 滑肉门　25. 天枢　26. 外陵　27. 大巨　28. 水道　29. 归来　30. 气冲　31. 髀关　32. 伏兔　33. 阴市　34. 梁丘　35. 犊鼻　36. 足三里　37. 上廉　38. 条口　39. 下廉　40. 丰隆　41. 解溪　42. 冲阳　43. 陷谷　44. 内庭　45. 厉兑（图 37）

足太阴脾经 自足至腹 21 穴，左右共 42 穴。计：

1. 隐白　2. 大都　3. 太白　4. 公孙　5. 商丘　6. 三阴交　7. 漏谷　8. 地机　9. 阴陵泉　10. 血海　11. 箕门　12. 冲门　13. 府舍　14. 腹结　15. 大横　16. 腹哀　17. 食窦　18. 天溪　19. 胸乡　20. 周荣　21. 大包（图 38）

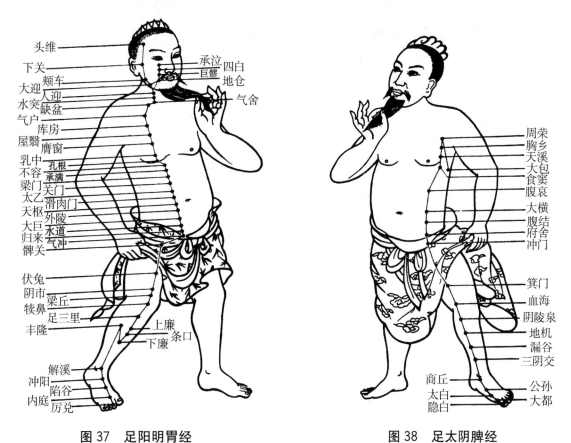

图 37　足阳明胃经　　　　　　图 38　足太阴脾经

手少阴心经 自胸至手 9 穴，左右共 18 穴。计：

1. 极泉　2. 青灵　3. 少海　4. 灵道　5. 通里　6. 阴郄　7. 神门　8. 少府　9. 少冲（图 39）

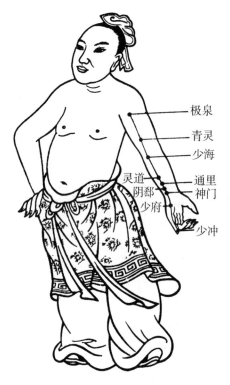

极泉
青灵
少海
灵道
阴郄
神门
少府
通里
神门
少冲

图 39　手少阴心经

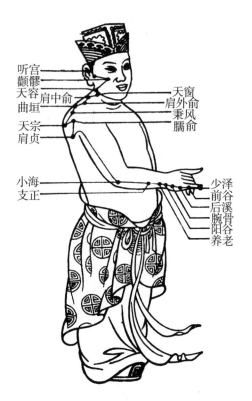

听宫
颧髎
天容
曲垣
天宗
肩贞
小海
支正

天窗
肩外俞
秉风
臑俞
肩中俞

少泽
前谷
后溪
腕骨
阳谷
养老

图 40　手太阳小肠经

手太阳小肠经　自手至头 19 穴，左右共 38 穴。计：

　　1. 少泽　2. 前谷　3. 后溪　4. 腕骨　5. 阳谷　6. 养老　7. 支正　8. 小海
9. 肩贞　10. 臑俞　11. 天宗　12. 秉风　13. 曲垣　14. 肩外俞　15. 肩中俞　16. 天窗
17. 天容　18. 颧髎　19. 听宫（图 40）

足太阳膀胱经　自头至足 67 穴，左右共 134 穴。计：

　　1. 睛明　2. 攒竹　3. 眉冲　4. 曲差　5. 五处　6. 承光　7. 通天　8. 络却
9. 玉枕　10. 天柱　11. 大杼　12. 风门　13. 肺俞　14. 厥阴俞　15. 心俞　16. 督俞
17. 膈俞　18. 肝俞　19. 胆俞　20. 脾俞　21. 胃俞　22. 三焦俞　23. 肾俞　24. 气海
俞　25. 大肠俞　26. 关元俞　27. 小肠俞　28. 膀胱俞　29. 中膂俞　30. 白环俞
31. 上髎　32. 次髎　33. 中髎　34. 下髎　35. 会阳　36. 附分　37. 魄户　38. 膏肓
39. 神堂　40. 譩譆　41. 膈关　42. 魂门　43. 阳纲　44. 意舍　45. 胃仓　46. 肓门
47. 志室　48. 胞肓　49. 秩边　50. 承扶　51. 殷门　52. 浮郄　53. 委阳　54. 委中
55. 合阳　56. 承筋　57. 承山　58. 飞扬　59. 跗阳　60. 昆仑　61. 仆参　62. 申脉
63. 金门　64. 京骨　65. 束骨　66. 足通谷　67. 至阴（图 41）

足少阴肾经　自足至腹 27 穴，左右共 54 穴。计：

　　1. 涌泉　2. 然谷　3. 太溪　4. 大钟　5. 水泉　6. 照海　7. 复溜　8. 交信　9. 筑
宾　10. 阴谷　11. 横骨　12. 大赫　13. 气穴　14. 四满　15. 中注　16. 肓俞　17. 商
曲　18. 石关　19. 阴都　20. 腹通谷　21. 幽门　22. 步廊　23. 神封　24. 灵墟
25. 神藏　26. 彧中　27. 俞府（图 42）

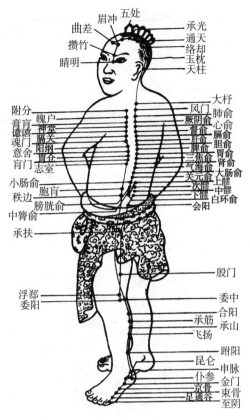

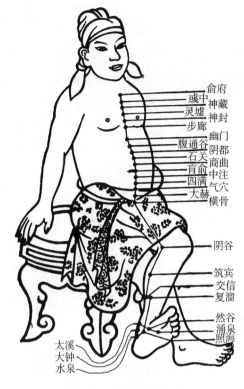

图 41　足太阳膀胱经　　　　　图 42　足少阴肾经

手厥阴心包经　自胸至手 9 穴，左右共 18 穴。计：

1. 天池　2. 天泉　3. 曲泽　4. 郄门　5. 间使　6. 内关　7. 大陵　8. 劳宫　9. 中冲（图 43）

手少阳三焦经　自手至头 23 穴，左右共 46 穴。计：

1. 关冲　2. 液门　3. 中渚　4. 阳池　5. 外关　6. 支沟　7. 会宗　8. 三阳络　9. 四渎　10. 天井　11. 清冷渊　12. 消泺　13. 臑会　14. 肩髎　15. 天髎　16. 天牖　17. 翳风　18. 瘈脉　19. 颅息　20. 角孙　21. 丝竹空　22. 和髎　23. 耳门（图 44）

足少阳胆经　自头至足 44 穴，左右共 88 穴。计：

1. 瞳子髎　2. 听会　3. 上关　4. 颔厌　5. 悬颅　6. 悬厘　7. 曲鬓　8. 率谷　9. 天冲　10. 浮白　11. 窍阴　12. 完骨　13. 本神　14. 阳白　15. 临泣　16. 目窗　17. 正营　18. 承灵　19. 脑空　20. 风池　21. 肩井　22. 渊液　23. 辄筋　24. 日月　25. 京门　26. 带脉　27. 五枢　28. 维道　29. 居髎　30. 环跳　31. 风市　32. 中渎　33. 阳关　34. 阳陵泉　35. 阳交　36. 外丘　37. 光明　38. 阳辅　39. 悬钟　40. 丘墟　41. 临泣　42. 地五会　43. 侠溪　44. 窍阴（图 45）

足厥阴肝经　自足至腹 14 穴，左右共 28 穴。计：

1. 大敦　2. 行间　3. 太冲　4. 中封　5. 蠡沟　6. 中都　7. 膝关　8. 曲泉　9. 阴包　10. 足五里　11. 阴廉　12. 急脉　13. 章门　14. 期门（图 46）

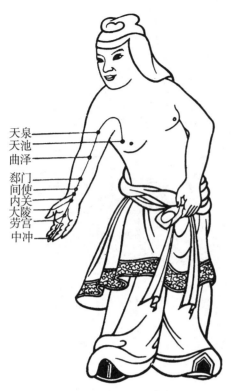

天泉
天池
曲泽
郄门
间使
内关
大陵
劳宫
中冲

图 43 手厥阴心包经

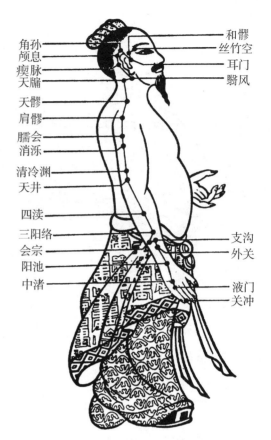

角孙
颅息
瘈脉
天牖

天髎
肩髎
臑会
消泺

清冷渊
天井

四渎

三阳络
会宗
阳池
中渚

和髎
丝竹空
耳门
翳风

支沟
外关

液门
关冲

图 44 手少阳三焦经

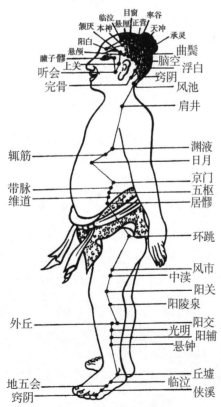

临泣 目窗 率谷
颔厌 本神 悬厘 正营 天冲 承灵
阳白
瞳子髎 悬颅
听会 上关
完骨

曲鬓
脑空 浮白
窍阴
风池

肩井

辄筋

带脉
维道

渊液
日月
京门
五枢
居髎

环跳

风市
中渎
阳关
阳陵泉

外丘

阳交
阳辅
光明
悬钟

地五会
窍阴

丘墟
临泣
侠溪

图 45 足少阳胆经

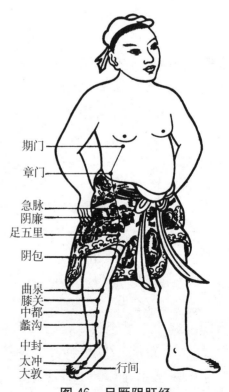

期门

章门

急脉
阴廉
足五里

阴包

曲泉
膝关
中都
蠡沟

中封
太冲
大敦

行间

图 46 足厥阴肝经

任　脉　身前正中线，共 24 穴。计：

1. 会阴　2. 曲骨　3. 中极　4. 关元　5. 石门　6. 气海　7. 阴交　8. 神阙　9. 水分　10. 下脘　11. 建里　12. 中脘　13. 上脘　14. 巨阙　15. 鸠尾　16. 中庭　17. 膻中　18. 玉堂　19. 紫宫　20. 华盖　21. 璇玑　22. 天突　23. 廉泉　24. 承浆（图 47）

督　脉　头背部正中线，共 27 穴。计：

1. 长强　2. 腰俞　3. 腰阳关　4. 命门　5. 悬枢　6. 脊中　7. 筋缩　8. 至阳　9. 灵台　10. 神道　11. 身柱　12. 陶道　13. 大椎　14. 哑门　15. 风府　16. 脑户　17. 强间　18. 后顶　19. 百会　20. 前顶　21. 囟会　22. 上星　23. 神庭　24. 素髎　25. 水沟　26. 兑端　27. 龈交（图 48）

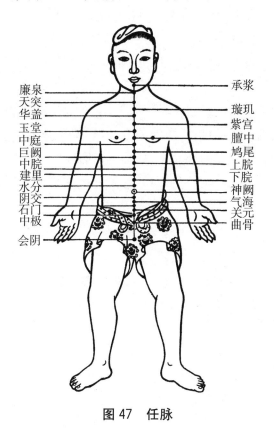

图 47　任脉

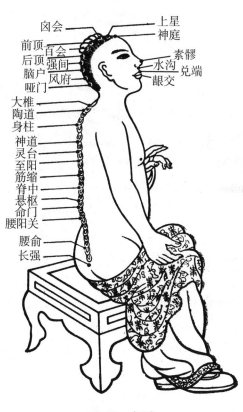

图 48　督脉

十四经经穴的穴名数有 360 个，穴位总数有 669 个。在头、面、颈和躯干正中的穴 51 个，都是一名一穴；在两侧相对称部位的穴 309 个，都是一名双穴或一名四穴。例如，鼻尖正中的素髎穴，是一名一穴；鼻翼旁边的迎香穴，一边一个，就是一名双穴；三里穴手足都有，就是一名四穴。

曾有人将穴位删去很多，有的只留孔穴（穴名）100 多个，有的更少。这种做法，我们认为从临床治疗的实际效果上来看，有许多常用的重要穴位被删掉了，它们是不可以省去的，因为在临床上，常常还要使用到它。

有人认为穴名很难记忆，主张把穴名改用阿拉伯数字等方法来代替。我们认为，穴位的名称是古代流传下来的，有一定的涵义，而且已为针灸医生和劳动人民所熟悉，新学的人也并不太困难，所以不必更改。至于一穴有几个甚至有 20 多个名称，则不必全部采用，可以只用常用的，免得混淆不清。

为了使穴名更为明确，并易于记忆，我们把名称相同，但位置不同的穴，都加上所在部位的名称，如头临泣、足临泣，头窍阴、足窍阴，手五里、足五里，手三里、足三里，腹通谷、足通谷，腰阳关、足阳关等。我们还把位置不同，名称相同和一穴数名的穴，分别统一定名，如手三里与足三里两穴附近，都有上廉、下廉两穴，但腿上的又名上巨虚或巨虚上廉、下巨虚或巨虚下廉。所以我们就把上肢的叫做上廉、下廉穴，而把腿上的叫做上巨虚、下巨虚穴。在临床治疗中，尽管陆续发现一些有效穴位，为了易记易找，我们一般不另起新的穴名，尽可能用原来的穴名，仅加上方位，以示区别。例如，颐唇两边各有两个部位，治疗面神经麻痹或面神经痉挛有效，其中一个在巨髎穴下面，我们就叫它下巨髎；另一个在禾髎穴下面，我们就叫它下禾髎。在下颌正中有一个部位治疗呕吐和小儿流涎有效，它在承浆穴直下，就叫下承浆。有的一穴数名或两个穴名混为一穴，如水沟与人中、合谷与虎口，根据习惯使用的位置和我们临床的经验，我们把人中与水沟、虎口与合谷各自立为一穴。

我们进一步把十四经的经穴和一部分经外奇穴，以及我们新发现并用之有效的一些穴，以十四经经穴为基础，重新加以编排统称为孔穴。为了便于掌握穴位的部位和解剖关系，并方便记忆，我们依据这些孔穴所在的部位分为头（包括颜面）、颈、肩胛、背、胸、腹、上肢和下肢等部，各部再分为若干线或若干区，重新绘制了孔穴位置和解剖概要版图，以便应用。本书孔穴各论中介绍的穴位共 739 个，比十四经经穴多 29 个穴名，增加 70 个穴位。这 70 个穴位，其中一名一穴的有崇骨、印堂、中枢（有的书籍中督脉为 28 穴，包括中枢穴，但我们根据的版本中，督脉中不包括此穴，故作为新增穴计）、海泉、人中、下承浆、金津和玉液共 8 个穴。一名双穴的有 18 个，即新建、新设、新社、新会、新主、新义、下巨髎、下禾髎、下睛明、鼻梁、太阳、鱼腰、鹤顶、凤眼、虎口、剑门、内犊鼻、革门等共 36 穴。一名多穴的有十宣（十宣穴中的中冲穴除外，因已计于手厥阴经中）、十井、四缝共 26 穴。有关穴位区线、穴名数、穴位数见表 4。

表 4　人体穴位区线、穴名数和穴位数

部别	区线名称	穴名数	单穴数 （一名一穴）	双穴数 （一名双穴）	穴位数
头部和颈部	头顶部正中线	8	8		8
	头顶部第一侧线	6		6	12
	头顶部第二侧线	5		5	10
	头顶部第三侧线	4		4	8
	眼　区	11	1	10	21
	耳　区	10		10	20
	口鼻区	16	8	8	24
	颞　区	7		7	14
	颊　区	5		5	10
	颈前区	5	2	3	8
	颈后区	12	3	9	21
	小　计	89	22	67	156

部别	区线名称	穴名数	单穴数 （一名一穴）	双穴数 （一名双穴）	穴位数
背部和 肩胛部	肩胛区	12		12	24
	正中线	14	14		14
	第一侧线	25		25	50
	第二侧线	14		14	28
	小　计	65	14	51	116
胸 部	正中线	6	6		6
	第一侧线	6		6	12
	第二侧线	6		6	12
	第三侧线	7		7	14
	第四侧线	3		3	6
	小　计	28	6	22	50
腹 部	正中线	15	15		15
	第一侧线	11		11	22
	第二侧线	13		13	26
	第三侧线	7		7	14
	第四侧线	6		6	12
	小　计	52	15	37	89
上 肢 部	前外侧线	9		9	18
	前内侧线	9		9	18
	前正中线	9		9	18
	后外侧线	17		17	34
	后内侧线	10		10	20
	后正中线	13		13	26
	指掌面和指尖端	2			16
	小　计	69		67	150
下 肢 部	前外侧线	15		15	30
	前正中线	16		16	32
	前内侧线	11		11	22
	正内侧线	9		9	18
	后内侧线	12		12	24
	后正中线	8		8	16
	后外侧线	13		13	26
	足趾尖端	1			10
	小　计	85		84	178
合　计		388	57	328	739

第二节　定穴与尺度

古代针灸穴位的尺度，取四肢的直线和背部的横开，都常用"中指同身寸"的方法，其他部位用折量的方法。我们现在用等分计算折量法结合部位线定穴，也用体表解剖标志定穴，有时还使用横指量法。为了取穴简便，也应用简易取穴法等定穴。对于这些方法，我们斟酌实际情况具体应用，但基本上是应用等分计算折量法，对于同身寸法，则没有采用。为了学习参考起见，分别介绍如下：

1. 中指同身寸法

中指同身寸，就是把患者的中指弯曲起来，取第一节与第二节横纹端之间的距离长度为一节，一节就叫做一寸（图49），用以计算穴与穴间的距离。这种方法是从测量工具中相比较选择出来的。古代针灸医书上说："取稻秆心量或用薄篾量，皆易折，用绳量伸缩不便，故多不准。"因而采取了这种办法，不过用中指同身寸测量，也不一定准确。按古书上说，人体的长度是自己中指同身寸的75倍。1948年，我们观察了不同性别与年龄的人共100名，其中少的只有64倍，多的竟达134倍，只有5个人是在74～75倍之间。可见中指同身寸不是准确的定穴办法。

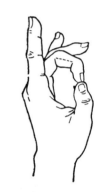

图49　中指同身寸

2. 横指量法

有些部位可用手指的横径作辅助测量，叫横指量法（图50）。对成年患者，可用医者的手指作标准。医者应该事先测量自己手指的横径相当于多少厘米，用的时候就很方便了。对小儿患者，用小儿自己手指的横径作标准。

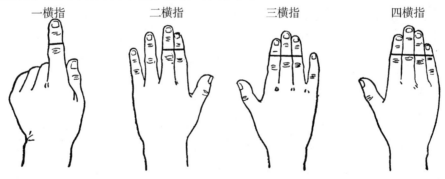

一横指　　　二横指　　　三横指　　　四横指

图50　横指量法

3. 轻掐寻找感觉法

这种方法在临床中比较常用，俗称"探穴"，是定穴的一种辅助方法。医者要取用某一穴位，就在那个穴位所在处用手指轻掐，如果患者产生酸、麻等感觉时，这就是穴位。全身除腹部、鼻尖、指尖和趾尖外，其他部位的穴位大都有一定的凹陷，用指尖轻掐凹陷处，多数患者会产生酸、麻的感觉（足外踝下方和头部有些穴只产生痛感）。有些人感觉迟钝，虽然掐按穴位的凹陷处，往往也不产生任何感觉，但不要以为这不是穴位。还有些人感觉过敏，掐按的地方并不是穴位的凹陷处，只要轻轻一掐就有较大的反应，好像到处都是穴位。因而对这些情况，在用此法寻找穴位时，应当特别注意。

4. 体表标志法

这是用体表的明显特征和解剖结构作标志的取穴方法，比较简便，容易记忆。如两眉之间取印堂穴，第一、第二掌骨之间取合谷穴，第七颈椎和第一胸椎棘突之间凹陷处取大椎穴，在髌骨底上方正中取鹤顶穴等。

5. 等分计算折量法

古代用的折量法，就是不论成人或儿童以及身材高矮、胖瘦，在人体上一定部位范围内的距离，把它作为若干节。古时称一节为一寸，十节为一尺，例如明代《针灸大成》一书中记载，背部"大椎穴至尾骶骨穴，共计二十一椎，通作三尺，故谓人为三尺之躯者此也"。腹部"脐下至毛际横骨，折作五寸"。又如头部取穴，"前发际至后发际，折作十二节，为一尺二寸。前发际不明者，取眉心直上行三寸。后发际不明者，取大椎上行三寸。前后俱不明者，折作一尺八寸。头部直寸，并依此法取。目内眦角至外眦角为一寸，头部横开，并依此穴寸法取。神庭穴至曲差穴，曲差穴至本神穴，本神穴至头维穴，各一寸半。自神庭至头维，共四寸半"。这就是折量法。

我们定穴的尺度用的等分计算折量法，它是在古代用的折量法的基础上，为了方便临床使用，予以改进而提出来的。

如上肢取穴，以屈肘俯掌的体位，肘横纹头的曲池穴到腕部桡侧的阳溪穴，折作十二节，温溜穴约在这两穴距离的中间部，上廉穴约在曲池和温溜的中间部。不论成年人或儿童，都是一样。这种定穴的尺度，既是折量法，但又有等分计算之意，故称它为等分计算折量法。

等分计算折量法的部位线很重要，部位线是折量的基础。我们参照古代十四经在体表的循行路线，以明显的解剖标志为依据，把身体上的穴位，各划分成为部位线。现将部位线的划分和等分计算折量法分述如下：

头颈部 头部正中线以鼻尖为标准，直行上去，第一侧线以目内眦为标准，第二侧线以眼裂长度的中点为标准，第三侧线以目外眦为标准（图51）。头部正中线，不论成年人或儿童，将眉间（印堂穴）至枕外隆凸上缘（脑户穴）的联线折为十二节。找穴位时，可以先找前顶穴或百会穴，前顶穴在这条线的中点。这就是说，印堂穴至前顶穴折作六节，脑户穴至前顶穴也折作六节。找其他穴位时，按该

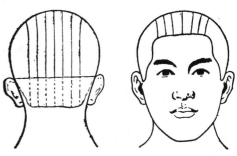

图51 头部部位线

穴距离前顶穴的折量节即可。又如用等分计算折量法找百会穴与神庭穴，脑户穴至前发际的神庭穴为九节，百会穴在此连线的中点上，因而百会至脑户和神庭的距离，各为四节半（图52）。头部各条线上的穴位，它们之间的距离折量节都可以按照这个方法折算。头部侧线的横开（即线与线之间的距离），在头顶部应当稍向两旁放宽，各线直下向后头部和后颈部移行时，要相应地缩拢一些，如摺扇的扇面状。横开的距离可按折量法，从

脑户穴至浮白穴折作三节（图版 2）。取用耳、鼻、口和眼周围的穴位，以及颊部和颈部的穴位时，可以按各有关部位的情况，用体表解剖标志定穴。

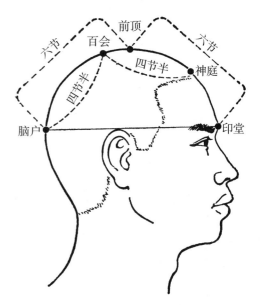

图52　头顶正中线取穴尺度

背部、肩胛部、臀部　背部正中线以脊柱正中为标准。背部第二侧线以肩胛骨内缘为标准。第二侧线和正中线的距离的中点线是第一侧线。肩部的散在穴，先认定大椎和肩髃穴，这两个穴的连线的中点是肩井穴，再加以腋缝、肩胛冈为标准，其他穴位就不难找了（图版 5）。臀部散在穴如环跳穴，在髂后上棘、股骨大粗隆和坐骨结节三者中间取穴。

胸部、腹部　胸部正中线以胸骨正中为标准。胸部第二侧线以通过乳头（即乳线）为标准，成年妇女以锁骨正中点为标准。两乳头间的距离长度折量为八节，在正中线和乳线之间就是胸部第一侧线。乳线旁开约二节是第三侧线。胸部第四侧线以腋中线为标准。胸部各线穴位的上下距离，以肋间为标准。腹部穴位的上下距离的尺度，可把上腹部和下腹部分开折量，取穴较为方便。脐窝正中的神阙穴至胸骨剑突尖端稍下的鸠尾穴，共 8 个穴位（包括神阙），以等分计算折作七节，每个穴之间的距离折为一节。神阙穴至耻骨联合上缘的曲骨穴，共 7 个穴位（包括神阙），折作五节，其中气海穴在阴交穴和石门穴之间的中点。腹白线是腹部正中线，正中线至腹部第三侧线（正对胸部的乳线）折作四节。正中线旁开半节为腹部第一侧线。第一侧线旁开一节半为第二侧线，第二侧线旁开二节为第三侧线，第四侧线以第十一肋骨尖直下为标准（图版 7、图版 8）。

四肢　上肢有 6 条体位线，下肢有 7 条。上肢手掌面有 3 条线，前外侧线由拇指桡侧向上，经腕和前臂至臂，位于桡侧。前内侧线由小指尺侧向上，经腕、前臂和臂至腋下，位于尺侧。前正中线由中指端直上，经腕、前臂和臂至肩，在上述两线之间（图版 11）。上肢手背面也有 3 条线，后外侧线由食指桡侧向上，经虎口、腕和前臂至臂，位于桡侧。后内侧线由小指尺侧向上，经腕和前臂至肘关节，位于尺侧。后正中线由无名指尺侧向上，经腕中央和前臂至臂，在上述两线之间（图版 15）。

下肢前面有 3 条线，前内侧线，由踇趾外侧经内踝前方、胫骨内侧向上至股内侧。前外侧线，由第四趾外侧经外踝前方、小腿前外侧至股外侧。前正中线，由第二趾外侧经踝关节前正中、胫骨前缘稍外上至股前部（图版 19）。下肢内侧有两条线，正内侧线，由内踝前下方经小腿、膝内侧向上至股内侧部。后内侧线，由踇趾内侧沿足内侧缘经内踝后方、小腿后内侧至腘窝内侧（图版 22）。下肢后面有两条线，后外侧线，由小趾外侧沿足外侧缘、外踝后方、小腿后外侧至腘窝外侧。后正中线，由足心经跟腱、小腿和股后正中向上至臀部（图版 24）。

四肢的上肢腕关节至腋窝，下肢内踝至腹股沟，外踝至臀横纹，都用折量法。手部和足部的取穴，都以手和足的骨骼、肌腱等为标准。臂上和腿上的等分计算折量法分列如下：

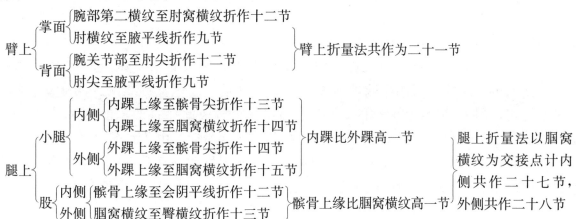

臂上
　掌面
　　腕部第二横纹至肘窝横纹折作十二节
　　肘横纹至腋平线折作九节
　背面
　　腕关节部至肘尖折作十二节
　　肘尖至腋平线折作九节
　　臂上折量法共作为二十一节

腿上
　小腿
　　内侧
　　　内踝上缘至髌骨尖折作十三节
　　　内踝上缘至腘窝横纹折作十四节
　　外侧
　　　外踝上缘至髌骨尖折作十四节
　　　外踝上缘至腘窝横纹折作十五节
　　　内踝比外踝高一节
　股
　　内侧　髌骨上缘至会阴平线折作十二节
　　外侧　腘窝横纹至臀横纹折作十三节
　　　髌骨上缘比腘窝横纹高一节

腿上折量法以腘窝横纹为交接点计内侧共作二十七节，外侧共作二十八节

　　等分计算折量法和它有关的体位线，用于体位变动不大，或体位变动对它无影响与影响不大的部分，如头面、躯干与四肢在伸直位置时，都是较准确而可靠的。因为它们的确定，是以人体的伸直姿势为基础的。由于这种原因，当四肢以屈曲姿势取穴而用于临床时，有很少的一些穴位的位置或彼此间的距离，就与在论述中可能有所不同。如在伸直时，四渎穴是在前臂的后正中线上，但屈肘俯掌时，则移于后内侧线上了；又如髌骨上缘的鹤顶穴与足三里穴，在伸直位时相距五节，当膝部弯曲，就超过了这个节数。这种情况虽然不多，但不能不提出来，以便在具体应用时注意这个问题。我们强调体位与取穴的关系，因为它直接影响到效果，所以遇到这种情况时，就不能拘泥于等分计算折量法，应以体位为准，参照等分计算折量法、体表标志法和轻掐寻找感觉法等来确定穴位，有时也可用灸法协助定穴。手指和指尖上的四缝和十宣穴，属于上肢手掌面；足趾尖端的十井，属于下肢的跖面。

第三节　配穴的原则

　　施行针灸时刺激的部位是防治疾病的三个关键之一，选用部位就涉及到配穴。配穴时要掌握下面三个原则：

　　第一，按疾病轻重缓急，取穴分主次先后。

　　由于一个病人可同时患几种疾病，其中也会有轻重缓急的区别；一种病可以有几个以上的症状，其中也会有轻重缓急之分。在治疗时，应根据疾病或症状的轻重缓急，来决定取穴的主次先后。例如，治疗急性胃肠炎，针灸一侧或两侧的足三里，或同时配合中脘和天枢，用抑制法能够很快地控制病症的发展，并达治愈的目的。这时，足三里、中脘和天枢，都是主治穴。如果患者因剧烈的上吐下泻，已引起休克时，则先取人中和合谷，甚至取四肢末端敏感部位的十宣、十井，用兴奋法解除病人休克，此时虽也需针灸治急性胃肠炎的穴位，但休克期间，取人中、合谷和十宣等穴，就较足三里、中脘和天枢等穴居先一些。又如患慢性关节炎，在病程中，又发生急性胃肠炎，因急性胃肠炎比慢性关节炎危急，就应取治急性胃肠炎的穴为主穴；于消除上吐下泻的症状以后，再取用治疗关节炎的穴位配合，进行针灸，后者即为次要穴，当胃肠炎愈后，用以治后者的穴，又成为主穴。

第二，按病因与症状，取穴要掌握重点。

凡诊断已明确的疾病，针灸可以解除发病原因，使疾病获得痊愈，是为病因治疗。对于诊断未定，病因不明的疾病，针灸也可使症状消失，恢复健康的，叫症状治疗；或者诊断已定，但某一个或几个症状突出，必须着重解决此症状的，也称为对症状治疗。因此在治疗上，针灸可以对病因治疗，也可以对症状治疗。由于针灸治病的原理是通过激发和调整神经系统的机能而完成的，因此对于病因不明的症状的治疗，严格说来实际上也是治疗了它的原因，而后症状才消除的，这与足痛医足、头痛医头的症状治疗不同。但由于病因究竟不明，因此仍称为症状治疗。

对病因的治疗　重点在抓住产生疾病的原因而进行治疗。这类疾病的原因已清楚，如没有附加的情况而需要先处理的，就应抓住对病因的治疗，对这个病的一些症状的治疗则为次要。如对疟疾的治疗，取穴的重点在消灭或抑制疟原虫，对疟疾所致的贫血等的治疗在发作未停止前，则属次要。又如高血压危象发作，发生头晕、胸闷、心慌、呼吸促迫、剧烈头痛、四肢发麻等症状，血压比平时可升高几十毫米汞柱。因为这些症状的出现是血压突然升高，所以这时进行针灸治疗，不治头也不治足，配穴重点在使患者血压降低。血压降低了，高血压危象控制了，各种症状也就消失了。用抑制法一型手法，先针右侧足三里，后针或灸左侧曲池。有的人针灸 5 分钟左右，最多在 10 分钟左右，血压开始下降，逐渐恢复到平时的高度，这已经是屡见不鲜的。又如妇女痛经，同时发生剧烈的腰痛和呕吐。针灸治腰痛，本来取环跳、委中和腰部的穴为主治穴；治呕吐，取足三里、下承浆和内关等是主治穴。经过诊视，确定患者的腰痛和呕吐的原因是痛经，所以就不针对腰痛来治疗，配穴的重点应放在治疗痛经上。用抑制法针灸中极、三阴交，痛经解除后，腰痛也就消失了。

对症状的治疗　例如治神经衰弱，一时弄不清发病原因，对病因的治疗较困难，但症状很多，在临床上可根据患者最痛苦的症状进行针灸，往往能收到治愈的效果。如患者有头痛、头晕、失眠、精神萎靡和食欲不振等症状，其中以头痛为主，便可着重治头痛，重点取新设、天柱、太阳和百会等穴。如失眠为主要症状，可着重治失眠，取神门、三阴交、通里、足三里、交信、关元、外关和内关等穴。如此一个一个症状解决。这种对症治疗，往往最后也能够达到使疾病消除的目的。

第三，按患者一般具体情况灵活取穴。

这里所说的一般具体情况，是指疾病以外的情况，如年龄、体质、当时的客观环境等。对老年、幼儿和体弱患者，应当尽量避免取颈、胸、背、腹部和敏感部位的穴（灸法不限制），针刺的操作手法也不能过猛。例如治气管炎，针合谷效果是好的，但合谷是敏感的穴位，针刺操作不当，这类患者往往发生晕针，不如改为针外关或曲池。我们在临床治疗中，对这类病人，头几次大都采用针足三里、曲池、上巨虚和支沟等穴，或再配合灸大杼、风门、云门、膏肓和神阙等穴。这些穴位，对针刺不大敏感，又是全身性强壮穴。再如怀孕的妇女，尽管她不是初诊，如用针刺治病时，不宜取用腹部的穴和敏感的穴。

患者的具体情况，还包括患者当时的客观环境和治疗条件，都应加以注意，选取适当的穴位。例如，1947年冬天，当时北方正处在战争环境，在取暖条件困难的情况下，我们曾用针刺治愈两例肋间神经痛，接诊第一例时，我们照以往理解，针刺了患者痛侧曲池这一主治穴，肋间神经痛治愈了，可是患者因脱了棉衣受凉感冒。于是接诊第二例时，为了避免患者脱棉衣，防止受凉感冒，在曲池的同一条线上试取合谷进针，也治好了。1949年冬，在北京又接诊一位肋间神经痛患者，因天冷和剧痛，使他缩成一团，皱着眉头，不愿讲话，也不肯把手伸出来。于是，又试取了痛侧的对侧脚上的行间穴，下针不久，患者不痛了，又说又笑。所以取穴时要结合患者的具体情况，灵活选取穴位。

以上所说的配穴原则，前两个是按疾病与症状取穴，第三个配穴原则，是要考虑患者的具体情况取穴。我们体会到，一穴可治数病与一病可取数穴，不必拘泥于某病只用某穴，或某穴只治某病，这是针灸疗法的长处之一，但也不要忽略穴位的特殊性。

第四节　配穴的方法

由于一穴可治数病，一病可取数穴，因此配合方法也要适当，才能达到预期疗效。现将临床常用的配穴方法列举如下：

左右对称取穴法　在左右两侧取用两个同名的穴位，用来治疗同一种病。例如，治哮喘针灸两侧肩中俞，治胃病针灸两侧足三里，治妇科病针灸两侧三阴交，治便秘针灸两侧大肠俞，治腹泻针灸两侧天枢等。

上下肢同时取穴法　在上肢和下肢同时取穴，配合治疗同一种病或两种不同的病。例如，合谷配太冲，用来治疗四肢抽搐；合谷配足三里，用来治疗咳嗽和调整消化系统。

同一肢体深浅配合取穴法　在同侧肢体上，同时取一远一近的两个穴，一个针刺深部，一个针刺浅部，或一个用针，一个用灸，促使由肢体向头部或躯干部放散的感觉更好些，或者使放散的范围更广些，用来治疗一种病或同时治疗几种病。例如，环跳配足三里，可以治疗坐骨神经痛和调整内脏机能；曲池配三间，可以治疗牙痛、肋间神经痛，同时可以治头面部、肩胛部和上呼吸道的病。

同一肢体相对两侧呼应取穴法　在同一肢体相对两侧的对应点上同时取穴，用来治疗一种病或两种不同的病。例如，阳陵泉配阴陵泉，可以治疗膝关节炎和泌尿系统的病；阳辅配三阴交，可以治疗月经病和感冒；外关配内关、曲池配少海，可以治疗上肢麻痹和疼痛，以及呼吸、循环、消化等系统的疾病。上述这些穴位，针刺取直刺方向时，可以一针透两穴。

直接间接刺激配合取穴法　以局部病患为中心，同时配合远隔距离的穴位。例如，治鼻病，在鼻区取迎香或鼻梁，再在上肢配合取曲池或外关；治眼病时，在眼区取睛明或四白，再在下肢配合取光明或足临泣；治胃病，在上腹部取上脘或中脘，再在下肢配合取足三里或上巨虚。

接近中枢神经部分和远隔部分的配合取穴法　以中枢神经为中心，取头、颈和背等部附近的穴位，同远隔距离的穴位相配合。例如，治疟疾，颈、背部取大椎，前臂取间使，下肢取解溪等穴相配合；或背部取陶道、前臂取列缺和腹部取章门等穴相配合。治口腔和咽喉疾病，后颈部取天柱或新设，上肢取外关和下肢取足三里相配合。

多种症状同时对症取穴法 例如，治腰痛、腿痛，同时伴消化不良，取肾俞或足三里配穴，或取八髎和手三里配穴。治胃痛加腹泻，取中脘和天枢配穴，或肓俞和内关配穴。治遗精加便秘，取大肠俞和命门、关元配穴，或肾俞和三阴交配穴。治咳嗽加臂痛，取天突和曲池，云门和新义配穴，或取合谷和秉风，外关和肩中俞配穴。

一般保健和对病症治疗结合取穴法 在治疗某种具体病症时，要同促进全身健康相结合以增强体力的取穴法。除取治病症的穴位外，还取保健的穴位。保健常用的穴位有膏肓、大椎、大杼、肩中俞、命门、腰阳关、曲池、外关、养老、足三里、悬钟、阳陵泉、关元和关元俞等穴。为了激发肠胃功能，促进吸收营养，常用的穴位有肝俞、胆俞、胃俞、三焦俞、肾俞、气海俞、大肠俞和小肠俞等穴。每次针灸其中两三个穴位。我们曾经观察研究针灸对增强人的"补体"的效应，取足三里、曲池、中脘、天枢、胃俞、大肠俞、大椎、头维和太阳等穴，分7天应用。有的单独用针刺法，每次针10分钟或20分钟；有的单独用灸法，每次艾卷雀啄灸或温和灸都是10分钟。除个别人外，都获得了良好的效果。

患部附近取穴法 治某一种病时，在病区附近取穴。例如，治耳病，取耳区的耳门、颞区的悬厘、后头部的头窍阴等穴。治肠炎或月经病，取腹部第二侧线的天枢和下腹部正中线的中极配穴。治腰骶神经根炎，取秩边和大肠俞、环跳和上髎、次髎、中髎、下髎配穴。

上下左右交叉配穴法 我国古代针灸治病，有讲究病在上刺其下、病在下刺其上、病在左刺其右、病在右刺其左等方法。我们在临床应用上，也行之有效。例如，治右侧牙痛，取右侧下关、颊车，可配合取左侧的合谷。治左侧面神经麻痹，用兴奋法取左侧患部附近的穴位，又可用抑制法针右侧面部有关的穴位，并配合取右侧前臂的列缺。治半身偏瘫，可取左侧上肢的肩髃、曲池，并配合取右侧下肢的阳陵泉、悬钟。也可与此相反交替应用。

上述这些配穴方法，还不能概括临床治疗的配穴全貌，在临床中各种方法可能重叠出现。总的来说，针灸在治疗一种疾病时，某些有效的穴位，可以同时应用，也可以轮换使用。在治一些慢性疾病时，可安排几组穴位，彼此交替应用，也可按所配穴位的上下左右交替应用。例如治高血压，可取足三里配内关为一组穴，气海配三阴交为另一组穴；或者第一次用左侧内关和右侧足三里，第二次用右侧内关和左侧足三里，这是两组穴的交替使用，组数多时，照此类推。

第五节　配穴的处方

我国古代针灸学家在长期治疗实践中，积累了许多宝贵的配穴经验。我们结合自己的临床经验，对其中一些配穴处方，作了整理和修改，介绍如下：

大椎、曲池、合谷　能使全身机能旺盛，常用来治肺结核、疟疾，也主治一些其他的疾病，能增强治疗的作用。例如头项强痛配合风池、风府，肠胃病配合足三里、丰隆，伤风鼻塞配合上星、迎香，败血症、尿毒症之类配合内关等。

合谷、复溜　用来止汗，发汗。

曲池、合谷　用来配合头面部的穴位，治头面部的疾病。例如，治眼病加睛明、丝竹空，治鼻病加迎香、禾髎，治耳鸣和耳聋加听会、翳风，治口腔疾患加劳宫、人中，治咽喉疾患加颊车、鱼际，治牙痛和龈肿加下关、新会，治面神经麻痹或痉挛加地仓、颧髎和太阳等。

肩髃（多留针）、曲池　常用来治肩、臂部的病，也治中风、咽喉炎、咳嗽和胸膜炎等病，对胸部、头颈部的病也能起很大的作用。

环跳、阳陵泉　对调整下半身的机能有很大的作用。

曲池、委中、下廉、下巨虚　常用来治感冒、风湿病，下廉和下巨虚两穴同时取用或取用两者之一均可，依病情而定。

曲池、阳陵泉　常用来调整内脏的机能，也治肺、肝、肾和肠胃等脏腑的病。

曲池、三阴交　常用来治体表的炎症、疮疖，子宫、卵巢的病也常用。

阳陵泉、足三里　常用来治腿部的病，也用来治肠胃病。

合谷、太冲　常用来治神志不清。配合丰隆、阳陵泉治精神分裂症，配合百会、神门治癫痫。

丰隆、阳陵泉　治便秘，振作精神。

气海、天枢　治下腹部内脏如膀胱、尿道、生殖器的病。

中脘、足三里　常用来调整肠胃的机能，止上吐下泻。

合谷、足三里　健肠胃。

劳宫、足三里　治胃病。

大椎、内关　治胸水。

内关、三阴交　有强壮身体的作用。

鱼际、太溪　治咳嗽、吐血、肺结核。房事过度身体虚弱的病症常取用。

天柱、大杼　常用来治项背强直疼痛，对调整内脏的机能也常取用。

俞府、云门　治咳嗽、喘息。

气海、关元、中极　治泌尿、生殖系统的疾病。

合谷、少商、商阳　小儿科的重要配穴。治咳嗽、呃逆、发热和咽喉疾病。

曲泽、委中　刺出血，治上吐下泻、恶疮。

第二章 各 论

一、本章根据孔穴在人体的分布位置，分为头部（包括面部）、颈部、背部、肩胛部、胸部、腹部、上肢部和下肢部，各部位又分为若干线或若干区，分别进行叙述。每个孔穴按所在位置、局部解剖、针灸方法和防治的病症逐项介绍。

二、各穴所列"位置"是指按体表标志或等分计算折量等法所定的穴位的表面位置，"局解"是指穴位表面位置之下的有关解剖结构。因为我们着重于针灸的感觉情况，故局解以神经及其相伴之血管的叙述为主。

三、各穴所列"针灸"主要是指针刺的深度、灸的时间，有时也提到灸的方法。针刺深度，一般指毫针直刺的深度，少数穴位如在头部和肌肉薄小部位，是指斜刺或横刺的深度。灸法是用艾卷灸，除注明外，都指温和灸法和熨热灸法。针刺的深度和灸的时间都是指成年人的，为小儿与老衰患者等针灸时，则应参照第二编中针灸治病的三个关键所述情况施行。

四、本章所述各穴的治疗病症，有的是疾病，有的是症状。使用时，可以对病取穴，也可以对症取穴。因为针灸不仅能治病，也有预防疾病的作用，故此项称为"防治"。

五、本章所述穴位，有些已成为治疗某些病的主治穴、常用穴，有些还属临床上的个别经验。通常一穴都能治数病或数症，所以同一病症，也可能有几个或更多的穴位能够治疗，这是从临床实践的经验总结得来的。治疗时可以酌情选用。

六、本章各穴所列述的它们能防治的病症，同第六编与第七编各病症治疗时所取的穴位，并不完全一致。前者是指某穴能治某些病症的一般情况，后者是指某病症在治疗时可以取用的穴位。这在临床取穴时，可以互相参照应用。

七、本章的度量，如针刺所用深度、某些穴位的定穴，都采用公制，以厘米为单位。不过大多数穴位的定穴，是用等分计算折量法，不在此限。

第一节 头部和颈部

一、头顶部正中线

1. 神 庭

【位置】在前发际内，按等分计算折量法，在眉心直上三节处。

【局解】在额骨部额肌中，有额内侧动、静脉的分支，分布着三叉神经第一支的额神经分支。

【针灸】针 0.7 厘米深，灸 5～10 分钟。

【防治】脑疾患、前额痛、眩晕、急性鼻炎、泪囊炎、呕吐、心悸、失眠、癫痫、解除锑剂毒性反应、精神失常等。

2. 上　星

【位置】在神庭穴直后折量二分之一节处。

【局解】在额部额肌中，有额动、静脉的分支，分布着三叉神经第一支的额神经分支。

【针灸】针0.7厘米深，灸5～10分钟。

【防治】主治前额痛、眩晕、鼻衄、鼻孔闭塞等，对角膜溃疡、眼球胀痛、球结膜充血和间歇热也有效。

3. 囟　会

【位置】在神庭穴直后折量一节半处，即神庭穴到前顶穴之间的中点。

【局解】在额骨上缘与两侧顶骨结合部——大囟门（前囟）处、帽状腱膜中，有颞浅动脉与额内侧动脉吻合的动脉网，分布着三叉神经第一支的额神经分支。

【针灸】针0.3厘米深，灸3～5分钟。3岁以下的小儿禁针，可用雀啄灸1分钟。

【防治】头痛、眩晕、鼻衄、嗜睡症、嗅觉障碍、小儿消化不良等。

4. 前　顶

【位置】在神庭穴直后折量三节处，即印堂穴到脑户穴之间的中点。

【局解】在左右顶骨结合线（矢状缝）的前段、帽状腱膜中，有左右颞浅动脉吻合的动脉网，分布着三叉神经第一支的额神经分支。

【针灸】针0.7厘米深，灸5～20分钟。

【防治】头痛、眩晕、脑贫血、小儿抽搐、鼻息肉、面部红肿等。

5. 百　会

【位置】在神庭穴直后折量四节半处，即神庭穴到脑户穴之间的中点。

【局解】在两侧顶骨结合线的中点、帽状腱膜中，有颞浅动脉和枕动脉吻合的动脉网，分布着枕大神经。

【针灸】针1厘米深，灸5～20分钟。

【防治】头痛、眩晕、昏迷、神经衰弱、虚脱、耳鸣、脑贫血、癫痫、声音嘶哑、鼻息肉、遗尿、脱肛、子宫脱垂、痔疮、中风、偏瘫、精神失常等。

6. 后　顶

【位置】在神庭穴直后折量六节处，即前顶穴到脑户穴之间的中点。

【局解】在颅顶矢状缝的后段、帽状腱膜中，有枕大动脉的分支，分布着枕大神经。

【针灸】针1厘米深，灸5～15分钟。

【防治】头痛、眩晕、偏头痛、颈项部肌肉痉挛、癫痫、精神失常等。

7. 强　间

【位置】在神庭穴直后折量七节半处，即后顶穴到脑户穴之间的中点。

【局解】在矢状缝后端、枕骨和左右顶骨的交界处（即矢状缝和人字缝交界处）、帽状腱膜中，有枕动脉的分支，分布着枕大神经。

【针灸】针0.7厘米深，灸5～15分钟。

【防治】头痛、眩晕、呕吐、小儿抽搐、失眠、神经衰弱、颈项强直不能左右回顾、癫痫等。

8. 脑　户

【位置】在枕外隆凸上缘的凹陷处。

【局解】在枕骨部，有枕动脉的分支，分布着枕大神经。

【针灸】针 0.3～1 厘米深，灸 5～15 分钟。

【防治】头痛、眩晕、神经衰弱、颈项强直疼痛、眼球疼痛、球结膜充血、视力减退、视神经萎缩、黄疸等。

二、头顶部第一侧线

1. 曲　差

【位置】在目内眦直上发际内，正中线神庭穴的两旁。

【局解】在额骨部额肌中，有额内侧动脉，分布着三叉神经第一支的额神经分支。

【针灸】针 0.7 厘米深，灸 5～15 分钟。

【防治】头痛、面神经麻痹、三叉神经痛、视力减退、鼻塞、鼻衄、鼻息肉、鼻炎等。

2. 五　处

【位置】曲差穴之后，平头顶部正中线上星穴的两旁。

【局解】在额骨部额肌中，有额内侧动脉，分布着三叉神经第一支的额神经分支。

【针灸】针 1 厘米深，灸 5～15 分钟。

【防治】癫痫、头痛、发热、眩晕、视力减退、肩背部疼痛等。

3. 承　光

【位置】五处穴之后，平头顶部正中线前顶穴的两旁。

【局解】在顶骨部、帽状腱膜中，分布着颞浅动脉、三叉神经第一支的额神经分支和面神经的颞支。

【针灸】针 1 厘米深，灸 2～5 分钟。

【防治】头痛、眩晕、鼻息肉、鼻炎、鼻塞、角膜白斑、感冒、呕吐、心悸、口眼㖞斜等。

4. 通　天

【位置】承光穴之后，平头顶部正中线百会穴的两旁。

【局解】在顶骨部、顶结节的内侧，分布着颞浅动脉和枕动脉吻合的动脉网、枕大神经。

【针灸】针 1 厘米深，灸 5～15 分钟。

【防治】鼻炎、鼻塞、鼻衄、口部诸肌痉挛、慢性支气管炎、三叉神经痛、喘息、虚脱等。

5. 络　却

【位置】通天穴之后，平头顶部正中线强间穴的两旁。

【局解】在顶骨和枕骨结合处，即枕肌停止部，分布着枕动脉、枕大神经。

【针灸】针1厘米深，灸5～15分钟。

【防治】枕肌和斜方肌痉挛、青光眼、头晕、耳鸣、精神病等。

6. 玉 枕

【位置】络却穴之后，平头顶部正中线脑户穴的两旁。

【局解】在枕骨部，枕外隆凸外侧稍上，上项线上方，分布着枕动脉、枕大神经。

【针灸】针1厘米深，灸5～15分钟。

【防治】三叉神经痛、眩晕、头痛、近视、嗅觉减退、多汗症、中风等。

三、头顶部第二侧线

1. 头临泣

【位置】在头顶部第一侧线上的曲差穴外侧，眼区鱼腰穴直上的前发际内。

【局解】在额骨部额肌中，有额外侧动脉（眶上动脉），分布着三叉神经第一支的额神经分支和面神经的颞支。

【针灸】针1厘米深，灸2～5分钟。

【防治】溢泪症、急性或慢性结膜炎、视力减退、癫痫、脑出血、头痛等。

2. 目 窗

【位置】头临泣穴之后，平头顶部正中线的上星穴与囟会穴之间的中点。

【局解】在额骨部，分布着颞浅动脉的额支、额神经分支。

【针灸】针1厘米深，灸5～15分钟。

【防治】球结膜充血、眩晕、视力减退、面部浮肿、头痛、结膜炎、恶寒发热等。

3. 正 营

【位置】目窗穴之后，平头顶部正中线的前顶穴和第一侧线的承光穴外下。

【局解】在顶骨部、帽状腱膜中，有颞浅动脉的分支、额神经的分支。

【针灸】针1厘米深，灸5～15分钟。

【防治】眩晕、头痛、牙痛、视神经萎缩、耳鸣等。

4. 承 灵

【位置】正营穴之后，平头顶部正中线的百会穴和第一侧线的通天穴外下。

【局解】在顶结节上、帽状腱膜中，有颞浅动脉和枕动脉吻合的动脉网，分布着枕大神经和耳颞神经的分支。

【针灸】针1厘米深，灸5～15分钟。

【防治】鼻衄、喘息、头痛、感冒、耳鸣、神经性耳聋等。有退热作用。

5. 脑 空

【位置】承灵穴之后，平头顶部正中线的脑户穴和第一侧线的玉枕穴。

【局解】在顶骨、颞骨和枕骨的交界处，有枕动脉，分布着枕大神经和枕小神经的分支。

【针灸】针1厘米深，灸5～20分钟。

【防治】鼻衄、头痛、喘息、肩颈部肌肉痉挛、感冒、心悸等。有退热作用。

四、头顶部第三侧线

1. 本 神

【位置】目外眦直上前发际内，头顶部第二侧线的头临泣穴外侧。

【局解】在额骨部额肌中，有颞浅动脉的额支和额外侧动脉，分布着三叉神经第一支的额神经分支。

【针灸】针1厘米深，灸5～20分钟。

【防治】癫痫、头痛、偏头痛、眩晕、颈项部肌肉痉挛、眼球胀痛等。

2. 天 冲

【位置】在耳廓根上缘向后上方斜行，平头顶部正中线的强间穴和第一侧线的络却穴。

【局解】在耳上肌之后，有耳后动脉，分布着枕小神经。

【针灸】针1厘米深，灸5～15分钟。

【防治】癫痫、头痛、齿龈炎、耳痛、耳聋、耳鸣等。

3. 浮 白

【位置】在耳廓根上缘向后横行，平头顶部正中线的脑户穴。

【局解】在顶骨与颞骨的结合部、耳后肌中，有耳后动脉，分布着司运动的面神经耳后支、司感觉的枕小神经和耳大神经。

【针灸】针1厘米深，灸5～15分钟。

【防治】耳鸣、耳聋、牙痛、呃逆、呼吸困难、上肢麻痹、颈项部肌肉痉挛、扁桃体炎、颈项痛肿等。

4. 头窍阴

【位置】在浮白穴之下，后颈区完骨穴之上，浮白穴和完骨穴之间的中点。

【局解】在乳突后缘的直上部、耳后肌中，有耳后动脉，分布着枕小神经。

【针灸】针1厘米深，灸5～20分钟。

【防治】脑膜炎、脑出血、目痛、三叉神经痛、四肢肌肉痉挛、呃逆、耳鸣、耳聋、失语症、颈项肿痛、腮腺炎、扁桃体炎、痈疽等。

五、眼 区

1. 睛 明

【位置】在目内眦旁侧约0.3厘米处。

【局解】在睑内侧韧带上，有从面动脉来的内眦动脉，分布着三叉神经第一支的滑车下神经。

【针灸】针0.7厘米深，因穴位距离眼睛过近，不宜直接灸。

【防治】主治各种眼病，如角膜白斑、结膜炎、球结膜充血、沙眼、夜盲症、视神经萎缩、视网膜炎、视网膜出血等。对鼻塞也有效。

2. 下睛明

【位置】在目内眦旁直下0.3厘米处。

【局解】在目内眦与眶下缘交界处，有内眦动脉，分布着三叉神经第一支的滑车下神经。

【针灸】针1厘米深，不宜直接灸。

【防治】结膜炎、泪囊炎、溢泪症、眼球胀痛、斜视、近视等。

3. 攒 竹

【位置】睛明穴直上，正当眉头，指尖掐得的凹陷处。

【局解】在眉弓的内侧端，皮下为皱眉肌，有额内侧动脉，分布着三叉神经第一支的额神经分支。指尖掐得的凹陷处为眶上神经穿出的眶上孔。

【针灸】针0.7厘米深，温和灸5～10分钟。

【防治】角膜白斑、夜盲症、视力减退、溢泪症、眩晕、前额痛、面神经麻痹或痉挛、三叉神经痛、膈肌痉挛等。

4. 眉 冲

【位置】在目内眦的直上方，同阳白穴平高处。

【局解】在额骨部额肌中，有额内侧动脉，分布着三叉神经第一支的额神经分支。

【针灸】针0.7厘米深，灸5～10分钟。

【防治】前额痛、三叉神经痛、癫痫、结膜炎、鼻炎、面神经麻痹等。

5. 鱼 腰

【位置】眉毛中间，指尖掐得的凹陷处。相当于眉弓和眶上缘之间的凹陷部。

【局解】皮下为眼轮匝肌，分布着额外侧动脉、三叉神经第一支的额神经分支。

【针灸】针0.3～0.7厘米深，温和灸5～10分钟。

【防治】眼疾患、偏头痛、前额痛、面神经麻痹或痉挛等。

6. 阳 白

【位置】鱼腰穴直上约0.7节的凹陷处。

【局解】在额骨部额肌中，分布着额外侧动脉、额神经分支。

【针灸】针0.7厘米深，灸5～10钟。

【防治】夜盲症和其他眼病、三叉神经痛、面神经麻痹或痉挛、呕吐、头痛等。

7. 丝竹空

【位置】眉梢的旁侧，额骨颧突的外缘，指尖掐得的凹陷处。

【局解】皮下是眼轮匝肌，有颞浅动脉的分支，分布着三叉神经第一支的额神经分支。

【针灸】针1厘米深，温和灸5～10分钟。

【防治】眼疾患、头痛、眩晕、面神经麻痹或痉挛、小儿抽搐。

8. 瞳子髎

【位置】在目外眦旁侧约0.6厘米的骨缘凹陷处。

【局解】皮下为眼轮匝肌，深部为颞肌。有颞浅动脉的分支和颞深动脉的分支。分布着司运动的面神经颞支、司感觉的三叉神经第二支。

【针灸】针0.3厘米深，不宜直接灸。

【防治】角膜炎、视网膜炎、球结膜充血、斜视、夜盲症、三叉神经痛、齿龈痛、面神经痉挛或麻痹、视神经萎缩、角膜白斑等。

9. 承　泣

【位置】在眶下缘和下眼睑交界处，直对鱼腰穴。

【局解】在眼轮匝肌中，分布着眶下动脉、三叉神经第二支的分支——眶下神经。

【针灸】针0.6～1.3厘米深，不宜直接灸。

【防治】角膜炎、溢泪症、夜盲症、眼睑及口角诸肌痉挛等。

10. 四　白

【位置】承泣穴下1厘米，指尖掐得的凹陷处，正对上颌骨前面的眶下孔。

【局解】在上颌骨前面、面神经支配的上唇方肌中，有眶下动脉、三叉神经第二支的眶下神经。

【针灸】针1厘米深，雀啄灸1～3分钟，患者仰卧、闭目。

【防治】视神经萎缩、视力减退、近视、白内障、青光眼、玻璃体混浊、眼球胀痛和其他眼病。面神经麻痹或痉挛、三叉神经痛、头痛、牙痛、上颌窦炎、眩晕、鼻炎和语言障碍等病症，皆常取用此穴。

11. 印　堂

【位置】眉心的正中，直对鼻尖。

【局解】在额骨的眉间部，皮下为额肌，有额内侧动脉，分布着三叉神经第一支的额神经分支。

【针灸】针0.3～0.7厘米深，灸5～15分钟。

【防治】头痛、眩晕、眼球胀痛、神经性呕吐、三叉神经痛、小儿抽搐、鼻炎、鼻衄、失眠等。

六、耳　区

1. 天　容

【位置】在耳垂根部之下1厘米，胸锁乳突肌停止部前方，指尖掐得的凹陷处。

【局解】在腮腺后缘，有由颈丛来的耳大神经司感觉，深部有颈内静脉。

【针灸】针1～3.3厘米深，灸5～15分钟。

【防治】胸膜炎、肋间神经痛、呼吸困难、颈项部疼痛、耳鸣、耳聋、耳内痛、齿龈炎、胸背部肌肉痉挛、颈项部患疖肿或扭伤不能回顾、急性咽喉炎、慢性咽喉炎、腮腺炎、三叉神经痛、面神经麻痹、面肌痉挛等。

2. 听　会

【位置】在耳屏前下方，耳屏间切迹前方，下颌关节突后缘，指尖掐得的凹陷处。

【局解】有颞浅动脉分支，分布着三叉神经第三支的耳颞神经。深部有腮腺和穿过腮腺的面神经，以及颈外动脉。

【针灸】针1.7厘米深，针时，被针者的口腔可稍张开，或上下牙不咬住，使下颌关节松开些，就易取穴，也易入针。灸5～15分钟。

【防治】外耳道炎、耳鸣、耳聋、面神经麻痹或痉挛、中耳炎、下颌脱臼的疼痛、下颌关节炎、咀嚼肌痉挛、牙痛、偏瘫等。

3. 听　宫

【位置】在耳屏前缘正中，下颌关节突后缘。

【局解】有颞浅动脉的分支，分布着三叉神经第三支的耳颞神经。深部有腮腺和穿过腮腺的面神经，以及颈外动脉。

【针灸】针 0.6～1.7 厘米深，针时，被针者的口腔可稍张开，使下颌关节松开些，易于取穴和入针。灸 5～15 分钟。

【防治】耳鸣、耳聋、中耳炎、外耳道炎、声音嘶哑、失语症等。

4. 耳　门

【位置】在耳屏前上方，耳界切迹的前方，颧骨弓后缘，指尖掐得的凹陷处。

【局解】有颞浅动脉和它的分支，分布着三叉神经第三支的耳颞神经。

【针灸】针 1 厘米深，灸 3～5 分钟。

【防治】耳鸣、耳聋、中耳炎、外耳道炎、上牙痛、口裂诸肌痉挛等。

5. 和　髎

【位置】在上耳廓根之前，颧骨颞突起始部上方，鬓发之后，指尖掐得的凹陷处。皮下的颞浅动脉可以触知。

【局解】在耳前肌起始部，分布着三叉神经第三支的耳颞神经和面神经的颞支。

【针灸】针 1～2 厘米深，灸 3～5 分钟。

【防治】头痛、面神经痉挛或麻痹、颈颌部蜂窝组织炎、鼻炎、鼻息肉、外耳道炎、三叉神经痛等。

6. 曲　鬓

【位置】在和髎穴上方。由耳廓根上缘向前划一平线，与鬓角的发际相交之处，指尖掐有凹陷。

【局解】在颞骨鳞部、耳前肌中，有颞浅动脉的分支，分布着耳颞神经和面神经的颞支。

【针灸】针 1 厘米深，灸 3～5 分钟。

【防治】颅顶部痛、颈部痛、颞部痛、偏头痛、眼病等。

7. 角　孙

【位置】在耳廓根的正上方，口开闭时，能触得牵动。

【局解】在耳上肌中，有颞浅动脉和耳后动脉的分支，由三叉神经第三支的耳颞神经和枕小神经司该部感觉。

【针灸】针 0.6 厘米深，灸 10～20 分钟。

【防治】齿龈炎、口裂诸肌痉挛、口腔炎、咀嚼肌麻痹、呕吐、甲状腺肿等。

8. 颅　息

【位置】在角孙穴后下部，耳廓根后缘，约平角孙穴至外耳门连线的中点。

【局解】在颞骨鳞部、耳后肌中，有耳后动脉，分布着枕小神经。

【针灸】针 0.6 厘米深，灸 10～20 分钟。

【防治】耳鸣、耳聋、头痛、癫痫、喘息、甲状腺肿等。对小儿呕吐有卓效。

9. 瘈 脉

【位置】在耳廓根的后缘，前方与外耳门平高。

【局解】在颞骨乳突根部稍前方、耳后肌中，有耳后动脉，分布着耳大神经。

【针灸】针 0.3 厘米深，可稍出血。灸 3 分钟。

【防治】头痛、耳鸣、虹膜炎、小儿搐搦、呕吐、腹泻等。

10. 翳 风

【位置】在耳垂根部后方的凹陷处，乳突和下颌支的中间。深部正对茎乳孔，用手指在该处按压时，耳内有感觉。

【局解】有耳后动脉，分布着耳大神经。该部皮下有面神经的耳后支通过，深部正当面神经穿出茎乳孔处。

【针灸】针 1 厘米深，操作得当可入针 3.3 厘米。灸 5～20 分钟。

【防治】腮腺炎、耳鸣、耳聋、中耳炎、面神经麻痹、口腔炎、语言障碍、甲状腺炎、颈部与腋下淋巴结炎、三叉神经痛、呕吐等。

【附注】凡取耳廓后面的穴，施用灸法时，要把耳廓向前卷；施用针法时，凡直刺入针，也需要把耳廓向前稍卷，如向耳根方向斜刺入针，就不一定要卷耳廓。

七、口鼻区

1. 素 髎

【位置】在鼻尖的正中。

【局解】有鼻背动脉及三叉神经第一支的鼻睫神经。

【针灸】针 0.3～0.7 厘米深，灸 3～5 分钟，取仰卧位。

【防治】急性鼻炎（多涕）、鼻塞、嗅觉减退、鼻衄、鼻息肉、溢泪、酒渣鼻（宜灸不宜针）、虚脱等。

2. 鼻 梁

【位置】在鼻背两侧，指尖掐得的凹陷处。

【局解】在鼻肌中，有鼻背动脉，分布着三叉神经第一支的鼻睫神经外鼻支。

【针灸】针 0.6～1 厘米深，灸 3～5 分钟，取仰卧位。

【防治】急性或慢性鼻炎、前额痛、嗅觉减退、预防和治疗感冒等。

3. 迎 香

【位置】睛明穴直下，鼻翼外缘沟的上端，鼻前孔的边缘凹陷中。

【局解】在上唇方肌中，有面动脉分支，分布着面神经颊支、司感觉的三叉神经第二支的眶下神经。

【针灸】针 0.3～1 厘米深，灸 3～5 分钟，取仰卧位。

【防治】急性鼻炎、过敏性鼻炎、鼻塞、嗅觉减退、鼻衄、面神经麻痹、面肌痉挛、面部蜂窝组织炎、喘息、预防和治疗感冒等。

4. 巨 髎

【位置】在上嘴唇两旁，直线对四白穴，横线平水沟穴。

【局解】在上颌骨前面，上唇方肌中，第一前臼齿根部，有面动脉的分支，分布着面神经颊支和三叉神经第二支的眶下神经。

【针灸】针0.6～1厘米深，灸3～5分钟，取仰卧位。

【防治】面神经麻痹或痉挛、三叉神经痛、角膜炎、青光眼、近视、上颌窦炎、牙痛、唇颊部的炎症等。

5. 地 仓

【位置】在口角的旁侧，距离口角约1厘米。

【局解】在口角外方、口轮匝肌部，由三叉神经第二、第三支司感觉，面神经颊支司运动，深部有面动脉通过。

【针灸】针1厘米深，灸3～5分钟。此穴多用横刺透颊车穴，并可沿针体施灸。

【防治】面神经麻痹或痉挛、三叉神经痛、语言障碍、口裂诸肌和眼部诸肌的痉挛等。

6. 禾 髎

【位置】在上嘴唇两旁。垂线对迎香穴，横线平水沟穴，也就是在此两线的相交处，又在水沟穴与巨髎穴之间的中点，指尖掐得的上颌骨尖牙窝部。

【局解】在上唇肌中，有面动脉、静脉的分支，分布着三叉神经第二支的眶下神经。

【针灸】针0.6～1厘米深，灸3～5分钟，取仰卧位灸。

【防治】面神经麻痹或痉挛、咀嚼肌痉挛、腮腺炎、急性或慢性鼻炎、鼻塞、鼻衄、鼻息肉、嗅觉减退等。

7. 人 中

【位置】在上嘴唇正中，紧靠鼻柱下，指尖掐时很敏感。

【局解】在口轮匝肌中，有上唇动脉，分布着三叉神经第二支的分支和面神经颊支。

【针灸】针0.6～1厘米深，雀啄灸1～3分钟，取仰卧位，灸时用纸片遮住患者的鼻孔。

【防治】晕厥、虚脱、精神失常等。人中穴是人事不省的急救穴，这是自古以来大家所公认的。

8. 水 沟

【位置】在上嘴唇的正中，人中穴和兑端穴之间的中点。此处用指尖掐时不太敏感。

【局解】有上唇动脉，分布着三叉神经第二支的分支和面神经颊支。

【针灸】针0.6～1厘米深，雀啄灸1～3分钟，取仰卧位，灸时用纸片遮住患者鼻孔。

【防治】糖尿病、慢性肾炎、癫痫、面部浮肿、下肢浮肿、口眼诸肌痉挛等。对晕厥等人事不省也有效。

9. 兑 端

【位置】在上嘴唇正中的嘴唇边缘上，就是红唇和皮肤的移行部中央。

【局解】有上唇动脉，分布着面神经颊支和眶下神经上唇支。

【针灸】针0.6～1厘米深，雀啄灸3～5分钟，取仰卧位，灸时用纸片遮住患者鼻孔。

【防治】主治症除与人中穴相同外，对黄疸、鼻衄也有效。

10. **金津、玉液**

【位置】在舌体下面的伞襞上，左右各一穴。古医书上，将左穴名叫金津，右穴名叫玉液。

【局解】在舌静脉上，有来自三叉神经第三支的舌神经和舌下神经。

【针灸】用速刺法，入针 0.3 厘米深，稍微出血。禁灸。

【防治】呕吐、口腔炎、舌炎、舌肿、喉头肌麻痹、语言障碍、黄疸、糖尿病、舌下神经麻痹等。

11. **海　泉**

【位置】在舌体下面的正中，就是在舌系带上。

【局解】有舌动、静脉的分支，分布着来自三叉神经的舌神经和舌下神经。

【针灸】用速刺法，入针 0.3 厘米深，稍微出血。禁灸。

【防治】呕吐、舌下神经麻痹、舌炎、糖尿病、语言障碍等。

12. **龈　交**

【位置】在上嘴唇里面连接上齿龈的黏膜部上，就是在上唇系带的当中。

【局解】有上唇动脉，分布着三叉神经第二支的上颌牙槽神经和眶下神经上唇支。

【针灸】针 0.6 厘米深，禁灸。

【防治】鼻息肉、鼻塞、颈项部疼痛、面神经麻痹、溢泪、目内眦充血或瘙痒等。

13. **承　浆**

【位置】在下嘴唇下方凹陷处的颏唇沟中央。

【局解】在下颌骨前面、口轮匝肌中，有下唇动脉，分布着三叉神经第三支的颏神经。

【针灸】针 0.6～1 厘米深，灸 5～20 分钟。

【防治】中风、面神经麻痹、面部浮肿、糖尿病、牙痛、流涎、癫痫、虚脱等。

14. **下巨髎**

【位置】在下颌部。垂线对巨髎穴，横线平承浆穴。指尖可揣得颏孔凹陷。

【局解】在下颌骨前面，下唇方肌中，有面动、静脉分支，分布着三叉神经第三支的颏神经和面神经的下颌缘支。

【针灸】针 0.6 厘米深，灸 5～15 分钟。

【防治】面神经麻痹、口裂诸肌痉挛、流涎、下牙痛等。

15. **下禾髎**

【位置】在下颌部。垂线对禾髎穴，横线平承浆穴。在下巨髎穴与承浆穴之间的中点。

【局解】在下唇方肌中，有面动、静脉，分布着三叉神经第三支的颏神经和面神经的下颌缘支。

【针灸】针 0.6 厘米深，灸 5～15 分钟。

【防治】面神经麻痹、口裂诸肌痉挛、下牙痛、口腔炎、流涎等。

16. 下承浆

【位置】在承浆穴直下，下颌正中。

【局解】在下颌骨前面、颏肌中，分布着面动、静脉的分支，三叉神经第三支的颏神经。

【针灸】针0.6厘米深，灸5～15分钟。

【防治】流涎、慢性咽喉炎、呕吐、食欲不振。特别是对于儿童恶心、呕吐、消化障碍，效果显著。

八、颞 区

1. 头 维

【位置】神庭穴旁开，横线平入额角发际约1.5厘米，恰好在额骨和顶骨的结合处稍前。

【局解】在颞上线和冠状缝交界处，颞肌上缘，有颞浅动、静脉的额支，分布着面神经颞支，由三叉神经的第一、第二支司感觉。

【针灸】针1厘米深，灸3～5分钟。

【防治】前额痛、偏头痛、结膜炎、视力减退、溢泪症、面神经麻痹等。

2. 率 谷

【位置】耳直上，入发际约一节半，约在顶骨和颞骨的结合处。

【局解】在颞肌中，在颞浅动、静脉顶支，由三叉神经第三支的耳颞神经和颈丛来的枕小神经司感觉。

【针灸】针1厘米深，灸5～15分钟。

【防治】颅顶部疼痛、枕部和颈部肌肉痉挛、偏头痛、呕吐、咳嗽、宿醉（酒醉后遗症）、烦渴等。

3. 颔 厌

【位置】头维穴下后方，在头维穴至悬厘穴之间，顶骨的蝶角部。

【局解】在颞肌中，有颞浅动脉额支，分布着面神经颞支，由三叉神经第二、第三支司感觉。

【针灸】针0.6厘米深，灸5～10分钟。

【防治】头痛、眩晕、耳鸣、小儿痉挛、面神经麻痹、鼻炎、牙痛等。

4. 悬 颅

【位置】颔厌穴下后方，在头维穴至悬厘穴之间。

【局解】在颞骨部、颞肌中，有颞浅动脉额支，分布着面神经颞支，由三叉神经第二、第三支司感觉。

【针灸】针0.6厘米深，不可深刺，灸3～5分钟。

【防治】神经衰弱、头痛、偏头痛、牙痛、鼻炎、眼结膜充血等。

5. 悬 厘

【位置】在曲鬓穴之前约1.3厘米的鬓发中，同耳廓根的上界平高。

【局解】在颞骨部、颞肌中，有颞浅动脉额支，分布着面神经颞支，由三叉神经第三支司感觉。

【针灸】针 0.6 厘米深，灸 5～10 分钟。

【防治】神经衰弱、偏头痛、面部浮肿、鼻炎、牙痛、耳聋等。

6. 上　关

【位置】在耳前，颧弓上缘，鬓角前缘凹陷处。

【局解】在颧弓上、颞肌中，有颞浅动脉分支，分布着面神经颞支，由三叉神经第二、第三支司感觉。

【针灸】针 0.3 厘米深，灸 3～5 分钟。

【防治】偏头痛、眩晕、耳鸣、耳聋、面神经麻痹、牙痛、口角诸肌痉挛等。

7. 太　阳

【位置】眉梢后下方，额颧缝后方的凹陷处。此穴与丝竹空穴、瞳子髎穴成正三角形。

【局解】在蝶骨大翼颞面中央，有颞浅动脉分支，皮下是三叉神经第三支支配的颞肌，由三叉神经第二支司感觉。

【针灸】针 0.6～2 厘米深，灸 3～5 分钟。

【防治】前头部痛、偏头痛、急性或慢性结膜炎、牙痛、面神经麻痹、面肌痉挛、耳鸣、三叉神经痛、眩晕、神经衰弱等。

九、颊　区

1. 颧　髎

【位置】在颧骨上颌突下缘稍后的凹陷处，目外眦的瞳子髎穴直下方。

【局解】在咬肌起始部，有颞浅动脉分出的面横动脉，分布着面神经颧支，由三叉神经第二、第三支司感觉。

【针灸】针 1 厘米深，灸 3～5 分钟。

【防治】面神经麻痹、牙痛、面肌痉挛等。

2. 下　关

【位置】在耳前，下颌关节突的稍前方，颧弓下方的凹陷处，即颧弓下缘和下颌切迹围成的空间内。

【局解】皮下有腮腺，深部是咬肌，更深部有上颌动脉、三叉神经第三支的内侧分支，浅部有颞浅动脉分出的面横动脉，分布着面神经颧支，由三叉神经第三支司感觉。

【针灸】针 1 厘米深，治鼻、眼疾病。熟悉局部解剖、掌握好操作手法的可入针 3.3 厘米。灸 3～5 分钟。

【防治】面神经麻痹、面肌痉挛、眩晕、牙痛、耳鸣、耳聋、急性或慢性鼻炎、三叉神经痛、下颌关节炎等。

【附注】进针后，被针者的口不要动，以防弯针或断针。

3. 新　会

【位置】在耳垂下约 1.6 厘米（大约食指头一横指）、下颌角的上方约 1.6 厘米处，耳区听会穴直下。

【局解】在咬肌部，皮下为腮腺，有咬肌动脉，分布着三叉神经第三支的咬肌神经、面神经下颌缘支，由颈丛来的耳大神经和三叉神经第三支司皮肤感觉。

【针灸】针 0.6～1.2 厘米深，灸 5～15 分钟。

【防治】三叉神经（第二、第三支）痛、牙痛、腮腺炎、颈部诸肌挛缩或疼痛、颈部扭伤不能回顾、口腔炎、咀嚼肌痉挛、甲状腺肿、声音嘶哑、语言障碍、耳鸣、耳聋、面神经麻痹、面肌痉挛。三叉神经痛作安全留针，效果显著。

4. 颊 车

【位置】在耳垂前下方，下颌角的前上方约 2 厘米，指尖掐得的凹陷处。张口时凹陷更明显。

【局解】在咬肌附着部，皮下为腮腺，有咬肌动脉，分布着三叉神经的咬肌神经、面神经颈支，由三叉神经第三支司皮肤感觉。

【针灸】针 1～1.5 厘米深，灸 5～15 分钟。

【防治】面神经麻痹、面肌痉挛、咀嚼肌痉挛、下牙痛、三叉神经第三支痛、声音嘶哑、语言障碍、口腔炎、甲状腺肿、颈部诸肌挛缩或疼痛、颈部扭伤不能回顾、耳鸣、耳聋、流涎等。

5. 大 迎

【位置】在下颌角的前方，约在下颌角和下巨髎穴之间的中点。

【局解】在咬肌附着部前缘，面动脉的后缘，分布着面神经下颌缘支，由三叉神经第三支司感觉。

【针灸】针 1～1.5 厘米深，灸 5～15 分钟。

【防治】面部浮肿、咀嚼肌痉挛、下牙痛、腮腺炎、语言障碍、口裂诸肌痉挛、颈部肌肉痉挛、眼肌痉挛、三叉神经痛等。

十、颈前区

1. 天 突

【位置】在喉结下方，胸骨柄切迹上方和左右胸锁乳突肌之间的凹陷处。

【局解】内部为胸骨舌骨肌、胸骨甲状肌。分布着从甲状颈干来的甲状腺下动脉、颈皮神经。深部有气管，再往下在胸骨柄后方有左无名静脉和主动脉弓。

【针灸】向下方斜刺入针 1～1.5 厘米深，不宜深刺。灸 5～20 分钟。

【防治】喘息、声门肌痉挛、食道炎、甲状腺疾患、喉炎、扁桃体炎、急性舌骨肌麻痹、语言障碍、呕吐、食道痉挛、咳嗽、气管炎等。

2. 廉 泉

【位置】在喉结上方的凹陷处，即舌骨体下缘和甲状软骨切迹围成的空间内。

【局解】在左右甲状舌骨肌的中间，有甲状腺上动脉，分布着舌下神经降支，由颈皮神经司感觉。此穴深部的上方是会厌穴，下方是喉门穴。

【针灸】针 1 厘米深，下针后，被针者不要做吞咽动作，防止弯针或断针。灸 5～20 分钟。

【防治】气管炎、喘息、喉炎、语言障碍、呕吐、舌炎、齿龈部肌肉萎缩、流涎症等。

3. 人 迎

【位置】在胸锁乳突肌前缘，同甲状软骨上缘平高。

【局解】正在颈总动脉分为颈外动脉和颈内动脉的分叉处，有颈内动脉窦和颈动脉体，稍外有舌下神经降支，后方有迷走神经。该部由颈皮神经司感觉。

【针灸】此穴列为禁针穴。如果掌握局部解剖，注意避开颈总动脉，可针1厘米深，不可深刺。此穴也列为禁灸穴，尤其禁用疤痕灸。如果该处患有皮炎或疮疖，可用艾卷熨热灸法，灸3～5分钟。

【防治】喉炎、甲状腺疾患、扁桃体炎、高血压病、哮喘、呼吸困难及其他肺部疾患。

4. 水 突

【位置】在胸锁乳突肌下部的前缘，同甲状软骨下缘平高。

【局解】深部有颈总动脉，沿着这条动脉之前，有舌下神经降支，动脉之外有迷走神经通过，该部由颈皮神经司皮肤感觉。

【针灸】针1厘米深，灸5～10分钟。

【防治】扁桃体炎、甲状腺疾患、支气管炎、喘息、喉炎、百日咳等。

5. 气 舍

【位置】在水突穴下方凹陷处，即在锁骨胸骨端上缘，胸锁乳突肌的胸骨头锁骨头之间。

【局解】深部有颈总动脉，有迷走神经与交感神经干通过，由颈皮神经司皮肤感觉。

【针灸】针1厘米深，不可深刺。灸5～10分钟。

【防治】扁桃体炎、支气管炎、喉炎、百日咳、膈肌痉挛、消化不良等。

十一、颈后区

1. 天 鼎

【位置】在胸锁乳突肌的下部后缘，与甲状软骨下缘平高。

【局解】有来自甲状颈干的颈浅动脉和颈外静脉，由颈皮神经司皮肤感觉。该穴正当膈神经的通路，深部是臂神经丛。

【针灸】针1厘米深，灸5～20分钟。

【防治】扁桃体炎、喉炎、舌骨肌麻痹、颈臂部疼痛、痉挛性斜颈、膈肌痉挛。凡咽下困难者，都可用此穴。

2. 扶 突

【位置】在人迎穴外侧，胸锁乳突肌的肌腹中央凹陷处，同甲状软骨上缘平高。

【局解】有来自甲状颈干的颈升动脉，胸锁乳突肌下有颈内静脉，有迷走神经通过。分布着颈皮神经和支配该肌的副神经。

【针灸】针1.2厘米深，灸5～10分钟。

【防治】咳嗽、喘息、唾液分泌过少或过多、急性舌骨诸肌麻痹、痉挛性斜颈、甲状腺病、低血压等。

3. 天　窗

【位置】在扶突穴后方，胸锁乳突肌后缘的中点。

【局解】有颈升动脉，正当颈皮神经、耳大神经、枕小神经和锁骨上神经从颈神经丛的发出部。

【针灸】针1厘米深，灸5～10分钟。

【防治】肋间神经痛、呼吸困难、口腔炎、颈项部和肩胛部疼痛、痉挛性斜颈、甲状腺疾病、耳聋、耳鸣、牙周炎等。

4. 缺　盆

【位置】在锁骨上缘，胸锁乳突肌后方凹陷处，即锁骨上窝中央，正对肺尖部。

【局解】在颈阔肌中，有肩胛上动脉，分布着锁骨上神经，深部有锁骨下动脉和臂神经丛从锁骨上部通过。

【针灸】针1厘米深，注意避开动脉，不宜深刺。有些书上列为禁针穴，恐刺中肺尖发生气胸。灸5～10分钟。

【防治】喘息、胸膜炎、颈肩部诸肌炎症、肋间神经痛、扁桃体炎、颈淋巴腺结核。

5. 风　府

【位置】枕外隆凸直下和第一颈椎之间，左右斜方肌当中指尖掐得的凹陷处。

【局解】有枕动脉的分支，分布着颈神经后支和枕大神经。深部为枕寰间隙的延髓和脊髓的交界处。

【针灸】针1厘米深，不可深刺。灸5～15分钟。

【防治】头痛、颈项部疼痛、精神病、癔病、中风、癫痫、黄疸、鼻衄、感冒和热性病的解热、视神经萎缩和其他的眼病。

6. 哑　门

【位置】风府穴直下一节，在第一颈椎和第二颈椎之间，两侧斜方肌之中。

【局解】有枕动脉的分支，分布着颈神经的后支。深部的椎管内有脊髓，稍上就是延髓。

【针灸】针1厘米深，禁深刺，尤其不能向上斜刺深刺。灸5～15分钟。

【防治】头痛、舌骨肌麻痹、舌下软瘤（重舌）、喉炎、脑出血、脑膜炎、鼻衄、脊髓炎、语言障碍、声音嘶哑、慢性气管炎等。

7. 天　柱

【位置】哑门穴两旁，斜方肌的外缘凹陷处。

【局解】有枕动、静脉分支，分布着颈神经后支和从颈神经发出的枕小神经。

【针灸】针1～3.3厘米深，灸5～15分钟。

【防治】对头痛、前额痛、枕肌及肩胛肌挛缩、机能性斜颈、喉炎、鼻塞、嗅觉障碍、失眠、鼻衄、口腔炎、神经衰弱、眼疾患、落枕、颈椎病、食道痉挛、甲状腺疾患、扁桃体炎、气管炎和慢性咽喉炎，有显著疗效。

8. 风　池

【位置】在风府穴两旁，枕骨下际，胸锁乳突肌和斜方肌停止部之间的凹陷处，即枕三角的顶点。

【局解】有枕动、静脉，分布着枕小神经和枕大神经。

【针灸】针1.5～3.3厘米深，灸5～20分钟。

【防治】脑疾患、斑疹伤寒、感冒、偏头痛、眩晕、眼疾患、耳鼻疾患、迷走神经和副神经功能异常等，均可治疗。对瘫痪、神经衰弱也有效。治疗视网膜䀮和青光眼有较好的效果。

9. 新　设

【位置】风池穴直下，第四颈椎旁开约3.3厘米，斜方肌外侧凹陷处。

【局解】在第四颈椎横突的尖端，有颈横动脉的分支，分布着颈神经。

【针灸】针1.5～3.3厘米深，灸5～20分钟。

【防治】偏头痛、前额部疼痛、枕部痛、颈和肩背部痛、项肌痉挛和扭伤、机能性斜颈、膈肌痉挛、感冒、脑炎、斑疹伤寒、恶心、呕吐、眩晕、面肌痉挛、偏瘫、截瘫、口腔炎、失眠、眼疾患。

10. 完　骨

【位置】在耳后入发际，风池穴旁开约3.3厘米处，或由风池穴向耳根划一横线的中点。

【局解】正在颞骨乳突根部后缘，有耳后动脉，分布着耳大神经及枕小神经。

【针灸】针1～1.5厘米深，灸5～10分钟。

【防治】面部浮肿、口裂诸肌萎缩、失语症、牙周炎、中耳炎、扁桃体炎、偏头痛、耳聋、耳鸣、失眠、面神经炎、面肌痉挛等。

11. 天　牖

【位置】在耳后，胸锁乳突肌停止部后缘，完骨穴直下，天柱穴旁开。

【局解】有耳后动脉，分布着耳大神经和枕小神经。

【针灸】针1～1.5厘米深，灸5～10分钟。

【防治】颈项部肌肉痉挛、喉炎、口腔炎、中耳炎、耳鸣、耳聋、眼球充血、面部浮肿、失眠、偏头痛。

12. 崇　骨

【位置】在第六颈椎棘突与第七颈椎棘突之间，指尖掐得的凹陷处。

【局解】有颈横动脉分支与颈神经。

【针灸】针1厘米深，灸5～15分钟。

【防治】疟疾、感冒、颈项部肌肉痉挛、肺结核、贫血等。对退热也有效。

第二节　背部和肩胛部

一、肩胛区

1. 肩　髃

【位置】在肩端、肩峰和肱骨大结节的骨缝间。举臂时，指尖掐得的凹陷处。

【局解】在三角肌的中央，有旋肱后动脉、肩胛上动脉、胸肩峰动脉等吻合成的动脉网，分布着腋神经、臂外侧皮神经和锁骨上神经。

【针灸】针 1～2 厘米深，灸 5～20 分钟。

【防治】臂痛、偏瘫、肩关节周围炎、高血压病、枕部和肩胛部诸肌痉挛等。

2. 臑　俞

【位置】在肩胛关节盂的后方，腋缝上方。举臂时，穴位凹陷处更明显。

【局解】在三角肌中，有肩胛上动脉、旋肩胛动脉和旋后动脉的分支，分布着腋神经、锁骨上神经、臂外侧皮神经和臂后皮神经。

【针灸】针 1～2.5 厘米深，灸 5～20 分钟。

【防治】肩关节炎、肩胛部及臂部疼痛或麻木、颈颌部肿痛、偏瘫等。

3. 肩　贞

【位置】在肩关节后面，臑俞穴直下。垂臂紧贴胸侧时，穴位在肩胛骨和肱骨之间，直对腋缝。

【局解】在三角肌后缘，下层是大圆肌，有旋后肱动脉的分支，分布着肩胛下神经、腋神经，皮神经为臂内侧皮神经和肋间神经。

【针灸】针 1～2 厘米深，灸 10～20 分钟。

【防治】耳鸣、耳聋、头痛、肩胛部和背部疼痛、呃逆、上肢关节炎、神经痛、肌肉麻木。右侧此穴治肝区痛有效。

4. 肩　髎

【位置】在肩髃穴和臑俞穴的中点，肩胛骨肩峰的后下方。举臂时，穴位所在处更显凹陷。

【局解】上层是三角肌，下层是冈下肌，有旋肱后动脉、胸肩峰动脉和肩胛上动脉合成的动脉网，分布着肩胛上神经、腋神经、锁骨上神经和臂外侧皮神经。

【针灸】针 1～2 厘米深，灸 10～20 分钟。

【防治】肩胛部运动障碍与感觉障碍、臂痛、胸膜炎、肋间神经痛、背腰部疼痛与肌肉麻木。

5. 肩　井

【位置】在第七颈椎和第一胸椎棘突间的大椎穴至肩髃穴的中点。

【局解】皮下为斜方肌，下层在肩胛提肌和冈上肌之间，有肩胛上动脉，分布着锁骨上神经、副神经、肩胛背神经和肩胛上神经。

【针灸】针 1.6～3.3 厘米深，直刺不宜过深，向颈部斜刺可稍深。有的书上说此穴是禁针穴，因深刺容易发生晕针。灸 10～30 分钟。

【防治】肩背疼痛、副神经麻痹、颈项部诸肌痉挛或疼痛、头项不能回顾、偏瘫、神经衰弱、头痛、脑贫血、产后子宫出血、眩晕、早产后下肢厥冷。针右侧肩井穴治肝区疼痛有效。

6. 天　髎

【位置】在肩井穴直下，肩井穴至肩胛冈上缘的中点。

【局解】皮下是斜方肌，深部是冈上肌，有肩胛上动脉，分布着锁骨上神经和副神经及肩胛上神经。

【针灸】针1～2.8厘米深，灸10～20分钟。

【防治】颈项部肌肉痉挛、颈项部厥冷、肩胛部疼痛、举臂不能等。

7. 曲 垣

【位置】在肩井穴直下方，肩胛冈上缘。

【局解】在斜方肌和冈上肌中，有肩胛上动脉，分布着锁骨上神经、肩胛上神经和副神经。

【针灸】针1～2厘米深，灸5～20分钟。

【防治】肩胛部和臂部疼痛或神经麻痹、尺神经痛、呼吸困难等。

8. 秉 风

【位置】在天髎穴外方，肩胛冈上缘中央。

【局解】表层是斜方肌，深层是冈上肌，有肩胛上动脉，分布着锁骨上神经、肩胛上神经和副神经。

【针灸】针1～2厘米深，灸10～20分钟。

【防治】肩胛部运动障碍或感觉障碍、肱部疼痛、尺神经痛、呼吸困难、风湿性关节炎、肋间神经痛等。

9. 天 宗

【位置】在肩胛骨的冈下窝中，上方直对秉风穴，横平背部正中线上的神道穴。

【局解】在冈下肌中，有旋肩胛动脉，分布着肩胛上神经。

【针灸】针1～2厘米深，灸10～20分钟。

【防治】肩胛部运动障碍或感觉障碍、上肢疼痛或不能上举、肋间神经痛、呃逆等。右侧此穴治肝区痛有效。

10. 肩中俞

【位置】在肩胛骨内侧、肩井穴至大椎穴之中点。

【局解】表层是斜方肌，深层是肩胛提肌，有颈横动脉，分布着第六颈神经的后支、肩胛背神经和副神经。

【针灸】针1.6～3.3厘米深，灸10～30分钟。

【防治】支气管炎、喘息、颈项部疼痛、咯血、视力减退、头痛、食道痉挛、慢性肝炎等。哮喘发作，在肩中俞作安全留针，有显著效果。

11. 肩外俞

【位置】在肩胛骨内侧角，骨的边缘，平背部正中线上的陶道穴。

【局解】表层是斜方肌，深层是肩胛提肌和小菱形肌，有颈横动脉，分布着第六、第七颈神经后支，肩胛背神经和副神经。

【针灸】针1.6～3.3厘米深，灸10～20分钟。

【防治】上肢运动障碍或感觉障碍、支气管炎、胸膜炎、肺炎、感冒、落枕、神经衰弱、高血压、低血压。对慢性肝炎效果较好。

12. 巨 骨

【位置】在肩胛关节内方，锁骨与肩胛冈接合部的凹陷处。

【局解】浅层是三角肌，深层是冈上肌的集合部，有肩胛动脉分支，分布着肩胛上神经、锁骨上神经和腋神经。

【针灸】针1～2厘米深，灸5～20分钟。

【防治】小儿抽搐、下牙痛、胃出血、肱部疼痛或肌肉萎缩、肩胛关节运动障碍等。

二、背部正中线

1. 大 椎

【位置】在第七颈椎棘突和第一胸椎棘突之间，指尖掐得的凹陷处。取穴时，患者取平坐位低头或侧卧位低头。

【局解】在斜方肌的起始部，皮下有棘上韧带，深部有棘间韧带，有颈横动脉的分支，分布着颈神经后支和副神经。

【针灸】针1厘米深，灸10～20分钟。

【防治】疟疾、血吸虫病、脑炎、麻疹、甲状腺疾患、感冒、黄疸、颈项部肌肉痉挛、神经衰弱、精神病、身体虚弱、肺气肿、鼻衄、肺结核、呕吐、小儿消化不良、牙周炎。治贫血、退热，有很好的效果。

2. 陶 道

【位置】在第一、第二胸椎棘突之间，指尖掐得的凹陷处。取穴时，患者取平坐位或侧卧位，都要低头。

【局解】在斜方肌的起始部，皮下有棘上韧带，深部有棘间韧带，有颈横动脉的分支，分布着下位颈神经后支、上位胸神经后支和副神经。

【针灸】针1厘米深，灸10～20分钟。

【防治】疟疾、感冒、黄疸、颈项肌肉痉挛、神经衰弱、精神病、贫血等。

3. 身 柱

【位置】在第三、第四胸椎棘突之间，指尖掐得的凹陷处。

【局解】在斜方肌的起始部，皮下有棘上韧带，深部有棘间韧带，有颈横动脉的降支和肋间动脉的后支，分布着胸神经后支和副神经。

【针灸】针1厘米深，灸20～50分钟。

【防治】神经衰弱、头痛、口腔炎、鼻衄、小儿抽搐、肋间神经痛、支气管炎、癫痫、夜惊症、脑和脊髓疾患等。

4. 神 道

【位置】在第五、第六胸椎棘突之间。

【局解】在斜方肌和大菱形肌的起始部，皮下是棘上韧带，深部是棘间韧带，有肋间动脉后支，分布着胸神经后支、副神经和肩胛背神经。

【针灸】针1厘米深，灸5～10分钟。

【防治】头痛、神经衰弱、小儿抽搐、慢性肠炎、口腔炎、肋间神经痛、心脏疾患等。

5. 灵 台

【位置】在第六、第七胸椎棘突之间。

【局解】在大菱形肌和斜方肌的起始部，皮下是棘上韧带，深部是棘间韧带，有肋间动脉后支，神经分布与神道穴相同。

【针灸】针1厘米深，灸5～20分钟。

【防治】喘息、支气管炎、肺结核、肺炎、痛疽、恶寒、感冒等。

6. 至 阳

【位置】在第七、第八胸椎棘突之间。

【局解】在斜方肌的起始部，皮下是棘上韧带，深部是棘间韧带，有肋间动脉后支，分布着胸神经后支和副神经。

【针灸】针1厘米深，灸10～20分钟。

【防治】腰背部疼痛、胃部厥冷症、黄疸、食欲减退、肠鸣、胸膜炎、肋间神经痛等。

7. 筋 缩

【位置】在第九、第十胸椎棘突之间。

【局解】在斜方肌的起始部，皮下是棘上韧带，深部是棘间韧带，有肋间动脉后支，神经分布与至阳穴相同。

【针灸】针1厘米深，灸5～10分钟。

【防治】腰背部疼痛、癫痫、胃痉挛、神经衰弱等。

8. 中 枢

【位置】在第十、第十一胸椎棘突之间。

【局解】在斜方肌的起始部，皮下是棘上韧带，深部是棘间韧带，有肋间动脉后支，神经分布与至阳穴相同。

【针灸】针1厘米深，灸5～10分钟。

【防治】腰背部疼痛、食欲减退、视力减退。对感冒及其他热性病，有退热作用。

9. 脊 中

【位置】在第十一、第十二胸椎棘突之间。

【局解】在斜方肌与腰背筋膜的起始部，皮下是棘上韧带，深部是棘间韧带，有肋间动脉后支，神经分布与至阳穴相同。

【针灸】针1厘米深，灸5～15分钟。

【防治】癫痫、黄疸、腹部膨胀、食欲减退、慢性肠出血、小儿脱肛、痔疮、感冒等。

10. 悬 枢

【位置】在第一、第二腰椎棘突间。

【局解】皮下是棘上韧带，深部是棘间韧带，有腰动脉后支，分布着下位胸神经后支。

【针灸】针1厘米深，灸20～30分钟。

【防治】腰背部肌肉痉挛、急性肠炎、胃痉挛和肠疝痛等。

11. 命 门

【位置】在第二、第三腰椎棘突间。

【局解】皮下是棘上韧带，深部是棘间韧带，有腰动脉后支，分布着腰神经的后支。

【针灸】针1厘米深，灸20～30分钟。

【防治】头痛、小儿脑膜炎、新生儿破伤风、腰痛、肠疝痛、痔疮、白带过多、耳鸣、遗尿、遗精、阳痿、失眠、大便秘结、身体虚弱等。

12. 腰阳关

【位置】在第四、第五腰椎棘突间。

【局解】在腰背筋膜起始部，皮下是棘上韧带，深部是棘间韧带，有腰动脉后支，分布着腰神经的后支。

【针灸】针1～2.5厘米深，灸10～20分钟。

【防治】坐骨神经痛、腰痛、膝关节炎、腰骶神经根炎、下腹膨胀、急性或慢性肠炎、遗精、阳痿、大便秘结等。

13. 腰 俞

【位置】在骶管裂孔处。

【局解】在腰背筋膜起始部，有骶中动脉的后支，分布着骶神经后支。

【针灸】针1～2.5厘米深，灸10～20分钟。

【防治】腰骶神经痛和下肢厥冷症、月经闭止、尿量过少、痔疮、淋病、便秘等。

14. 长 强

【位置】在尾骨下部，肛门尾骨韧带的当中，即尾骨尖和肛门外括约肌中。

【局解】有由阴部内动脉来的动脉，分布着阴部神经。

【针灸】针1厘米深，灸10～30分钟。

【防治】痔疮、慢性淋病、慢性肠出血、急性或慢性肠炎、呕吐、遗精、阳痿、腰痛、癫痫等。

三、背部第一侧线

1. 大 杼

【位置】在第一、第二胸椎棘突间的两旁，在背正中线与肩胛骨内侧缘连线的中点。

【局解】浅层是斜方肌，深层是小菱形肌、上后锯肌和骶棘肌，有颈横动脉降支，分布着胸神经后支、肩胛背神经、副神经和肋间神经。

【针灸】针1.5～3.3厘米深，先直刺1.2厘米，然后向脊椎斜刺。灸10～20分钟。

【防治】支气管炎、肺结核、头痛、眩晕、胸膜炎、癫痫、项部强直、脑炎、腰背部肌肉痉挛、肩背疼痛、颈椎病、膝关节炎、慢性肝炎、哮喘、身体虚弱等。

2. 风 门

【位置】在第二、第三胸椎棘突间的两旁，大杼穴直下。

【局解】浅层是斜方肌，深层是大菱形肌、上后锯肌和骶棘肌，有腰横动脉降支、最上肋间动脉后支，神经分布与大杼穴相同。

【针灸】针 1.5～3.3 厘米深，针刺方向同大杼穴。灸 10～20 分钟。

【防治】胸膜炎、支气管炎、百日咳、颈项部肌肉痉挛、胸背部诸肌痉挛、嗜睡、呕吐、痈疽、荨麻疹、皮肤湿疹、哮喘、感冒等。

3. 肺 俞

【位置】在第三、第四胸椎棘突间的两旁，风门穴直下。

【局解】浅层是斜方肌，深层是大菱形肌、上后锯肌和骶棘肌，有肋间动脉后支和颈横动脉降支，分布着副神经、肩胛背神经、胸神经后支和肋间神经。

【针灸】针 1.5～2.5 厘米深，针刺方向同大杼穴。灸 10～15 分钟。

【防治】肺结核、肺炎、咯血、支气管炎、哮喘、肺气肿、胸膜炎、心内膜炎、黄疸、皮疹、口腔炎、吞酸、呕吐、腰背部疼痛、小儿消化不良等。

4. 厥阴俞

【位置】在第四、第五胸椎棘突间的两旁，肺俞穴直下。

【局解】浅层是斜方肌，深层是骶棘肌，有颈横动脉降支和肋间动脉后支，分布着胸神经后支和副神经。

【针灸】针 1～2 厘米深，灸 10～20 分钟。

【防治】心内膜炎及其他心脏疾患、呃逆、呕吐、牙痛等。

5. 心 俞

【位置】在第五、第六胸椎棘突间的两旁，厥阴俞穴直下。

【局解】浅层是斜方肌，深层是骶棘肌，有肋间动脉后支、颈横动脉降支，神经分布同厥阴俞穴。

【针灸】针 1～2 厘米深，灸 3～5 分钟。

【防治】心脏疾患、吐血、呕吐、癫痫、食道狭窄、痈疽等。

6. 督 俞

【位置】在第六、第七胸椎棘突间的两旁，心俞穴直下。

【局解】浅层是斜方肌和背阔肌，深层是骶棘肌，有肋间动脉后支，分布着胸神经后支、副神经和胸背神经。

【针灸】针 1～2 厘米深，灸 5～15 分钟。

【防治】心内膜炎、心动过速、肠鸣、腹痛等。

7. 膈 俞

【位置】在第七、第八胸椎棘突间的两旁，督俞穴直下。

【局解】浅层是斜方肌和背阔肌，深层是骶棘肌，有肋间动脉后支，神经分布同督俞穴。

【针灸】针 1～2 厘米深，灸 20～30 分钟。

【防治】心内膜炎、心悸、胸膜炎、胃炎、胃癌、呕吐、食道狭窄、食道炎、食欲减退、肠炎、便血、痈疽、四肢倦怠、盗汗、喘息、支气管炎、小儿消化不良、膈肌痉挛。

8. 肝 俞

【位置】在第九、第十胸椎棘突间的两旁，膈俞穴直下。

【局解】浅层是腰背筋膜，深层是骶棘肌，有肋间动脉后支，分布着胸神经后支。右方深部是肝脏，左方深部是胃。

【针灸】针1.2～2厘米深，灸20～30分钟。

【防治】黄疸、肝炎、肝硬化、胆石症、胆囊炎、热性病后眩晕、溢泪症、精神病、慢性胃炎、胃扩张、胃痉挛、吐血、支气管炎、肋间神经痛、便血、夜盲症等。

9. 胆 俞

【位置】在第十、第十一胸椎棘突间的两旁，肝俞穴直下。

【局解】浅层是腰背筋膜，深层是骶棘肌，有肋间动脉后支，分布着胸神经后支。

【针灸】针1～2厘米深，灸10～20分钟。

【防治】发热、恶寒、头痛、呕吐、喉炎、食道狭窄、黄疸、胸膜炎、腋下淋巴腺炎、高血压病、胆囊疾患、肝炎、肝硬化等。

10. 脾 俞

【位置】在第十一、第十二胸椎棘突间的两旁，胆俞穴直下。

【局解】浅层是腰背筋膜，深层为骶棘肌，有肋间动脉后支，分布着胸神经后支。

【针灸】针1～2厘米深，灸20～30分钟。

【防治】胃痉挛、胃扩张、吐血、肠炎、胃十二指肠溃疡、呕吐、痢疾、黄疸、喘息、腹水、水肿、小儿夜盲、糖尿病等。

11. 胃 俞

【位置】在第十二胸椎棘突和第一腰椎棘突之间的两旁，脾俞穴直下。

【局解】浅层是腰背筋膜，深层是骶棘肌，有肋间动脉后支，分布着胸神经后支。

【防治】胃炎、胃痉挛、胃溃疡、胃癌、胃扩张、胃下垂、胃酸过少、肝硬化、荨麻疹、肠炎、呕吐、消化不良、肠鸣、腹部膨胀、肝肿大、视力减退、小儿夜盲、小儿吐乳、小儿羸瘦、痃疟、十二指肠钩虫、十二指肠溃疡等。

12. 三焦俞

【位置】在第一、第二腰椎棘突间的两旁，胃俞穴直下。

【局解】浅层是腰背筋膜，深层是骶棘肌，有腰动脉后支，分布着腰神经后支。

【针灸】针1～2厘米深，灸20～30分钟。

【防治】胃痉挛、食欲减退、消化不良、急性肾炎、慢性肾炎、肠鸣、腰痛、神经衰弱、遗尿、遗精、痢疾、便秘等。

13. 肾 俞

【位置】在第二、第三腰椎棘突间的两旁，三焦俞穴直下，与命门穴平。

【局解】浅层是腰背筋膜，深层是骶棘肌，有腰动脉后支，分布着腰神经后支。

【针灸】针1.5～3.3厘米深，灸20～30分钟。

【防治】急性肾炎、慢性肾炎、肝肿大、膀胱麻痹或痉挛、痔疮、淋病、糖尿病、尿崩症、泌尿系结石、腰痛、尿血、精液缺乏、遗尿、遗精、阳痿、月经不调、身体虚弱、吐血、肠出血、高血压病、妇科病、便秘、解除锑剂毒性反应等。

14. 气海俞

【位置】在第三、第四腰椎棘突间的两旁，肾俞穴直下。

【局解】浅层是腰背筋膜，深层是骶棘肌，有腰动脉后支，分布着腰神经后支。

【针灸】针 1.5～3.3 厘米深，灸 10～20 分钟。

【防治】腰痛、痔疮、高血压、月经闭止、急性肾炎、慢性肾炎、消化不良、身体虚弱、糖尿病、急性肠炎、慢性肠炎、阑尾炎、膀胱疾患、便秘等。

15. 大肠俞

【位置】在第四、第五腰椎棘突间的两旁，气海俞穴直下。

【局解】浅层是腰背筋膜，深层是骶棘肌，有腰动脉后支，分布着腰神经后支。

【针灸】针 1.5～3.3 厘米深，灸 20～30 分钟。

【防治】腰背部肌肉痉挛、腰痛、腹部膨胀、肠炎、肠鸣、慢性肠出血、淋病、肾炎、脚气、遗尿、便秘、痢疾、高血压病等。

16. 关元俞

【位置】在第五腰椎和第一骶椎间的两旁，大肠俞穴直下，即在第五腰椎横突和骶骨侧部之间。

【局解】在腰背筋膜和骶棘肌中，有骶中动脉后支，分布着腰神经后支。

【针灸】针 1.5～3.3 厘米深，灸 10～20 分钟。

【防治】腰痛、痢疾、尿闭、高血压病、月经不调、生殖系疾病等。

17. 小肠俞

【位置】在第一骶后孔外方，关元俞穴直下。

【局解】在腰背筋膜和骶棘肌中，有骶中动脉后支，分布着腰神经后支。

【针灸】针 1.5～3.3 厘米深，灸 20～30 分钟。

【防治】肠炎、肠疝痛、腹泻、便秘、淋病、痔疮、腰骶神经痛、子宫内膜炎等。

18. 膀胱俞

【位置】在第二骶后孔的外方，小肠俞穴直下。

【局解】在腰背筋膜中，骶棘肌的起始部，有骶中动脉后支，分布着骶神经后支。

【针灸】针 1.5～3.3 厘米深，灸 20～30 分钟。

【防治】膀胱炎、泌尿系结石、遗尿、便秘、痢疾、肠炎、糖尿病、脚气病、腰痛、骶神经痛、子宫内膜炎、卵巢炎等。

19. 中膂俞

【位置】在第三骶后孔的外方，膀胱俞穴直下。

【局解】在腰背筋膜中，臀大肌起始部，有臀上动脉，分布着骶神经后支。

【针灸】针 1.5 厘米深，灸 10～20 分钟。

【防治】糖尿病、腹膜炎、肠炎、肠疝痛、腰痛、坐骨神经痛、脚气病、腰骶神经根炎等。

20. 白环俞

【位置】在骶管裂孔的两旁，坐骨大孔的内缘，中膂俞穴直下。

【局解】在臀大肌中，深部有臀下动脉，分布着臀下神经和骶神经后支。

【针灸】针1～2厘米深，灸10～20分钟。

【防治】腰骶神经痛、骶髂关节炎、肛门诸肌痉挛、坐骨神经痛、便秘、尿闭、子宫内膜炎、下肢麻痹等。

21. 上　髎

【位置】在第一骶后孔处，小肠俞穴的内侧，与髂后上棘平高。

【局解】在腰背筋膜和骶棘肌中，有骶外侧动脉，分布着骶神经后支。

【针灸】针2.5～4厘米深，灸20～30分钟。

【防治】便秘、尿闭、呕吐、鼻衄、腰痛、坐骨神经痛、膝盖部厥冷、子宫内膜炎、月经不调、淋病、睾丸炎、卵巢炎。

22. 次　髎

【位置】在第二骶后孔处，膀胱俞穴的内侧。

【局解】在腰背筋膜中，骶棘肌的起始部，有骶外侧动脉，分布着骶神经后支。

【针灸】针2.5～4厘米深，灸20～30分钟。

【防治】便秘、尿闭、呕吐、鼻衄、腰痛、坐骨神经痛、膝盖部厥冷、子宫内膜炎、月经不调、淋病、睾丸炎、卵巢炎。

23. 中　髎

【位置】在第三骶后孔处，中膂俞穴的内侧。

【局解】在腰背筋膜中，有骶外侧动脉，分布着骶神经后支。

【针灸】针2.5～4厘米深，灸20～30分钟。

【防治】便秘、尿闭、呕吐、腰痛、坐骨神经痛、子宫内膜炎、月经不调、睾丸炎、卵巢炎。

24. 下　髎

【位置】在第四骶后孔处，白环俞穴的内侧，腰俞穴的外侧。

【局解】在腰背筋膜中，有骶外侧动脉，分布着骶神经后支。

【针灸】针2～2.8厘米深，灸20～30分钟。

【防治】便秘、尿闭、淋病、腰痛、子宫内膜炎、月经不调、便血、睾丸炎、卵巢炎。

【附注】上髎、次髎、中髎、下髎，合称八髎，主治男女生殖系统方面疾病。

25. 会　阳

【位置】在尾骨的下部，夹尾骨的两旁，长强穴的外上方。

【局解】在臀大肌的起始部，有肛门动脉，分布着臀下神经、由尾丛来的肛门尾骨神经。

【针灸】针1.2厘米深，灸10～20分钟。

【防治】肠炎、便血、痔疮、阴部瘙痒和阴部神经性皮炎、坐骨神经痛、淋病、直肠出血等。

四、背部第二侧线

1. 附 分

【位置】在第二胸椎棘突下方两旁，靠肩胛骨内侧缘，同第一侧线大杼穴直下的风门穴平高。距离正中线折量三节。

【局解】在肩胛冈内侧端的边缘，浅层是斜方肌，深层是大小菱形肌边缘，有颈横动脉降支，分布着肩胛背神经、胸神经后支和副神经。

【针灸】针1～1.5厘米深，先直刺1厘米，后向肩胛骨内侧缘方向斜刺，可入针3.3厘米。灸10～20分钟。

【防治】肩背部疼痛、颈部诸肌痉挛或头痛不能回顾、肺炎、肋间神经痛、感冒等。

2. 魄 户

【位置】在第三、第四胸椎棘突间的两旁，附分穴直下。

【局解】在肩胛骨内侧缘，浅层是斜方肌，深层是大菱形肌，有颈横动脉降支，肋间动脉后支，神经分布同附分穴。

【针灸】针1～1.5厘米深，其他参照附分穴。灸20～30分钟。

【防治】支气管炎、喘息、呕吐、肱部和肩背部疼痛及运动障碍、神经衰弱、身体虚弱等。

3. 膏 肓

【位置】在第四、第五胸椎棘突间的两旁，魄户穴直下。

【局解】在肩胛骨内侧缘，浅层是斜方肌，深层是大菱形肌，有颈横动脉降支、肋间动脉后支，神经分布同附分穴。

【针灸】针1～1.5厘米深，其他参照附分穴。灸20～50分钟。

【防治】肺结核、支气管炎、哮喘、心脏病、胃溃疡、神经衰弱、遗精、健忘、呕吐、胸膜炎、肺炎等。此穴可用于各种慢性病，古医书上说"百病"皆效，并有保健预防作用。

4. 神 堂

【位置】在第五、第六胸椎棘突间的两旁，膏肓穴直下。

【局解】浅层是斜方肌，深层是大菱形肌，有颈横动脉降支、肋间动脉后支，神经分布同附分穴。

【针灸】针1～1.5厘米深，其他参照附分穴。灸5～10分钟。

【防治】心脏病、支气管炎、喘息、背深肌痉挛、肩臂疼痛、神经衰弱等。

5. 譩 譆

【位置】在第六、第七胸椎棘突间的两旁，神堂穴直下。

【局解】在斜方肌外缘、大菱形肌下缘、背阔肌上缘，有颈横动脉降支、肋间动脉后支，分布着胸神经后支，与肩胛背神经、胸背神经及副神经也有关。

【针灸】针1～1.5厘米深，其他参照附分穴。灸10～30分钟。

【防治】心内膜炎、心包炎、腋神经痛、背腰部肌肉痉挛、呃逆、呕吐、眩晕、盗汗、疟疾等。

6. 膈　关

【位置】在第七、第八胸椎棘突间的两旁，谚喜穴直下。

【局解】在肩胛骨下角内侧、背阔肌中，有肋间动脉后支，分布着胸神经后支和胸背神经。

【针灸】针 1～1.5 厘米深，其他参照附分穴。灸 5～20 分钟。

【防治】肋间神经痛、食道狭窄、呕吐、呃逆、流涎、肠炎、膈肌痉挛等。

7. 魂　门

【位置】在第九、第十胸椎棘突间的两旁，膈关穴直下。

【局解】在背阔肌中，有肋间动脉后支，神经分布同膈关穴。

【针灸】针 1～1.5 厘米深，灸 5～20 分钟。

【防治】肝脏病、胸膜炎、心内膜炎、消化不良、胃痉挛、肠鸣、食道狭窄、肌肉风湿病、肋间神经痛、神经衰弱。

8. 阳　纲

【位置】在第十、第十一胸椎棘突间的两旁，魂门穴直下。

【局解】在背阔肌中，有肋间动脉后支，神经分布同膈关穴。

【针灸】针 1～1.5 厘米深，灸 5～20 分钟。

【防治】消化不良、胃痉挛、肠鸣、食欲不振、肝脏病、胸膜炎、心内膜炎、肌肉风湿病、由蛔虫引起的腹痛、胆石病。

9. 意　舍

【位置】在第十一、第十二胸椎棘突间的两旁，阳纲穴直下。

【局解】在背阔肌中，有肋间动脉后支，神经分布同膈关穴。

【针灸】针 1～2.5 厘米深，灸 5～30 分钟。

【防治】消化不良、呕吐、胃扩张、腹直肌痉挛、肠鸣、食欲不振、急腹痛、肝脏病、胸膜炎、食道狭窄、肌肉风湿病。

10. 胃　仓

【位置】在第十二胸椎棘突和第一腰椎棘突间的两旁，意舍穴直下。

【局解】在背阔肌中，有肋间动脉后支，神经分布同膈关穴。

【针灸】针 1～2.5 厘米深，灸 10～30 分钟。

【防治】呕吐、腹部膨胀、肠鸣、便秘、背痛、腹水、急性肾炎、慢性肾炎或肾盂炎、胃或十二指肠溃疡。

11. 肓　门

【位置】在第一、第二腰椎棘突间的两旁，胃仓穴直下。

【局解】在背阔肌中，有腰动脉后支，分布着腰神经后支和胸背神经。

【针灸】针 1～2.5 厘米深，灸 10～30 分钟。

【防治】各种内脏慢性疾患。对胃痉挛、便秘、乳腺炎等，有很好的效果。

12. 志　室

【位置】在第二、第三腰椎棘突间的两旁，肓门穴直下。

【局解】在背阔肌中，有腰动脉后支，神经分布同肓门穴。

【针灸】针 2～3.3 厘米深，灸 10～30 分钟。

【防治】消化不良、呕吐、腹泻、泌尿、生殖器疾患。

13. 胞 肓

【位置】在第二、第三骶椎棘突间的两旁，志室穴直下。

【局解】浅层是臀大肌，深部是臀中肌和臀小肌，有臀上动脉，分布着臀上神经、臀下神经和臀上皮神经。

【针灸】针 1～2.5 厘米深，灸 10～30 分钟。

【防治】肠炎、肠鸣、便秘、尿闭、淋病、睾丸炎、腰背部疼痛、急腹痛。

14. 秩 边

【位置】在骶管裂孔的外侧，胞肓穴直下。

【局解】浅层是臀大肌，深层是梨状肌，再深部正是坐骨神经通过，有臀上动脉，分布着臀下神经、臀上皮神经、臀中皮神经和第一、第二骶神经之分支。

【针灸】针 2～4 厘米深，灸 20～50 分钟。

【防治】膀胱炎、痔疮、腰痛、腰椎间盘脱出、坐骨神经痛、下肢疼痛或瘫痪等。

第三节 胸 部

一、胸部正中线

1. 璇 玑

【位置】在胸骨柄中央，正对第一肋骨端凹陷处。取穴时，患者头部稍仰。

【局解】有胸廓内动脉（乳房内动脉）的穿支，分布着头颈神经和肋间神经前皮支。

【针灸】针 0.3～1 厘米深，灸 5～20 分钟。

【防治】肋间神经痛、呼吸困难、扁桃体炎、喉炎、喘息、食道狭窄、胃痉挛、肺气肿等。

2. 华 盖

【位置】在胸骨柄和胸骨体的交界处，即胸骨角的正中，正对第二肋骨端。

【局解】有胸廓内动脉的穿支，分布着肋间神经前皮支。

【针灸】针 0.3～1 厘米深，灸 5～20 分钟。

【防治】喘息、支气管炎、胸膜炎、肺气肿、扁桃体炎、喉头炎、声门肌痉挛等。

3. 紫 宫

【位置】在胸骨体部的上四分之一凹陷处，正对第三肋骨端。

【局解】有胸廓内动脉的穿支，分布着肋间神经前皮支。

【针灸】针 0.4～1 厘米深，灸 5～20 分钟。

【防治】胸膜炎、食道狭窄、呼吸困难、肺结核、支气管炎、咯血、吐血等。

4. 玉 堂

【位置】在胸骨体的中点，正对第四肋骨端。

【局解】有胸廓内动脉的穿支，分布着肋间神经前皮支。

【针灸】针 0.3～1 厘米深，灸 5～20 分钟。

【防治】胸膜炎、喘息、呕吐、小儿吐乳、支气管炎等。

5. 膻 中

【位置】在胸骨体部的下四分之一凹陷处，正对第五肋骨端。

【局解】有胸廓内动脉的穿支，分布着肋间神经前皮支。

【针灸】针 0.6 厘米深，不可过深。可横刺。灸 5～10 分钟。

【防治】肋间神经痛、食道狭窄、食道炎、咳嗽、支气管炎、喘息、乳腺炎、小儿吐乳、心悸、心绞痛、胸闷、气促等。

6. 中 庭

【位置】在胸骨体和剑突的交界处，正对第七肋骨端。

【局解】有胸廓内动脉的穿支，分布着肋间神经前皮支。

【针灸】针 0.3～1 厘米深，灸 5～20 分钟。

【防治】呼吸困难、喘息、扁桃体炎、食道狭窄、呕吐、小儿吐乳等。

二、胸部第一侧线

1. 俞 府

【位置】锁骨下缘，距离正中线折量二节。胸部正中线和通过乳头的第二侧线之间的中点。

【局解】在锁骨下方，其下有胸大肌与锁骨下肌和胸廓内动脉，分布着胸前神经、臂丛的锁骨下肌支、锁骨上神经和肋间神经前皮支。

【针灸】针 1 厘米深，灸 5～20 分钟。

【防治】肺气肿、支气管炎、肋间神经痛、胸膜炎、呃逆、呕吐、流涎、食欲不振、呼吸困难等。

2. 彧 中

【位置】在第一、第二肋骨之间，距离正中线折量二节。

【局解】在胸大肌中，有肋间动脉，分布着肋间神经和胸前神经。

【针灸】针 1 厘米深，灸 5～20 分钟。

【防治】肺气肿、呼吸困难、支气管炎、胸膜炎、呃逆、呕吐、盗汗等。

3. 神 藏

【位置】在第二、第三肋骨之间，距离正中线折量二节。

【局解】在胸大肌中，有肋间动脉，分布着肋间神经和胸前神经。

【针灸】针 1 厘米深，灸 5～20 分钟。

【防治】肺气肿、支气管炎、肋间神经痛、胸膜炎、喘息、呃逆、呕吐、食欲不振等。

4. 灵 墟

【位置】在第三、第四肋骨之间，距离正中线折量二节。

【局解】在胸大肌中，有肋间动脉，分布着肋间神经和胸前神经。

【针灸】针1厘米深，灸5～20分钟。

【防治】肋间神经痛、胸膜炎、支气管炎、鼻塞、嗅觉减退、呕吐、食欲不振、乳腺炎。

5. 神 封

【位置】在第四、第五肋骨之间，距离正中线折量二节。

【局解】在胸大肌中，有肋间动脉，分布着肋间神经和胸前神经。

【针灸】针1厘米深，灸5～20分钟。

【防治】肋间神经痛、胸膜炎、支气管炎、呕吐、鼻塞、嗅觉减退、食欲不振、急腹症、乳腺炎。

6. 步 廊

【位置】在第五、第六肋骨之间，距离正中线折量二节。

【局解】在胸大肌中，有肋间动脉，分布着肋间神经和胸前神经。

【针灸】针1厘米深，灸5～20分钟。

【防治】肋间神经痛、胸膜炎、支气管炎、鼻塞、嗅觉减退、食欲不振等。

三、胸部第二侧线

1. 气 户

【位置】在锁骨下方，锁骨和第一肋骨邻接部，距离正中线折量四节。

【局解】表层是胸大肌，深层是锁骨下肌，有最上肋间动脉，分布着胸前神经、臂丛的锁骨下肌支与锁骨上神经。

【针灸】针1厘米深，灸5～10分钟。

【防治】胸膜炎、慢性气管炎、膈肌痉挛、百日咳、呃逆、呼吸困难、胸部和肩背部疼痛。

2. 库 房

【位置】在第一、第二肋骨之间，距离正中线折量四节。

【局解】在胸大肌中，深部是肋间肌，有肋间动脉，分布着胸前神经和肋间神经。

【针灸】针1厘米深，灸5～20分钟。

【防治】肺气肿、支气管炎、胸膜炎、呼吸困难等。

3. 屋 翳

【位置】在第二、第三肋骨之间，距离正中线折量四节。

【局解】在胸大肌中，深部是肋间肌，有肋间动脉，分布着胸前神经和肋间神经。

【针灸】针1厘米深，灸5～20分钟。

【防治】咳嗽、咯血、吐血、胸膜炎、肋间神经痛、全身浮肿等。

4. 膺 窗

【位置】在第三、第四肋骨之间，距离正中线折量四节。

【局解】在胸大肌中，深部依次是胸小肌、肋间肌，有胸肩峰动脉的胸肌支和肋间动脉，分布着胸前神经和肋间神经。

【针灸】针1厘米深，灸5～20分钟。

【防治】呼吸困难、肺气肿、胸膜炎、肠鸣、腹泻、乳腺炎、肋间神经痛。

5. 乳　中

【位置】乳头的正中。

【局解】在胸大肌中，深部依次是胸小肌、肋间肌，有胸肩峰动脉的胸肌支和肋间动脉，分布着胸前神经和肋间神经。

【针灸】禁针，灸5～7分钟。

【防治】对乳腺炎、乳房瘘管、乳汁分泌不足，效果都很好。

6. 乳　根

【位置】在第五、第六肋骨之间，距离正中线折量四节。

【局解】在胸大肌中，深部依次是腹外斜肌、肋间肌，有胸外侧动脉、肋间动脉，分布着胸前神经和肋间神经。

【针灸】针1厘米深，不可过深。灸10～20分钟。

【防治】乳腺炎、乳房肿胀、乳汁分泌不足、咳嗽、胸膜炎、肋间神经痛、臂痛等。

四、胸部第三侧线

1. 云　门

【位置】在锁骨外端的下缘，肩胛骨喙状突的内侧，距离正中线折量六节。

【局解】在胸大肌的上部，皮下有头静脉通过，深部正当腋动脉的起点，有臂神经丛、胸肩峰动脉，分布着胸前神经、肋间神经和锁骨上神经。

【针灸】针1厘米深，不可过深。灸5～20分钟。

【防治】咳嗽、哮喘、扁桃体炎、肩背部麻木或疼痛、肋间神经痛、肺结核、心脏病等。

2. 中　府

【位置】在云门穴下方约3.3厘米，前胸壁的外上方，第二肋骨的外侧，距离正中线折量六节。

【局解】在胸大肌的上部，深部是前锯肌、肋间肌，有胸肩峰动脉，分布着肋间神经、胸前神经和胸神经。

【针灸】针1厘米深，灸5～20分钟。

【防治】喘息、支气管炎、扁桃体炎、心脏病、肺部疾病、全身浮肿、胸肌疼痛等。

3. 周　荣

【位置】在第二、第三肋骨之间，距离正中线折量六节。

【局解】在胸大肌中，深层依次是胸小肌、前锯肌、肋间肌，有胸外侧动脉，分布着胸前神经、胸长神经和肋间神经。

【针灸】针1厘米深，灸5～20分钟。

【防治】肺气肿、呼吸困难、胸背部疼痛、食道狭窄、呃逆、支气管炎、胸膜炎、肋间神经痛、咽下困难。

4. 胸　乡

【位置】在第三、第四肋骨之间，距离正中线折量六节。

【局解】在胸大肌中，深层依次是胸小肌、前锯肌、肋间肌，有胸外侧动脉，神经分布同周荣穴。

【针灸】针1厘米深，灸5～20分钟。

【防治】肺气肿、呼吸困难、胸背疼痛、咽下困难、流涎、呃逆、胸膜炎、肋间神经痛。

5. 天 溪

【位置】在第四、第五肋骨之间，距离正中线折量六节。

【局解】在胸大肌的外下缘，深层是前锯肌、肋间肌，有胸外侧动脉，分布着胸长神经和肋间神经的外侧皮支。

【针灸】针1厘米深，灸5～20分钟。

【防治】呼吸困难、肺气肿、肺炎、支气管炎、肋间神经痛、乳腺炎、乳汁分泌不足等。

6. 天 池

【位置】在天溪穴的内下方，第四肋间隙中。

【局解】在胸大肌中，深层是胸小肌、肋间肌，有胸外侧动脉，分布着胸前神经和肋间神经。

【针灸】针1厘米深，灸5～20分钟。

【防治】心内膜炎、眩晕、头痛、腋窝淋巴结炎、乳腺炎、乳汁分泌不足等。

7. 食 窦

【位置】在第五、第六肋骨之间，距离正中线折量六节。

【局解】在前锯肌中，深部是肋间肌，有胸外侧动脉，分布着胸长神经和肋间神经的外侧皮支。

【针灸】针1厘米深，灸5～20分钟。

【防治】肺气肿、呼吸困难、肺炎、肋间神经痛等。右侧此穴治肝脏痛有效。

五、胸部第四侧线

1. 辄 筋

【位置】在乳头外侧第四肋间，渊液穴的内下方，距离正中线折量六节半。

【局解】在胸大肌的外侧、前锯肌中，深层是肋间肌，有胸外侧动脉，分布着胸长神经和肋间神经的外侧皮支。

【针灸】针1.7厘米深，灸10～20分钟。

【防治】呕吐、吞酸、流涎、神经衰弱、四肢痉挛等。

2. 渊 液

【位置】在腋中线直下第四肋间。患者举臂易取穴。

【局解】在前锯肌和肋间肌中，有肋间动脉和胸外侧动脉，分布着肋间神经和胸长神经。

【针灸】针1.4厘米深，灸3～5分钟。

【防治】胸膜炎、肋间神经痛、胸肌痉挛或麻痹等。

3. 大 包

【位置】在腋中线直下第六肋间。

【局解】在前锯肌中，深部是肋间肌，有胸外侧动脉，分布着肋间神经外侧皮支和胸长神经。右侧此穴下方与肝脏接近。

【针灸】针 1 厘米深，灸 10～20 分钟。

【防治】心内膜炎、喘息、胸膜炎、肋间神经痛等。

第四节　腹　部

一、腹部正中线

1. 鸠 尾

【位置】在胸骨剑突尖端稍下约 1.5 厘米。上腹部由鸠尾穴至神阙穴（脐）折量七节。

【局解】在腹白线起始部，有腹壁上动、静脉的分支，分布着肋间神经前皮支。此穴正对腹腔内的肝左叶。

【针灸】针 1.5～3.3 厘米深，灸 10～30 分钟。古说此穴禁针禁灸，但根据临床经验，此穴治下列各病症，颇为有效。

【防治】心包炎、支气管炎、食道疾患、急性胃炎、神经衰弱、精神病、喘息、扁桃体炎、喉炎、肺气肿、肋间神经痛、胃痉挛、膈肌痉挛等。

2. 巨 阙

【位置】鸠尾穴直下折量一节。

【局解】在剑突下的腹白线中，有腹壁上动脉分支，分布着肋间神经前皮支。深部正对肝的左叶。

【针灸】针 2 厘米深，灸 20～30 分钟。

【防治】心包炎、支气管炎、膈肌痉挛、胃痉挛、胃下垂、腹泻、呕吐、食欲减退、腹部膨胀、胸膜炎、慢性腹膜炎、精神病、癔病、心悸等。

3. 上 脘

【位置】巨阙穴直下折量一节。

【局解】在脐上腹白线中，有腹壁上动脉分支，分布着肋间神经前皮支。

【针灸】针 2～5 厘米深，灸 20～30 分钟。

【防治】急性或慢性胃炎、胃扩张、胃痉挛、胃下垂、食欲不振、消化不良、胃溃疡等。对慢性肠炎、腹膜炎、肠疝痛、支气管炎、胸膜炎、肾炎等也有效。

4. 中 脘

【位置】上脘穴直下折量一节。

【局解】在脐上腹白线中，有腹壁上动脉分支，分布着肋间神经前皮支。

【针灸】针 2～5 厘米深，灸 20～30 分钟。

【防治】急性或慢性胃炎、胃或十二指肠溃疡、胃扩张、胃下垂、胃酸过少、腹痛、腹胀、膈肌痉挛、慢性腹膜炎、吐血、食欲不振、消化不良、呕吐、腹泻、精神分裂症等。对急救虚脱，往往有卓效。

5. 建 里

【位置】中脘穴直下折量一节。

【局解】在脐上腹白线中，有腹壁上动脉分支，分布着肋间神经前皮支。

【针灸】针2～5厘米深，灸20～30分钟。

【防治】胃扩张、胃下垂、胃炎、肠炎、消化不良、胃或十二指肠溃疡、腹痛、腹泻、呕吐、尿血、膈肌痉挛等。

6. 下 脘

【位置】建里穴直下折量一节。

【局解】在脐上腹白线中，有腹壁上动脉分支，分布着肋间神经前皮支。

【针灸】针2～5厘米深，灸20～30分钟。

【防治】胃扩张、胃下垂、胃酸过少、胃痉挛、胃炎、消化不良、肠炎、呕吐、尿血、胃或十二指肠溃疡、幽门狭窄等。

7. 水 分

【位置】下脘穴至神阙穴之间的中点。

【局解】在脐上腹白线中，有腹壁上动脉分支，分布着肋间神经前皮支。

【针灸】针2～5厘米深，灸10～20分钟。

【防治】水肿、腹水、腹部膨胀、疝痛、肠鸣、慢性肠炎、胃下垂、食欲减退、腰背部肌肉痉挛。有的老医生说此穴是水肿的特效穴。

8. 神 阙

【位置】在脐的正中。腹部以此穴为中心点，寻穴方便。

【局解】在脐的中央，有腹壁上动脉分支，分布着肋间神经前皮支。

【针灸】此穴不容易消毒，一般列为禁针穴。古说禁针，因针刺容易感染，如《素问》王冰注云："禁不可刺，若刺之使人脐中恶疡溃，矢出者死。"灸20～60分钟。

【防治】慢性肠炎、腹泻、腹水、水肿、腹部膨胀、肠鸣、脱肛、失眠。此穴与神门穴（双）配合，每晚灸10分钟，可治儿童夜游症。古说此穴可主治中风。

9. 阴 交

【位置】在神阙穴直下折量一节。下腹部从神阙穴至曲骨穴折量五节。

【局解】在脐下腹白线中，有腹壁下动脉分支，分布着肋间神经前皮支。

【针灸】针2～5厘米深，灸20～30分钟。

【防治】对生殖器疾患有效，特别是妇女尿道炎、月经不调、功能性子宫出血、产后恶露不止等。对精神病、小儿囟门陷没及睾丸疼痛等也可治。

10. 气 海

【位置】脐直下折量一节半。

【局解】在脐下腹白线中，有腹壁下动脉分支，分布着肋间神经前皮支。

【针灸】针2～5厘米深，灸20～30分钟。

【防治】应用于泌尿生殖器疾患及肠疾患。对慢性阑尾炎、慢性腹膜炎、肠疝痛、肠炎、神经衰弱、小儿发育不全、功能性子宫出血、月经不调、痛经、膀胱炎、遗精、遗尿等，尤其有效。对高血压病也有效。

11. 石　门

【位置】脐直下折量二节。

【局解】在脐下腹白线中，有腹壁下动脉分支，分布着肋间神经前皮支。

【针灸】针 2～5 厘米深，灸 20～30 分钟。

【防治】应用于泌尿生殖器疾患。慢性肠炎、水肿、腹水、吐血、阑尾炎、肠系膜炎等也可治。

12. 关　元

【位置】脐直下折量三节。

【局解】在脐下腹白线中，有腹壁下动脉分支，分布着第十一、第十二肋间神经前皮支。

【针灸】针 2～5 厘米深，灸 20～30 分钟。

【防治】消化不良、慢性肠炎、肠出血、下腹部肌肉痉挛、水肿、腹水、尿崩症、泌尿系感染、急性或慢性肾炎、睾丸炎、遗精、阳痿、尿闭、妇女慢性子宫病、失眠、高血压病。治儿童夜尿症有卓效。

13. 中　极

【位置】脐直下折量四节。

【局解】在耻骨上缘的腹白线中，有腹壁下动脉分支，分布着肋下神经前皮支和髂腹下神经。

【针灸】针 2～4 厘米深，灸 20～30 分钟。

【防治】遗精、淋病、肾炎、阳痿、前列腺炎、腹膜炎、腹水、水肿、尿意频数、泌尿系感染、尿崩症、尿失禁、子宫正常的不孕症、产后子宫复位不全、产后子宫收缩痛、产后恶露不行、胎盘不下、月经不调、痛经、功能性子宫出血、高血压病。治儿童夜尿症有卓效。

14. 曲　骨

【位置】在耻骨上缘正中，脐直下折量五节。

【局解】在左右锥状肌停止部的中间，有腹壁下动脉分支和阴部外动脉，分布着髂腹下神经和末胸神经。

【针灸】针 1～2 厘米深，灸 10～20 分钟。

【防治】身体虚弱、下腹部疼痛、遗精、阳痿、膀胱炎、淋病、尿闭、子宫内膜炎、子宫颈糜烂、产后子宫收缩不全。对阴部瘙痒，有较好效果。

15. 会　阴

【位置】在阴囊至肛门之间（男性），在阴唇后连合至肛门之间（女性）。

【局解】在球海绵体肌的中央，有阴部内动脉的分支，分布着会阴神经。

【针灸】此穴一般列为禁针穴。古时以针刺此穴，救治淹溺假死者苏醒为奇穴。针

1～1.7厘米深，灸10～20分钟。

【防治】阴部多汗症及皮炎、淋病、尿闭、阴癣、便秘、月经不调、痔疮。对阴部瘙痒，有特效。有的医生灸此穴与长强穴，治疗肛门溃疡，效果很好。

二、腹部第一侧线

1. 幽　门

【位置】同巨阙穴平，距离正中线折量半节。

【局解】在上腹部腹直肌内缘，腹白线侧方，有腹壁上动脉的分支，分布着肋间神经前股。

【针灸】针1～2厘米深，灸20～30分钟。

【防治】上腹部膨胀、吞酸、流涎、呕吐、幽门狭窄、胃下垂、肋间神经痛、球结膜充血、支气管炎、肝脏病、妊娠呕吐等。

2. 腹通谷

【位置】同上脘穴平，距离正中线折量半节。

【局解】在上腹部腹直肌内缘，腹白线侧方，有腹壁上动脉的分支，分布着肋间神经前股。

【针灸】针1.6～3.3厘米深，灸20～30分钟。

【防治】肺气肿、喘息、呕吐、消化不良、胃扩张、胃下垂、胃痉挛、慢性胃炎、急性舌肌麻痹、球结膜充血等。

3. 阴　都

【位置】同中脘穴平，距离正中线折量半节。

【局解】在上腹部腹直肌内缘，腹白线侧方，有腹壁上动脉的分支，分布着肋间神经前股。

【针灸】针2～4厘米深，灸20～30分钟。

【防治】肺气肿、胸膜炎、呕吐、喘息、肠鸣、腹痛、黄疸、球结膜充血、角膜溃疡。

4. 石　关

【位置】同建里穴平，距离正中线折量半节。

【局解】在脐上腹直肌内缘，有腹壁上动脉的分支，分布着肋间神经前股。

【针灸】针2～4厘米深，灸20～30分钟。

【防治】胃痉挛、呃逆、流涎、便秘、淋病、眼结膜充血、子宫痉挛等。

5. 商　曲

【位置】同下脘穴平，距离正中线折量半节。

【局解】在脐上腹直肌内缘，有腹壁上动脉的分支，分布着肋间神经前股。

【针灸】针2～4厘米深，灸20～30分钟。

【防治】胃痉挛、肠疝痛、腹膜炎、食欲减退、黄疸、球结膜充血、角膜炎等。

6. 肓　俞

【位置】同神阙穴平，距离正中线折量半节。

【局解】在腹直肌内缘，有腹壁下动脉的分支，分布着肋间神经前股。

【针灸】针2～4厘米深，灸20～30分钟。

【防治】胃痉挛、肠疝痛、习惯性便秘、痢疾、球结膜充血、角膜炎、肠炎、结肠炎、黄疸等。

7. 中 注

【位置】同阴交穴平，距离正中线折量半节。

【局解】在耻骨上方、腹直肌中，有腹壁下动脉的分支，分布着肋间神经前股。

【针灸】针2～4厘米深，灸20～30分钟。

【防治】便秘、肠炎、球结膜充血、角膜炎、疝气、脱肛、月经不调、卵巢炎、睾丸炎等。

8. 四 满

【位置】同石门穴平，距离正中线折量半节。

【局解】在耻骨上方、腹直肌中，有腹壁下动脉的分支，分布着肋间神经前股。

【针灸】针2～4厘米深，灸20～30分钟。

【防治】肠炎、肠疝痛、痛经、子宫痉挛、月经不调等。

9. 气 穴

【位置】同关元穴平，距离正中线折量半节。

【局解】在耻骨上方、腹直肌中，有腹壁下动脉的分支，分布着肋下神经前股。

【针灸】针1.5～5厘米深，灸20～30分钟。

【防治】遗精、早泄、阳痿、阴茎痛、肾炎、遗尿、尿闭、球结膜充血、角膜炎、月经不调、子宫功能性出血等。

10. 大 赫

【位置】同中极穴平，距离正中线折量半节。

【局解】在耻骨上方、锥状肌的外缘、腹直肌中，有腹壁下动脉的分支，分布着肋下神经前股和髂腹下神经的分支。

【针灸】针1.5～5厘米深，灸20～30分钟。

【防治】阴囊酸胀、阳痿、阴茎痛、精液缺乏、早泄、球结膜充血、角膜炎、阴道炎、子宫附属器炎等。

11. 横 骨

【位置】在耻骨结节上缘的内侧部，同曲骨穴平，距离正中线折量半节。

【局解】表层是锥状肌，深层是腹直肌，有腹壁下动脉、阴部外动脉，分布着髂腹下神经的分支和下部肋间神经的前股。

【针灸】针1.5～2.5厘米深，灸10～30分钟。

【防治】尿闭、遗尿、尿频、尿失禁、前列腺炎、肠疝痛、遗精、淋病、球结膜充血、角膜炎等。

三、腹部第二侧线

1. 不 容

【位置】在第八肋软骨附着部的下缘，同巨阙穴平，距离正中线折量二节。

【局解】浅层是腹直肌鞘前壁，深层是腹直肌，有腹壁上动脉，分布着肋间神经。

【针灸】针1.5～2.5厘米深，灸10～30分钟。

【防治】肩臂部运动障碍或感觉障碍、喘息、咳嗽、呕吐、腹痛、肋间神经痛、胃扩张等。

2. 承 满

【位置】同上脘穴平，距离正中线折量二节。

【局解】浅层是腹直肌鞘前壁，深层是腹直肌，有腹壁上动脉，分布着肋间神经。

【针灸】针1.5～2.5厘米深，灸10～30分钟。

【防治】咳嗽、吐血、咽下困难、食欲减退、腹部膨胀、腹泻、肠鸣、腹膜炎、黄疸、膈肌痉挛等。

3. 梁 门

【位置】同中脘穴平，距离正中线折量二节。

【局解】浅层是腹直肌鞘前壁，深层是腹直肌，有腹壁上动脉，分布着肋间神经。

【针灸】针1.5～2.5厘米深，灸10～30分钟。

【防治】咳嗽、吐血、咽下困难。应用于各种胃病，尤其对急性胃炎、食欲减退、消化不良、消化道溃疡、胃痉挛等有效。

4. 关 门

【位置】同建里穴平，距离正中线折量二节。

【局解】皮下为腹直肌鞘前壁，深层为腹直肌，有腹壁上动脉，分布着肋间神经。

【针灸】针2.5～4厘米深，灸10～40分钟。

【防治】急性胃炎、胃痉挛、食欲减退、消化不良、肠疝痛、大便秘结、遗尿、腹水、水肿等。

5. 太 乙

【位置】同下脘穴平，距离正中线折量二节。

【局解】在腹直肌中，有腹壁上动脉，分布着肋间神经。

【针灸】针2.5～4厘米深，灸10～30分钟。

【防治】急性胃炎、胃痉挛、消化不良、肠鸣、腹部膨胀、肠疝痛、精神病、脚气等。

6. 滑肉门

【位置】同水分穴平，距离正中线折量二节。

【局解】在腹直肌中，有腹壁上动脉，分布着肋间神经。

【针灸】针2.5～5厘米深，灸10～30分钟。

【防治】癫痫、精神病、舌炎、舌下腺炎、慢性胃肠炎、腹水、水肿、肾炎、子宫内膜炎、月经不调等。

7. 天 枢

【位置】同神阙穴平，距离正中线折量二节。

【局解】浅层是腹直肌鞘前壁，深层是腹直肌，有腹壁上、下动脉，分布着肋间神经。此穴正当腹直肌的最下腱划中。

【针灸】针 2.5～5 厘米深，特别肥胖者，可入针 10 厘米多。灸 20～60 分钟。

【防治】急性胃炎、慢性胃炎、急性肠炎、慢性肠炎、痢疾、胆囊炎、腹水、水肿、间歇热、麻疹、肾炎、子宫内膜炎、月经不调、肝炎、阑尾炎等。不论急性肠炎或痢疾，均有显著效果。

8. 外　陵

【位置】同阴交穴平，距正中线折量二节。

【局解】在腹直肌中，有腹壁下动脉，分布着肋间神经。

【针灸】针 2.5～5 厘米深，灸 20～30 分钟。

【防治】急性肠炎、慢性肠炎、阑尾炎、疝痛、痛经、腹痛、子宫附属器炎症、肝炎、肾炎等。

9. 大　巨

【位置】同石门穴平，距正中线折量二节。

【局解】在腹直肌中，有腹壁下动脉，分布着肋间神经。

【针灸】针 2.5～5 厘米深，灸 10～30 分钟。

【防治】失眠、四肢倦怠、肠疝痛、便秘、尿闭等。

10. 水　道

【位置】同关元穴平，距正中线折量二节。

【局解】在腹直肌下部近外侧缘处，有腹壁下动脉，分布着肋间神经和髂腹下神经。

【针灸】针 2～3.3 厘米深，灸 10～30 分钟。

【防治】肾炎、膀胱炎、尿闭、睾丸炎、脊髓炎、腹痛、脱肛、妇科病。

11. 归　来

【位置】同中极穴平，距正中线折量二节。

【局解】在腹直肌下部的外侧缘，有腹壁下动脉，分布着髂腹下神经。

【针灸】针 2～3.3 厘米深，灸 10～30 分钟。

【防治】慢性腹膜炎、睾丸炎、阴茎痛、白带过多、卵巢炎、子宫下垂、月经闭止，及其他男女生殖器疾病。

12. 气　冲

【位置】同曲骨穴平，距正中线折量二节。在耻骨结节上外方。

【局解】在腹直肌停止部的外侧，有旋髂浅动脉和腹壁下动脉，分布着髂腹下神经和髂腹股沟神经。

【针灸】针 1 厘米深，灸 10～20 分钟。

【防治】男女生殖器疾患。对腰痛有效。

13. 急　脉

【位置】在气冲穴之下，耻骨结节的外下方。

【局解】在腹股沟管皮下环处，为精索（男性）或子宫圆韧带（女性）的通过处，有阴部外动脉，分布着髂腹股沟神经和生殖股神经股支。

【针灸】禁针，雀啄灸 1～2 分钟。

【防治】急脉穴因所在部位关系，一般列为禁针禁灸穴。《甲乙经》和有些针灸书，不载此穴。有的书载穴名，而不载疗法与主治。《类经图翼》云："可灸不可刺，病疝小腹痛者，即可灸之。"

四、腹部第三侧线

1. 期 门

【位置】在乳线直下，肋弓的边缘，约在第九肋软骨附着部的下缘。

【局解】浅层是腹外斜肌，深层依次是腹内斜肌、腹横肌，有腹壁上动脉，分布着肋间神经的前股。

【针灸】针 1.2 厘米深，灸 10～20 分钟。

【防治】胸膜炎、肾炎、咳嗽、喘息、吞酸、腹泻、腹膜炎、高血压等。

2. 日 月

【位置】期门穴的下方半节。同建里穴平，距正中线折量四节。

【局解】在第九肋软骨下方、腹外斜肌中，有腹壁上动脉，分布着肋间神经。

【针灸】针 1.5 厘米深，灸 10～20 分钟。

【防治】胃疾患、肝疾患、黄疸、膈肌痉挛、肠疝痛、鼓肠等。

3. 腹 哀

【位置】日月穴下一节半，距正中线折量四节。

【局解】浅层是腹外斜肌，深层依次是腹内斜肌、腹横肌，有腹壁上动脉，分布着肋间神经。

【针灸】针 2 厘米深，灸 10～20 分钟。

【防治】胃溃疡、胃痉挛、胃酸过多或过少、消化不良、十二指肠溃疡、便血等。

4. 大 横

【位置】天枢穴旁开二节。同脐平，距正中线折量四节。

【局解】浅层是腹外斜肌，深层依次是腹内斜肌、腹横肌，有腹壁浅动脉、腰动脉，分布着肋间神经。

【针灸】针 2.5～5 厘米深，灸 20～40 分钟。

【防治】流行性感冒、四肢痉挛、多汗症、慢性腹泻、肠炎、习惯性便秘、肝炎等。

5. 腹 结

【位置】大横穴之下，外陵穴旁开折量二节。

【局解】浅层是腹外斜肌，深层依次是腹内斜肌、腹横肌，有腹壁浅动脉、腰动脉，分布着肋间神经。

【针灸】针 2～3.3 厘米深，灸 10～30 分钟。

【防治】咳嗽、腹膜炎、阑尾炎、肠疝痛、阳痿、痢疾、脚气病等。

6. 府 舍

【位置】同中极穴平，归来穴旁开折量二节。在腹股沟韧带中点稍上方。

【局解】浅层是腹外斜肌腱膜，深层是腹内斜肌，有腹壁浅动脉、旋髂浅动脉，分布着髂腹下神经、肋间神经和髂腹股沟神经。

【针灸】针2～2.5厘米深，灸10～30分钟。

【防治】脾肿大、铅中毒、便秘、阑尾炎、呕吐、腹泻、霍乱等。

7. 冲　门

【位置】在髂前上棘的内下方，当腹股沟韧带中点的下缘，府舍穴直下，平气冲穴。

【局解】有腹壁下动脉和旋髂浅动脉，分布着髂腹股沟神经。

【针灸】针2～2.5厘米深，灸10～30分钟。

【防治】睾丸炎、精索神经痛、子宫内膜炎、淋病、腹部膨胀、胃痉挛、乳腺炎等。

五、腹部第四侧线

1. 章　门

【位置】在腹部侧面肋弓的最低点。

【局解】浅层是腹外斜肌，深层依次是腹内斜肌、腹横肌，有肋间动脉，分布着肋间神经。

【针灸】针2～2.5厘米深，灸20～40分钟。

【防治】肠鸣、消化不良、胸腹部疼痛、腹膜炎、喘息、呕吐、肠寄生虫病、腰痛、背脊部肌肉痉挛、胸膜炎、黄疸、高血压病、膈肌痉挛。

2. 带　脉

【位置】在肋弓最低点的直下方，平脐。

【局解】浅层是腹外斜肌，深层依次是腹内斜肌、腹横肌，有腰动脉，分布着肋间神经。

【针灸】针2～2.5厘米深，灸10～30分钟。

【防治】月经不调、产后子宫收缩痛、子宫内膜炎、腰痛等。

3. 五　枢

【位置】在髂棘的上方，同腹部正中线的关元穴平。

【局解】在腹外斜肌的下缘，深部是腹内斜肌，有旋髂浅动脉，分布着髂腹下神经和肋间神经。

【针灸】针2～2.5厘米深，灸10～30分钟。

【防治】可治泌尿系疾患。其他如腹痛、肩背和腰部痛、睾丸炎、腹泻、便秘等，都有效。

4. 维　道

【位置】在髂骨上缘，五枢穴稍下方折量半节。

【局解】在腹外斜肌的下缘，深部为腹内斜肌，有旋髂浅动脉，分布着髂腹下神经、髂腹股沟神经和肋间神经。

【针灸】针2～2.5厘米深，灸10～30分钟。

【防治】慢性阑尾炎、肾炎、睾丸炎、呕吐、食欲不振、腹水、肠炎、子宫脱垂、子宫内膜炎、附件炎。

5. 居　髎

【位置】在阔筋膜张肌的前缘，髂前上棘的凹陷部，带脉穴以下折量四节半。

【局解】有旋髂浅动脉，分布着股外侧皮神经与臀上神经。

【针灸】针 2～2.5 厘米深，灸 10～30 分钟。

【防治】腰腿痛、下腹部痛、睾丸炎、肾炎、阑尾炎、月经不调、子宫内膜炎、附件炎、子宫脱垂、白带过多、膀胱炎等。

6. 京　门

【位置】在腹部侧面第十二肋软骨的尖端部。

【局解】在腹外、内斜肌中，有肋下动脉，分布着肋间神经。

【针灸】针 1.5～2.5 厘米深，灸 20～30 分钟。

【防治】肾炎、肠疝痛、呕吐、肠鸣、肩胛神经痛、肋间神经痛、腰痛、高血压病等。

第五节　上肢部

一、前外侧线（掌面桡侧线）

1. 少　商

【位置】在拇指桡侧，距指甲角约 0.3 厘米。

【局解】有指掌侧固有动脉形成的动脉网，分布着来自正中神经的指掌侧固有神经。

【针灸】针 0.3 厘米深，灸 3～5 分钟。

【防治】晕厥、虚脱、口腔炎、喉炎、食道狭窄、黄疸、呃逆、齿龈出血、舌下软瘤、腮腺炎、扁桃体炎、盗汗、小儿抽搐、急性眼炎、头痛等。

2. 凤　眼

【位置】在拇指第一指骨与第二指骨关节横纹桡侧端。

【局解】有拇短展肌、桡动脉分支，分布着正中神经。

【针灸】针 0.3 厘米深，灸 3～5 分钟。

【防治】小儿夜盲症、急性结膜炎、晕厥、口腔炎、咽喉炎、扁桃体炎、拇指伸屈困难等。

3. 鱼　际

【位置】在第一掌骨底和大多角骨的关节部，桡侧赤白肉际处。

【局解】在拇短展肌的停止部，有桡动脉分支，分布着正中神经。

【针灸】针 1 厘米深，灸 3～5 分钟。

【防治】头痛、头晕、阵发性心动过速、失眠、多汗症、盗汗、扁桃体炎、咽喉炎、哮喘等。

4. 太　渊

【位置】在手腕横纹的桡侧端，桡侧腕屈肌腱的外侧，拇长展肌腱的内侧。

【局解】旋前方肌的下缘，舟骨结节的外上方，有桡动脉，分布着前臂外侧皮神经、桡神经和正中神经。

【针灸】针 0.3～0.6 厘米深，避开桡动脉。灸 1～3 分钟，不宜超过 3 分钟。

【防治】肺气肿、咯血、咳嗽、肋间神经痛、前臂痛、结膜炎、失眠等。

5. 经 渠

【位置】在桡侧腕屈肌腱和拇长展肌腱之间，桡动脉旁侧，距手腕折量一节。

【局解】在旋前方肌中，是桡动脉、静脉的通路，神经分布同太渊穴。

【针灸】针 0.3～0.6 厘米深。灸 1～3 分钟，不宜超过 3 分钟。

【防治】扁桃体炎、喉炎、喘息、食道痉挛、呕吐、呃逆、桡神经痛或麻痹等。

6. 孔 最

【位置】在桡骨掌面，距腕横纹折量七节，距肘窝横纹折量五节。

【局解】浅层是肱桡肌的内侧缘，深层是拇长屈肌的外侧缘，深部有桡动脉和桡神经通过，神经分布同太渊穴。

【针灸】针 1～1.5 厘米深，灸 5～10 分钟。

【防治】咯血、咳嗽、声音嘶哑、咽炎、喉炎、发热汗不出、手关节痛、桡神经痛或麻痹、书痉等。

7. 尺 泽

【位置】在肱桡关节部，肘窝横纹的桡侧，肱二头肌腱的外方。

【局解】在肱肌起始部，有桡侧返动脉，分布着桡神经和肌皮神经。

【针灸】针 1～1.5 厘米深，灸 5～10 分钟。

【防治】肺结核、咯血、支气管炎、喘息、四肢麻痹、小便失禁、精神病、前臂部肌肉痉挛、小儿抽搐、肩胛部疼痛、关节炎、偏瘫等。

8. 侠 白

【位置】在肱二头肌外缘，距腋平线折量四节。

【局解】在头静脉的通路上，有桡侧副动脉，分布着臂外侧皮神经和肌皮神经。

【针灸】针 1～1.5 厘米深，灸 10～20 分钟。

【防治】心脏病、胸部疼痛、肩周炎、阵发性心动过速等。

9. 天 府

【位置】在肱二头肌外缘，距腋平线折量三节，手臂平举。鼻尖能碰到处即是穴位。

【局解】在头静脉通路上，有桡侧副动脉，分布着臂外侧皮神经和肌皮神经。

【针灸】针 1～1.5 厘米深，灸 5～10 分钟。

【防治】头痛、咯血、鼻衄、呕吐、支气管炎、头晕、精神病、风湿性关节炎、肩胛部疼痛、间歇热。对一氧化碳中毒有效。

二、前内侧线（掌面尺侧线）

1. 少 冲

【位置】在小指第三节的桡侧（小指的内侧），距指甲角 0.3 厘米。

【局解】有指掌侧固有动脉形成的动脉网，分布着尺神经。

【针灸】针 0.3 厘米深，灸 3～5 分钟。

【防治】热病后衰弱、胸膜炎、肋间神经痛、阵发性心动过速、上肢肌肉痉挛、喉肿痛等。

2. 少 府

【位置】在第四掌骨和第五掌骨之间，少冲穴直后指尖掐得的凹陷处。

【局解】在小指对掌肌的桡侧，有指掌侧总动脉，分布着尺神经。

【针灸】针1厘米深，灸5～10分钟。

【防治】肋间神经痛、尿闭、遗尿、月经过多、阴门瘙痒、阵发性心动过速、间歇热、臂痛、喘息等。

3. 神　门

【位置】在手腕横纹的尺侧，尺侧腕屈肌腱之旁，豌豆骨和尺骨之间，指尖掐得的凹陷处。

【局解】在尺动脉和尺神经的通路上，分布着前臂内侧皮神经和尺神经。

【针灸】针1厘米深，灸5～10分钟。

【防治】鼻炎、舌肌麻痹、食欲减退、产后失血、淋巴结炎。对心悸、癔病、扁桃体炎、失眠等均有效。本穴是精神病和心脏病的主治穴。

4. 阴　郄

【位置】神门穴之后，距腕横纹折量半节。

【局解】在尺侧腕屈肌和指浅屈肌之间，是尺动脉和尺神经的通路，分布着前臂内侧皮神经和尺神经。

【针灸】针1厘米深，灸5～10分钟。

【防治】头痛、眩晕、鼻衄、扁桃体炎、急性舌骨肌麻痹（暴喑、不能言）、胃溃疡、呃逆、月经不调等。

5. 通　里

【位置】阴郄穴之后，距腕横纹折量一节。

【局解】在尺侧腕屈肌和指浅屈肌之间，是尺动脉和尺神经的通路，分布着前臂内侧皮神经、尺神经和正中神经。

【针灸】针1厘米深，灸5～20分钟。

【防治】头痛、眩晕、心悸、扁桃体炎、急性舌骨肌麻痹、球结膜充血、上肢肌肉痉挛、精神病、月经过多、遗尿、神经衰弱、癔病、肺结核、失眠等。

6. 灵　道

【位置】通里穴之后，距腕横纹折量一节半。

【局解】在尺侧腕屈肌腱之桡侧，是尺动脉和尺神经的通路，分布着前臂内侧皮神经和尺神经。

【针灸】针1厘米深，灸5～20分钟。

【防治】心内膜炎、癔病、精神病、急性舌肌麻痹或萎缩、恶心、肘关节炎、尺神经麻痹、神经衰弱、肺结核等。

7. 少　海

【位置】在肘横纹的尺侧，肱骨内上髁前面，指尖掐得的凹陷处。

【局解】在肱肌停止部，有尺侧下副动脉，分布着肌皮神经、臂内侧皮神经和前臂内侧皮神经。

【针灸】针0.3～1厘米深，灸10～20分钟。

【防治】颈或腋窝淋巴结结核、手指厥冷、精神病、牙痛、头痛、眩晕、肋间神经痛、三叉神经痛、颈部疼痛不能回顾、上肢肌肉痉挛、肺结核、胸膜炎、心脏病、高血压病、神经性皮炎、身体虚弱。

8. 青 灵

【位置】在肱二头肌内侧缘，距肘横纹折量三节。

【局解】在肱二头肌内侧缘，下层是肱肌，皮下有贵要静脉，深部是肱动脉，尺神经和正中神经的通路，分布着臂内侧皮神经和肌皮神经。

【针灸】这个部位有重要的动、静脉，同时皮肤肌肉特别敏感，此穴列为禁针穴。灸5～10分钟。

【防治】前额痛、肋间神经痛、肩胛和肱部疼痛或运动障碍、间歇热等。

9. 极 泉

【位置】在腋窝的前外侧壁（腋平线上），紧靠胸大肌下缘和肱二头肌短头的内侧缘。

【局解】深部正当腋动脉移行于肱动脉的接续部，有尺神经和正中神经通过，分布着臂内侧皮神经、肋间神经、胸前神经和肌皮神经。

【针灸】针1～1.5厘米深，灸5～20分钟。

【防治】心包炎、肋间神经痛、臂丛神经痛或麻痹、胸肋部肌肉痉挛、癔病、肘臂厥冷、恶心、乳腺炎、腋下或颈淋巴结炎、腋窝肿瘤等。

三、前正中线（掌面正中线）

1. 中 冲

【位置】在中指末节的尖端，距指甲约0.3厘米。

【局解】有指掌侧固有动脉形成的动脉网，分布着来自正中神经的指掌侧固有神经。

【针灸】针0.3厘米深，灸3～5分钟。

【防治】心肌炎、小儿消化不良、脑出血、热病不发汗、眩晕、眼炎、虚脱等。

2. 劳 宫

【位置】在掌中央，第三掌骨与第四掌骨之间。

【局解】在掌腱膜中，有尺动脉、桡动脉合成的掌浅弓，以及正中神经与尺神经合成的指掌侧总神经，由正中神经司皮肤感觉。

【针灸】针0.6～1厘米深，灸3～5分钟。

【防治】高血压病、动脉硬化症、咽下困难、食欲不振、口腔炎、黄疸、鼻衄、喘息、齿龈炎、小儿消化障碍、指端知觉异常等。

3. 大 陵

【位置】在腕关节掌侧面横纹正中的凹陷处，掌长肌腱和桡侧腕屈肌腱之间。

【局解】在腕横韧带后缘，有骨间掌侧动脉，深部有正中神经通过，由正中神经掌皮支司皮肤感觉。

【针灸】针0.3～1厘米深，灸10～20分钟。

【防治】心肌炎、心内膜炎、心绞痛、肋间神经痛、腋窝淋巴结炎、扁桃体炎、头痛、发热、疥癣、急性胃炎、胃出血、失眠、精神病、癔病、指关节疼痛等。

4. 内 关

【位置】在掌长肌腱和桡侧腕屈肌腱之间，距腕横纹折量二节。

【局解】深部有正中神经通过，有掌侧骨间动脉，由前臂内侧、外侧皮神经司皮肤感觉。

【针灸】针1～1.5厘米深，灸5～10分钟。

【防治】心肌炎、心内膜炎、心绞痛、心悸、黄疸、球结膜充血、肘臂疼痛、胃痛、呕吐、宿醉、产后虚脱、精神病、癔病、疟疾、胆囊炎、高血压病、身体虚弱等。

5. 间 使

【位置】在掌长肌腱和桡侧腕屈肌腱之间，距腕横纹折量三节。

【局解】深部有正中神经通过，有骨间掌侧动脉，由前臂内侧、外侧皮神经司皮肤感觉。

【针灸】针1～1.5厘米深，灸5～10分钟。

【防治】心肌炎、心绞痛、喉炎、胃炎、中风、抑郁症、月经不调、子宫内膜炎、斑疹伤寒、小儿搐搦、书痉、疟疾等。

6. 郄 门

【位置】在掌长肌腱和桡侧腕屈肌腱之间，距腕横纹折量五节。

【局解】深部是正中神经的通路，有骨间掌侧动脉，由前臂内侧、外侧皮神经司皮肤感觉。

【针灸】针1.2～2厘米深，灸5～10分钟。

【防治】心肌炎、吐血、鼻衄、呃逆、胃炎、精神病等。

7. 曲 泽

【位置】在肘窝正中凹陷处，肱骨和前臂骨的关节部，肱二头肌腱的尺侧缘。

【局解】在肱动脉和正中神经的通路上，皮下有肘正中静脉，由臂和前臂内侧皮神经司皮肤感觉。

【针灸】针1厘米深，灸5～10分钟。

【防治】心肌炎、气管炎、急性胃炎、关节炎、臂痛、中暑、妊娠呕吐等。

8. 天 泉

【位置】在肱骨前内侧，肱二头肌两头之间，距腋平线折量二节。

【局解】有肱动脉的分支，分布着臂内侧皮神经和肌皮神经。

【针灸】针1.5厘米深，灸3～5分钟。

【防治】心内膜炎、心悸、肋间神经痛、上腹部膨胀、呃逆、呕吐、视力减退、呼吸困难、支气管炎等。

9. 新 社

【位置】在胸部第三侧线的云门穴的外方，锁骨肩峰端的下方，肩胛骨喙突和肱骨头之间的凹陷处。

【局解】在三角肌的锁骨起始部，深层是喙肩韧带和喙肱韧带，有胸肩峰动脉的三角肌支，分布着锁骨上神经和腋神经。

【针灸】针 1～1.5 厘米深，要按伸肘仰掌位定穴，针刺时，取旋前位，伸肘俯掌或屈肘俯掌位，这样才能刺进两骨之间。灸 10～30 分钟。

【防治】耳鸣、耳聋、肩关节痛、三角肌风湿症、臂膀运动障碍、胸部痛等。

四、后外侧线（背面桡侧线）

1. 商 阳

【位置】在食指桡侧，距指甲角约 0.3 厘米。

【局解】有指掌侧固有动脉形成的动脉网，分布着来自正中神经的指掌侧固有神经。

【针灸】针 0.3 厘米深，灸 3～5 分钟。

【防治】胸膜炎、喘息、间歇热、头痛、面部蜂窝组织炎、麻疹、脑炎、扁桃体炎、口腔炎、喉炎、牙痛、耳聋、耳鸣等。

2. 二 间

【位置】在食指桡侧，指掌关节的前方横纹端，指尖掐得的凹陷处。

【局解】有来自桡动脉的指背动脉，分布着桡神经及正中神经的指掌侧固有神经。

【针灸】针 0.3～1 厘米深，灸 3～5 分钟。

【防治】喉炎、扁桃体炎、食道狭窄、肩背和臂部疼痛、黄疸、鼻衄、牙痛等。

3. 三 间

【位置】在食指桡侧，第二掌骨小头的后方，指尖掐得的凹陷处。

【局解】在第二掌骨和第一骨间背侧肌之间，有来自桡动脉的掌背动脉，神经分布同二间穴。

【针灸】针 0.3～1 厘米深，灸 5～10 分钟。

【防治】扁桃体炎、咽喉炎、呼吸困难、痰阻塞、肩背部及臂部疼痛、牙痛、肠鸣、眼睑痒痛、急性腮腺炎、暴暗症、书痉。

4. 虎 口

【位置】在拇指和食指之间指蹼的正中点，这个部位很敏感，指尖掐时很痛。

【局解】在第一骨间背侧肌中，有来自桡动脉的掌背动脉，分布着桡神经浅支。

【针灸】针 1～1.5 厘米深，灸 5～20 分钟。

【防治】眩晕、虚脱、发热汗不出、黄疸、支气管炎、腹痛、喉痛、黏痰不易吐出、小儿呕吐或消化不良。此穴平时更多用灸疗。

5. 合 谷

【位置】在第一掌骨和第二掌骨之间，靠近第二掌骨的桡侧缘。

【局解】在第一骨间背侧肌中，有来自桡动脉的掌背动脉，分布着桡神经浅支。

【针灸】针 1～3 厘米深，灸 5～10 分钟。

【防治】头痛、肩胛部疼痛、视力减退、耳聋、耳鸣、牙痛、喉痛、鼻衄、感冒、扁桃体炎、呼吸困难、痰阻塞、喘息、虚脱、失眠、盗汗、月经闭止、神经衰弱、急性腮腺炎、面神经麻痹或痉挛、三叉神经痛、暴暗症、偏瘫等。

6. 阳 溪

【位置】在手腕背面的桡侧，合谷穴直上，桡腕关节的桡侧凹陷中。

【局解】在舟状骨和桡骨之间，拇短伸肌腱和拇长伸肌腱之间，有桡动脉的分支，分布着桡神经浅支。

【针灸】针 1 厘米深，灸 5～20 分钟。

【防治】头痛、耳鸣、耳聋、扁桃体炎、牙痛、偏瘫、腕关节痛、小儿消化不良等。

7. 列　缺

【位置】在桡骨的背侧面，距手腕关节折量一节半，在阳溪穴和偏历穴之间的中点。

【局解】在拇长展肌腱的外缘、旋前方肌中，有桡动脉的分支，分布着前臂外侧皮神经、桡神经和正中神经。

【针灸】针 0.3～0.6 厘米深，灸 5～10 分钟。

【防治】面肌痉挛、面神经麻痹、三叉神经痛、头痛、偏头痛、扁桃体炎、感冒、颈项痛、牙痛、喘息、偏瘫、喉炎、支气管炎、鼻塞、肋间神经痛等。

8. 偏　历

【位置】在桡骨的背侧面上，手腕后折量三节。

【局解】在拇短伸肌腱和拇长展肌腱之间，有桡动脉的分支，分布着桡神经的浅支和前臂外侧皮神经。

【针灸】针 1 厘米深，灸 5～20 分钟。

【防治】鼻衄、耳鸣、耳聋、牙痛、肩胛部与腕部疼痛或运动障碍、喉炎、扁桃体炎、水肿等。

9. 温　溜

【位置】在桡骨的背侧面，腕横纹至肘横纹之间的中点。

【局解】在桡侧腕短伸肌肌腹的下方，有桡动脉的分支，分布着前臂背侧皮神经、前臂外侧皮神经和桡神经。

【针灸】针 0.6～1.2 厘米深，灸 5～30 分钟。

【防治】肠鸣、下腹部痛、舌炎、口腔炎、痈疽、腮腺炎、扁桃体炎、前臂痛、桡神经麻痹等。

10. 下　廉

【位置】在桡骨的桡侧，距曲池穴折量四节。

【局解】在桡侧腕短伸肌之中，有桡动脉的分支，分布着支配该部肌肉的桡神经、前臂背侧皮神经和前臂外侧皮神经。

【针灸】针 0.6～1.5 厘米深，灸 5～30 分钟。

【防治】膀胱麻痹、血尿、下腹部痛、肠鸣、心前区痛、喘息、支气管炎、胸膜炎、肺结核、乳腺炎等。

11. 上　廉

【位置】在桡骨的桡侧，距曲池穴折量三节。

【局解】在桡侧腕长伸肌的后方，桡侧腕短伸肌的上方，有桡动脉分支，分布着支配该部肌肉的桡神经、前臂背侧皮神经和前臂外侧皮神经。

【针灸】针 0.6～1.5 厘米深，灸 5～30 分钟。

【防治】膀胱麻痹、淋病、偏瘫、肩臂部疼痛、桡神经麻痹、脑出血、喘息、肠鸣等。

12. 手三里

【位置】在桡骨的桡侧，正当桡侧腕长伸肌的后缘，桡侧腕短伸肌的前缘，距曲池穴折量二节，必须以屈肘拱手位取穴。

【局解】有桡动脉的分支，分布着支配该部肌肉的桡神经、前臂背侧皮神经和前臂外侧皮神经。

【针灸】针1～2厘米深，灸5～30分钟。

【防治】牙痛、口腔炎、颈淋巴结炎、肘臂疼痛、偏瘫、中风、面神经麻痹、乳腺炎、腮腺炎、食欲不振、消化障碍、便秘、感冒等。

13. 曲　池

【位置】屈肘时，在肱桡关节的屈侧，肘横纹桡侧端，指尖掐得的凹陷处。若深刺透少海穴，上肢体位必须取屈肘拱手位。

【局解】在桡侧腕长伸肌起始部，肱桡肌的外侧，有桡侧返动脉，分布着支配该部肌肉的桡神经、前臂背侧皮神经和臂后皮神经。

【针灸】针1.5～2.5厘米深，曲池穴透少海穴，入针可更深些。灸10～40分钟。

【防治】扁桃体炎、感冒、气管炎、肩胛部痛、肘关节炎、臂痛、偏瘫、头痛、胸膜炎、肋间神经痛、书痉、神经衰弱、贫血、心悸、喘息、心绞痛（取左侧）、肝区痛（取右侧）、荨麻疹、高血压病、口腔炎等。此穴也为保健穴。

14. 肘　髎

【位置】在肱骨外上髁的上方，肱三头肌外侧缘，肘上折量一节。

【局解】在肱桡肌的起始部，有桡侧副动脉，分布着臂后皮神经和桡神经。

【针灸】针1～1.5厘米深，灸5～10分钟。

【防治】臂痛、风湿性肩关节炎、上肢麻痹等。

15. 手五里

【位置】在肱骨的外侧，肱三头肌外缘，肘上折量三节。

【局解】深部是桡神经沟的下部，是桡神经的通路，有桡侧副动脉，分布着臂外侧皮神经和臂后皮神经，其深部有桡神经。

【针灸】此穴所在部位很敏感，针刺极少。自《黄帝内经》以来的古针灸书上都说禁针，理由不明。灸5～20分钟。

【防治】肺炎、腹膜炎、咳嗽、风湿病、臂痛、四肢运动或感觉障碍、嗜睡症、颈淋巴结结核、恐怖症。

16. 臂　臑

【位置】在肱骨的外侧，三角肌尖端的后缘，肱三头肌的外侧缘，肘上折量七节。

【局解】有旋肱后动脉，分布着腋神经、桡神经和臂外侧皮神经。

【针灸】针1～1.5厘米深，灸5～20分钟。

【防治】臂痛、颈淋巴结结核、头痛、肩关节周围炎、举臂困难等。

17. 新 主

【位置】在三角肌中央，臂臑穴与肩胛部的肩髃穴直线之间的中点。

【局解】在三角肌中央，有旋肱后动脉、旋肱前动脉和胸肩峰动脉的三角肌支，分布着腋神经、臂外侧皮神经和锁骨上神经的分支。

【针灸】针 1～3.3 厘米深，灸 10～40 分钟。

【防治】急性肩关节疼痛和运动障碍、三角肌炎、举臂困难、偏瘫、胸大肌痛等。

五、后内侧线（背面尺侧线）

1. 少 泽

【位置】在小指的尺侧，距指甲角约 0.3 厘米。

【局解】有来自尺动脉的指掌侧固有动脉，分布着来自尺神经的指掌侧固有神经。

【针灸】针 0.3 厘米深，灸 3～5 分钟。

【防治】咳嗽、头痛、扁桃体炎、心脏病、前臂痛、颈项部肌肉痉挛、角膜白斑、乳汁分泌不足、乳腺炎等。

2. 前 谷

【位置】在小指的尺侧，指掌关节的前方横纹端，指尖掐得的凹陷处。

【局解】有来自尺动脉的指背动脉，分布着来自尺神经的指背神经。

【针灸】针 0.3 厘米深，灸 3～5 分钟。

【防治】癫痫、呃逆、吐血、扁桃体炎、耳鸣、鼻塞、前臂痛、尺神经麻痹、乳腺炎、乳汁分泌不足等。

3. 后 溪

【位置】在第五掌骨小头后方的尺侧，掌横纹端，指尖掐得的凹陷处。

【局解】在小指展肌和第五掌骨之间，有掌背动脉，分布着来自尺神经的指背神经。

【针灸】针 1～2 厘米深，灸 5～10 分钟。

【防治】肘臂部肌肉痉挛、癫痫、鼻衄、角膜炎、耳聋、疥疮、扁桃体炎、头痛、尺神经麻痹、肩胛部痛等。

4. 腕 骨

【位置】在手的尺侧，第五掌骨底和三角骨之间的凹陷处。

【局解】在尺侧腕伸肌停止部的外缘、小指展肌中，有尺动脉，分布着尺神经的手背支和桡神经。

【针灸】针 1 厘米深，灸 5～20 分钟。

【防治】腕关节和指关节炎、口腔炎、溢泪、耳鸣、头痛、呕吐、偏瘫、胸膜炎等。

5. 阳 谷

【位置】在尺骨茎突和三角骨之间的凹陷处，屈肘仰掌（旋后）位取穴，凹陷更明显。

【局解】在尺侧腕伸肌腱的尺侧缘，有腕背侧动脉，分布着尺神经的手背支和桡神经。

【针灸】针 0.6～1.2 厘米深，灸 5～20 分钟。

【防治】目眩、头晕、耳鸣、耳聋、癫痫、口腔炎、齿龈炎、肋间神经痛、腕肘关节痛、小儿搐搦、小儿吐乳、偏瘫等。

6. 剑 门

【位置】在尺骨环状关节面，指尖掐得的凹陷处。取穴法：以屈肘俯掌旋前位，在尺骨小头的凸出处（在小指与无名指的指缝直上）做点穴记号，然后以旋后位举手到胸，记号变换了位置，而记号所在处即是剑门穴。这叫"腕转剑门开"，按法取穴，在临床上用之有效。

【局解】在尺侧腕伸肌腱和小指固有伸肌腱之间，有腕背侧动脉，分布着尺神经的手背支和桡神经。

【针灸】针0.3～1厘米深，非旋后举手姿势不能入针。灸5～20分钟。

【防治】晕厥、虚脱、腕关节与指关节痛、发热汗不出、黄疸、小儿搐搦、三叉神经痛等。

7. 养 老

【位置】在尺骨的背侧面，尺骨小头上方约一横指凹陷处。

【局解】在尺侧腕伸肌腱的尺侧，有腕背侧动脉，分布着尺神经手背支、桡神经和前臂内侧皮神经。

【针灸】针0.6～1.2厘米深，灸5～20分钟。

【防治】肩臂运动障碍或感觉障碍、球结膜充血、视力减退、感冒、身体虚弱、肝炎、耳聋、耳鸣、面肌痉挛、三叉神经痛等。

8. 会 宗

【位置】在支沟穴的尺侧，腕后折量三节，同支沟穴平高。

【局解】在尺侧腕伸肌和小指固有伸肌之间，有骨间背侧动脉，分布着桡神经肌支、前臂内侧皮神经和前臂背侧皮神经。

【针灸】针1～1.5厘米深，灸5～20分钟。

【防治】舞蹈病、臂痛或肌肉痉挛等。

9. 支 正

【位置】在尺骨后面的中央，腕后折量五节，约同温溜穴平高。

【局解】在尺侧腕伸肌的尺侧缘，有骨间背侧动脉，分布着前臂内侧皮神经和桡神经。

【针灸】针1～1.5厘米深，灸5～20分钟。

【防治】精神病、神经衰弱、眩晕、头痛、臂痛、肘臂部肌肉痉挛、手指疼痛、握手不能、眼睑麦粒肿、腕关节旋后位时疼痛等。

10. 小 海

【位置】在肱骨的内上髁和尺骨鹰嘴的中间，尺神经沟中。

【局解】在尺侧腕屈肌起始部，为尺神经通过之处，有尺侧下副动脉，分布着尺神经、臂内侧皮神经和前臂内侧皮神经。

【针灸】针0.6厘米深，灸5～10分钟。

【防治】颈部蜂窝组织炎、肩肘臂诸肌痉挛和尺神经痛、尺神经麻痹、齿龈炎、舞蹈病、小腹痛、结膜炎等。

六、后正中线（背面正中线）

1. 关　冲

【位置】在无名指的尺侧，距指甲角约 0.3 厘米。

【局解】有指掌侧固有动脉形成的动脉网，分布着来自尺神经的指掌侧固有神经。

【针灸】针 0.3 厘米深，灸 3～5 分钟。

【防治】恶心、头痛、食欲减退、肘臂疼痛、角膜白斑、小儿消化不良等。

2. 液　门

【位置】在小指和无名指的合缝处，即第四、第五掌指关节前方的凹陷处。

【局解】有来自尺动脉的指背动脉，分布着来自尺神经的指背神经。

【针灸】针 0.3 厘米深，横刺可较深。灸 3～5 分钟。

【防治】贫血性头痛、眩晕、耳鸣、耳聋、齿龈炎、角膜白斑、肘臂部运动障碍或感觉障碍、精神病等。

3. 中　渚

【位置】在第四、第五掌骨骨间隙的前端，掌骨小头后方的凹陷处。

【局解】有第四掌背动脉，分布着来自尺神经的指背神经。

【针灸】针 1 厘米深，灸 5～10 分钟。

【防治】眩晕、头痛、耳鸣、耳聋、喉炎、臂痛、肘腕关节炎及手指不能伸屈、偏瘫等。

4. 阳　池

【位置】在手背腕上，桡骨和腕骨的关节部，指总伸肌腱的桡侧，指尖掐得的凹陷处。

【局解】有腕背侧动脉，分布着尺神经手背支和桡神经浅支。

【针灸】针 1 厘米深，灸 5～10 分钟。

【防治】间歇热、糖尿病、腕关节炎、感冒、风湿病、前臂运动障碍或感觉障碍等。

5. 外　关

【位置】在腕后折量二节，桡骨和尺骨之间，同前正中线的内关穴相对。

【局解】在指总伸肌和小指固有伸肌之间，有骨间背侧动脉，分布着前臂背侧皮神经和桡神经。

【针灸】针 1～2 厘米深，灸 10～30 分钟。

【防治】耳聋、耳鸣、臂痛、肩肘腕关节痛、牙痛、流涕、鼻塞、失眠、四肢倦怠、偏瘫、眼疾、心悸、高血压病等。此穴治感冒、斑疹伤寒和预防感冒都有作用。

6. 支　沟

【位置】在腕后折量三节，桡骨和尺骨之间，外关穴直后折量一节，同前正中线的间使穴相对。

【局解】在指总伸肌和小指固有伸肌之间，有骨间背侧动脉，分布着前臂背侧皮神经和桡神经的肌支，支沟透间使穴，可达正中神经。

【针灸】针 1.5～2.5 厘米深，灸 10～30 分钟。

【防治】胸膜炎、心肌炎、肋间神经痛、臂痛、急性舌骨肌痉挛（舌内缩）、呕吐、习惯性便秘、产后虚脱、小叶性肺炎、肝炎、感冒、偏瘫、身体虚弱等。

7. 三阳络

【位置】在腕后折量四节，桡骨和尺骨之间。

【局解】在指总伸肌和小指固有伸肌之间，下层是拇长伸肌和拇短伸肌，有骨间背侧动脉，分布着桡神经肌支和前臂背侧皮神经。

【针灸】针 1～1.5 厘米深，灸 5～20 分钟。

【防治】耳聋、下牙痛、臂部疼痛、臂部肌肉痉挛或萎缩、眼疾等。

8. 四 渎

【位置】在桡骨和尺骨之间，肘前折量五节。

【局解】在指总伸肌和尺侧腕伸肌之间，有骨间背侧动脉，分布着桡神经肌支和前臂背侧皮神经。

【针灸】针 1.5～2.5 厘米深，灸 5～20 分钟。

【防治】喉炎、肾炎、臂痛、偏瘫、臂丛神经麻痹、耳聋、下牙痛、神经衰弱、感冒、消化不良等。

9. 新 义

【位置】在桡骨粗隆和尺骨粗隆之间，肘前折量二节，同手三里穴平高。以曲肘俯掌位取穴。

【局解】在指总伸肌和尺侧腕伸肌之间，有骨间背侧动脉，深层有正中神经和桡神经深支通过，分布着桡神经肌支和前臂背侧皮神经。

【针灸】针 2～4 厘米深，灸 10～30 分钟。

【防治】臂痛、肩关节周围炎、上肢单瘫、偏瘫、肝炎、肝区痛、心前区痛、心悸、心绞痛、慢性支气管炎、肺气肿、耳鸣、耳聋、膈肌痉挛、身体虚弱、感冒。

10. 天 井

【位置】在肱骨后面，鹰嘴窝的凹陷中。

【局解】在肱三头肌腱之中，有肘关节动脉网，分布着臂后皮神经、臂内侧皮神经和桡神经肌支。

【针灸】针 1 厘米深，灸 5～20 分钟。

【防治】支气管炎、喉炎、精神病、耳聋、眼睑缘炎、颈项部疼痛、中风、咳嗽、扁桃体炎、肘关节炎等。

11. 清冷渊

【位置】在肱骨的后面，鹰嘴窝的上方，距天井穴折量一节。

【局解】在肱三头肌腱中，有桡侧副动脉，分布着臂后皮神经、臂内侧皮神经和桡神经肌支。

【针灸】针 1 厘米深，灸 5～20 分钟。

【防治】上肢运动障碍或感觉障碍、肩胛部和肘部疼痛等。

12. 消　泺

【立置】在肱骨的后面，正当天井穴至腋平线之间的中点。

【局解】在桡神经沟的附近，肱三头肌中，有来自肱深动脉的桡侧副动脉，分布着臂后皮神经、臂外侧皮神经和桡神经肌支。

【针灸】针1～1.5厘米深，灸5～20分钟。

【防治】头痛、枕神经痛、颈项部蜂窝组织炎、肩胛部诸肌痉挛、癫痫、风湿性关节炎等。

13. 臑　会

【位置】在臂上端背面，肱骨大结节的后下方，三角肌的后缘，同腋平线平高。

【局解】在肱三头肌外侧头的上部，有旋肱后动脉，分布着腋神经、桡神经，由臂外侧皮神经司皮肤感觉。

【针灸】针1～2厘米深，灸5～20分钟。

【防治】上肢运动或感觉障碍、肩周炎、肱部肌肉痉挛或萎缩、颈项部肌炎等。

七、指掌面和指尖端

1. 四　缝

【位置】在第二、第三、第四、第五指的指掌面，第一指骨和第二指骨关节部的横纹中点。

【局解】在屈指伸肌腱中，浅薄层有指纤维鞘、指骨液鞘，深部是指关节腔，有指掌侧固有动、静脉，分布着分别由尺神经和正中神经而来的指掌侧固有神经。

【针灸】速刺法，针0.3厘米深，挤出少量黄白色黏液。灸5～10分钟。

【防治】对手指关节炎、手指发麻或运动障碍，小儿呕吐、疳积、消化不良，效果很好。有的医者用此穴治百日咳与肠道蛔虫症。

2. 十　宣

【位置】在十个手指的尖端，其中包括中指尖端的中冲穴。

【局解】有指掌侧固有动、静脉形成的动、静脉网，神经分布同四缝穴。

【针灸】速刺法，针0.3厘米深，可稍出血。灸3～5分钟。

【防治】晕厥、虚脱、扁桃体炎、脑膜炎、癔病、脑炎、失语症等。

第六节　下肢部

一、前外侧线

1. 足窍阴

【位置】在足的第四趾外侧（小趾侧），距趾甲角约0.3厘米。

【局解】有来自胫前动脉的趾背动脉，分布着来自腓浅神经的趾背神经。

【针灸】针0.3厘米深，灸3～5分钟。

【防治】胸膜炎、心脏病、呃逆、头痛、口内干燥、耳聋、眼痛、脑贫血、咯血、乳腺炎、胎位不正、滞产等。

2. 侠　溪

【位置】在足小趾和四趾的合缝中，即第四趾和第五趾的蹠趾关节的前方。

【局解】在第四、第五趾长伸肌腱之间，有趾背动脉，分布着来自腓浅神经的足背中间皮神经。

【针灸】针1厘米深，灸3～5分钟。

【防治】耳聋、眩晕、头痛、肋间神经痛、下肢麻痹、呼吸困难、肺气肿、咯血、乳腺炎等。

3. 地五会

【位置】在第四蹠骨和第五蹠骨间隙的前端，手指掐得的凹陷处。

【局解】在第五趾长伸肌腱的前面，有来自胫前动脉的足背动脉，分布着来自腓深神经的肌支与腓浅神经的足背中间皮神经。

【针灸】针0.6厘米深，灸3～5分钟。

【防治】腋下疼痛、乳腺炎、风湿病、足背痛、肺结核、咯血等。

4. 足临泣

【位置】在第四蹠骨和第五蹠骨间隙的后端，手指掐得的凹陷处。

【局解】在第五趾长伸肌腱之后，有足背动脉，分布着腓浅神经。

【针灸】针1厘米深，灸3～5分钟。

【防治】间歇热、瘫痪、四肢疼痛、心内膜炎、眩晕、呼吸困难、月经不调、乳腺炎、游走性肌肉疼痛、畏寒、颈淋巴结结核、眼炎和其他眼病。

5. 丘　墟

【位置】在外踝前下缘，骰骨后上方的凹陷处。

【局解】在腓骨短肌的上缘、趾短伸肌的上端，有来自胫前动脉的外踝前动脉，分布着由腓浅神经、腓深神经来的足背中间皮神经和肌支，也有来自腓肠神经的足背外侧皮神经。

【针灸】针1～1.5厘米深，灸5～20分钟。

【防治】腓肠肌痉挛（小腿抽筋）、坐骨神经痛、脚气、胸膜炎、呼吸困难、肠疝痛、腋下肿痛、角膜炎、百日咳、瘫痪等。

6. 悬　钟

【位置】在外踝之上缘、腓骨前缘，距外踝上缘折量三节。约同正内侧线上的三阴交穴相对。

【局解】在趾长伸肌和腓骨短肌的邻近部，有胫前动脉的分支，分布着腓浅神经、腓深神经，由腓总神经来的腓肠外侧皮神经司皮肤感觉。

【针灸】针1～2厘米深，灸10～30分钟。

【防治】下肢疼痛、偏瘫、脚气、扁桃体炎、肾炎、急性鼻炎、鼻衄、颈项部疼痛、中风、动脉硬化、神经衰弱、慢性胃肠病、水肿、肝炎、身体虚弱等。

7. 阳　辅

【位置】在外踝之上、腓骨前缘，距外踝上缘折量四节。

【局解】在趾长伸肌和腓骨短肌之间，有胫前动脉分支，分布着腓浅神经、腓深神经和腓肠外侧皮神经。

【针灸】针 1～2 厘米深，灸 10～30 分钟。

【防治】腰痛、膝关节痛、全身疼痛、扁桃体炎、腋窝淋巴结炎、颈淋巴结结核、肝炎等。

8. 光　明

【位置】在外踝之上、腓骨前缘，距外踝上缘折量五节。

【局解】在趾长伸肌和腓骨短肌之间，有胫前动脉分支，分布着腓浅神经、腓深神经和腓肠外侧皮神经。

【针灸】针 1～2 厘米深，灸 10～30 分钟。

【防治】小腿疼痛、腓肠肌痉挛或萎缩、胆囊炎、视力减退、脚气、精神病、瘫痪等。

9. 外　丘

【位置】在外踝之上、腓骨前缘，距外踝上缘折量七节。

【局解】在趾长伸肌和腓骨长肌之间，有胫前动脉的分支，分布着腓浅神经、腓深神经和腓肠外侧皮神经。

【针灸】针 1.2～2 厘米深，灸 5～10 分钟。

【防治】腓肠肌痉挛、腓神经痛、脚气、胸膜炎、颈项部疼痛、瘫痪、癫痫等。

10. 阳陵泉

【位置】在膝以下、腓骨小头下缘的凹陷处，约在腓骨小头下缘一横指处。

【局解】在腓骨长肌和趾长伸肌之间，腓总神经分为腓浅神经与腓深神经处，有胫前动脉的分支，皮神经为腓肠外侧皮神经。

【针灸】针 1～2 厘米深，灸 10～30 分钟。

【防治】膝关节炎、偏瘫、脚气、下肢肌肉痉挛或萎缩、动脉硬化、面部浮肿、肝炎、习惯性便秘、舞蹈病、月经不调、腰痛、坐骨神经痛、身体虚弱、低血压等。

【附注】如需要透阴陵泉，则在腓骨小头后下方取穴。

11. 足阳关

【位置】在髌骨中点平前外侧线的凹陷处，股骨外上髁的后方。

【局解】在股二头肌腱的前方，有膝关节动脉网，分布着腓总神经和胫神经。

【针灸】针 1.5 厘米深，灸 5～10 分钟。

【防治】膝关节炎、股外侧部肌肉麻木、偏瘫、风湿病、坐骨神经痛、脚气等。

12. 中　渎

【位置】在足阳关穴直上折量四节，指尖掐得的凹陷处。

【局解】在股外侧肌与股二头肌之间，有旋股外侧动脉，分布着股神经、胫神经、腓总神经和股外侧皮神经。

【针灸】针 1.2～2 厘米深，灸 5～20 分钟。

【防治】下肢运动障碍或感觉障碍、偏瘫、膝关节炎、脚气。

13. 风　市

【位置】在股外侧，距髌骨上缘折量五节，立正，把两臂垂直紧靠大腿，中指指尖处就是风市穴。

【局解】在股外侧肌和股二头肌之间，在髂胫束中，有旋股外侧动脉，神经分布同中渎穴。

【针灸】针2～3.3厘米深，灸10～30分钟。

【防治】下肢麻痹或疼痛、坐骨神经痛、膝关节炎、脚气、荨麻疹、子宫附属器炎、腰痛、股神经痛等。

14. 革　门

【位置】在股外侧，风市穴至新建穴之间的中点。

【局解】在股外侧肌和股直肌之间，有旋股外侧动脉，分布着股神经肌支与股外侧皮神经。

【针灸】针2.5～4厘米深，灸20～40分钟。

【防治】偏瘫，腰痛，股部肌肉痉挛、疼痛、萎缩，肝区痛，下腹部痛，全身倦怠等。

15. 新　建

【位置】在髂骨外侧，股骨大转子与髂前上棘之间的凹陷处。

【局解】在阔筋膜张肌中，深部正对髋关节，有旋髂浅动脉，分布着髂腹下神经、股外侧皮神经和臀上神经。

【针灸】针1～2厘米深，灸10～20分钟。

【防治】感冒、发热、股外侧疼痛、股关节炎、肝区痛、偏瘫、心悸等。

二、前正中线

1. 厉　兑

【位置】在足第二趾的外侧，距趾甲角约0.3厘米。

【局解】有来自胫前动脉的趾背动脉，分布着来自腓浅神经的趾背神经。

【针灸】针0.3厘米深，灸3～5分钟。

【防治】肝炎、消化不良、脑贫血、精神病、扁桃体炎、齿龈炎、下肢疼痛或蜂窝组织炎、腹水、浮肿、急性鼻炎等。

2. 内　庭

【位置】在足第二趾和第三趾的合缝处，即足第二趾、第三趾的蹠趾关节前方的凹陷处。

【局解】在第二趾短伸肌腱的外侧，有蹠骨背动脉，分布着来自腓浅神经的足背内侧皮神经和胫神经。

【针灸】针1厘米深，灸3～5分钟。

【防治】间歇热、面部浮肿、齿龈炎、牙痛、鼻衄、声门痉挛、肠鸣、肠疝痛、食道炎、胃痉挛、瘫痪、膈肌痉挛等。

3. 陷　谷

【位置】在内庭穴之后，第二、第三蹠骨间隙，手指掐得的凹陷处。

【局解】在第二趾和第三趾的趾长伸肌腱之间，有来自胫前动脉的足背动脉分支，神经分布同内庭穴。

【针灸】针1厘米深，灸3～5分钟。

【防治】面部浮肿、球结膜充血、腹水、肠鸣、肠疝痛、牙痛、偏瘫、间歇热和其他热病、盗汗、足跟痛等。

4. 冲　阳

【位置】在内庭穴的直后方，足背的最高处，第二、第三楔骨的关节部。

【局解】在趾长伸肌腱的内侧缘，有足背动脉，神经分布同内庭穴。

【针灸】针1厘米深，灸5～10分钟。

【防治】下肢感觉障碍或运动障碍、偏瘫、足关节痛、癫痫、呕吐、鼓肠、食欲不振、消化不良等。

5. 解　溪

【位置】在足腕之上（系鞋带处），趾长伸肌腱与踇长伸肌腱之间，手指掐得的凹陷处。

【局解】在小腿十字韧带中，有胫前动脉，分布着腓浅神经、腓深神经和胫神经。

【针灸】针0.6～1.5厘米深，灸5～20分钟。

【防治】风湿病、下肢肌炎、面部浮肿、眩晕、头痛、癫痫、便秘、鼓肠、足腕痛、瘫痪等。

6. 下巨虚

【位置】在胫骨和腓骨之间，距外踝上缘折量五节。

【局解】在胫骨前肌和趾长伸肌的接近处，深部是踇长伸肌，有胫前动脉和腓深神经通过，分布着腓浅神经和腓深神经，由腓肠外侧皮神经司皮肤感觉。

【针灸】针1.5～3厘米深，灸5～20分钟。

【防治】下肢麻痹或感觉障碍、脑贫血、肋间神经痛、扁桃体炎、流涎、食欲不振、脚气、肝炎、胃炎、肠炎、阑尾炎、身体虚弱等。

7. 条　口

【位置】在胫骨和腓骨之间，距外踝上缘折量六节。

【局解】在趾长伸肌与胫骨前肌中，有胫前动脉，有腓深神经通过，并分支于上述两肌，由腓肠外侧皮神经司皮肤感觉。

【针灸】针1.5～3.3厘米深，灸5～20分钟。

【防治】下肢麻痹、膝关节炎、肩周炎、脚气、扁桃体炎、肝炎、胃炎、阑尾炎、胃肠疾病等。

8. 上巨虚

【位置】在胫骨和腓骨之间，距外踝上缘折量八节。

【局解】在胫骨前肌中，有胫前动脉，腓深神经通过，并分支至该肌，由腓肠外侧皮神经司皮肤感觉。

【针灸】针2～3.3厘米深，灸5～20分钟。

【防治】腰痛、胃肠炎、胃或十二指肠溃疡、阑尾炎、肝炎、肠疝痛、肠鸣、食欲不振、消化不良、脚气、下肢运动障碍或感觉障碍、膝关节炎、脑贫血、口腔炎等。

9. 丰 隆

【位置】在上巨虚穴至腓骨前缘之间，同上巨虚穴平高。

【局解】在胫骨前肌肌腹的外侧缘，有胫前动脉的分支，分布着腓深神经，由腓肠外侧皮神经司皮肤感觉。

【针灸】针1～1.5厘米深，灸5～20分钟。

【防治】下肢运动障碍或感觉障碍、咳嗽、痰多、胸膜炎、肝炎、精神病、癫痫、头痛、便秘、尿闭等。

10. 足三里

【位置】在髌尖（膝盖骨下缘）以下约三节、胫骨与腓骨之间、胫骨前缘外侧约一横指处。

【局解】在胫骨前肌和趾长伸肌之间，有胫前动脉，分布着腓深神经，深部为胫神经，由腓肠外侧皮神经司皮肤感觉。

【针灸】针2.5～6厘米深，未满3岁的小儿仅可针0.3～0.6厘米深，灸20～60分钟。

【防治】急性或慢性胃炎、阑尾炎、胃或十二指肠溃疡、肝炎、胆囊炎、水肿、高血压、心脏病、急腹痛、食欲减退、口腔疾患、腹膜炎、肠鸣、便秘、尿闭、动脉硬化、肺结核、脚气病、头痛、眩晕、呃逆、呕吐、羸瘦、四肢倦怠或麻痹或疼痛、眼病、荨麻疹、感冒及其他热性传染病等。神经系统和内脏其他疾病，用此穴常有潜在效力。此穴有防病保健作用。

11. 外犊鼻

【位置】在胫骨上端、髌韧带的外侧缘的凹陷处，同髌尖平高。

【局解】有膝关节动脉网，分布着股前皮神经、胫神经和腓总神经的关节支。

【针灸】针1～1.5厘米深，灸10～20分钟。

【防治】膝关节炎、膝盖部疼痛或运动障碍、脚气病、黄疸、呕吐、足跟痛等。

12. 鹤 顶

【位置】在髌底上方正中处，取穴时患者须屈膝。

【局解】在股四头肌腱中，有膝关节动脉网，分布着股前皮神经等所合成的髌丛。

【针灸】针1～1.5厘米深，灸5～20分钟。

【防治】膝关节炎、膝部疼痛或运动障碍、下肢麻痹、下肢肌无力、身体虚弱等。在临床应用中，与肘尖以上的天井穴交叉配合，有保健作用。

13. 梁 丘

【位置】在膝上股骨的前外侧，距髌底折量二节。

【局解】在股直肌和股外侧肌之间，有旋股外侧动脉降支，分布着股神经的肌支和前皮支。

【针灸】针1～2厘米深，灸10～20分钟。

【防治】腰部与膝盖部疼痛或运动障碍、乳腺炎、乳头痛、胃病、下肢疼痛或无力、消化不良等。

14. 阴 市

【位置】在膝上股骨的前外侧，距梁丘穴折量一节。

【局解】在股直肌和股外侧肌之间，有旋股外侧动脉降支，分布着股神经的肌支和前皮支。

【针灸】针 1.2～2.5 厘米深，灸 10～20 分钟。

【防治】腰部、股部、膝盖部厥冷和感觉障碍或运动障碍、脚气病、腹痛、痛经、糖尿病、子宫附属器炎、阴道炎、白带过多、遗精、阳痿等。

15. 伏 兔

【位置】在膝上股骨的前外侧，距阴市穴折量三节。

【局解】在股直肌的肌腹中，有旋股外侧动脉的降支，分布着股神经的肌支和前皮支。

【针灸】针 2～3.3 厘米深，灸 10～20 分钟。

【防治】膝盖部厥冷症、下肢痉挛或厥冷、头痛、腿痛、瘫痪、脚气病、慢性子宫内膜炎、腰痛等。

16. 髀 关

【位置】在股骨大转子的前下方，距伏兔穴折量六节，同会阴横线平高。

【局解】在股直肌的上端、缝匠肌和阔筋膜张肌之间，有旋股外侧动脉，分布着股神经的肌支、臀上神经、股外侧皮神经和髂腹股沟神经。

【针灸】针 2～3.3 厘米深，灸 10～20 分钟。

【防治】腰痛、股肌痉挛、脚气病、下肢麻木或疼痛、腹股沟淋巴结肿大、小腹痛、白带过多、阴囊水肿等。

三、前内侧线

1. 大 敦

【位置】在足蹈外侧，距趾甲角 0.3 厘米。

【局解】有来自胫前动脉的趾背动脉，分布着来自腓深神经的趾背神经。

【针灸】针 0.3 厘米深，灸 5～7 分钟。

【防治】腹部膨胀并厥冷、肠疝痛、腰痛、便秘、遗尿、阴茎痛、淋病、糖尿病、月经过多、痛经等。

2. 行 间

【位置】在足蹈趾和第二趾的蹠趾关节之前的凹陷处。

【局解】有趾背动脉，分布着腓深神经，深处为胫神经。

【针灸】针 1～1.5 厘米深，灸 5～10 分钟。

【防治】脑贫血、腹膜炎、阵发性心动过速、肠疝痛、肋间神经痛、消化不良、便秘、遗尿、阴茎痛、糖尿病、痛风、月经过多、小儿搐搦、牙痛、牙周炎、失眠、盗汗、瘫痪、足跟痛等。

3. 太 冲

【位置】在第一、第二蹠骨的骨间隙中。

【局解】 在踇长伸肌腱的外侧缘,有来自足背动脉的第一蹠骨背动脉,分布着腓深神经,深处为胫神经。

【针灸】 针1～1.5厘米深,灸3～7分钟。

【防治】 肋间神经痛、腰骶神经根炎、下腹部疼痛、淋病、高血压病、瘫痪、产后子宫收缩不全、足跟痛、痛风等。

4. 中 封

【位置】 在第一楔骨的背侧、舟骨粗隆的上方、胫骨前肌腱的内侧缘、内踝之前的凹陷处。

【局解】 有内踝前动脉,分布着来自腓浅神经的足背内侧皮神经和隐神经。

【针灸】 针1～1.5厘米深,灸5～15分钟。

【防治】 膀胱炎、淋病、黄疸、食欲减退、全身倦怠、下肢厥冷症、痛风、偏瘫等。

5. 蠡 沟

【位置】 在内踝之上折量五节,胫骨后缘,同条口穴平高。

【局解】 在胫骨后缘和比目鱼肌之间,深部是胫骨后肌,有大隐静脉通过,有胫后动脉分支,分布着隐神经和支配该部肌肉的胫神经。

【针灸】 针1～1.5厘米深,灸5～15分钟。

【防治】 肠疝痛、阵发性心动过速、脊髓炎、尿闭、子宫内膜炎、月经不调、腹股沟淋巴结炎等。

6. 中 都

【位置】 在胫骨后缘,同上巨虚穴平高。

【局解】 在胫骨后缘和比目鱼肌之间,有胫后动脉分支和大隐静脉,分布着隐神经和支配该部肌肉的胫神经。

【针灸】 针1～1.5厘米深,灸5～10分钟。

【防治】 膝关节炎、喉炎、下肢疼痛或麻痹等。

7. 地 机

【位置】 在胫骨后缘,距髌尖折量五节。

【局解】 在胫骨后缘和比目鱼肌之间,有胫后动脉的分支,分布着胫神经和隐神经。

【针灸】 针1.2～2.5厘米深,灸5～20分钟。

【防治】 腰痛、腓肠肌痛、食欲减退、胃痉挛、精液缺乏、月经不调、子宫内膜炎、子宫附件炎、急性膀胱炎、肾盂肾炎、尿道炎、遗尿等。

8. 阴陵泉

【位置】 在胫骨内髁后下缘的凹陷处,同阳陵泉穴平高。

【局解】 在比目鱼肌和腓肠肌三角腔中、缝匠肌的附着部,有胫后动脉、膝下内动脉,分布着隐神经和支配该部肌肉的胫神经。

【针灸】 针1.2～2.5厘米深,灸5～20分钟。

【防治】 上腹部厥冷、腹膜炎、消化不良、腹泻、肠疝痛、遗尿、尿闭、尿频、阴道炎、月经不调、急性膀胱炎、肾炎、脚气病、失眠、膝关节炎、阴囊水肿等。

9. 内犊鼻

【位置】在髌韧带内侧的凹陷处，同外犊鼻穴平高。

【局解】有膝关节动脉网，分布着隐神经的髌下支和胫神经、腓总神经的关节支。

【针灸】针 1～1.5 厘米深，灸 10～20 分钟。

【防治】膝关节炎、膝盖部疼痛或运动障碍、黄疸、足跟痛、尿闭、尿频、尿道炎、膀胱炎等。

10. 血 海

【位置】在股内侧、膝上方、股骨内上髁的上缘，距髌底折量一节。

【局解】在缝匠肌和股内侧肌之间，有膝上内动脉，分布着隐神经、股神经前皮支、股神经肌支和闭孔神经皮支。

【针灸】针 1～2.5 厘米深，灸 5～20 分钟。

【防治】月经不调、膝关节痛、瘫痪、荨麻疹、小腹痛等。

11. 箕 门

【位置】在股内侧、股四头肌内侧缘的凹陷处，同伏兔穴平高。

【局解】在长收肌的下端，有股动脉，分布着闭孔神经和股神经。

【针灸】针 1.5～2.5 厘米深，灸 5～10 分钟。

【防治】淋病、尿闭、遗尿、腹股沟淋巴结炎等。

四、正内侧线

1. 商 丘

【位置】在内踝前下方、内踝尖和舟骨粗隆的凹陷处。

【局解】在小腿十字韧带的下方，有来自胫前动脉的内踝前动脉，分布着隐神经和腓浅神经、腓深神经。

【针灸】针 0.6～1 厘米深，灸 5～10 分钟。

【防治】腹部膨胀、小腹痛、肠鸣、便秘、咳嗽、呕吐、痔疮、消化不良、黄疸、小儿抽搐、腓肠肌痉挛等。与大椎、肩中俞、外关、足三里、丘墟、曲池等穴配合，治疗百日咳效果很好。

2. 交 信

【位置】在胫骨后方、趾长屈肌的后缘，距内踝上缘折量二节。

【局解】在趾长屈肌中，有胫后动脉，分布着隐神经和支配该部肌肉的胫神经。

【针灸】针 1～2 厘米深，灸 5～20 分钟。

【防治】尿闭、遗尿、失眠、便秘、淋病、肠炎、月经不调、产后子宫收缩不全、功能性子宫出血、下肢疼痛或麻痹、脊髓炎、腹膜炎、睾丸炎等。

3. 三阴交

【位置】在胫骨后方，距内踝上缘折量三节。

【局解】在比目鱼肌和趾长屈肌之间，有胫后动脉，分布着隐神经和胫神经。

【针灸】针 1.5～3.3 厘米深，离胫骨一横指处入针，可避免进针痛。灸 10～30 分钟。

【防治】男女泌尿生殖系统方面的疾患，常常采用此穴，尤其对于月经过多、子宫出血、月经闭止、阴茎痛、遗尿、遗精、早泄、膀胱炎、前列腺炎、尿道炎、淋病等，为特效穴。此外，下肢疼痛或麻痹、痛风、肠炎、消化不良、痔出血、失眠、神经衰弱、精神病、癔病、肝炎、黄疸等，也都有效。

4. 漏 谷

【位置】在小腿中部的内侧，三阴交穴之上折量三节。

【局解】在比目鱼肌中，有胫后动脉的分支，分布着隐神经和胫神经。

【针灸】针 1.5～3.3 厘米深，灸 5～20 分钟。

【防治】肠鸣、腹胀、消化不良、肩胛部疼痛、脚气、精神病等。

5. 膝 关

【位置】在膝下胫骨内髁后下方，距曲泉穴折量三节。

【局解】在腓肠肌内侧头的上部，有膝下内动脉，分布着隐神经和支配该部肌肉的胫神经。

【针灸】针 1.5～2 厘米深，灸 5～20 分钟。

【防治】风湿性膝关节炎、下肢疼痛、瘫痪等。

6. 曲 泉

【位置】在股骨内髁之上，同腘窝横纹平高。

【局解】在半膜肌停止部，有膝关节动脉网，分布着股内侧皮神经、隐神经和胫神经。

【针灸】针 1.5～2 厘米深，灸 5～20 分钟。

【防治】肠疝痛、股内侧疼痛、尿闭、阴部瘙痒、阴道炎、产后子宫收缩不全、月经不调、膝关节炎等。

7. 阴 包

【位置】在膝上股内侧、半膜肌前缘的凹陷处，距髌底折量四节。

【局解】在股薄肌的下方、大收肌的下后缘，深部是股动脉通过，分布着闭孔神经和股神经前皮支。

【针灸】针 1.5～2 厘米深，灸 5～10 分钟。

【防治】腰臀部肌肉痉挛、下肢肌肉痉挛及麻痹、尿闭、遗尿、月经不调等。

8. 足五里

【位置】在耻骨结节下方、长收肌外侧缘的凹陷处，距会阴平线折量一节。

【局解】在耻骨肌的内侧缘，有阴部外动脉，分布着髂腹股沟神经和支配该部肌肉的闭孔神经和股神经。

【针灸】针 1.5～2.5 厘米深，灸 5～10 分钟。

【防治】为了发汗或治失眠，此穴是主穴。胸膜炎、尿闭、感冒、重病后体弱也有效。

9. 阴 廉

【位置】在耻骨结节下方、长收肌外侧缘的凹陷处，在会阴平线上。

【局解】在耻骨肌的内侧缘，有阴部外动脉，分布着髂腹股沟神经、闭孔神经和股神经。

【针灸】针1厘米深，灸3～5分钟。

【防治】股部牵引性疼痛、瘫痪、白带过多、阴部瘙痒等。

五、后内侧线

1. 隐白

【位置】在足蹬趾第二节末端的内侧，距趾甲角0.3厘米。

【局解】有趾背动脉，分布着来自腓浅神经的趾背神经和隐神经。

【针灸】针0.3厘米深，妇女孕期和产后禁针。灸3～5分钟。妇女孕期禁灸。

【防治】昏厥、腹膜炎、急性肠炎、下肢厥冷、月经过多、痛经、小儿抽搐等。

2. 大都

【位置】在蹬趾的内侧、蹠趾关节之前、蹬展肌停止部下缘的凹陷处。

【局解】有足底内侧动脉，分布着胫神经分支的足底内侧神经。

【针灸】针1厘米深，妇女孕期和产后禁针。灸5～10分钟。妇女孕期禁灸。

【防治】全身倦怠、胃痉挛、腰痛、跖趾关节痛、小儿抽搐等。

3. 太白

【位置】在足内侧、第一蹠骨小头后下方的凹陷处。

【局解】在蹬展肌中和蹬长屈肌上缘，有来自胫后动脉的足底内侧动脉，分布着来自胫神经的足底内侧神经。

【针灸】针1厘米深，灸5～10分钟。

【防治】胃痉挛、呕吐、消化不良、便秘、便血、肠疝痛、腰痛、下肢运动障碍或感觉障碍等。

4. 公孙

【位置】在足内侧、第一跖骨底的前下缘。

【局解】在蹬展肌中和蹬长屈肌上缘，有足底内侧动脉，分布着胫神经。

【针灸】针1厘米深，灸5～10分钟。

【防治】心肌炎、胸膜炎、胃癌、呕吐、食欲减退、下腹部肌肉痉挛、便血、头部和面部浮肿、癫痫、腹水、痛风等。

5. 然谷

【位置】在足内侧、舟骨粗隆前下方的凹陷处。

【局解】在蹬展肌中和蹬长屈肌的上缘，有足底内侧动脉，分布着胫神经。

【针灸】针1.5厘米深，灸5～10分钟。

【防治】喉炎、心肌炎、扁桃体炎、流涎、呕吐、盗汗、膀胱炎、尿道炎、睾丸炎、精液缺乏、遗尿、糖尿病、子宫位置正常的不妊症、月经不调、阴部瘙痒、毒血症、小儿抽搐等。

6. 照海

【位置】在内踝的直下方、舟骨粗隆之后、跟骨载距突之下的凹陷处。

【局解】在蹬展肌停止部，有胫后动脉、胫神经通过，分布着隐神经和足底内侧神经。

【针灸】针1厘米深，灸5～10分钟。

【防治】咽喉干燥、四肢倦怠、精神病、扁桃体炎、肠疝痛、阴茎硬痛、淋病、月经不调、失眠、失语、失音等。

7. 水　泉

【位置】在足跟内侧、大钟穴直下、照海穴直后，三个穴成正三角形。

【局解】在蹬长屈肌腱的后下方，有胫后动脉的分支，分布着胫神经的分支和小腿内侧皮神经。

【针灸】针1.4厘米深，灸5～10分钟。

【防治】膀胱麻痹或痉挛、月经过少、消化不良、腹内膨胀等。

8. 大　钟

【位置】在太溪穴至水泉穴的中点、跟腱附着部内侧的凹陷处。

【局解】在跟腱的下端，有胫后动脉、胫神经通过，由小腿内侧皮神经司皮肤感觉。

【针灸】针1厘米深，灸5～20分钟。

【防治】阵发性心动过速、精神病、口腔炎、呕吐、食道狭窄、便秘、淋病、痛经等。对胃酸过多、消化障碍、腹内膨胀，用指针效果很好。

9. 太　溪

【位置】在内踝和跟腱之间的凹陷处。

【局解】在跟腱的下端，有胫后动脉和胫神经通过，由小腿内侧皮神经司皮肤感觉。

【针灸】针1厘米深，灸5～10分钟。

【防治】热病后四肢厥冷、心内膜炎、胸膜炎、喉炎、口腔炎、膈肌痉挛、喘息、咳嗽、呃逆、呕吐、便秘、耳聋、失眠、痛经、乳腺炎、腹内膨胀等。

10. 复　溜

【位置】在内踝上缘折量二节处，同三阴交下的交信穴平高。

【局解】在比目鱼肌下部移行于跟腱处，有胫后动脉和胫神经的分支，由腓肠内侧皮神经司感觉。

【针灸】针1厘米深，灸5～10分钟。

【防治】脊髓炎、腹膜炎、淋病、睾丸炎、肠鸣、水肿、下肢麻痹、盗汗、腰痛、牙痛、痔疮出血等。

11. 筑　宾

【位置】在复溜穴直上，距内踝上缘折量五节。

【局解】在腓肠肌内侧肌腹下方，深部有胫后动脉和胫神经通过，皮神经为胫神经的分支，由腓肠内侧皮神经司皮肤感觉。

【针灸】针1.5厘米深，灸5～20分钟。

【防治】精神病、癫痫、腓肠肌痉挛、舌炎、足跟痛等。

12. 阴　谷

【位置】在腘窝横纹的内侧、胫骨内髁的后部。

【局解】在半腱肌腱和半膜肌之间，有腘动脉分支，分布着胫神经的分支、股后皮神经和股内侧皮神经。

【针灸】针 1～1.8 厘米深，灸 3～7 分钟。

【防治】股内侧部疼痛、膝关节炎、下腹膨胀、淋病、阳痿、阴茎痛、阴道炎、外阴炎、阴部瘙痒、子宫出血等。

六、后正中线

1. 涌 泉

【位置】在足底中，由第二、第三趾缝直上的凹陷处，即在第二、第三蹠骨之间。

【局解】在蹠腱膜中，有来自胫前后动脉的足底弓，分布着足底内侧神经和足底外侧神经。

【针灸】针 1～1.8 厘米深，灸 5～10 分钟。

【防治】舌骨肌麻痹、声音嘶哑、失语症、咳嗽、急性扁桃体炎、心悸、黄疸、眩晕、高血压病、子宫下垂、足蹠神经痛、下肢肌肉痉挛。小儿抽搐有卓效，其他急救都可用。失眠、身体虚弱、慢性肝炎，单用灸疗也有效。与劳宫穴配合，用两指相夹的指针法治小儿消化不良，疗效显著。

2. 承 山

【位置】在小腿后面正中、腓肠肌两侧肌腹交界的下端、手指掐得的凹陷处、约在内踝上缘平线至腘窝横纹的中点。

【局解】有胫后动脉，分布着胫神经，由腓肠内侧皮神经司皮肤感觉。

【针灸】针 1.5～4 厘米深，灸 5～15 分钟。

【防治】腓肠肌痉挛、呕吐、腹泻、便秘、淋病、脚气、小儿搐搦、痔出血、踝关节和膝关节痛、脱肛、慢性肝炎、腰腿痛、足跟足趾痛、急救中暑、溺水等。

3. 承 筋

【位置】在承山穴直上折量二节、腓肠肌两侧肌腹之间。

【局解】有胫后动脉，分布着胫神经和腓肠内侧皮神经。

【针灸】针 1.2～2.5 厘米深，灸 5～15 分钟。

【防治】腓肠肌痉挛、呕吐、腹泻、便秘、痔疮、腰背部肌肉痉挛、急救中暑、溺水等。

4. 合 阳

【位置】在委中穴直下折量二节，即腘窝横纹下折量二节。

【局解】在腓肠肌内、外侧头的会合部，深层有腘动脉，分布着胫神经和腓肠内侧皮神经。

【针灸】针 1.2～2.5 厘米深，灸 10～20 分钟。

【防治】腰背疼痛、下腹部肌肉痉挛、膝腘部蜂窝组织炎、便血、睾丸炎、子宫出血、子宫内膜炎、腓肠肌痉挛、肝炎、偏瘫等。

5. 委 中

【位置】在腘窝横纹正中、腘动脉的外侧。

【局解】在膝关节的后面，股二头肌、半膜肌、半腱肌、腓肠肌内、外侧头等围成的腘窝中，有腘动静脉和胫神经通过，由股后皮神经司皮肤感觉。

【针灸】针1～1.5厘米深，灸3～5分钟。

【防治】感冒、腹部膨胀、膝关节炎、中风、汗出不止、热病汗不出、发眉脱落、痔疮出血、鼻衄、呕吐、腹泻、偏瘫、腰痛、坐骨神经痛等。

6. 殷 门

【位置】在股骨后面的中央部，即股二头肌和半腱肌之间，距臀横纹折量六节。

【局解】深部有坐骨神经通过，有股深动脉的穿支，分布着股后皮神经和坐骨神经的分支。

【针灸】针2～3.3厘米深，灸5～10分钟。

【防治】腰背部疼痛、股部疖肿和炎症、坐骨神经痛等。

7. 承 扶

【位置】在臀横纹的正中、臀大肌的下缘、股二头肌和半腱肌之间。

【局解】有臀下动脉，分布着支配臀大肌的臀下神经和股后皮神经，深部有坐骨神经通过。

【针灸】针2.5～5厘米深，灸5～10分钟。

【防治】腰背疼痛、痔疮、便秘、尿闭、臀部疖肿和炎症、坐骨神经痛、腰骶神经根炎、下肢麻痹等。

8. 环 跳

【位置】在臀部的臀大肌上。取两侧穴时用俯卧位；取一侧穴时则侧卧，稍躬腰，稍屈膝。简易准确取穴：由坐骨结节（臀部尖）向髂嵴最高点（平时叫胯骨）划一线，此连线中点处就是环跳穴。

【局解】浅层是臀大肌，深层是臀中肌，内方深部是坐骨神经通过梨状肌下孔的地方，有臀上动脉和臀下动脉，分布着臀上神经、臀下神经和臀上皮神经。

【针灸】针5～10厘米深，有些肥胖人还需针更深。灸20～50分钟。

【防治】腰椎骨质增生、腰椎间盘脱出、偏瘫、腰部股部和膝部疼痛或蜂窝组织炎、坐骨神经痛、风疹、湿疹、脚气、感冒、腰骶神经根炎、腰痛不能俯仰、截瘫、肋间神经痛等。右侧此穴，治疗肝区疼痛，有卓效。

七、后外侧线

1. 至 阴

【位置】在足小趾第三节的外侧，距趾甲角0.3厘米。

【局解】有趾骨动脉，分布着腓浅神经和腓肠神经。

【针灸】针0.6厘米深，灸3～5分钟。

【防治】头痛、眩晕、球结膜充血、角膜白斑、尿闭、遗精、鼻塞、偏瘫、足关节炎、胎位不正、滞产、不完全流产等。

2. 足通谷

【位置】在足小趾外侧、第五蹠趾关节之间的凹陷处。

【局解】有来自足底外侧动脉的分支，分布着来自足底外侧神经的分支。

【针灸】针 0.6 厘米深，灸 5～20 分钟。

【防治】头痛、眩晕、鼻衄、颈项部疼痛、慢性胃肠炎、月经不调等。

3. 束 骨

【位置】在足外侧、第五蹠骨小头的后外侧、赤白肉际的凹陷处。

【局解】在小趾展肌的前端，有足底外侧动脉的分支，分布着足底外侧神经。

【针灸】针 1 厘米深，灸 3～5 分钟。

【防治】头痛、眩晕、耳聋、内眦炎、泪管狭窄、颅顶部疼痛、项肌痉挛不能回顾、腰背疼痛、腓肠肌痉挛、痈疽疔疮等。

4. 京 骨

【位置】在足外侧、第五蹠骨底的前外侧、赤白肉际的凹陷处。

【局解】在小趾展肌中，有来自胫后动脉的足底外侧动脉，分布着来自胫神经的足底外侧神经。

【针灸】针 1～1.5 厘米深，灸 5～50 分钟。

【防治】心肌炎、脑膜炎、头痛、腰痛、脑出血、间歇热、佝偻病、癫痫、小儿抽搐。

5. 金 门

【位置】在外踝的前下方、骰骨外侧、第五蹠骨底后方的凹陷处。

【局解】在小趾展肌的上缘，有足底外侧动脉，分布着来自胫神经的足底外侧神经。

【针灸】针 1.5 厘米深，灸 5～50 分钟。

【防治】前头痛、下腹痛、腹膜炎、膝盖部感觉异常、呕吐、癫痫、小儿抽搐等。

6. 申 脉

【位置】在外踝直下、跟骨滑车突下缘、赤白肉际的凹陷处。

【局解】在小趾展肌的上缘，有来自腓动脉的分支，神经分布与金门穴相同。

【针灸】针 1 厘米深，灸 3～5 分钟。

【防治】头痛、眩晕、腰部和下肢疼痛、动脉硬化、痛经、癫痫、中风等。

7. 仆 参

【位置】在昆仑穴直下方、申脉穴直后方、足跟外侧的凹陷处，与水泉穴相对。

【局解】有腓动脉的分支，分布着腓肠神经的跟外侧支。

【针灸】针 1 厘米深，灸 5～20 分钟。

【防治】脚气、淋病、膝关节炎、腓肠肌和足蹠肌麻痹、癫痫等。

8. 昆 仑

【位置】在外踝之后、外踝和跟腱中间的凹陷处。

【局解】在腓骨短肌中，有外踝后动脉、腓动脉，分布着腓肠神经和腓浅神经。

【针灸】针 1～1.5 厘米深，灸 5～20 分钟。

【防治】头痛、眩晕、鼻衄、肩背部肌肉疼痛、腰痛、坐骨神经痛、踝关节炎、脚气、佝偻病、阴门肿痛、胎盘不下、痔出血等。

9. 跗 阳

【位置】在跟腱外侧缘，距外踝上缘折量三节。

【局解】在腓骨短肌中，有腓动脉，分布着腓肠外侧皮神经和支配该部肌肉的腓浅神经。

【针灸】针1.5厘米深，灸5～7分钟。

【防治】腰痛、面肌痉挛、三叉神经麻痹、四肢麻痹、股部疼痛、面神经麻痹等。

10. 阳 交

【位置】在腓骨后缘，距外踝上缘折量七节。

【局解】在腓骨长肌的附着部，有腓动脉分支，分布着腓肠外侧皮神经和支配该部肌肉的腓浅神经。

【针灸】针1.2～2厘米深，灸5～10分钟。

【防治】为防治腓浅神经痛及麻痹的主穴。其他如喘息、胸膜炎、脚气、坐骨神经痛、面部浮肿也有效。

11. 飞 扬

【位置】在阳交穴后，距外踝上缘折量七节，同阳交穴平高。

【局解】在腓肠肌的外侧肌腹移行于跟腱处，有腓动脉，分布着腓肠外侧皮神经和胫神经。

【针灸】针1.5～2厘米深，灸5～20分钟。

【防治】痔疮、风湿性关节炎、脚气、眩晕、癫痫、小腿痛、下肢麻痹等。

12. 委 阳

【位置】在腘窝横纹的外侧、股二头肌腱的内缘。取穴时，患者须屈膝。

【局解】有膝上外动脉和膝下外动脉的分支，分布着腓总神经、胫神经和股后皮神经。

【针灸】针2～3.3厘米深，灸3～5分钟。

【防治】腰背部肌肉疼痛、腰椎间盘脱出、膝腘窝痛、腓肠肌痉挛、癫痫等。解热也可用此穴。

13. 浮 郄

【位置】在股骨外上髁后面、股二头肌内侧，距腘窝横纹折量一节。取穴时，患者须屈膝。

【局解】有膝上外动脉的分支，分布着腓总神经、胫神经和股后皮神经。

【针灸】针1.2～2.5厘米深，灸5～20分钟。

【防治】呕吐、腹泻、下肢痉挛、便秘、膀胱炎、尿闭、下肢疼痛或麻痹等。

八、足趾尖端

十 井

【位置】在十个足趾尖端的正中，距趾甲0.3厘米。

【局解】有足底动脉弓形成的动脉网，分布着足底内侧神经和足底外侧神经。

【针灸】针0.3厘米深，可稍出血。灸3～5分钟。

【防治】同手指尖端的十宣穴配合，用于急救严重虚脱，有很好的效果。

第五编　简易取穴法

第五编　简易取穴法

针灸在临床上的准确取穴，同防治效果有着密切的关系。人身上的穴位那么多，怎样才能既简便又比较准确地找到穴位呢？我们根据临床经验，认识到只要依据穴位分布的区域及其附近容易找到的解剖部位，以及熟悉的穴位，就容易找到其他的穴。例如印堂穴在两眉之间的中点，很好找，在头后部和它相对处为脑户穴。素髎穴在鼻尖上，也很好找，在头后部和它相对处为风府穴。闭口两唇裂正中和在头后部相对处为哑门穴。神阙穴和背部大致相对处第二、第三腰椎之间为命门穴。同样，阳陵泉穴相对处为阴陵泉穴，阳辅穴相对处为三阴交穴，昆仑穴相对处为太溪穴（图53）。印堂和脑户的矢状连线的中点即前顶穴，前顶和印堂连线的中点神庭穴，等等。这类找穴方法，我们称为简易取穴法。这里专门介绍这种取穴法，供大家参考。

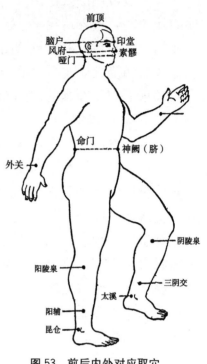

图 53　前后内外对应取穴

第一节　头、面部取穴

1. 头顶部取穴

上面已提到头顶部取穴的情况，印堂穴和脑户穴连线的中点为前顶穴，以此为依据，就好找其他的穴位。从印堂穴起通过头部正中线至脑户穴（在枕骨隆凸上缘）折量为十二节。用一手的拇指端压在印堂穴，另一手的拇指端压在脑户穴，两手中指在头部正中线交接处，或它们相交叉处的中点，就是前顶穴，即前顶穴至印堂穴、前顶穴至脑户穴各为六节。印堂穴至前顶穴的中点是神庭穴，即印堂穴直上三节，约入前发际1.6厘米处；神庭穴至前顶穴、神庭穴至印堂穴各为三节。由两耳尖直上与头部正中线交接处为百会穴，即百会穴在神庭穴至脑户穴的中点处。因而百会穴至神庭穴、百会穴至脑户穴各为四节半。找到前顶、百会、神庭等穴，头顶部其他线上的穴位就好找了。如前顶穴旁开二横指处，即在第一侧线上为承光穴，承光穴外侧的第二侧线上为正营穴。百会穴旁开二横指处，即在第一侧线上为通天穴，通天穴外侧的第二侧线上为承灵穴。其他穴位以此类推（图版2）。

2. 眼区取穴

上面已提到印堂穴在两眉之间。眉头的凹陷处为攒竹穴，眉梢的凹陷处为丝竹空穴。

鱼腰穴在直视时瞳孔正上方眉中指尖掐得的凹陷处。睛明穴在距目内眦侧约 0.3 厘米处，瞳子髎穴在距目外眦外侧约 1.6 厘米处。承泣穴在目内外眦连线中点、下眼眶的边缘。四白穴在承泣穴直下、眶下的凹陷处（图版 2）。

3. 耳区取穴

耳区最常用的穴位是耳门、听宫、听会、天容、和髎、角孙和翳风等穴。取耳朵前面的几个穴，可先认定耳屏。听宫穴在紧靠着耳屏前缘的中点处。耳门穴在耳屏前上方稍凹陷处。听会穴在耳屏前下方凹陷处，张口取穴。和髎穴在上耳廓根之前鬓发之后、动脉旁的凹陷处。角孙穴在耳廓尖的发际内。翳风穴在耳垂根部后乳突前凹陷处。天容穴在耳垂下约 1 厘米的凹陷处（图版 2）。

4. 口鼻区取穴

口鼻区穴位的所在部位都有明显的标志。素髎穴在鼻尖正中。鼻梁穴在鼻背两旁凹陷处，用指尖轻压鼻骨旁侧向下移动，在骨缘之间掐得的凹陷处，约同四白穴平高。迎香穴在鼻翼两旁凹陷处。人中穴在紧靠鼻柱的正中。兑端穴在上唇边缘的正中。人中穴和兑端穴连线的中点是水沟穴。承浆穴在下唇下凹陷处的中央。下承浆穴在承浆穴直下的下颌正中。地仓穴在口角旁约 0.5 厘米处。巨髎穴横平水沟穴，直对四白穴。禾髎穴在巨髎穴和水沟穴之间。下巨髎穴在巨髎穴直下约颏孔处，同承浆穴平高。下禾髎穴在下巨髎穴和承浆穴之间的中点处。口内取龈交穴，翻开上嘴唇，在上齿龈的正中。海泉穴在舌下正中舌系带上。海泉穴两旁的穴都在舌下两旁静脉上，左侧是金津穴，右侧是玉液穴（图版 2）。

5. 颞区取穴

取悬厘穴时，要以前顶穴和印堂穴为依据。从头部侧面看，此穴在印堂穴和脑户穴水平连线的中点，即在前顶穴旁开直下与此线的交点处。率谷穴在耳廓尖直上正对百会穴处，横平强间穴。头维穴在额角发际内。太阳穴在眉梢后下方的凹陷处，同丝竹空、瞳子髎穴成等边三角形。上关穴在耳前颧弓上缘正中凹陷处（图 54）。

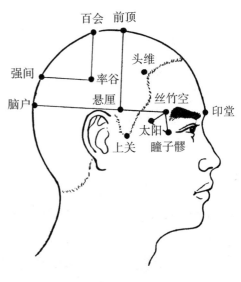

图 54 颞区取穴

6. 颊区取穴

颧髎穴在颧骨上颌突下缘稍后的凹陷处，在目外眦角的瞳子髎穴直下，同鼻翼旁迎香穴的水平线相交的地方。下关穴在耳前下颌关节突前方的凹陷处。新会穴在下颌角上方，耳垂前下方约一横指，耳前的听会穴直下处。颊车穴在下颌角前上方，指尖掐得有明显的凹陷处。大迎穴在颊车穴稍前的凹陷处（图版 2）。

第二节　颈部取穴

1. 颈前区取穴

颈前区取穴时以喉结为标志。颈前中央隆起处叫做喉结，成年男子更为明显。廉泉穴在喉结正上方凹陷处。天突穴在胸骨柄切迹正上方凹陷处。水突穴在以上两穴中点旁开胸锁乳突肌前缘。这几个穴的分布位置，从体表的侧面看大致形成等腰三角形。人迎穴在喉结两旁，同廉泉穴平高。气舍穴在水突穴直下，天突穴两旁的凹陷处（图版 2）。

2. 颈后区取穴

风府穴在枕骨隆凸下的凹陷处。哑门穴在风府穴直下一节处。崇骨穴在大椎穴上方的凹陷处，即在第六、第七颈椎棘突之间。风池穴在风府穴两旁，枕骨下凹陷处。天柱穴在哑门穴旁开、斜方肌外缘的凹陷处。新设穴在风池穴直下、第四颈椎旁开 3 厘米处。天柱穴和哑门穴的距离，相当于风府穴和哑门穴的距离，风府穴和两个天柱穴大致成等腰三角形。缺盆穴在锁骨上窝的正中处。扶突穴在廉泉穴横开胸锁乳突肌肌腹中。天窗穴在扶突穴的后方，即新设穴和扶突穴连线的中点处。天鼎穴在缺盆穴和扶突穴连线的中点处（图版 2）。

第三节　肩胛、背部取穴

1. 肩胛部取穴

肩胛部取穴可以依据肩髃、肩井、肩中俞和肩外俞四个穴位，定其他穴位。肩髃穴在肩端的骨缝间、臂平举时的凹陷处。肩井穴在肩髃穴和大椎穴连线的中点上。患者本人的左手搭右肩，食指紧靠颈根部，中指端按着的凹陷处，就是右侧肩井穴；相反以右手搭左肩，取左侧肩井穴（图 55）。肩髃穴和肩井穴之间的中点凹陷处是巨骨穴。臑俞穴在巨骨穴向后直下、肩关节盂的后方，直对腋缝上方。肩髎穴就在肩髃穴和臑俞穴连线的中点。臑俞穴同肩髎、巨骨两穴的距离大致相等，构成等腰三角形（图版 5）。

上述这些穴位定准了，比较难定的秉风穴、肩贞穴和天宗穴也就容易定了。秉风穴在肩胛冈上缘中央，约相当于肩井穴与臑俞穴连线的中点。肩贞穴在肩关节后面、巨骨穴和臑俞穴直下正对腋缝处。天宗穴在肩胛骨的冈下窝中，上方直对秉风穴，同背部正中线第五、第六胸椎棘突间的神道穴平高。天宗穴与秉风穴的距离，约相当于天宗穴与曲垣穴的距离。肩井穴直下有两个穴，分别是天髎穴和曲垣穴，曲垣穴在肩胛冈上缘，天髎穴在肩井穴和曲垣穴连线的中点。肩中俞穴在大椎穴和肩井穴连线的中点，同大椎穴平高。肩外俞穴同大杼穴平高，在肩胛骨角上内侧缘（图版 5）。

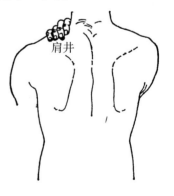

图 55　肩井

2. 背部取穴

背部穴位是指背、腰、骶和尾部的穴位。取穴时把这些穴位分为上背部、背腰部和骶尾部三大组。

第一大组是上背部的穴位，在第一胸椎到第八胸椎这一段的范围内，先认定正中线起头的大椎穴，以及第一、第二胸椎棘突之间的陶道穴，其他穴位就可以很快地定出来。陶道穴平开第一侧线上为大杼穴。第二、第三胸椎棘突之间的间隙处（此处无穴）平开，第一侧线上为风门穴，第二侧线上为附分穴。第三、第四胸椎棘突之间的身柱穴平开，第一侧线上为肺俞穴，第二侧线上为魄户穴。这样，第一侧线上的风门、肺俞和第二侧线上的附分、魄户，这四个穴位大致可构成正方形或长方形。上背部其他的穴位以此类推（图版5）。

第二大组是背腰部的穴位，在第九胸椎到第五腰椎这一段范围内，先认定第二、第三腰椎棘突之间，大约同神阙穴相对的命门穴，即在两髂嵴连线平背部中线处，上一个椎间隙为命门穴。命门穴旁开第一侧线上是肾俞穴，第二侧线上是志室穴。第四、第五腰椎棘突之间就是腰阳关穴。肾俞穴直下与第三、第四腰椎棘突之间平高的是气海俞穴。气海俞穴直下与腰阳关穴平高的是大肠俞穴，大肠俞穴直下与第五腰椎和第一骶椎之间平高的是关元俞穴（图版5）。

第三组是骶尾部的穴位，可以先定小肠俞穴和长强穴。小肠俞穴在关元俞穴直下平第一骶后孔处。长强穴在尾骨尖端处。这个大组内在正中线上只有长强和腰俞两穴。用手指头从长强穴往上推，推到隆起的骨缘下方的凹陷处，就是骶骨裂孔，即腰俞穴。会阳穴在长强穴和腰俞穴连线的中点平开，靠尾骨的两旁。腰俞穴、长强穴和两侧的会阳穴可构成一个菱形。白环俞穴在腰俞穴旁开第一侧线上。把白环俞穴和小肠俞穴的连线等分为三节，上中两节的交点为膀胱俞穴，中下两节的交点为中膂俞穴，也即白环俞穴上两横指处为膀胱俞穴，上一横指处为中膂俞穴。上髎穴、次髎穴、中髎穴和下髎穴分别位于第一、第二、第三、第四骶后孔处。用手指在第五腰椎两旁一横指处向下推，推到隆起的骨缘下方凹陷处，就是第一骶后孔，接着可以顺次摸到第二、第三、第四骶后孔。平上髎穴外侧线上为小肠俞穴，依次而下的次髎穴、中髎穴、下髎穴，分别平膀胱俞穴、中膂俞穴和白环俞穴。平白环俞穴外侧的第二侧线上为秩边穴，此线上平膀胱俞穴处为胞肓穴（图版5）。

第四节　胸、腹部取穴

1. 胸部取穴

胸部取穴时以胸部的骨骼为主要标志。正中线的璇玑穴在胸骨柄的中央凹陷处，位于天突穴之下一横指处，正对第一肋软骨端。华盖穴在胸骨柄和胸骨体交界处、璇玑穴下约一横指处，平第二肋软骨端。中庭穴在胸骨体和胸骨剑突交界处，平第七肋软骨端。紫宫、玉堂、膻中三穴，都在胸骨体上，分别与第三、第四、第五肋软骨端平高（图版7）。

第一侧线上的俞府穴，在锁骨下缘、胸锁关节邻近的凹陷处。第三侧线的云门穴，在锁骨外端下缘、肩锁关节附近的凹陷处。胸部第二侧线的气户穴，在锁骨下方、锁骨和第一肋骨邻接部的凹陷处，约在乳线与锁骨下缘相交处。胸部第四侧线上的渊液穴，在腋中线直下第四肋间，患者举臂时容易取穴。各侧线上其他穴位都在肋间（图版7、图版8）。

2. 腹部取穴

腹部取穴时以神阙穴为中心，神阙穴旁开第一侧线上为肓俞穴，第二侧线上为天枢穴，第三侧线上为大横穴，第四侧线上为带脉穴。以这条横线为界，分为上腹部和下腹部。上腹部正中线从脐到胸骨剑突尖端下方，折量作七节，两节交点处为一穴，自上而下分别为鸠尾、巨阙、上脘、中脘、建里、下脘和水分等穴。中脘穴在鸠尾穴下三节。常用的梁门穴在中脘穴旁开第二侧线上。上脘穴上一节为巨阙穴，其旁第一侧线上为幽门穴。第二侧线上为不容穴。不容穴在梁门穴之上两节。下腹部正中线从脐到耻骨上缘折量作五节，两节交点处为一穴，自上而下分别是阴交、石门、关元、中极和曲骨穴。脐下一节半处是气海穴。所以这一段为六个穴。脐下三节是关元穴，关元穴直下一节是中极穴。中极穴旁开第二侧线上是归来穴。其他穴可依据这些穴位来寻找（图版7、图版8）。

第五节　上肢部取穴

1. 上肢前面取穴

取上肢前面一般的穴位，被针灸者必须采取伸肘仰掌位。前臂的掌后第二横纹上有三个并排的穴位，即太渊、大陵和神门。太渊穴在横纹桡侧凹陷处，神门穴在尺侧凹陷处，大陵穴在正中凹陷处，直对中指。大陵穴上两节为内关穴，内关穴上一节为间使穴。经渠穴在桡骨旁，太渊穴直上一节。通里穴在尺骨旁，神门穴直上一节。肘横纹上有三个穴位，也是并排的，尺泽穴在横纹桡侧端，少海穴在横纹尺侧端，曲泽穴在肘横纹正中凹陷处（图版11）。

上臂前面有些穴位可依靠少海穴来寻找。极泉穴在沿着少海穴直上到腋平线的上臂内侧处，少海穴与极泉穴相距共九节。少海穴直上三节处是青灵穴。极泉穴下三节平上臂外侧线处为天府穴。这样，天府距极泉和青灵两穴的距离大致相等，可构成一个等腰三角形。天府穴直下一节是侠白穴。极泉穴下两节平上臂正中线（即曲泽穴上七节）处为天泉穴。天泉穴直上到锁骨肩峰下是新社穴（图版11）。

手上穴位根据手的体表标志，都是容易找到的。前外侧线上的少商穴，在拇指桡侧，距指甲角约0.3厘米。凤眼穴在少商穴直后，拇指第一节和第二节之间的横纹端，屈指取穴。前正中线的中冲穴，在中指的指端。前内侧线上的少冲穴，在小指的桡侧，距指甲角约0.3厘米。中冲穴直上到掌中央是劳宫穴，在第三掌骨和第四掌骨之间。少冲穴直上到掌，在小指后即第四、第五掌骨之间为少府穴。当握拳时，少府穴在小指的指端处，劳宫穴在无名指的指端处（图56）。四缝穴在第二、第三、第四、第五指的指掌面，第一指节和第二指节的横纹中点。十宣穴在十个手指的尖端，其中包括中指的中冲穴（图版11）。

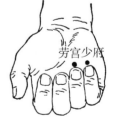

图56　劳宫、少府

第五编　简易取穴法

2. 上肢后面取穴

从肘尖到腋平线将上臂折量作九节，天井穴在正中线上肘尖上一节。臑会穴在正中线与腋平线相交处。肘髎穴在后外侧线上，与天井穴平高。臂臑穴在三角肌尖端后缘。新主穴在三角肌中央，肩髃穴与臂臑穴之间的中点，约在肩髃穴下四横指处。在上臂取天井穴很重要，它不能按照前臂的后正中线直上，只能按尺骨鹰嘴（肘尖）直上的凹陷处取穴，否则在屈肘俯掌位针灸时，就不是穴位所在的地方。手五里穴在后外侧线上，距肘尖三节，手五里穴与天井穴的距离，同与消泺穴的距离大致相等，故可划为一等腰三角形。后外侧线上的臂臑穴距臑会穴、消泺穴也大致相等，故也可划为等腰三角形。这样就便于记忆，定穴也就更容易了（图版15）。新主、臂臑和臑会三个穴分别位于三角肌的正中、尖端和后缘，也可划为三角形，方便记忆（图57）。

采取屈肘拱手位，曲池穴和少海穴在肘横纹两头尽处，曲池穴在桡侧，少海穴在尺侧。手三里穴在后外侧线上、曲池穴直下两节处。新义穴在后正中线上、横平手三里穴。四渎穴在新义穴直下三节处（图58）。

列缺穴取穴时，两手在虎口穴处交叉相抵，上面这只手的食指伸直，指端掐得的小凹陷处，即为该穴（图59）。

小海穴在肱骨内上髁和尺骨鹰嘴之间、尺神经沟中（图60）。

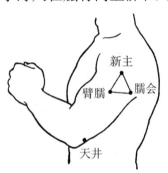

图57　新主、臂臑、臑会

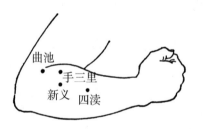

图58　曲池、手三里、新义、四渎

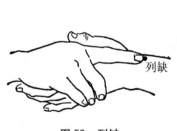

图59　列缺

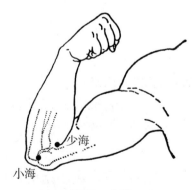

图60　小海

手后面的商阳穴在食指桡侧，距指甲角约0.3厘米。二间穴在食指桡侧、指掌关节前方的凹陷处。三间穴也在食指桡侧，但位于第二掌骨小头后方的凹陷处。虎口穴在拇指和食指之间的指蹼正中点。合谷穴在第一掌骨和第二掌骨之间靠近第二掌骨的桡侧处。无名指上的关冲穴在无名指的尺侧，距指甲角约0.3厘米。腋门穴在小指和无名指的合缝处，即第四、第五掌指关节前方的凹陷处。中渚穴在第四、第五掌指关节后方的凹陷处。小指上的少泽穴在小指的尺侧，少冲穴在桡侧，两个穴都距指甲角约 0.3 厘米，相隔一个指甲。后溪穴在第五掌骨小头后方的尺侧、掌横纹端的凹陷处。前谷穴在指掌关节前方横纹端的凹陷处，位于后溪穴下方。腕关节背面的阳溪穴位于桡侧，合谷穴直上。阳谷穴在尺侧、尺骨茎突下方。阳池穴居于上述阳溪、阳谷两穴连线的近中点处。外关穴在阳池穴直上两节处。外关穴上一节为支沟穴（图版 15），在掌侧相对的为内关穴与间使穴。

第六节　下肢部取穴

1. 股部取穴

新建穴在股骨大粗隆和髂前上棘之间的凹陷处（图版 19），它与腹部第四侧线上的居髎穴相隔髂骨，居髎穴在骨之前，新建穴在骨之后。取风市穴时，用仰卧位两手伸直紧贴大腿上，中指尖端下就是该穴；直立时，两手垂直取穴也可（图 61）。中渎穴在风市穴直下一节。革门穴在风市穴和新建穴连线的中点。髀关穴在大腿前正中线，与会阴穴平高。伏兔穴在髌骨上缘与髀关穴连线的中点。前内侧线上的箕门穴和伏兔穴平高（图版 19）。大腿正内侧线上的阴廉穴与会阴穴平高，足五里穴在阴廉穴下一节处，阴包穴在足五里穴下七节处（图版 22）。

2. 膝部取穴

鹤顶穴在髌底的上方正中、指尖掐得的凹陷处。膝阳关穴在鹤顶穴的外下方、髌骨水平正中线外侧的凹陷处（图版 19）。曲泉穴与腘窝横纹端平高，屈膝时在腘窝横纹内侧端处（图版 22）。外犊鼻、内犊鼻和鹤顶三个穴，从平面图看，构成三角形。外犊鼻穴在胫骨上端、髌韧带外侧缘凹陷处，同髌尖平高。内犊鼻穴在髌韧带内侧的凹陷处，同外犊鼻穴平高（图 62）。膝部后面还有四个穴位，委阳穴在腘窝横纹的外侧凹陷处，阴谷穴在腘窝横纹的内侧凹陷处，委中穴在腘窝横纹的正中，浮郄穴在委阳穴直上一节处（图 63）。

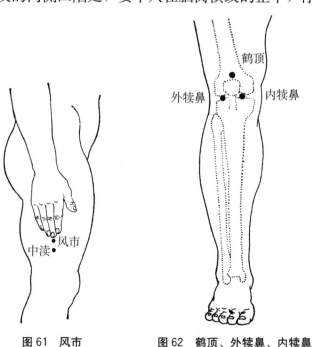

图 61　风市　　　　图 62　鹤顶、外犊鼻、内犊鼻

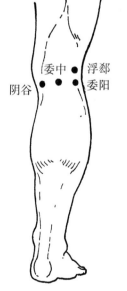

图 63　委阳、阴谷、委中、浮郄

3. 小腿部取穴

小腿部的足三里穴是最常用的穴位。它的位置在髌尖下三节、胫骨前嵴外旁开约一节处。上巨虚穴在足三里穴直下三节处。上巨虚穴稍向外侧旁开，与其平高的就是丰隆穴。阳陵泉穴在腓骨小头下方约一横指的凹陷处。阴陵泉穴在阳陵泉穴的相对处。前外侧线的悬钟穴在外踝上缘直上三节处，平时取穴时，用一个指头从外踝正中顺着腓骨往上推，推到小小的凹陷处，就是该穴（图版19）。下肢后内侧线的复溜穴，在跟腱内侧缘，距内踝上缘两节。筑宾穴在复溜穴直上，距内踝上缘五节（图版22）。后外侧线的跗阳穴在外踝上缘上三节、跟腱外侧缘处，与后内侧线的复溜穴相对。阳交穴在外踝上缘上七节、腓骨后缘处（图版24）。三阴交穴在内踝上缘上三节的正内侧线上，其上三节为漏谷穴（图版22）。

4. 下肢后正中线取穴

委中穴在膝腘窝横纹正中。委中穴直上到臀横纹是承扶穴。委中穴和承扶穴连线的中点处是殷门穴。委中穴到外踝上缘连线的中点处是承山穴。委中穴直下二节处是合阳穴。委中穴直下五节处为承筋穴（图版24）。环跳穴在股骨大转子后上方，侧卧时，在髂嵴最高点与坐骨结节连线的中点处（图64）。

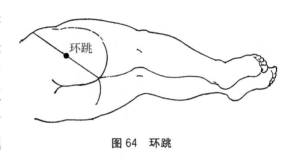

图64 环跳

5. 足部取穴

十井穴在十个足趾端的正中（图版24）。

隐白穴在跚趾内侧距趾甲角约0.3厘米处。大都穴在跚趾内侧、跖趾关节之前的凹陷处（图版22）。大敦穴在跚趾外侧距趾甲角约0.3厘米处。行间穴在跚趾和第二趾之间趾跖关节之前的凹陷处。厉兑穴在第二趾的外侧距趾甲角约0.3厘米处。内庭穴在第二、第三趾间趾跖关节前的凹陷处。足窍阴穴在第四趾外侧距趾甲角约0.3厘米处。侠溪穴在小趾和第四趾间趾跖关节的前面（图版19）。至阴穴在小趾末节的外侧距趾甲角约0.3厘米处。足通谷穴在小趾外侧趾跖关节间的凹陷处（图版24）。

足腕上的商丘穴在内踝前下方的凹陷处。丘墟穴在外踝前下缘的凹陷处。解溪穴在足背上系鞋带的凹陷处（图版19、图版22）。

足跟部的水泉穴在足跟内侧，足内踝后方凹陷中的太溪穴直下。大钟穴在太溪穴至水泉穴的中点处。仆参穴在足跟外侧，昆仑穴直下。昆仑穴在足外踝后方的凹陷处。水泉穴和仆参穴相对称，太溪穴和昆仑穴相对称（图版22、图版24）。

第六编 治疗

第六编　治　疗

一、本编所列的病症，大多数是我在针灸临床防治中所常见到的，有的是多发病、常见病和危害性较大的病，有的虽不是常见的病，但造成患者很大的痛苦，而针灸治疗效果又好，故也列入。未列入本编的疾病，并非针灸不能治疗，读者可以参考本编的病症，举一反三，斟酌施治。

二、在科目分类中，本书共有内、外、妇、儿等科十一章，因为各科并存，病种上不免有兼见之处。为了避免重复，所以只在与这个病关系最密切的那一章中叙述，在另一章中即略去。如脑出血既为神经精神科的病，也算内科的病，就只在神经精神科那一章中论及，在内科中即免去；又如气管炎，既是内科病，又是儿科病，就只在内科那一章论述，在儿科中即免去，其余以此类推。内科与儿科的同一病所取的穴位可以相同，但手法则应按儿童与成人分别处理。

三、本编所列的病症，有的是以疾病定名称，有的是以症状定名称，视针灸治疗的针对性而定。

四、本编各病症的防治中，所列举的穴位较多，但并不是每次都要应用，是供选用的，医者应按患者的具体情况，每次适当选用一些。此外还可以参考孔穴各论中各穴的防治作用，或其他针灸临床经验，避免拘泥于一方一法。

五、本编着重提供个人针灸临床实践经验和体会。对于各种疾病的原因和症状，只是简单述及，难免存在一些问题。读者如需深入了解各疾病的详细情况，则请参考各科的专门著作。

第一章　传染性疾病

一、血吸虫病

血吸虫病是一种地方性的寄生虫病，它的传染媒介是一种特殊尖小的钉螺。传染途径为血吸虫幼虫从皮肤侵入，由淋巴管或静脉进入右心房，然后至肺脏，由肺静脉通过左心室沿着大循环到达肝门静脉系统。幼虫在此发育成熟，即行产卵。大肠、小肠、胃、胰、肝、脾、胆、网膜、肠系膜、腹膜及腹膜腔淋巴腺等处，都可有虫卵沉积。患者以居住在某些江湖地区的人为多。

【症状】可分为三个时期：

第一个时期，幼虫侵入及成熟期。在幼虫侵入的皮肤上出现小红点，奇痒；咳嗽，往往有转移性支气管炎的征象；全身症状主要是发寒发热、全身倦怠、四肢酸痛、食欲不振、恶心呕吐、胃肠胀气、腹泻、出荨麻疹等。

第二个时期，成虫排卵期（痢疾期）。在幼虫侵入后五个星期左右，成虫在肠系膜静脉产卵，可使肠黏膜和下层出现脓肿，以致溃疡，发生痢疾，大便中可以发现虫卵。全身症状表现不一，主要症状有腹泻、痢疾，肝脏肿大，肝区有压痛，有的还出现轻度脾肿大。

第三个时期，组织增生期（肝脏硬化期）。成虫产卵多，使门静脉阻塞。虫卵的毒性分泌不断地引起组织反应，而致结缔组织日渐增生。如虫卵转移到脑部，可造成神经系统疾患。这一时期的主要症状是肝硬化腹水，脾脏肿大可达脐下，降结肠增厚，腹部可扪及大小不等的痞块。患者颈项细，四肢细，腹部大，脸黄肌瘦。症状的轻重，由感染的次数多少和幼虫一次侵入多少等而定。

【治疗】对患者采用注射锑剂是有特效的，但锑剂有副作用，即毒性反应。针灸对预防锑剂毒性反应，解除锑剂毒性反应所发生的各种症状，都有显著的效果。

针灸预防锑剂毒性反应，是在每次注射锑剂前15～30分钟，给患者进行针刺。用兴奋法二型手法，取穴可分两组，第一组是大椎、神庭、合谷、足三里，第二组是内关、行间、肾俞、中脘。上午用第一组穴，下午用第二组穴。据中医研究院针灸研究所防治血吸虫病小组的统计资料，在解除患者注射锑剂发生的毒性反应时，针灸对恶心、呕吐、眩晕、肌肉和关节疼痛等症状，用抑制法二型手法，对症取穴有效率达96.9%。而对于心脏变化的症状，更有意想不到的效果。

例如，患者男，14岁，经化验大便，确诊为血吸虫病，住院进行锑剂"19日疗法"。第二十二天下午突然晕厥，面色苍白，手足冰冷，5分钟后，恢复知觉；晚上又发生四肢抽搐，口吐白沫，呼吸停止，两眼凝视上方。经检查发现，心音强弱不一，节律不整，有时心跳停止5～10秒钟，心尖部有收缩期杂音。这些症状，时发时止。第二十三天下午，竟发展到每小时发作四五次。当呼吸与心跳暂停时，都用人工呼吸急救。虽用多种药物注射与内服维生素乙、苯巴比妥、阿托品、溴剂等，但仍然不能控制发作。在发作20多次后，患者陷入昏睡状态。当晚10时开始针灸。针内关（双）、巨阙，用抑制法二型手法。针前脉跳58次/分，心音强弱不等，出现期前收缩。针后脉跳62次/分，心律不整仍存在，其他症状已不再发，夜间能正常睡眠。

第二十四天上午起，每隔4小时针疗一次，用抑制法二型手法，轮番取用内关、间使、巨阙、中脘、足三里等穴。当天中午，患者能坐起进餐，食后不呕吐，心律渐趋平稳，但可听到心尖部杂音。患者曾有一次下午诉说头晕，当即配合用指针，取穴百会、合谷，头晕立即解除。第二十九天起，每天上午、下午、晚上各针灸一次，每次取上述穴位中的两三个穴。四五天后患者心律平稳巩固，心尖部杂音完全消失，精神正常，体力也渐渐恢复，继续针灸一个星期痊愈。

这个防治血吸虫病小组曾对预防锑剂"3 日疗法"的毒性反应做对比观察，分别成立针灸、甲硫胺基酸、阿托品、苯巴比妥、普鲁卡因、士的年等组，试用结果以针灸预防效果最为显著。

二、感　冒

感冒分普通感冒和流行性感冒两种。普通感冒（俗称伤风）是由感冒病毒引起的；流行性感冒（简称流感）是由一种传染性很强的流感病毒引起的。它们都是急性呼吸道传染病。这两种病在症状上很相似，但轻重有所不同，普通感冒局部症状重，全身症状不明显，流行性感冒全身中毒症状较明显。

普通感冒　当感冒病毒进入人体后，经 12～72 小时发病，开始先有鼻塞、流涕、喷嚏、喉痛发干发痒、干咳，或先有全身轻度不适、酸痛等，体温一般不太高，很少到达39℃。症状多局限于鼻咽部，或向下发展到喉部、气管和支气管。有咳嗽、声音嘶哑、胸前发闷，并伴有结膜充血、干燥、流泪、头痛，听觉、嗅觉、味觉迟钝，食欲不振和便秘等。普通感冒恢复较快，如无并发症，多数病人在几天时间就会痊愈。

流行性感冒　有时暴发性流行，可蔓延到很多国家。流感病毒按抗原性的不同，可分为甲、乙、丙、丁四型。而在同一型之中又包括抗原性不同的毒株，如原甲型、亚甲型、亚洲甲型等。流感病毒进入人体后，经过 12～72 小时发病。起病急，全身有明显中毒症状，恶寒高热，剧烈头痛，全身酸痛，喉痛，鼻塞、流涕、干咳等上呼吸道炎症症状。有的有结膜炎、充血、鼻衄，甚至有类似肠胃炎症状，如腹泻、腹胀、呕吐等。有的由于支气管分泌物过多，继发感染而致肺炎，有的并发鼻炎、咽炎或中耳炎。按病情性质在临床上常分为四型，即单纯型、支气管型、细支气管炎型、肺炎型，其他较少见的类型有胃肠型、脑炎型或中毒型等。

【针灸治疗】对普通感冒与流感的防治都是一样的。

在感冒流行时，用抑制法二型手法，针灸足三里、支沟、大杼，或指针迎香、鼻梁、合谷、风池、肩井、大杼、肩中俞，可以起预防作用。

在感冒初起时，用抑制法二型手法，针灸足三里或阳陵泉，配外关，也可配合针印堂或太阳，同时用兴奋法二型手法针曲池透少海，可增加白血球并增强其吞噬细菌的功能，往往一次可控制症状发展，或起到缩短病程的作用。急性鼻炎在开始时的症状为喷嚏、流清涕，用抑制法一型手法，针外关或配合针合谷、鼻梁、迎香，或灸外关，坚持较长时间，也往往可以控制。

治疗用抑制法二型手法，取穴：风府、风池、天柱、大椎、大杼、肩井、新设、太阳、瞳子髎、四白、外关、曲池、足三里、迎香、合谷、内庭、附分、膏肓、风门、支沟。

三、麻　疹

麻疹是一种病毒所引起的传染病，多在冬春季节发病，侵犯儿童。5 岁以下儿童抵抗力弱，易于受染。疹子在高烧中才出得透。此外因发生支气管炎，分泌物过多，易合并肺炎，应很好护理。抱患儿时不要只向一侧，以免支气管分泌物都积蓄在一侧引起肺炎。同时，应严格隔离，避免风寒，吃易消化的食物。

【症状】可分为三个时期：

麻疹前期，发烧3～4天，咳嗽、喷嚏、流涕、眼内水汪汪、羞明。2～3天后，近臼齿处的口腔黏膜上出现小白点，周围有红晕。这种黏膜斑是我国元朝的医生滑寿首先发现的，故称滑寿斑，后来外国称科氏斑，这是早期诊断麻疹的重要依据。

发疹期，3～4天以后，发热更高，咳嗽加重，颈淋巴结、肝、脾有些肿大。皮疹的出现是有次序的。先是耳后、前额、颈项等处，渐扩散到胸部、腹部、背部，最后是下肢，重的手心足底都有疹子。疹子大小不等，玫瑰色，后变为暗红色，开始是散在的，后来逐渐密集。这时，发热及呼吸道症状都加重，皮疹出全后，症状逐渐减轻。

恢复期，一般疹子在三天内出齐，出透后病情好转，疹子也是按次序先出先退，如不合并感染，体温下降到正常，咳嗽等症状也渐渐消失。

【针灸治疗】烧热可以自退，只在高烧不退时才给退烧药。针灸取穴：合谷、大椎、风府、商阳。如嗓子哑，取合谷、曲池、少商、外关等。可在商阳、少商点刺出血。如疹子出不透，即出疹时突然不出，患儿全身紫蓝色，有的呼吸脉搏快或微弱，处于昏迷状态，病情危重，应特别注意。我曾用兴奋法一型手法，速刺浅刺两侧的足三里、天枢、肾俞，患儿很快苏醒，全身紫蓝色立即消除，一两次即愈。

四、流行性腮腺炎

附：继发性腮腺炎和慢性腮腺炎

这是由流行性腮腺炎病毒引起的一种传染病。它是通过飞沫和患者唾液的污染物进行传播的。一般流行于冬春两季，大多侵犯儿童，但成人也可发生。

【症状】主要是在耳垂下腮部发生非化脓性肿胀、疼痛，唾液分泌旺盛，不思饮食，咀嚼困难，先发于一侧，接着对侧也发生。有时仅发生于一侧。体温在38℃左右，也有不发烧的。腮部肿胀以耳垂为中心，表面不红，肿胀边缘不清，触诊有弹力感，压痛不剧烈，咀嚼时胀痛加剧，腮腺口可见红肿，舌下腺与颌下腺可同时发炎肿大。本病有并发脑膜炎、睾丸炎、胰腺炎、卵巢炎的可能。

【针灸治疗】预防用兴奋法二型或抑制法二型手法。第一天针合谷、两侧曲池，灸两侧新设各5～10分钟。第二天针两侧颊车，灸两侧足三里。第三、第四天可按上述方法轮番使用。

治疗方面，第一次各针一侧或两侧的合谷与新会，用抑制法一型或二型手法；两侧曲池透少海，用兴奋法二型手法，往往立即止痛、消肿，并进食。第二次针或灸两侧足三里，针一侧或两侧颊车，用抑制法二型手法。第三次针两侧外关，针一侧或两侧翳风，用抑制法二型手法；或针两侧肩井，用抑制法二型手法，灸大椎5分钟，一般可以痊愈，如不愈可轮番使用。

猩红热、丹毒等病继发的腮腺炎

【症状】与流行性腮腺炎相同。此外，成年人中有患慢性腮腺炎的，主要症状是口干口苦，局部酸麻，不痛，外表不肿，尤其在睡醒后，口干，甚至不能说话。要用手指在腮部从上往下挤压，才能解除一些口干舌燥的疾苦。此病多患双侧，原因不明。

【针灸治疗】治继发性腮腺炎与治流行性腮腺炎相同。对于慢性腮腺炎，用抑制法二型手法，取后颈区、上背部及四肢的一些穴位；用兴奋法二型手法，取口颊区及耳区的穴位。例如，用抑制法二型手法针支沟透间使（右）、足三里（左），用兴奋法二型手法针天突。治疗本病的有效穴位有风池、翳风、天柱、天容、颊车、外关、足三里、新设、肩中俞、阳池、阳陵泉、天井、新会、鹤顶等。

五、流行性乙型脑炎

这是一种由乙脑病毒引起的、以侵犯中枢神经系统（大脑皮质、基底神经核、脑桥、延髓）为主的急性传染病，黑斑蚊、库列蚊是传染媒介。此病在夏末秋初易于发生。

【症状】患者通常在出现神经系统病变症状前，一般先由发热、喉痛、全身痛、食欲不振、恶心呕吐等症状开始，1～2天后，发生神志模糊或错乱，惊厥，言语困难，颈项强直，四肢痉挛，深浅反射失常，接着由嗜睡进入昏迷状态。以往此病死亡率甚高，现在用中医药或中西医综合治疗，死亡率显著降低。

【针灸治疗】病症初起，用抑制法二型手法，取穴：风池、风府、新设、肩中俞、大杼、足三里、曲池透少海、外关透内关、大椎、商阳、膏肓、大肠俞、悬钟。

对于危笃症状，用抑制法一型结合兴奋法一型手法，加取百会、神庭、人中、印堂、内关、阳池、合谷、天柱、颊车、三阴交、少商、中冲、劳宫、内庭、解溪、大敦、隐白等穴。

对于大小便机能障碍，用抑制法二型手法，取穴：气海俞、三焦俞、大肠俞、肾俞、手三里、阳陵泉、中极。

对于后遗症的瘫痪，用抑制法二型手法，取颈后区健侧及肩背部的穴位；用兴奋法一型手法，取瘫痪部位的穴位。

六、传染性肝炎

传染性肝炎是由一种病毒所引起的传染病，主要损害肝脏细胞。这种病毒存在于病人的大小便中，在整个病程期间，病人的大小便与血液都有传染性。一般多由饮水或食物被污染后，经胃肠道传染。

【症状】主要先有发热畏寒，全身倦怠，头痛，食欲不振，有时恶心呕吐，有腹泻或便秘，肝区有压痛。6～7天后退热。黄疸型的，全身出现黄疸，皮肤发痒，小便深黄色，大便有时呈灰色，一般2～4个星期可恢复，也有无黄疸型的传染性肝炎。患此病时，特别要注意休息，否则可能发展为迁延性的慢性肝炎，这是一般的通例。饮食要吃含碳水化合物、蛋白质及维生素多的食物，多吃糖。

【针灸治疗】用抑制法二型手法，常用穴位有：风池、天柱、新设、大椎、陶道、身柱、肩中俞、肩井、肩外俞、肝俞、胆俞、脾俞、意舍、胃俞、三焦俞、肾俞、气海俞、大肠俞、幽门、巨阙、曲池、通里、养老、少海、足三里、上巨虚、阳陵泉、鸠尾、合谷、中脘、内庭、委中、至阳等。临床治疗，取穴有以下的体会：增强体质，取足三里、大椎、陶道、肾俞、曲池透少海。消炎调整胃肠功能，取肝俞、胆俞、脾俞、三焦俞、胃俞、幽门、巨阙、环跳、手三里、曲池、中脘、神阙、天枢、足三里、外关、支沟、肾俞。治肝区疼痛，取环跳、阳陵泉、昆仑、支沟、肩井、肝俞、胆俞。治退烧，取曲池、大椎、新建、环跳。

七、痢　疾

痢疾有细菌性痢疾和阿米巴痢疾两种。不论是细菌还是阿米巴原虫引起的痢疾，都是病从口入，即细菌或原虫是随饮食进入人体的。

【症状】细菌性痢疾多在夏季发生，一般病势急剧，患者很快出现发热与衰弱的全身症状，脓血样的大便，量少而次数频繁，一天可达几十次以上，碱性，一般无恶臭，有腹痛和里急后重等症状。阿米巴痢疾发病不太急，大便是血液伴黏液，次数较少，量较多，酸性，有腐臭。患者下腹部有压痛，里急后重的症状轻于细菌性痢疾。

【针灸治疗】细菌性痢疾和阿米巴痢疾，取穴和手法基本相同。前者病情急骤，常常一天针灸两次或数次，多用抑制法二型手法。阿米巴痢疾，一天针灸一两次，也是多用抑制法二型手法。儿童则用兴奋法一型手法。常用穴位：足三里、上巨虚、内关、支沟透间使、曲池透少海、神阙、天枢、大肠俞、肾俞、胃俞等。配穴处方举例如下：

例一，患者男，50岁，患阿米巴痢疾已12年，一直未治愈。第一次针足三里（右）、内关（左），用抑制法二型手法。灸关元10分钟。第二次针足三里（左）、内关（右），用抑制法二型手法。灸关元10分钟。第三次灸两侧的天枢与大肠俞、关元，各10分钟。第四次针支沟透间使（右）、足三里（左），用抑制法二型手法。灸关元10分钟。第五次针支沟透间使（左）、足三里（右）。灸关元10分钟。

以上处方，穴位轮番使用，每天针灸一次，一周后患者腹痛完全消失，大便无脓血，共针灸治疗三周痊愈。

例二，患者男孩，一岁半，夏季得病，大便混有黏液、泡沫、血液，成透明赤褐色，一天20多次，已发生脱肛。患儿极度衰弱，经医院门诊确诊为细菌性痢疾，治疗3天，毫不见效。针灸治疗，第一天上午7时，各针两侧的天枢、肾俞，用兴奋法一型手法速刺浅刺；灸神阙，先用雀啄灸20下，继用温和灸7分钟。上午至11时仅腹泻一次，大便中的黏液、泡沫、血液等都已减少，在脓血样便中显出稍有黄色稀便。下午2时，针两侧的曲池、足三里、外陵，灸神阙，方法同上午7时。下午6时后腹泻一次，这次大便形状已完全改变，主要是黄色稀便，且有两小条黄色软便，脓液血液极少。晚上，小儿入睡后，灸两侧的天枢与肾俞，各10分钟。第二天，重复第一天的针灸穴位和针法，灸法都用温和灸，这一天午后大便一次呈软便。第三、第四天的下午和晚上，灸两侧天枢各 10 分钟，病情逐渐好转，大便正常。

例三，患者男，成年，夏天，有低温，腹痛腹泻，大便中有血液，一天几次，有里急后重症状。先以为腹部受凉引起腹泻，腹泻引起痔疮出血，医院给服合霉素，两天未愈。患者头晕，全身无力，两腿腓肠肌特别痛。稀便粉红色，混有环状形的脱膜样大便，经化验诊断为细菌性痢疾，随即进行针灸治疗。第一天上午，针两侧的足三里与天枢，用抑制法一型手法。灸神阙 20 分钟。下午，针两侧曲池透少海，用抑制法二型手法。起针时用兴奋法一型手法。灸两侧天枢、神阙（先灸）各 20 分钟。晚上灸两侧大横、神阙各 20 分钟。当天腹泻两次，稀便已变色，脱膜样混黄色稀便，腹已不痛。第二天下午，针两侧肾俞，用抑制法二型手法。灸两侧胃俞各 10 分钟。晚上针上巨虚（右）、支沟（左），灸两侧天枢，针灸方法同上。当天无大便，里急后重症状消失。第三天下午，针上巨虚（左）、支沟（右），灸两侧天枢，针灸方法同上。晚上，灸两侧大肠俞各 15 分钟。午夜大便为黄色成条软便，经化验无菌。

八、流行性斑疹伤寒

这是一种由立克次氏体引起的传染病。跳蚤、虱子、壁虱为传染媒介。患病后潜伏期 10～14 天，方出现症状。

【症状】本病发作及经过可分为四期：

第一期，斑疹伤寒病原体在患者体内加速繁殖期。患者突然出现发热、寒战、头痛、腰腿痛、恶心、呕吐、脸红、脉速、咳嗽、舌有厚苔等症状，为期 4～5 天。

第二期，病原体侵入血液期。在症状出现后的第五天，身上出疹子，舌干，唾液分泌几乎停止，脉搏速度与体温高低相称，呼吸急促、失眠、谵语等。

第三期，进入恢复期。在症状出现后第八、第九天，患者体内产生了免疫体，但是同时可能出现极严重的症状，如体温突然下降、多尿、不整脉、日夜谵语、意识昏迷、瞳孔散大、视力不清、耳聋、舌头常向口外伸出、皮肤感觉过敏、肌肉震颤无力等，应当特别注意。

第四期，恢复健康期。患者神志清醒，出汗，排尿多，甚至腹泻，全身其他症状都减退。此后身体无力，较长时期的嗜睡，体温低于平时，如调养得好，体力恢复快。

【预防方法】注射斑疹伤寒疫苗，隔离患者，消灭跳蚤、虱子、壁虱。尤其在本病流行期，学校、机关团体在生活中要严格预防。

【针灸治疗】可以增强抵抗力，增加免疫力，减轻症状，促进健康恢复，可与其他疗法综合施治。

各期治疗如下：

1. 在开始发病四五天中，在出现发热、发冷、头痛、腰腿痛、恶心、呕吐、咳嗽、心悸亢进等症状时，用抑制法二型手法，取穴：曲池、大椎、合谷、足三里、新建、新设、环跳、承山，一天可针灸两三次。

2. 当患者身上出现疹子、极度口干、呼吸快、失眠、谵语等症状时，用抑制法二型手法，针外关透内关、肩井、天柱、颊车、承浆、涌泉，可多灸，一天可针灸两三次。

3. 在患病第八、第九天，是本病转化到恢复阶段，如伴有病势恶化情况，则用抑制法二型手法、兴奋法二型手法互相配合，取足三里、四渎、四白、和髎、中极、人中、养老，一天针三四次。

4. 在恢复期，用抑制法二型手法，在背部及大关节周围取穴，如有耳聋，可同时配合取耳区穴位。如有腹泻，用抑制法一型手法，针天枢，每1～2天针灸一次。

九、百日咳

百日咳又名疫咳，是一种由杆菌传染的病。主要侵犯5岁以下的小孩，大多数由病人的飞沫直接传染，极少由用具传染。健康儿与患儿应隔离，注射百日咳疫苗可以预防。

【症状】起初与感冒相似，咳嗽、流清涕、流泪、羞明、咽下困难等。此时不容易诊断出是百日咳。一两个星期后发生痉咳，便容易诊断。这种痉咳与一般咳嗽不同，一声连一声地咳，每隔几分钟以后，深深吸一口气，发出一种特别的鸡鸣，鸡鸣声停止后，又接连地咳，直至吐出较多透明的黏液痰才停止。这算痉咳发作一次。发作时，患儿脸上浮肿、发紫、结膜充血、出汗，还有引起衄血、呕吐、大小便失禁的。一天发作几次到几十次，尤以夜间发作较多。痉咳是最伤害患儿体力的。一般不发热，也有发热在38 ℃左右的。如体温高，有可能引起合并症，容易发生肺炎。痉咳一般可持续一个月至一个半月以上，咳嗽渐渐减轻，再过半个月左右完全停咳。百日咳之名，指此病全过程约一百天。

对患儿要注意护理，让患儿吸新鲜空气，饮食要富于营养，且易消化，不吃干燥易碎的东西，以免引起喉部发痒而咳。住宅要暖和，尽量不要让患儿跑、跳、哭、喊，过于疲劳。

【针灸治疗】针灸可以减轻痉咳和缩短发作期，达到痊愈的效果。第一次，针两侧的商丘，灸两侧肺俞；第二次，针两侧合谷，灸两侧膏肓；第三次，针灸两侧曲池，先针后灸；第四次，针灸两侧缺盆，先针后灸。此后灸肝俞、胃俞，再针商丘、曲池、合谷等穴。针术用兴奋法二型手法，灸术用温和灸法，每次10分钟，在患儿入睡后施灸。在治疗中以针灸配合较好。在用穴上，商丘与大椎、肩中俞、外关、足三里、丘墟、曲池等穴相配，效果较好。

十、霍 乱

霍乱是一种急性传染病，多发生在夏秋两季。病原体是霍乱弧菌，喜在碱性的液体中生活繁殖。病人的吐泻物为传染的根源，腐坏食物、病人用具、蝇类是传染媒介。这种细菌侵入人体后，在1～5天内很快发病。解放后，在我国本病已极少发现。

【症状】发病很急，首先是剧烈腹泻，随即呕吐。大便最初带黄色，随后渐渐变成米汤样。患者无腹痛，有腹痛时也很轻微。因水分消失很快，以致皮肤干燥发皱，眼窝凹陷，鼻尖和颧骨都明显突出，腓肠肌疼痛，皮肤发凉，四肢厥冷，尿量减少，尿中毒，往往昏迷虚脱而死。干性霍乱，没有吐泻症状，粪便像狗屎一样，在病人还未发生吐泻症状前，即发生毒血症而死亡。

为了预防此病的发生，在夏季特别要注意搞好环境卫生，灭蝇，以及注意饮食卫生，注射霍乱疫苗，可收到预防之效。如发生此病，患者应该严格隔离，粪便、吐物、用具应该严格消毒。

【治疗】静脉输大量的生理盐水或林格氏液，救治得当，疗效好。针灸治疗：针合谷、中脘、太冲、内庭、足三里、承山、人中、内关、素髎、兑端、间使、悬钟，灸天枢、神阙、章门、气海，刺尺泽、委中、少商、少泽、关冲、十宣，稍出血，防止出血太多。

十一、疟 疾

疟疾是由一种叫按蚊的蚊子传染的。疟原虫是疟疾发病的病原。疟原虫有四种类型，它们的分裂繁殖有一定的时间性。间日疟原虫，48小时左右成熟一次，简称间日疟。恶性疟原虫，36～48小时成熟一次，简称恶性疟。三日疟原虫，72小时成熟一次，简称三日疟。蛋形疟原虫，也是48小时左右成熟一次。

按蚊叮了疟疾患者以后，疟原虫在它胃里进行有性增殖，生出成熟的孢子体。按蚊再叮别人，孢子体就进入人体的网状内皮细胞或肝脏中进行裂性增殖，然后钻进红血球里面；在红血球里面逐渐发育，形成裂殖体，裂殖体成熟后，分裂为许多裂殖子。原来的红血球被破坏了，裂殖子又分别侵入另外的红血球，再进行无性增殖，如此反复地分裂繁殖，就形成了疟疾的周期性发作，因此疟疾患者被破坏的红血球特别多。

【症状】间日疟和恶性疟，在我国疟疾患者中较多见。间日疟隔一天发作一次，发作时体温升高、头痛、口渴，通常先发冷（恶寒战栗）后发热，再后发汗，体温又平复如常，但是有的第一次发生疟疾时，往往连着发作2～3天，才出汗平复。恶性疟疾发作没有一定的规律，或每天一次或隔天一次，甚至有连续发热的；症状比间日疟重，也比较复杂，患者常有剧烈头痛，胃肠型的多有呕吐腹泻，脑型的呈昏迷状态。如不从检验患者血液中发现疟原虫，很难与其他热性病作鉴别诊断。

患者同时感染两种疟原虫时称为混合疟，同一种疟原虫反复感染两次以上时称重复感染，热型也不规律，甚至一天可发作几次，这也需要通过化验患者的血液，才能明确诊断。食欲不振、全身倦怠、面色苍白或灰黄、脾脏肿大等，也是疟疾患者的通常症状。

对疟疾要采取积极的预防办法，要扑灭按蚊，疏通沟渠，不积污水，清除按蚊幼虫孳生条件，室内要灭蚊、用蚊帐等，要注意体育锻炼，增强抵抗力。

【针灸治疗】我国从古到今有无数的记载，效果是确实的。多数患者经针灸1～4次，即可痊愈。在症状发作前1～2小时，针灸最为有效，用抑制法二型手法。正在发冷或发热时，用抑制法一型手法。久患疟疾治愈后身体虚弱者，用抑制法二型或兴奋法二型手法，常用穴位：崇骨、大椎、陶道。根据临床经验，取崇骨以下、脊中穴以上的胸椎部分诸穴，以及间使、后溪、太溪、复溜、神门、内关、章门、脾俞、足三里等都有效。

在临床上经用抑制手法，按以下分组取穴，多数获得治愈。一组针两侧足三里、大椎。二组针间使或两侧内关，灸大椎。三组针大椎，灸两侧膏肓。四组针两侧大杼，灸大椎。例如，有一位间日疟患者，在发作前一个多小时，针右侧足三里，控制了发作；第二天又针了左侧足三里以巩固疗效，就此痊愈。我们曾组织北京中医研究院针灸研究所防治疟疾研究小组赴江西某矿区，在明确诊断下，进行针灸，以三个月时间系统观察55例疟疾患者，其中间日疟39例，有效28例；间日疟与恶性疟的混合疟11例，有效8例；恶性疟5例，有效3例。有些病人分别在针灸1～3次后，症状就停止发作。血液化验见疟原虫在发生变化，多数人是从停止发作之日起，疟原虫数量大减，随后逐渐消失。

第二章　内科疾病

第一节　消化器官疾病

一、食道炎

食道炎的起因与胃酸返流、吞咽过热或刺激性强的食物有关，也有因急性传染病而发生的。

【症状】患者觉胸骨后面有烧灼样的疼痛，因食道痉挛，咽下发生障碍，尤其咽较硬食物，或试压喉结下部，疼痛加剧。轻者吃流质及软的食物时不发生疼痛。

患者不要吃太热和较硬的食物。轻的几天可愈。但是因急性传染病引起的，则非短时能愈。除预防发生全身毒血症外，更应注意不吃带刺激性的食物。

【针灸治疗】用抑制法二型手法，轮番取用以下穴位：风池、肩外俞、膻中、鸠尾、天突、期门、肺俞、心俞、天池、手三里、合谷、上脘，其中以膻中、鸠尾或上脘配合谷或手三里，用抑制法一型手法，对于止痛效果显著。

二、神经性食道痉挛

神经性食道痉挛多半由精神因素或饮食吞咽太快所引起。

【症状】咽食物时，食道内不舒服，有的立刻把食物返上来，也有的积在食道下部，1～2小时后又返出来的。痉挛的部位和轻重程度不同，同时症状可随着患者情绪而改变。有的怕吃东西，甚至见了食物，就出现痉挛症状；有的吃流质上返。吃较硬的东西反而顺利咽下。患者神经过敏，时好时发，不影响营养状态，这是本病的特征。这与病灶性食道狭窄，易于鉴别。

【针灸治疗】效果较好。最好在症状发作时针灸，用抑制法一型手法，取上肢穴位与上腹部正中线穴位配合，或取颈后区穴位与上肢部穴位配合，往往很快能控制发作。针对具体情况，轮番取用的穴位有：合谷、鸠尾、内关、上脘、天柱、风池、新设、肩中俞、肩井、督俞、肝俞、胆俞、脾俞、三焦俞、巨阙、天突、手三里、商丘、太冲等。

三、食道扩张

食道扩张有因胃贲门部病灶引起，有因精神因素引起。

【症状】咽下困难，有食道憩室的患者，咽下的食物常积在食道憩室内，因而有带臭味的反刍现象，睡眠时食物向上流到咽部，引起咳呛甚至闭气；也有时发生胸部压迫感，呼吸困难，心悸。

【针灸治疗】用抑制法一型手法，取穴：足三里配中脘，膻中配内关；或取膻中、鸠尾、上脘、幽门、胃俞、胆俞中的一穴，可控制反刍。呼吸困难，用抑制法二型手法，取穴：合谷、曲池、列缺、三间。心悸亢进，用抑制法一型手法，取穴：内关、神门、曲池，往往针左侧曲池透少海，心悸即消除。为了促进身体抵抗力，取肩中俞、大杼、膏肓、手三里、外关、内庭、新设、阳陵泉、三阴交等。

四、食道狭窄

食道狭窄大部分是由食道癌引起，腐蚀性化学物品也可引起。老人患之较多。

【症状】初期不能咽较硬食物，径口狭窄的，流质咽下也困难，甚至呕吐。患者常因之缺乏营养，极度消瘦。久之，可出现恶病质现象，很快发生衰竭、贫血等。有的仅咽食时疼痛，有的为持续性的疼痛。

【针灸治疗】对缓解初期症状有较好的效果，有利于口服药物。用抑制法二型手法，轮番取足三里、膻中、璇玑、鸠尾、上脘、中脘、腹通谷、合谷、胃仓、胃俞、膈俞、风府、上巨虚、条口、悬钟、内关等穴。在治疗食道癌患者时，较长时期的观察认为，针灸可抑制疼痛与呕吐，使患者能进流质到正常饮食。

五、食道麻痹

食道麻痹多由白喉、梅毒、脊髓痨等病引起。

【症状】咽下困难，甚至不能咽下，食物要用温水冲下去，但较硬食物倒易咽下。患者坐着比躺下舒服，有时呼吸困难，心悸。

【针灸治疗】能使症状很快消失或减轻。用兴奋法二型手法，取穴：膻中、天突、鸠尾、胃仓、上脘、中脘等。

六、急性胃炎

急性胃炎是吃了腐败性食物或暴饮暴食、食后过度受寒引起。

【症状】胃部胀痛，嗳气，恶心呕吐，吐出物带有臭味和黏液，吐后觉得较轻松。有的胃痛难受，恶心吐不出，心悸，头晕；有的便秘或腹泻，特别是同时发生急性肠炎，出现上吐下泻；由于吐泻脱水，口渴，心烦，尿量减少，衰弱无力，甚至虚脱。成年人患此病，大多不发热，小孩患此病除发热外，有的还发生搐搦。

【针灸治疗】效果显著，手法操作与取穴需要根据病情而定。因饮食不慎引起，吐物不多，想吐又吐不出的，用兴奋法二型手法，针合谷，可起催吐作用。吐后，再取一侧或两侧足三里，或配合针中脘，用抑制法一型手法，一直针到腹不痛，胃内平静，患者全身舒适轻快，再起针。

食物已吐尽，仍有腹痛，吐胆汁与胃液的，可立即用抑制法一型手法，取足三里配中脘，或足三里配内关，或内关配中脘。

急性胃炎发展到饮食不进，同时见了食物也呕吐，用抑制法一型手法，针两侧足三里。急性症状消除后，可继续针灸2～3天，每天一次，用抑制法二型手法，取上巨虚配上脘，条口配中脘，下巨虚配下脘，腹部的穴位只灸不针，或不用腹部的穴。患者在一段时间内要注意饮食，预防发展成为慢性胃炎。

如急性胃炎与急性肠炎同时发作，剧烈呕吐与腹泻，体内水分消耗过多，发生休克时，就要急救休克，用兴奋法一型手法，取穴：人中、合谷、三阴交、十宣、十井等。如患者大便不能控制，先针两侧天枢，留针时，再针灸上述穴位。

七、慢性胃炎

慢性胃炎原因很多，有些是由急性胃炎后遗的，有些主要是由于经常无定时进食，时饱时饿，烟酒过度及精神不愉快等所引起。此外细菌毒素、药物刺激、胃酸缺乏等也能引起。

【症状】食欲不振、胃胀、隐痛、嗳气、嘈杂。多数患者身体瘦弱。萎缩性胃炎者，经常有灰白色或褐色的舌苔，有时发生恶心呕吐。多酸性的肥厚性胃炎者，多数食欲不减退，营养状态不受影响；如营养状态受影响，则有胃内嘈杂不适、吐酸、胃痛、恶心、呕吐等症状。

【针灸治疗】效果较好。治疗时需要根据患者具体病情来决定。用抑制法二型手法，取穴：足三里、上巨虚、条口、悬钟、手三里、温溜、合谷、鸠尾、上脘、中脘、下脘、大杼、胃仓、胃俞、脾俞、三焦俞、大肠俞、劳宫等，做有计划的长时间的治疗，以一星期或两星期为一个疗程；取穴用上下左右相对侧或交叉配合的方法，每次取2～4个穴。例如，针两侧足三里，灸上脘，或针足三里（右）、手三里（左），灸上脘，或针两侧大杼，灸两侧胃俞。临时性止痛止吐，用抑制法一型手法。在医治阶段每天针灸，到巩固阶段可针灸几天休息几天，或2～3天针灸一次。有的患者经针灸治疗，已无症状，但一经冷风吹或用冷水后，又发生胃痛、嗳气、食欲不振，患者可事先或当时自己指针或灸足三里、合谷等穴，就不会因稍稍受凉而引起症状发作。

八、胃、十二指肠溃疡

胃、十二指肠溃疡的发生，有直接的和间接的因素，也有局部性和全身性的因素。如饮食无定时，饥饱不均，吞咽过热食物太快，腹部外伤，食物粗劣等。精神因素关系也极大，如受刺激，情绪消极和脑力劳动过度，可使高级中枢神经活动障碍，在胃或十二指肠形成局部病灶，发生溃疡。这些因素是相互影响的，如局部病灶不断地刺激大脑皮层，影响大脑的调节机能，大脑调节机能受障碍，从而又影响局部病灶的加重。

【症状】本病是缓慢地发生的，不是突然而来。在溃疡形成后，症状是上腹部疼痛，有时剧痛、呕酸，有时呕吐甚至呕血，疼痛与呕酸发作时间，随溃疡所在的部位而有所不同。发生在贲门部的，进餐后立即出现疼痛；发生在十二指肠球部的，进餐后 1～2 个小时才发生疼痛。此外有的人在空腹时痛，有的人在疲劳时痛。也有平时无症状，出血后经 X 线检查，才发现此病的。溃疡病有出血时，大便呈黑色，发生吐血时，血为褐色。胃肠穿孔时，出现急腹症的症状。

【针灸治疗】有较好的效果，用穴与手法可参考以下两个病例。例一，男，成人，因胃部外伤饮食粗劣引起的，胃下垂到脐下四横指。外伤后两个月发生胃出血。随后每年周期性出血一次，前后共 6 年。患者脑力劳动多于体力劳动，每 3 小时吃软食或流质一次，量极少。针灸治疗后，当年未出现周期性出血。多次拟进行手术治疗，因患者体弱及凝血时间太长，未敢进行。坚持针灸治疗一年半时间，胃痛由一天发作几次转为偶然发作，剧痛变为轻痛，逐渐停止发作；饮食由 3 小时一次改为一天四五次，量稍加多，由只能吃流质、软食变为能吃些较硬食物，体重由 36 千克增加到 53 千克。两年后用 X 线检查，发现胃下垂、幽门部及十二指肠溃疡与慢性胃炎，都已痊愈。针灸手法用抑制法一型或二型，取穴：足三里、上巨虚、下巨虚、条口、悬钟、阳陵泉、环跳、外关、曲池、温溜等，轮番使用了足三里、上巨虚、曲池、外关等穴。

例二，患胃溃疡已 10 年，同时有严重失眠，已完全休养两年，经多处诊治无效。改用针灸有计划治疗，每两周为一个疗程，每天一次，期间休息 3 天，再继续治疗。同时患者自己灸足三里、支沟、内关、合谷。5 个疗程以后，体重增加了 4 千克，改为每周针两三次。又治疗了两周即休诊，观察半个月，症状未发作。半年后经 X 线检查诊断溃疡已愈。同时体重显著增加，失眠症状完全消失。针灸手法用抑制法一型，有时用二型，灸法用温和灸 10～15 分钟，取穴：风池、大杼、膏肓、膈俞、胆俞、脾俞、胃俞、三焦俞、大肠俞、肾俞、上脘、中脘、下脘、神阙、外陵、曲池、内关、支沟、尺泽、通里、神门、足三里、悬钟、上巨虚、后溪、行间、内庭等。

九、幽门狭窄

在胃下部的出口处与十二指肠连通的地方叫幽门。幽门狭窄，可分为暂时性的与永久性的两种。它是胃及十二指肠溃疡病常见的一种并发病，也有由幽门本身疾病或附近患肿瘤所引起，属于永久性的。暂时性的即幽门痉挛，幽门邻近溃疡发炎，胃酸分泌过多，都可刺激幽门发生痉挛。

【症状】上腹部有膨满、疼痛，常发生恶心呕吐，特别是永久性的幽门狭窄，吐出的食物很多，甚至包括前一天所吃的食物。患者吐后会觉得舒服，所以患者常用手指压舌根部引吐。患病日久，可发生口臭，尿量少，身体日渐消瘦。

【针灸治疗】对暂时性的效果较好。在症状发作时，用抑制法一型或二型手法，取穴：膏肓、督俞、膈俞、胃俞、胆俞、下脘、幽门、外陵、曲池、手三里、温溜、内关、上巨虚、悬钟、行间等。

十、胃　癌

这是指胃里发生恶性肿瘤，很难医治。患者的年龄以 40～60 岁为多。真正的病因还不明了。

【症状】患病初期，食欲不振，舌上有厚苔，胃部有压重感，同慢性胃炎症候差不多。如胃癌已转移，在腹部与左侧锁骨上窝可摸到肿大的淋巴结，患者身体日渐消瘦，皮肤苍白、干燥，胃部疼痛、嗳气、呕吐，最后发生水肿。

【针灸治疗】可减轻疼痛、呕吐、咽下困难等症状。用抑制法二型手法，轮番取肝俞、胆俞、脾俞、胃俞、三焦俞、肾俞、内关、支沟、手三里、行间、悬钟、足三里、鸠尾、上脘、中脘、下脘、期门、章门、新设、大杼、肩中俞等穴。

十一、胃扩张

胃扩张是由幽门狭窄、腹膜炎粘连、慢性胃炎、邻近脏器压迫、暂时性胃肌弛缓、饮食过多等引起。

【症状】胃部有压重感，食欲不振或异常亢进，空腹时胃痛、吞酸、嘈杂、嗳气、恶心；有的发生呕吐，吐物中有前几天积存的食物；常发生便秘，尿量减少，口渴；胃部在外形上显得膨隆增大。本病可并发营养障碍、顽固的神经衰弱等。

【针灸治疗】对胃肌弛缓、神经衰弱、慢性胃炎等引起的胃扩张，效果很好。用兴奋法二型手法，取穴：肝俞、胆俞、脾俞、胃俞、下脘、章门、腹通谷、幽门、巨阙、承满、不容。恶心呕吐时，用抑制法一型或二型手法，针足三里、手三里、内关、内庭。便秘时，用兴奋法二型手法，针腹结、大横、肾俞、大肠俞。对老年人因饮食过多，暂时性胃肌弛缓的胃扩张，针曲池或温溜，还可在体外胃肠部位按顺序进行按摩，以促进蠕动均衡，食物不积滞胃内，以免呕吐，尤其对老年人有高血压者，更应防止发生剧烈呕吐。

十二、胃下垂

胃下垂有先天性与后天性之分。先天性的多与其他脏器同时下垂。如有的人，胃、肝、肾脏都比一般人低。后天性的多发生于腹壁弛缓或腹压突然降低与营养不良的人，也有因胸廓变形或上肢长期负重引起的。

【症状】食物消化延缓，食欲不振，嗳气，食后胃部牵引沉重、膨胀，有时发生呕吐或腹泻、便秘。有的胃下垂不发生任何症状；有的胃里面有振水音，立位时心窝部凹陷；也有的人坐后突然站起，胃部立即发生疼痛，甚至眩晕。患者呈营养不良，甚至相当消瘦衰弱。

【针灸治疗】用兴奋法二型手法，灸用温和灸 10～15 分钟，取上脘、中脘、下脘、幽门、巨阙、承满、不容、腹通谷、肝俞、胆俞、脾俞等穴。恶心、呕吐时，用抑制法一型或二型手法，针灸足三里、手三里、内关、内庭。便秘时，用兴奋法二型手法，针腹结、大横、肾俞、大肠俞。腹泻时，用抑制法一型或二型手法，针天枢；用温和灸法灸神阙 10 分钟。

十三、胃神经痛

胃神经痛可由胃本身的疾病引起，也可因用脑过度、饮酒过多、神经衰弱、脊髓痨等所引起。有妇科病者容易发生此病，也有因妊娠而致反射性的胃痉挛而发生胃痛的。

【症状】胃有发作性痉挛性剧烈疼痛，如绞如刺，按压胃部可减轻，疼痛可放散到左胸部和左肩胛部。胃痉挛时，在上腹部容易摸到胃的轮廓。

【针灸治疗】有卓效，但未消除根本原因时，还可能复发。用抑制法一型手法，取穴：中脘、上脘、足三里、肝俞、胆俞、脾俞、胃俞、大肠俞、气海俞、小肠俞、巨阙、章门、大敦、厉兑、足窍阴。当发作时，往往只针足三里或配合针中脘，疼痛与痉挛可立即消失。

十四、胃酸过多症

胃酸过多症是由吃刺激性食物太多、牙齿有病、神经衰弱等引起，并容易发生溃疡。

【症状】吞酸嘈杂，嗳酸性气，胃部有灼热感。严重时，胃部疼痛，大多向左侧背部、肩胛部等处放散。疼痛多数在饭后发作，到食物消化后可缓解。发作时，服些碱性药品如小苏打，也可缓和些，吃酸、甜食物反会加重。舌上无苔，常有便秘，对淀粉消化不良。患者要注意饮食和情绪，进行持久医治可获痊愈。

【针灸治疗】用抑制法二型手法，取穴：风池、大杼、足三里、大肠俞、腹结、膈俞。取上腹部穴，如上脘、建里、腹通谷等，则用兴奋法二型手法。

十五、胃酸过少症

胃酸过少症，多出现于慢性胃炎、神经性分泌机能障碍和胃癌等病。

【症状】患者可在饭后发生胃膨满，有压重感、嗳气、胃痛，有的恶心呕吐，平时食欲不振，舌有厚苔，常常便秘或慢性腹泻，夜间常流涎等。

【针灸治疗】对慢性胃炎或神经性分泌机能障碍的胃酸过少症，有很好的效果。用抑制法二型手法，取穴：肝俞、胆俞、胃俞、三焦俞、巨阙、上脘、中脘、足三里（单或双）配穴支沟（单或双）。便秘的，用兴奋法二型手法，取肾俞、气海俞、大肠俞。腹泻的，用抑制法一型手法，针灸天枢、大横、神阙。有一位患者，曾患慢性胃炎，已治几年，但胃液检查发现，胃酸特别少，无游离酸，平时只偶然出现饭后胃部膨满压重感，胃轻微痛。服药无效。用针灸治疗后，胃液分析发现，胃酸和游离酸均正常。随后每月针灸三四次，观察 20 年，病未再发。针灸时用兴奋法二型手法，取穴：足三里、阳陵泉、上巨虚、环跳、曲池透少海等。

十六、急性肠炎

急性肠炎是由吃腐败不洁的食物或暴饮暴食引起，下腹部与下肢受凉（尤其妇女在月经期）也易发生此病。夏天，小孩患者较多。本病应与痢疾鉴别，应及时做大便化验检查。

【症状】腹泻、腹痛、肠鸣，病势来得急。大便内有泡沫、黏液，或黄色、青绿色的米汤样。大便时粪便四射，腹泻，一天三几次至十多次，甚至更多。不一定发热，发热时可达 38～40 ℃。病重的容易引起身体衰竭、脱水、口唇发紫、脉搏细速、四肢厥冷、尿量少、出冷汗、腓肠肌痉挛，体温可突然下降，有虚脱的危险。本病常与急性胃炎并发，因而发生呕吐。

【针灸治疗】先要制止腹泻与呕吐，避免脱水，同时控制腹痛。针灸治疗效果很好。用抑制法一型手法，针足三里或两侧上巨虚，针或灸两侧天枢，灸神阙或关元。往往针灸一两次即能治愈。其他常用穴位有：胃俞、三焦俞、气海俞、肾俞、关元俞、外陵、大横、四满、带脉。也可参照治疗痢疾的方法。

例如，患者，女青年，于冬季月经期受凉，加上饮食不慎，发生急性肠胃炎。头一天下午，腹部不适；第二天早晨症状来势猛烈，先有剧烈腹痛及呕吐，接着肠鸣、腹泻，2 小时内泻了十多次，泻出混有黏液、泡沫的淡黄色稀便，量多。同时四肢厥冷，出冷汗，尿意频数，排尿不畅，尿道口刺痛。针灸治疗时，用双手进针法，针双侧天枢，针感放散到下腹部两侧及大腿两侧时，留针；灸神阙、关元各 20 分钟，继以熨热灸法灸阴陵泉与三阴交。在灸的同时，每隔几分钟捻动留在天枢的针，一出现针感继续留针再灸。前后共针灸 2 个小时，未腹泻，小便两次，量较多。这样控制了腹泻，其他症状也完全消失。患者安静入睡，醒后起针，一切恢复正常。

十七、慢性肠炎

慢性肠炎多由急性肠炎变成，胃液缺乏、肠寄生虫病等也可引起。

【症状】腹泻，或腹泻与便秘交替出现。大便内混有黏液或不消化的食物。有的只在早晨或夜间发生腹泻。常有头痛、眩晕、头重、肠鸣、腹痛、食欲不振、瘦弱等。便秘时，腹部胀满，出虚恭后觉得轻快，下腹部有压痛。

【针灸治疗】坚持长时期的治疗，效果很好。同时要注意饮食卫生，防止腹部受凉。针刺用抑制法二型手法，取足三里、天枢、上巨虚、关元、行间、外陵；灸天枢、外陵、肾俞、大肠俞、合谷等穴。腹泻与便秘交替出现者，腹泻时取天枢、外陵、关元、足三里、上巨虚。便秘时取肾俞、气海俞、大肠俞、手三里、曲池。1～2 天针灸一次，两周为一个疗程，约三个疗程，可以治愈。

十八、肠结核

肠结核常由吃消毒不严的牛奶，或同开放性结核病患者有长期接触史，或本人患肺结核引起。

【症状】肠结核有三种，一种是结核性溃疡，初起症状不明显，只是贫血，下腹部膨胀，随后发生下痢，下痢多在早晨和夜间，中医称为"五更溏便"、"鸡鸣下痢"。大便有时混有血液、脓液，贫血加重，最后可发生弥漫性结核性腹膜炎。一种是结核性瘤，初起症状也不明显，随后发生肠狭窄症状。还有一种是直肠结核，大便中带有黏液血液，经常里急后重与脱肛等。

【针灸治疗】可减轻症状，增强身体抵抗力。用抑制法二型手法，取穴：肾俞、大肠俞、小肠俞、曲池、外关、梁丘、足三里、悬钟、三阴交、大杼、膏肓、膈俞、肺俞、长强、命门、上髎、次髎、中髎、下髎。有的患者单用针刺术无效，可改用灸上腹部以下各穴，每天取 2～4 个穴位，各灸 10 分钟，可使各种症状减轻或消失。

十九、肠绞痛（肠痉挛）

这种病多由神经衰弱与脊髓痨引起，疟疾、痛风、铅中毒、月经不调、肠寄生虫病、便秘等也可发生。

【症状】腹痛，痛前有鼓肠、恶心、肠鸣，疼痛逐渐加剧。也有突然发作，腹痛如绞如刺，多在脐部，并向腰部、四肢、头部放散。按压脐部觉轻快。经几分钟至几个小时逐渐减轻，或者呕吐、嗳气一阵，症状消失。

【针灸治疗】效果良好，用抑制法一型手法，常用穴：足三里、行间、天枢、大横、三焦俞、肾俞、气海俞、大肠俞、关元俞等。

二十、便　秘

贫血、神经衰弱、常吃缺纤维与收敛性的食物，都可发生便秘。有的大便稍有不畅，就服泻药或灌肠，时间久了，使直肠的蠕动机能减退，易于便秘。此外，胃肠疾患、子宫压迫、脑脊髓疾患等，也能引起，以老年人较为多见。

【针灸治疗】用兴奋法二型手法，常用穴位：肾俞、气海俞、大肠俞、小肠俞、天枢、太乙、外陵、关元、三阴交、足三里、支沟、承山、手三里、曲池等穴。也可自灸或指针肾俞、气海俞、大肠俞、支沟、足三里等，往往效果很快，特别对老年慢性便秘效果更好。痉挛性便秘用抑制法，弛缓性便秘用兴奋法。

二十一、胃肠神经官能症

胃肠神经官能症，是由于精神因素使高级神经功能紊乱而引起的胃肠功能障碍，并伴有头痛、失眠、注意力不集中等神经官能性症状。

【症状】胃神经官能症：患者饭后胃部胀满、压重、嗳气、上腹部不适，有时恶心呕吐，饭后 3 小时才觉轻快。也有早晨起床就觉胃部压重疼痛；有的在饭后胃痛加剧，与进食的多少和食物种类并没有什么关系。症状轻重常随情绪的变化而定。

神经性呕吐：患者一般无恶心，往往在进食后发生呕吐。呕吐时并不费力。呕吐多为发作性，有的是周期性发作。本病因频繁呕吐，致使患者精神不快，但营养障碍不明显。

神经性嗳气：患者常常连续嗳气，反复发作。通过嗳气可使腹胀瞬间减轻，但是嗳气后又吞进大量空气，腹部仍然胀满，如此引起嗳气的频繁发作。

肠神经官能症：患者常呈神经过敏，腹胀、腹痛、肠鸣、腹泻、便秘等，小肠功能紊乱，大便常为水样便；结肠功能紊乱，粪便常含有黏液，有时排出大量含黏液的管型。化验检查无红血球、白血球。

【针灸治疗】有良好效果。

胃神经官能症：用抑制法二型手法，灸法用温和灸 10～15 分钟。取穴：天柱、风池、脾俞、上脘、中脘、下脘、足三里、行间等，轮番使用。神经性嗳气的治疗可以参照以上取穴及手法。

神经性呕吐：呕吐发作时，用抑制法一型手法，针间使或配合针足三里。如较长期治疗可用抑制法二型手法，取穴：风池、天柱、新设、三焦俞、肾俞、大肠俞、足三里、上巨虚、厉兑、合谷、内庭、间使、三阴交；干呕不止时，针太渊、阳溪、大陵、胆俞、尺泽，灸间使、隐白、章门、乳根等。

肠神经官能症：用抑制法二型手法，每穴温和灸 10～15 分钟。常用穴位有：风池、新设、附分、三焦俞、大肠俞、下脘、天枢、大横、支沟、足三里、复溜、行间、内庭等。腹痛发作时，用抑制法一型手法。

二十二、黄　疸

黄疸是一种症状，有许多病都可以发生。它是肝脏疾病和胆道疾病的重要症状之一。患者由于血液中存在过量的胆红素，因此表现为皮肤、黏膜与巩膜发黄，尿浓黄色，大便有时呈灰白色，恶臭。皮肤常瘙痒。重症时，精神变态，有时发生全身痉挛，皮下和黏膜出血，呼吸不整。黄疸的轻重，视发生的原因而有所不同。根据它的原因和病理，可分为三种类型。

阻塞性黄疸：是由胆道阻塞引起的。如胆石或蛔虫等阻塞了胆道，即发生黄疸。

肝细胞性黄疸：肝细胞受损害，肝脏排出胆红质的机能障碍，即发生黄疸。如传染性肝炎、中毒性疾病等均可引起肝细胞性黄疸。

溶血性黄疸：是人体大量红血球受破坏，形成过多的胆红质所致。恶性疟疾和先天或后天的溶血性疾患均可发生此类黄疸。

【针灸治疗】主要针对引起黄疸的病症和临床症状，选用不同的穴位和手法，除这里所提及的方法外，还可参照本书有关病症进行治疗。

阻塞性黄疸：取用幽门、期门、鸠尾、巨腕、中脘、肩中俞、肩外俞、肝俞、胆俞、三焦俞、阳陵泉、环跳等。用抑制法一型手法或兴奋法二型手法，可起到止痛和促进胆管运动的作用。

肝细胞性黄疸：取用风池、天柱、新设、身柱、至阳、肝俞、脾俞、合谷、通里、少海、曲池、内庭、委中等。用抑制法二型手法，能起到改善肝脏代谢功能的作用。

溶血性黄疸：取用大椎、陶道、身柱、肾俞、气海俞、足三里、上巨虚、通里、支沟等。用兴奋法二型手法。

二十三、肝硬化

大多数肝硬化是由营养不良、饮酒过度及传染性肝炎引起的。此外，结核、梅毒、心脏病、内分泌障碍等也可引起。发病很慢。

【症状】早期出现消化不良、吞酸、肝脏增大，有钝痛、压痛，皮肤上出现污秽的黄色，在身体上多处可发现小血管网。晚期发生腹水，腹水黄色透明；肝脏萎缩，变硬，按压不觉疼痛或有轻痛；脾脏肿大几倍，略有压痛；以脐为中心的静脉突起很高，尿量少而浓厚，肌肉枯瘦，皮肤浮肿。此病是顽固的慢性病，很难医治。

【针灸治疗】可强心利尿，调整肠胃，改善症状，减少痛苦。用抑制法二型手法，针上腹部穴均以横刺方向进针。常用穴位有大杼、膏肓、胃俞、肝俞、胆俞、肺俞、肾俞、大肠俞、膀胱俞、上髎、次髎、中髎、下髎、足三里、三阴交、外陵、关元、巨阙、期门、经渠、曲池、尺泽、腹通谷、肓门、水分等。每1～2天针灸一次，按疗程进行较长期的治疗。

二十四、慢性腹膜炎

慢性腹膜炎多由结核菌引起，妇女有生殖器疾病时也易引起。乙状结肠炎患者可发生下腹部局限性腹膜炎。病灶部位多在腹膜的某一局部。发病有急性的，也有缓慢的。

【症状】患者身体渐渐消瘦，食欲不振，下午低烧。有的发生腹水，疼痛与发热时腹水增多，随后又减少；有的患者脐向外突，周围潮红、发硬，略有压痛，按压腹部会觉得处处有大块样的东西。这种病能拖延很久，也有治愈的。

【针灸治疗】可以镇痛消炎，促进消化功能，增加抵抗力。常用穴位有环跳、膈俞、小肠俞、三阴交、行间、阴廉、足三里、肝俞、脾俞、胃俞、三焦俞、肾俞、气海俞、大肠俞等。用抑制法二型手法，取前六个穴，曾获得显著效果。也有单用灸法，取中脘、外陵、巨阙、归来、关元、中极等穴，收到效果。由乙状结肠炎引起的左下腹部局限性腹膜炎，取左侧环跳、阴廉、两侧足三里、两侧三阴交，轮番取用；同时灸炎症病灶局部的穴位，很快可获治愈。

二十五、腹　水

腹水，中医叫水臌，是一种症状。心脏病、肾脏病、肝脏病、慢性腹膜炎等病，都可以发生。

【症状】初期腹水不多，不觉难受，随后腹水逐渐增多，腹部膨大，有压重感，呼吸困难，心悸，甚至面色发紫。患者起卧时，腹部外表随着水的波动而变化。用一手按贴腹部，另一手指轻敲腹部，可觉到腹内有波动。

【针灸治疗】可以利尿和发汗。用抑制法二型手法，常用穴位有三焦俞、肾俞、气海俞、大肠俞、关元俞、小肠俞、水分、腹结、关元、阴郄、三阴交、足三里、悬钟、上髎、次髎、中髎、下髎、内关、支沟、阴陵泉、太溪、曲泉、地机等。

第二节　呼吸器官疾病

一、急性支气管炎

急性支气管炎常由感冒、鼻炎、喉炎等病引起。

【症状】头痛、咳嗽，咳时胸部痛。初起痰为黏痰，随后成不透明浓痰。老年人和小孩患者可有中等度发热，中年患者多数不发热，或仅有微热。毛细支气管发炎时，患者会呼吸困难、鼻翼煽动、发高烧。

【针灸治疗】有使痰易于吐出、消炎止咳与增强抵抗力的作用。成年人用抑制法二型手法，儿童用兴奋法二型手法。取穴：风池、天柱、大椎、肩外俞、大杼、风门、肺俞、厥阴俞、附分、膏肓、膈关、膈俞、肝俞、巨阙、新建、足三里、曲池、外关、少海、合谷、列缺、太阳、悬厘。开始2～3天，取合谷配肩外俞，外关配肺俞，曲池配膏肓，如有发热则取新建配合大椎。每次都配合灸足三里与合谷。每天针灸一两次，急性症状缓和后，再按具体症状取用其他穴。对于镇咳祛痰和解除呼吸困难，取合谷、三间、列缺，用灸法或指针法，有卓效。

二、慢性支气管炎

本病的确切发病原因不明。过敏、理化刺激、病毒与细菌的反复感染，特别是呼吸道防御功能低下等，同本病的发作有密切关系。以老年人为多见。

【症状】经常咳嗽、吐痰，或伴有喘息。本病特点是病程长，时轻时重，时好时犯，多在冬季加重。咳嗽以早晚为甚，吐白色稀薄痰或黏稠痰，痰量较多；并发喘息时，有哮鸣音，肺部听诊可闻干性啰音或哮鸣音。如合并急性感染或急性发作时，可吐黄痰，有时发热，肺部可闻湿性啰音。

【针灸治疗】用抑制法二型手法，灸法用温和灸，有止咳化痰、增强抵抗力等作用。止咳化痰平喘，针或灸合谷、三间、列缺、曲池、大杼、肩中俞、附分、肺俞、膏肓等穴。增强抵抗力，可取大杼、肩中俞、附分、肺俞、膏肓、足三里、阳陵泉、肾俞等穴。

如呼吸道感染重时，可参照急性支气管炎的治疗。

三、支气管哮喘

支气管哮喘是一种过敏性疾病，常呈季节性发作。过敏性体质的患者，呼吸道感染或吸入过敏性抗原的物质时，即可发病。常见的过敏源有花粉、霉菌孢子、室内灰尘、螨及其代谢产物等。此外，对鱼虾以及其他一些食物过敏时，也能引起发病。

【症状】有的在发作前常有先兆，如喷嚏、咳嗽、胸闷等。不及时医治，哮喘可迅速出现。急性发作时，由于支气管平滑肌痉挛，患者感觉胸部憋闷、咳嗽、痰多、不能平卧、呼气长、吸气短。剧烈喘息时，脸部呈紫蓝色，肩背和前额常出冷汗。发作1~2小时后，才渐渐平复。也有发作2~3天才渐渐好转的。本病可分为三种类型。

感染性哮喘：发病多由于反复的上呼吸道感染和肺部感染。

吸入型哮喘：多由于吸入外界的过敏性抗原，如花粉或其他过敏性物质。发作前患者常有鼻、咽、眼发痒，咳嗽等症状。

混合型哮喘：兼有上述两型的原因和症状，患者的哮喘常终年发作，无明显的缓解季节。年老者常伴有慢性支气管炎。

【针灸治疗】能较快地起到镇静平喘作用。取穴：天柱、风池、云门、气户、肩中俞、肩外俞、大杼、风门、肺俞、厥阴俞、心俞、附分、膏肓、合谷等。为了加强营养的吸收与机体抗病能力，取肺俞、心俞、附分、膏肓、膈俞、胃俞、三焦俞、大肠俞。为镇住平喘，用抑制法一型手法，往往针合谷一穴即能收效。在临床中，我们常见以下三种情况：一种是无定时的经常发作，针灸时症状减轻，起针后症状逐渐消除，但到一定时间又重复发作。另一种是患病日久，发病时每天发作数次，一天须针灸几次，经多次治疗不再发作。再一种是每到秋末初冬季节发作，在发作前给以半个月的治疗，可以控制季节性发作。

四、小叶性肺炎

小叶性肺炎，有的由支气管炎发展而来，有的由流行性感冒引起。小孩小叶性肺炎则常为麻疹或百日咳的并发症。感冒患者过度劳累时，也会引起这种肺炎。

【症状】发病初期即有咳嗽吐痰，逐渐增多，发热可达39℃以上。脉搏增快，皮肤灼热干燥，其后呼吸迫促，鼻翼煽动，昏睡，面色苍白或发紫，咯黏液脓痰，咳时有的引起呕吐和痉挛，也有不咳嗽的。小孩和老人患之尤为危险，要特别注意护理，要保持房间空气湿润。

【针灸治疗】对药物治疗，特别对抗菌素产生耐药性的患者，针灸往往起到更好的效果。发病初期，用抑制法二型手法，取合谷、外关、曲池、大杼、风门、肺俞、神藏、气户、云门、库房、屋翳、膺窗等穴。按体温与体力情况，可配合取新建、足三里、商丘、悬钟等穴。发病后期，除适当取用上述穴位外，尚可配合内关、神门、通里、三阴交、心俞、厥阴俞、肝俞、建里、下脘等穴。取上背部及上下肢不太敏感的穴位时，用抑制法二型手法，其他的穴位则用兴奋法二型手法。对于年老体弱及年幼患者，用兴奋法二型手法，取曲池、外关、大杼、膏肓等穴，较为适当。

五、大叶性肺炎

大叶性肺炎是感染肺炎双球菌而发生的一种肺炎，侵害肺的一叶或几叶。这种细菌由呼吸传染。在健康的人口里也可能存在，但不为害，一旦抵抗力减低时，如过劳与外感等，便侵害肺部致病。

【症状】突然恶寒、战栗、呕吐、发高热、脸上潮红或苍白、头痛、烦渴、胸部痛与压痛、咳嗽与深呼吸时则更痛，呼吸短促、困难，鼻翼煽动，咳嗽起来更严重。有的初起痰少，第二、第三天起加多，血痰，随后变为铁锈色痰。体质好而治疗及时者，5～10天即可治愈。体质差而病重者，高热一直不退，脉搏又细又快，脸色发紫，谵语，容易发生危险。

【针灸治疗】针灸手法与取穴参照小叶性肺炎的治疗。用抗菌素类药物配合针灸效果更好。

六、肺结核

肺结核，中医称为肺痨、痨瘵、骨蒸，它是感染结核杆菌所致。由肺结核患者的唾沫，或随尘埃飞扬的结核菌进行感染。常接触开放性肺结核患者，容易受感染。小孩更易受感染，身体抵抗力强时，可不出现什么症状，青春发育期，如果身体消耗过度，就可能发病。胸廓狭窄扁平、颈细长的体型者易患此病。

【症状】病初期有的没有症状，当病情发展到一定程度，全身明显疲乏消瘦，下午发低烧，咳嗽、吐痰、失眠、盗汗等。病变重时咳嗽加剧，咳黄色痰，量多，有时咯血。有的高热不退，下午和晚上更重。

患者要注意营养和休息，不能过劳。病情发展时，要好好静养；病情停止发展后，要适当进行体育锻炼，增强体质。

【针灸治疗】与抗痨药物配合效果更好。用抑制法二型手法。增强抵抗力，取穴：肩中俞、肩外俞、大杼、大椎、附分、肺俞、厥阴俞、心俞、膈俞、气户、俞府、库房，胸部的其他穴。

增强消化机能与安眠，取穴：肝俞、胆俞、脾俞、胃俞、三焦俞、肾俞、气海俞、三阴交、神门、通里、地机。制止盗汗，可取行间、合谷、鱼际、内关等。

此外可常用一些强壮用的穴位，以增强抵抗力，取穴：大杼、膏肓、外关、曲池、足三里、悬钟、阳陵泉、鹤顶、天井、天柱、新设等。

七、肺气肿

肺气肿通常是由慢性支气管炎、支气管哮喘、肺结核等病引起。吹气的工作者与老年人，也容易得这种病。

【症状】呼吸困难，气短，动则加剧。患者胸廓前后径扩大，胸骨往前鼓，肋间变宽呈桶状胸，两肩上耸，颈部显得粗短，有的颈静脉怒张，呼吸时胸部起伏很小，后期常发生肺心病。

【针灸治疗】用抑制法二型手法，取穴：大杼、风门、肺俞、肩外俞、附分、魄户、膏肓、肝俞、三焦俞、气海俞、肾俞、命门、曲池、少海、列缺、足三里、商丘、涌泉、气户、云门、水分、天枢、血海。本病要注意预防感冒，合并慢性气管炎时，要经常保持呼吸道通畅，避免感染。平时要加强体育锻炼，特别是呼吸功能锻炼，可减轻生理负担，增强心肺对运动的耐受力。

八、胸膜炎

胸膜炎常由肺结核、肺炎引起，肾炎、流行性感冒、麻疹等病也可发生，都是由于细菌感染所致。

【症状】干性胸膜炎发病时，突然觉得胸部刺痛（多在侧面），深呼吸时更痛。卧时患部觉得压迫疼痛，睡觉时常让患侧向上；至于发热咳嗽、呼吸增快、疲劳、脉搏频数等症状，都不明显，疼痛部位用手指按压时加剧。湿性胸膜炎多由结核菌引起。起病急慢不一，先觉胸部的一侧痛，接着呼吸困难、咳嗽，全身疲乏无力，脸色苍白，食欲锐减，恶寒发热，症状很明显。患者常不自觉卧向患侧，以免健侧多受压，肺部患侧常比健侧饱满，因而呼吸时，患侧起伏也小。叩诊时呈实音，呼吸音减弱。渗出液吸收后，患侧胸腔常下陷。如化脓时，发高热。

【针灸治疗】除因结核病引起以外，对控制疼痛，消除炎症，促进胸膜渗出液吸收，见效较快。开始治疗用抑制法一型手法，如胸腔积液较多且是结核性的，应及时配合其他疗法。当渗出液大部分已吸收，症状明显好转后，则改用抑制法二型手法，取穴：大杼、风门、肺俞、厥阴俞、心俞、膈俞、魄户、膏肓、神堂、曲池、少海、足三里、三阴交、支沟、阴陵泉、云门、章门等。

九、胸膜粘连、胸水、气胸

胸膜粘连：常常发生在胸膜炎治愈之后。胸膜是套在胸腔里面的两层薄膜。胸膜发炎后，两层胸膜容易粘连在一起。这就引起外面胸廓塌陷下去。针灸治疗，在患部附近的穴位，用兴奋法二型手法，横刺或斜刺进针，要较长时间的针疗，才可使它逐渐恢复。

胸水：是由于患胸膜炎或心脏、肾脏疾病、全身水肿时，在胸腔中积水。一般症状像湿性胸膜炎，不过较轻。针灸治疗，用抑制法二型手法，取穴：建里、水分、内关、神门、地机、阴陵泉、复溜、血海、三阴交。

气胸：是两层胸膜之间积了空气。胸部受伤或别的肺病都可引起。发病时患侧胸部突然剧烈疼痛，呼吸困难，重者窒息，甚至休克；患侧胸部饱满，心脏移向健侧，呼吸音及语音减低。针灸治疗，主要目的是控制疼痛，促使气体吸收，呼吸平静。用抑制法一型手法，取穴：曲池或合谷、行间、足三里等。

针灸治疗支气管及一般肺部疾病，都可参照以上所述各病的治法，但年老体弱及年幼患者，取胸背部穴位时，可多用灸法，少用针法，最好每次不要同时取许多穴。

第三节　泌尿生殖器官疾病

一、急性肾炎

急性肾炎，主要是由溶血性链球菌感染引起的变态反应性疾病，并非细菌对肾脏的直接侵害。

【症状】轻者不明显，重的发生呕吐，尿量减少，尿血，也有尿闭的。早晨脸上浮肿，慢慢波及全身。肾区觉得压重，腰痛。脉搏紧张，血压升高。尿中有尿蛋白、红细胞、颗粒管型。患者应该注意饮食疗法，少吃肉和鸡蛋等蛋白质多的食物，少吃盐，必要时给无盐饮食，酒和辛辣食物尽可能不吃，可以吃糖、蔬菜、米粥、牛奶，鸡蛋黄也可以吃一些。

【针灸治疗】能达到利尿消炎的目的。用抑制法二型手法，取穴：三焦俞、肾俞、气海俞、大肠俞、小肠俞、水道、上髎、次髎、中髎、下髎、天枢、腹结、三阴交、关元、地机、阴交、中极、曲泉、阴陵泉等。对于腰部疼痛，用抑制法一型手法，取穴：环跳、委中、足三里、胃俞、关元俞。在阴陵泉给以较长时间的温和灸法，利尿作用尤显。

二、慢性肾炎

多数慢性肾炎的原因至今尚不明了，只有很少一部分由急性肾炎转变而来。

【症状】自无症状到出现明显症状，甚至尿毒症，时间长短不一，初期无明显症状，逐渐发展到全身疲乏，消化不良，贫血，脸上与脚踝浮肿，尿少、红褐色、有沉渣。测量血压以及尿的化验检查等，较易诊断。此病能拖延几年，应注意生活，防止血压升高引起脑出血、急性心力衰竭以及尿毒症。

【针灸治疗】有一定效果，手法与穴位可参照急性肾炎的治疗。

三、肾盂肾炎

肾盂肾炎是肾盂和肾间质受细菌侵袭而引起的化脓性炎症。

【症状】发病前几天，患者尿意频数，排尿困难，并有灼刺样的疼痛，随后急剧恶寒战栗，发热头痛，四肢酸痛，热型不一，一般为弛张热或间歇热。食欲不振、恶心呕吐等消化道症状，也较常见。经几天到十几天后，出汗、退热。尿清或浑浊，有时带有臭气，化验时可发现有脓球及细菌。肾区叩击时更痛。咳嗽、用力深呼吸时，疼痛也加剧，并可向膀胱、阴部、大腿、背部、肩胛部等处扩散，处理得当，能够治好。

【针灸治疗】有利尿、消炎、镇痛等作用。用抑制法二型手法，取穴：肾俞、命门、气海俞、三焦俞、大肠俞、小肠俞、志室、秩边、天枢、腹结、水道、足三里、三阴交、阴陵泉、曲泉等。

四、慢性肾功能衰竭（尿毒症）

尿毒症是由于肾功能不全，引起体内的含氮物质以及其他代谢产物潴留所出现的症候群。

【症状】患者觉后头部疼痛剧烈，颈部强直，视力障碍，恶心呕吐，呼吸增强，出现酸中毒性大呼吸。有时烦燥不安，肌肉颤动或抽搐，最后进入昏睡昏迷，危及生命。病情改善，肾功能恢复，这些症状即可逐渐消失。

【针灸治疗】一般用抑制法一型手法，肢端用兴奋法一型手法，取穴：命门、肾俞、膀胱俞、秩边、大敦、厉兑、三间、鱼际、少商、少府、风府、风池、新设、腰阳关。

五、膀胱炎

膀胱炎的致病细菌以大肠杆菌最为常见，其次是葡萄球菌、链球菌等，再次是淋病双球菌、肺炎双球菌、伤寒杆菌、结核杆菌及其他化脓球菌等，细菌随着血液循环而感染（例如伤寒、感冒等）。尿路本身如经过尿道，或从肾盂通过输尿管到达膀胱，也可引起膀胱炎。以尿道传染到膀胱为多见。例如患急性肠炎，若会阴部不清洁就可发生急性膀胱炎。因怀孕或外伤、膀胱结石、尿闭时膀胱积尿太多等，细菌乘机繁殖，更易发生膀胱炎。

【症状】急性膀胱炎发生时出现排尿频数、尿急。排尿时膀胱非常刺痛，尿淡黄色、浑浊，含有黏液、脓汁；排尿快完时，还有少量血液。尿培养可有细菌生长。全身症状大都不重，最为难受的是尿频、尿急及排尿刺痛。如有恶寒、疲倦、中等度发热等全身症状，可能是炎症发展到肾盂、肾脏或膀胱周围组织。慢性膀胱炎，症状和急性膀胱炎相似，唯排尿刺痛的症状很少出现。天气冷时症状加重，暖和时减轻。成年人往往因排尿次数多，夜间也有遗尿的。这种病慢性的要持久医治。如是膀胱结石引起，不去掉结石，就难治好，结核杆菌引起的也较难治。

【针灸治疗】 效果较好，用抑制法的手法，取穴：大肠俞、膀胱俞、肾俞、上髎、次髎、中髎、下髎、承扶、殷门、会阳、关元、中极、水道、大赫、大横、三阴交、地机、阴陵泉。我们治疗急性膀胱炎，曾用抑制法一型手法，针两侧足三里，在留针时先灸关元，后灸两侧阴陵泉，各灸 20 分钟；灸完起针，休息片刻，再反复灸阴陵泉与地机。在4 小时内即控制了尿频、尿急及排尿刺痛等症状。连续治疗几次，疼痛消失。

六、膀胱痉挛

膀胱本身疾病或脊髓疾病、淋病、神经官能症、肠寄生虫、生殖器疾病以及腰部外伤等，都可引起膀胱痉挛。

【症状】 发作时尿意急迫，几分钟到半点钟即过。排尿肌痉挛，就出现小便淋漓，不能自止；括约肌痉挛，则出现排尿困难，甚至发生尿闭；两者都痉挛，则尿意更迫切，疼痛更厉害，可能引起休克。在小腹部用热敷，或用温热水洗澡，可促使畅快地排尿。

【针灸治疗】 用抑制法一型手法，取穴：气海俞、大肠俞、小肠俞、关元俞、上髎、次髎、中髎、下髎、膀胱俞、中枢、中极、关元、曲骨、肾俞、命门、阴陵泉、太溪、足三里、三阴交等。

七、膀胱麻痹

中枢神经系统疾患、膀胱炎、神经官能症、手淫或房事过度、老人衰弱、尿道狭窄等，都可以发生膀胱麻痹。

【症状】 排尿肌麻痹，尿难排出，膀胱膨胀越厉害，越会加深这种麻痹，最后要用导尿管方能排尿。括约肌麻痹，则小便失禁。两者都麻痹时，尿即不断滴出。病因消除后，此病才能治好。

【针灸治疗】 取穴与治膀胱痉挛相同，下腹部与腰部的穴位，用兴奋法二型手法，其他远隔部位取穴，则用抑制法二型手法。两种类型的手法可同时应用，例如针阴陵泉，获得应有的感觉后即留针，留针期间，则用兴奋法二型手法针关元穴，同样方法可用于针三阴交与中极穴。

八、淋　病

淋病是由淋病双球菌感染引起。男性发生在尿道，女性发生在阴道、子宫内膜。本病主要是由性交直接传染。

【症状】 在传染后 1～3 天发病。男性患者初发病时，尿道内分泌黏液，堵住尿道口；其次尿道刺痒疼痛，排尿时有灼热感，渐有脓样分泌物。处理不当，很易引起前列腺炎、膀胱炎或副睾丸炎。本病转成慢性以后，症状即不明显，只在早晨起床时，尿道口上被白色分泌物封住。房事过度又可以出现急性发作。女性患者，先是外阴部潮红，渐渐成为炎症，由阴道再发展到子宫、输卵管，尿道内有脓样的分泌物，尿频，排尿时觉得灼热、刺痒、刺痛。慢性患者除有脓黄色的白带增多外，可无其他症状。

【针灸治疗】对增强抵抗力，消炎止痛和利尿，可收到良好效果。用抑制法二型手法，取穴：大横、天枢、上髎、次髎、中髎、下髎、气海俞、关元俞、膀胱俞、承扶、会阳、关元、大赫、三阴交。男性因淋病发生睾丸炎和副睾丸炎时，可按外科疾病中该病的针灸治疗施治。

九、遗　精

神经衰弱、手淫、房事过度、包皮过长、寄生虫病、痔疮、肺结核和脊髓痨等，都可引起遗精。青壮年的男子，每月遗精一两次，遗精后在精神与体力上，并没有不舒服的感觉，这并不是疾病。

【症状】一夜遗精一次到几次，严重的是在白天工作或学习时也遗精。遗精以后，头痛眩晕，全身疲乏，腰部酸痛，甚至失眠，饮食乏味，消瘦。

【针灸治疗】效果很好，尤其对神经衰弱者更好。对手淫、房事过度的遗精病人，治疗时要进行教育，讲明危害。对其他原因引起的遗精针灸也能收效，但还要针对病因进行治疗。针灸用抑制法二型手法，取穴：关元、命门、三阴交、大赫、中极、天枢、曲骨、足三里、风池、天柱、大杼、肩外俞、大椎、身柱、膈俞、上髎、次髎、中髎、下髎、太冲等，其中关元、命门和三阴交是特效穴。

十、阳　痿

阳痿即阴茎不能勃起，与精神因素关系密切，常出现于神经衰弱的患者，故又称为性神经衰弱。其他如患重病、糖尿病、身体极衰竭、药品中毒、脊髓疾患等，也可引起阳痿。初起多有早泄，随后逐渐发展成为阳痿，也有突然发生阳痿的。

【针灸治疗】对于精神因素引起的阳痿，效果最好。由其他疾病引起的，针灸治疗也有效果，消除原因后，效果更好。手法与取穴参照遗精的治疗。但对下腹部与腰部的穴位，用兴奋法二型手法，灸时用雀啄灸30～50下；取后颈部、背部与下肢的穴位，用抑制法二型手法。我们曾治一位阳痿患者，在下腹部的关元用雀啄灸法，灸了20～50下，仅治疗一次，症状即有所改善。多数患者应有计划地按疗程治疗，每1～2天针灸一次，10次为一疗程。取腰骶部或下腹部穴位，与下肢穴位配合，针灸效果更好。

十一、男性不育症

这是一种能性交而不能受胎的病。输精管闭塞（淋病以后常常发生这种情况）、房事过度、手淫和神经衰弱都可发生。也有性交时不射精、阴茎弛缓后才射精的，也有因精液内没有精虫（淋病引起两侧睾丸发炎，以致睾丸不能产生精虫）。

【针灸治疗】对于精神原因及消耗过度的有一定效果，手法与取穴参照遗精与阳痿的治疗。有的患者精液内精虫少，不活跃，经针灸治疗后检查，发现精虫增加，也显得活跃。

第四节　循环系统的疾病

一、急性细菌性心内膜炎

急性细菌性心内膜炎，多数由于化脓性细菌侵犯心内膜所致。它往往是由身体其他有病部分的细菌传染引起。常见的细菌是溶血性链球菌和金黄色葡萄球菌，许多急性传染病，如猩红热、麻疹、丹毒、白喉、流感、伤寒、产褥热、扁桃腺炎、败血症等，也能引起。但是最常见者为前面两种细菌。由于这两种细菌毒性较大，因此发病较急。发病前心脏瓣膜可能正常，但易在原有风湿性瓣膜病或先天性心脏病的基础上发生。

【症状】本病基本上是全身某些部位严重感染的一部分。主要症状是毒血症。发病时，有恶寒战栗，发高热，呈弛张型或间歇型，脉搏频数，皮肤苍白、略黄，疲乏，意识模糊，常有关节痛。心脏听诊可在心尖区及主动脉瓣区，发现收缩期或舒张期杂音。很快出现贫血，脾脏肿大，有时疼痛。在头部、肩胛、四肢有时出现出血点，出血点中心鲜红，此时病情危险。

【针灸治疗】能起到一定的作用。用抑制法一型手法，首先取曲池、足三里配穴，其后治疗，取肺俞、膈俞、肩中俞、肩外俞、大杼、心俞、厥阴俞、膏肓、大椎、建里、中脘、内关、内庭、太溪、中封、大陵、隐白、三阴交、上巨虚、少冲、神门，适当配穴，每天1～3次。对于意识模糊者，可在末梢敏感部位的十宣穴针刺，用兴奋法一型手法，稍放些血。

二、亚急性细菌性心内膜炎

此病较急性细菌性心内膜炎常见，多发生于原已有病的心脏上，其中最多见者为风湿性心脏病。多数患者身体上常有病灶感染，如口腔炎、扁桃腺炎与龋齿等。

【症状】病人自觉症状多为中等度体温增高。听诊可听到二尖瓣与主动脉瓣关闭不全的杂音，可有心律异常，心悸。脉搏细小，频数不整，呼吸困难，有时皮肤发紫。栓塞和血管病损现象甚为多见，各个脏器都可发生，尤以脑部为多。

【针灸治疗】可参照急性细菌性心内膜炎的治疗取穴，手法用抑制法一型。病情危重者每天针灸1～3次，病情稳定后可每1～2天针灸一次。

三、风湿性心脏瓣膜病

风湿性心脏瓣膜病，临床上主要有二尖瓣与主动脉瓣闭锁不全或狭窄，三尖瓣和肺动脉瓣甚为少见，闭锁不全与狭窄又可同时存在。瓣膜有病，心脏收缩时就不能很好地将血液压进动脉血管。为了增加血液的输出量，心脏负担加重，日久便扩大和肥厚起来，这是心脏本身的代偿作用。

【症状】一般先从下肢发生浮肿，逐渐波及上部，形成全身水肿。脉搏频数不整，脸色苍白或淡黄，稍微劳动就心悸，呼吸困难。治疗上要注意营养，少吃盐，做适当的休息和运动，精神要愉快。

【针灸治疗】一般用抑制法二型手法，取穴：合谷、内关、曲池、尺泽、心俞、俞府、中府、神藏、神堂、膏肓、足三里、神门、通里、交信等。

四、心绞痛

心绞痛是心脏发生疼痛，中医称狭心症、痎癖、卒痛、真心痛。由于营养心脏的冠状动脉硬化，供血机能不全，以致心肌缺血缺氧而发生的疼痛。疼痛发作与精神紧张、情绪激动、劳累等有密切关系。

【症状】一般在左侧胸部、肩胛部有阵发性绞痛，还可沿着左臂内侧放散。有的患者有马上会死的恐惧感觉。有的不很剧烈，有的很剧烈，甚至额流冷汗，四肢厥冷，呼吸困难，面色青紫。一般经过几秒钟到几分钟，就能缓解。这种疼痛往往反复发作。

【针灸治疗】用抑制法一型手法，常用穴：风府、天柱、风池、天牖、天窗、风门、肩中俞、肩外俞、大椎、大杼、厥阴俞、心俞、附分、神堂、章门、期门、手三里、间使、内关、昆仑等。病人预感发作时，针曲池、内关、合谷、肩井，可控制发作或立即缓解疼痛。灸内关、合谷也有效。

五、心脏神经官能症

本病为神经官能症的一种，病因也相同。

【症状】患者自觉心悸，腹部、颈部也觉搏动。有的发生像心绞痛的症状，胸部觉得压迫，呼吸浅表，脉搏频数，头痛眩晕，烦躁，胃部压重，四肢无力，面上苍白或潮红。轻微的运动和精神兴奋时就发作，但转移注意力，症状全消。听诊、X线及心电图等检查，心脏本身没有器质性改变。

【针灸治疗】用抑制法二型手法，取穴：百会、天柱、风池、大杼、风门、肩外俞、神藏、胸乡、章门、侠白、少海、神门、间使、内关、曲池、足三里、三阴交、新设等。

六、阵发性心动过速

本病是一种发作性、有规则而快速的异位心律。它的发作原因，有的是精神作用，有的由于心脏有器质性病变，有的由于身体他处有病。

【症状】发作时心跳突然加快，一分钟脉跳 150～200 次，脉搏整齐。发作时间，可持续几分钟至几天，偶然也有在两星期以上，随后又突然好了。这是本病的特征。由于异位起搏点不同，在临床上与心电图上，通常又分室上性和室性阵发性心动过速。前者较为多见。发作时，心前区有压迫不安的感觉，有的有突然眩晕、耳鸣、头痛、呕吐、疲倦等症状，发作长时，脸色发紫，咳嗽，呼吸困难，下肢浮肿。发作停止后，各种症状也消失。

【针灸治疗】用抑制法一型手法，取穴：天柱、风池、肩中俞、大杼、风门、肩外俞、神藏、胸乡、曲池、少海、神门、内关、大陵、厥阴俞、心俞、膏肓、足三里等。有的患者，当针灸时即入睡，醒后症状全部消失。

七、心包炎

心包炎是心包的脏层和壁层发生炎症。有时一部分发炎，有时全部发炎，大都是因结核病、急性风湿病、急性传染病所引起，单独发生的较少。

【症状】发生时，病人觉得心脏部有如刺如灼的疼痛，吸气与立起时更厉害；心包内渗出的液体多时，心界扩大，心脏部有压重紧缚感，心率快而无力，呼吸困难，压迫到食道，咽下时就感疼痛；膈神经受犯时，发生呃逆，呕吐，脉搏细弱。患者常喜向左侧卧，上身要垫得很高才舒服。急性者发热，慢性者不发热。如心脏机能障碍，有浮肿，皮肤发紫的症状。心包积液过多，心脏即呈囊状增大，心音低调；积液少时，在胸骨左侧能听到摩擦的声音，深呼吸时，摩擦的声音更大。

【针灸治疗】效果较好。用抑制法二型手法，取穴：天柱、风池、风门、肩中俞、肩外俞、大椎、大杼、厥阴俞、心俞、附分、章门、期门、间使、内关等。

八、高血压病

本病是以动脉压增高为主要特征的全身性慢性病。大多数是由高级神经活动障碍所引起，也称原发性高血压，少数是由其他疾病引起，则称症状性或继发性高血压。舒张压持续超过 90 毫米汞柱，不论其收缩压如何，均列为高血压。40 岁以下的成年人，正常血压的收缩压一般不超过 140 毫米汞柱。

发生本病的原理，至今尚未完全清楚。多数人认为与中枢神经、内分泌体液系统等功能紊乱有关，也有的认为与遗传因素有关。当各种不良的外在或内在因素，如工作无适当休息、熬夜、用脑过度、精神受刺激等，作用于大脑皮层后，使皮层的兴奋与抑制过程失去平衡，导致皮层下中枢调节失常，收缩血管的神经冲动占优势，即引起全身小动脉痉挛，外周阻力增加，于是血压升高。

【症状】发病初期，血压是波动的，有时可恢复正常。如果引起血压升高的因素不消除，继续作用于皮层，小动脉长期痉挛，就可能形成硬化，同时心、脑、肾等器官也可以发生器质性变化，血压便持续于较高的水平。

本病早期常见的症状是头痛、眩晕、失眠、心悸、耳鸣、健忘、易怒、易疲倦等。

后期症状，主要取决于心、脑、肾的病变情况。心脏：心功能代偿阶段，患者除心悸外无其他症状。心功能失去代偿时，出现心力衰竭，以左心衰竭为主；左心扩大，出现心衰的症状和体征。部分患者可合并有冠状动脉粥样硬化性心脏病，发生心绞痛。患者脑血管常发生痉挛，可引起头痛、眩晕、肢体麻木或一时性瘫痪、失语等症状。严重的持久性的脑血管痉挛，使血循环发生障碍，出现高血压危象，可引起脑水肿与颅内压增高，出现血压突然增高、头痛剧烈，呕吐、抽搐，甚至发生昏迷。高血压最严重后果是脑血管意外。肾功能开始减退时，可有多尿与夜尿，尿化验检查有蛋白和管型。

【针灸治疗】用抑制法一型或二型手法，常用穴位：肩外俞、曲池、足三里、悬钟、太冲、内关、外关、合谷、气海、环跳、血海、三阴交、行间、涌泉、鸠尾、章门、肩井、人迎、气舍等，降压较好的穴位是曲池、足三里。如有较重的自觉症状时，则按当时具体症状，再配合取对症治疗的穴位。头痛、头晕及心前区疼痛等症状出现时，随时给予针灸，或患者自灸曲池、足三里、悬钟等穴。以两三周为一个疗程，每疗程后，休息 2～5 天，再进行下一个疗程。治疗观察 3 个月，休诊月余再按情况而定。高血压危象发作时，用抑制法一型手法，先针右侧足三里、左侧曲池，促使血压下降，其他症状也可随之解除。

九、动脉硬化

动脉硬化多发生在 40 岁以上的人。高血压病、糖尿病、高血脂症等，常常同时得这种病。患者体质以肥胖者为多。过度嗜好烟酒和长期食用含大量动物脂肪、高胆固醇的食物，紧张脑力劳动，也是引起这种病的原因。有的认为与遗传因素有关。

【症状】患者易于疲劳，常常头痛、眩晕、失眠，身上各处不定部位的疼痛，贫血，皮肤苍白皱起，手脚感觉异常。在手脚和颞部用手可以摸到发硬的动脉，将血管的上节压住，可摸到下节发硬的血管，但摸不到脉搏跳动，或跳动减弱。四肢两侧的脉搏强弱不一样。脑动脉硬化时，除了一般神经衰弱的症状外，还可发生理解力与判断力减退，甚至说话颠三倒四，有一时性的语言障碍，或半边身体的感觉、运动都不灵敏。冠状动脉硬化，会发生心绞痛。应查明病因进行治疗。平时生活要有规律，脑力劳动者要适当运动，肥腻及辛辣的香料、烟、酒最好不吃。

【针灸治疗】用抑制法二型手法，常用穴位：曲池、合谷、四渎、阳陵泉、复溜、三阴交、新设、膏肓、命门、身柱、大椎、肩井、环跳、足三里、新义、通里等。

第五节　血液和造血器官的疾病

一、贫　血

贫血一般是指血液里面的红血球或血色素比正常值低。发生贫血的原因很多，主要是造血机能障碍、营养不良、各种原因的失血等。中毒、感染、疟疾、结核病、梅毒、败血症、寄生虫病、怀孕等，也可引起。按病因和临床上的体征，可分失血性贫血、造血不良性贫血和溶血性贫血。

【症状】急性贫血，多数发生于大出血后，它的症状是衰弱、眩晕、烦渴，常有呕吐，皮肤苍白带黄，四肢厥冷，脉搏细数，血压下降，呼吸短促，体温下降，谵语，如不及时抢救，最后可能冷汗淋漓，意识丧失，直至死亡。

慢性贫血的症状是皮肤苍白，稍微劳动就呼吸迫促、心悸，常有头痛眩晕、耳鸣、恶心呕吐、四肢厥冷、全身疲倦、性情急躁、记忆力减退、脉搏频数不稳定等症状。妇女贫血，可引起月经不调，甚至发生闭经。

【治疗】对急性贫血患者应及时止血和输血抢救。针灸配合治疗能起到止血和调整机体反应功能的作用。

针灸治疗慢性贫血，有调整神经机能、促进造血机能的作用。用抑制法二型手法，取穴：风池、大椎、陶道、崇骨、身柱、膈俞、胃俞、脾俞、命门、中府、关元、中脘、曲池、手三里、足三里、丰隆、解溪、内庭等。有的患者在针灸 5 次以后，检查红血球和血色素，显然比未针灸前增多与提高。灸用熨热法，在崇骨至陶道或大椎至身柱上灸，每次 7～10 分钟，或用温和灸法，在尾骶骨上四横指处，每次灸 30 分钟，每隔 3～5 天灸一次，效果也很好。

二、红血球过多症

红血球过多症的根本原因还不太清楚。因骨髓的造血机能亢进，所以产生红血球过多。

【症状】患者颜面潮红，同时鼻腔和口腔的黏膜也潮红，结膜充血。常觉偏头痛，眩晕，脾区疼痛。在血液量增大的同时有血管扩张。血管极度扩张的结果，四肢远端的皮肤常常红紫，有时呈青紫色，甚至出现瘀斑、紫癜。妇女多在月经期间发生，但在此期间不发生头痛、眩晕。化验检查，往往发现血色素在 $100\%\sim150\%$，红血球数可达 1400 万左右。以上症状，时发时止。可能发生脑出血、消化器官出血，或合并感染肺炎。

这种病人，要食用蔬菜及清淡食物，生活要有规律。放射线对骨髓的照射，是治疗方法的一种。泻血可减轻脑充血、头痛、血管运动神经障碍，对同时患高血压者，也有调节心脏血管的作用，但只是暂时性的。

【针灸治疗】主要作对症治疗，能获得一定效果。用抑制法二型手法，针太阳、头维，灸悬钟；用兴奋法二型手法，针颊车及眼区各穴。对于眩晕症状，针人中、合谷，刺委中、曲泽、太阳等，稍出血。对于衄血，针委中与上星。

三、淋巴结核、淋巴腺炎

许多淋巴腺疾病如淋巴肉瘤、淋巴性白血病、传染性单核白血球增多症、胸腺淋巴体质等，都可以出现全身性的淋巴腺肿大。这里所述是最常见的由化脓菌或结核菌感染所引起的颈和腋窝部淋巴腺肿大。它可以产生局部和全身的症状，可以穿孔流脓，结核性的常形成瘘管。

【针灸治疗】用抑制法二型手法，取穴：翳风、完骨、风池、扶突、天柱、新设、天牖、极泉、天井、新义、少海、曲池、足三里、三阴交、地机、肩井、肩外俞、肺俞、膏肓、大肠俞、大椎、命门等。局部用温和灸法。

第六节　内分泌腺疾病

一、突眼性甲状腺肿

突眼性甲状腺肿是甲状腺机能亢进所致。

【症状】机体代谢及神经系统反应亢进，眼球突出，常随着甲状腺肿大而慢慢发生。急性型者可发生于两侧。有的眼球不突出或突出很轻微，几乎看不出来；有的高度突出，甚至眼睑不能闭合，眼球转动也不灵活。患者凝视上方，叫他往下看时，上眼睑不随同下降，虹彩部上方露出白色的巩膜；注视近点时，又因聚合运动不全，一个眼睛转向外侧。此外，还有头痛眩晕、失眠、精神障碍、幻觉、错觉等症状。眼球突出的原因，或说因眼球后部的脂肪蓄积，或说因眼窝内的动脉静脉充血，或说因围绕眼球的肌肉发生收缩等缘故。

【针灸治疗】可减轻颈部交感神经紧张，抑制甲状腺分泌，缓解眼球后部充血。前两种用抑制法二型手法，取穴：天柱、风池、新设、大杼、大椎、身柱、天突、水突、人迎、廉泉、中注、带脉、外陵等。眼区附近部位，用兴奋法二型手法，取穴：睛明、瞳子髎、鱼腰、四白。体弱、失眠、易怒，可配合取神门、通里、曲池、足三里、阴陵泉、三阴交、太冲、风府等。

二、单纯性甲状腺肿

单纯性甲状腺肿，中医叫瘿病，是一种地方病，往往在某一地区发病较多。因饮水及食物含碘不足引起。身体内摄取碘质的结构即甲状腺，为了能摄取足够的碘质，出现组织增生肿大。

【症状】甲状腺肿大小不同，小的在外表上几乎看不出，有的则像人头大，垂挂在胸前，以致活动困难。肿胀向胸骨后面增大时，则压迫气管，引起呼吸困难。

病人应常服碘剂，海带含碘较多，可常吃。甲状腺过于肿大的，须行手术摘除。

【针灸治疗】可控制发展，减轻症状。用抑制法二型手法，取穴：合谷、曲池、天突、肩中俞、肩外俞、肩井、风池、极泉。

三、黏液性水肿

本病是由甲状腺机能降低或机能不全引起。

【症状】 容易疲倦、腰痛、背痛、关节痛、头痛、嗜睡；视力、触觉、嗅觉、听觉及言语均迟钝；理解力、记忆力差；活动不灵敏、面部无表情；皮肤苍白干燥；足浮肿，压按不凹陷，水肿以眼睛周围及项凹部为主；头发失去光泽，易于脱落；声音嘶哑。症状的发展是缓慢的。

【针灸治疗】 用兴奋法二型手法，取穴：风池、翳风、新设、肩中俞、膏肓、内庭、太冲等。用抑制法二型手法，取穴：和髎、悬厘、头维、天井、四渎、外关、神门、梁丘、阳陵泉、足三里、三阴交等，头部的穴位可用雀啄灸法。

四、尿崩症

尿崩症是因脑下垂体后叶（神经）的机能减退或不足，抗利尿激素分泌过少而发生的。头部受伤、脑神经机能疾病、脑垂体部分有肿瘤以及各种脑炎等，也是致病的原因。情绪波动常是诱因。患者以男性青年较多。

【症状】 尿多，"尿比重"低，喝水多，不喝水尿也多，常引起失水，并感烦渴、不安、头痛，呕吐，脉搏频数，皮肤干燥。很少出汗，容易流涎。内脏器官无异常变化。夜里尿的次数特别多，以致睡眠不足、体力衰弱等。尿崩症往往能拖延很长时间。

【针灸治疗】 用抑制法二型手法，取穴：风池、风府、天柱、大椎、身柱、命门、肾俞、膀胱俞、足三里、三阴交、血海、阴陵泉、大赫、归来、关元、中极等。

第七节　新陈代谢疾病

一、糖尿病

糖尿病是碳水化合物的代谢障碍性疾患，常为胰岛素分泌不足或抗胰岛素作用过强所致。

【症状】 多尿多饮，排出的尿有甜味。身体消耗大，四肢无力，常觉饥饿，吃得多。常并发皮肤炎症、疮、疖、痈肿、阴门瘙痒、龟头炎、阳痿、白内障、肺结核、四肢坏疽等。有的患者身体消瘦。这种病人特别要注意饮食，要控制碳水化合物的摄入，忌吃糖质食物，可以多吃蛋白质如鸡蛋、豆腐之类食物。

【针灸治疗】 用抑制法二型手法，取穴：附分、膏肓、脾俞、中膂俞、上髎、次髎、中髎、下髎、章门、居髎、足三里、三阴交、水泉、承扶、阴郄等。

二、痛　风

这是一种以关节为主要病变的新陈代谢障碍的病。病变在关节滑液膜和关节软骨处。常见于肥胖体质者，过食、精神紧张与气候变化能诱发。有人认为是肾脏排尿酸的作用减退，致身体里面蓄尿酸，发生此病。也有人认为肝脏机能障碍或尿酸的生成过多，为此病的原因。也有人认为尿酸素质者的关节、肌腱、肌膜、黏液囊、软骨等组织，对于尿酸有特殊的亲和力，尿酸的化合物沉积在这些组织中遂发生痛风。

【症状】急性发作多在大踇趾关节处。往往在夜间突然发生剧痛，关节部肿胀，常呈青红色，皮肤灼热，知觉过敏，恶寒发热，白血球增多。到天明时，疼痛缓解，发汗退热。发作持续几天后，各种症状减退，关节肿胀消除，该部皮肤微有落屑及瘙痒，恢复常态。也有在关节周围组织内形成结节，关节因发生脱臼和挛缩变形的。结节常向外破溃，流出以尿酸盐为主要成分的白色液体。此病常是间隔几周或几个月、几年又复发，春秋两季尤易发作。慢性痛风，有的由急性转变而来，有的一开始即为慢性发作。除了关节的变化以外，在耳软骨、关节周围软组织各黏液囊，间或在眼睑和鼻软骨等部，也有痛风石沉积，可出现痛风石疼痛；摸时觉得柔软，有波动，切开或溃烂后，流出石灰样或粥样液体，其后遗留顽固难治的溃疡。内脏也有变化，肾脏萎缩、消化障碍与肠炎最常见。此外，还可出现尿石、尿道炎、睾丸炎、动脉静脉硬变、支气管炎、心内膜炎、肝脏肿大等。患者常有神经痛、肌肉痛、眩晕发作、精神忧郁等症状。

这种病人平时应该素食，不要喝酒，做适当的运动，避免疲劳。治疗上要注意调整胃肠。

【针灸治疗】可起到促进新陈代谢、消除局部血管运动神经障碍、调整胃肠、利尿、镇痛、消炎等作用。在患部周围取穴，用兴奋法一型手法；在患部稍远隔部位取穴，用抑制法一型手法；取背部、腹部及患部远隔部位等处的穴，用抑制法二型手法。取穴：膏肓、胃俞、气海俞、膀胱俞、大肠俞、中脘、关元、曲池、三阴交、足三里，配合患部周围的穴如行间、太冲、内庭、商丘、公孙、中封等。

第八节　肌肉与关节疾病

一、肌肉风湿病

本病常与溶血性链球菌感染引起的疾病，如扁桃体炎、上呼吸道炎症等密切相关。这类疾病的患者也容易发生肌肉风湿病。

【症状】急性肌肉风湿病，常见于上臂三角肌、颈部背部的肌群，局部发生剧痛。运动或受压时加剧，往往头不能转，腰不能弯，臂难伸举，甚至咳嗽、深呼吸都感疼痛。局部肌肉可有浸润与渗出液，微肿胀，皮肤紧张发热，体温可上升。慢性肌肉风湿病，肌肉疼痛部位不固定，一时这里痛，一时那里痛，阴雨天气加重，天晴轻快。平时觉局部发硬酸困不适，症状比急性轻，但比较顽固。

【针灸治疗】患者要注意不能受寒、过劳。对于急性的用抑制法一型手法，对于慢性的用抑制法二型手法。视患病部位对症取穴。

颈部痛，取天柱、风池、新设、肩井、天牖、天窗等。

腰部痛，取环跳、秩边、委中、肾俞、志室、命门、腰俞、阳关、大肠俞、小肠俞、上髎、次髎等。

胸部痛，取肩井、天窗、云门、气户等。

肩部痛，取新设、肩贞、曲垣以及其他肩胛部的穴。

背部痛，取肩外俞、大杼、膏肓、肺俞、心俞、膈俞、附分、膈关等。

以上各部位发生疼痛，伴有四肢肌痛的，同时配合四肢的穴，如上肢的四渎、外关、手三里、曲池，下肢的承扶、风市、梁丘、足三里、阳陵泉。但临床应注意，凡遇急性的疼痛肿胀，有浸润渗出液时，患部宜灸不宜针，如针时可在附近周围取穴。慢性发作的，患部随时可用灸。

二、皮肌炎和多发性肌炎

本病的病因可能与感染和癌症有关。常继发于上呼吸道感染以后，也可由流行性感冒、产褥热、丹毒等病继发。

【症状】有的是突然发作，有的是慢慢发作。任何部位的肌肉都可受损，以上下肢近端如肩胛、肱部、前臂、臀股部的肌肉较多见。出现牵引样或痉挛样疼痛，压痛，自动或被动运动时更痛，甚至肌肉萎软无力，动作困难，呈进行性肌肉萎缩。发作不久，可出现皮肤潮红灼热，发生较硬固的炎症性浮肿。多数在脸上先肿，再波及四肢，相互传播，往往要病几周到几个月。皮肤上常出现水肿性紫红斑，开始很小如米粒，后来扩大，彼此合并成片。边缘清楚，上有细小鳞屑，毛细血管扩张，呈丹毒样的皮肤炎。

【针灸治疗】用抑制法一型手法，取穴：大椎、风池、大杼、曲池、足三里、阳陵泉、环跳、肾俞等。此外可在神阙、肾俞及病变局部多用灸法。发生肌肉萎缩时，用兴奋法二型手法，取局部的穴。用梅花针治疗也很好。

三、风湿性关节炎

风湿性关节炎的真正原因不明，可能与溶血性链球菌感染有关。常因咽喉炎、扁桃体炎、上呼吸道感染而发病。过劳、受潮湿、外伤、神经衰弱等都能诱发。春秋两季发生较多，发作时，常是骤然恶寒，高热（一般不超过 40 ℃），先是热度不退，后来变为不定型。每侵犯到一个关节时，热度上升一次，脉搏频数，呼吸迫促，舌苔灰白，烦渴，尿混浊，发大汗，汗带酸臭，因此多引起汗疹。

【症状】关节发红、灼热、肿胀、疼痛，夜间疼痛更甚。压痛明显，动弹一下都很疼痛。关节部病变的特点，是多个关节发生，往往是游走性，此起彼落，特别是在膝、腕、踝、肩等大关节为多，每个关节发作，持续几小时到几天即可消退。经过一两个星期，仍可复发。有的持续三四个月，转成慢性，但关节无强直或变形。此病可以并发急性心内膜炎、心肌炎、胸膜炎、心包炎、肺炎、急性出血性肾炎等。

【针灸治疗】取患部稍远的穴，用抑制法一型手法；取背上部与腰骶部的穴，用抑制法二型手法配合治疗。常用穴位：踝关节，取三阴交、阳辅、昆仑、太溪、商丘、丘墟等。膝关节，取阳陵泉、阴陵泉、鹤顶、犊鼻等穴。肩关节，取肩井、巨骨、肩髃、新社等。腕关节，取阳池、阳溪、阳谷、神门、太渊、大陵、养老等。肘关节，取曲池透少海、天井等。髋关节，取环跳、新建、居髎等。

四、类风湿性关节炎

本病的病因还不清楚，感冒或寒冷潮湿环境常为本病的诱发原因。

【症状】发作时，有急骤的与缓慢的两种，但绝大多数发病是缓慢的。关节受侵大多数是手指关节、足趾关节、骶髂关节。常左右两侧同时对称发生，患部稍有肿胀、疼痛或冷感，运动与压迫时更痛，关节活动时可发出响声。有的患者皮肤呈苍白或暗红色，有的稍微发红。体温变化各不相同，可不发热或仅有中等发热。疼痛情况也因人而异，有的平时不觉痛，只有在运动及按压时才疼痛，有的病症时轻时重，尤以阴雨天气时加重。病情重时，关节发生强直甚至关节变形，指掌关节错开，发生不完全脱臼。

【针灸治疗】对关节未出现畸形的，效果良好。疼痛发作时，用抑制法一型手法，在患部及其附近取穴。平时用抑制法二型手法，取穴：新设、肩井、肩外俞、肩髃、膏肓、曲池、四渎、阳池、外关、养老、环跳、风市、梁丘、鹤顶、足三里、悬钟、三阴交、解溪、商丘、太冲等。

五、结核性关节炎

结核性关节炎，是由结核菌侵入关节腔引起的。

【症状】常仅侵犯一个关节，不发红，但肿胀、化脓，又叫白肿，可形成瘘孔；另一种是许多关节疼痛、肿胀，既不发白肿，又不发生结节，有人称为结核性风湿病。

【针灸治疗】可配合特效药物治疗，用抑制法二型手法，在患病关节局部或附近取穴，还可选用全身强壮穴位以增强抵抗力，如大椎、大杼、肾俞、足三里、曲池、阳陵泉等。

六、关节神经痛

关节神经痛是指发作性的关节疼痛。精神因素、感冒、外伤、传染病等都可为诱因。多见于癔病与贫血患者。膝关节、股关节是本病多发的部位。

【症状】发作时疼痛强烈向上下方放散，关节处皮肤可呈潮红色，也可有知觉过敏。有的轻压即觉疼痛，但重压却反而不疼。疼痛可能很快消失。因疼痛使运动障碍，但同关节炎不一样，并不发生局部肿胀，肢体仍可以伸展。疼痛明显地受精神因素的影响，转移患者的注意力，疼痛或可立即消失。本病延缓治疗，可能出现肌肉萎缩。

【针灸治疗】用抑制法二型手法，取患部附近的穴位。取用足三里或环跳，止痛效果更好。

第三章　神经精神科疾病

第一节　脑脊髓的病

一、脑出血

　　脑出血或脑溢血是指脑髓里面的血管破裂。病因大多数是由于脑动脉粥状硬化和高血压。脑动脉粥状硬化多见于年龄较大的人，脑出血患者也大都在 40～50 岁之间。青年人患高血压也可发生。发生粥状硬化的血管，大脑皮质上较少，而且皮质上的血管破裂，常造成蜘蛛膜下腔出血，并不是脑内出血。所以，脑出血常指脑的深部出血，最常见的部位为内囊。

　　脑出血的发作很急促，常在情绪激动或身体用力时发病。患者突然跌倒，失去意识，人事不省。出血发作前，有的患者出现前驱症状，如头晕、头痛、恶心、眼发黑，半身感觉麻刺，甚至言语障碍等；有的首先发生心绞痛或心前区压重感的症状。发病后，在深昏迷状态中的患者，呼唤不醒，颜面浮肿，呈紫蓝色；呼吸深而吹气，常带鼾声，此因软腭及声带的轻微麻痹所致；可发生大小便失禁，也有大小便潴留的；瞳孔有的缩小，有的正常，有的散大，表现不一，两侧瞳孔大小可以不相等。因颞叶钩回疝的关系，散大侧表示是出血侧。瞳孔对光反应迟钝，或者完全消失。病程早期，肌肉张力降低，腱反射消失，此因脊髓内抑制过程过甚所致。重者往往在数小时或数十小时内死亡，轻者则逐渐苏醒。前者出血量大，严重地影响呼吸和循环中枢，后者常系小量的出血。由于出血部位大多发生于内囊，患者常出现对侧肢体瘫痪、面神经麻痹和舌下神经麻痹；口角㖞斜，偏向病灶侧，舌伸出时，偏向于麻痹侧。上下肢的麻痹，起初是弛缓性的，从昏迷状态苏醒过来后，麻痹肢体的肌肉张力就渐渐升高，腱反射出现，逐渐增强至亢进，并出现病理反射；非麻痹的上下肢的腱反射同时也可稍微亢进。

　　救治脑出血时，必须谨慎地扶患者躺下，如血压的收缩压高于 100 毫米汞柱时，床头应稍抬高；如有面部稍肿而潮红、脉搏实大等显著出血的征象，头部两边应放置冰袋冷敷，脚部可放热水袋。在急性期中，尽可能就地救治，特别要注意护理，等到进入康复期后，再着重治疗瘫痪，此时搬运病人，也较放心。

　　【针灸治疗】 昏迷期：首先着重于防止血压突然升高与继续出血，解决呼吸障碍与血液循环障碍，促进溢出血液的迅速吸收。以抑制法一型或二型手法，针足三里、悬钟、三阴交、四渎、列缺、合谷，灸神阙、关元、申脉。在促使苏醒，争取吞咽机能的恢复方面，以兴奋法一型或二型手法，针人中、合谷、神门、百会、承浆、颊车、天容、商阳、三间、少商、中冲、少泽、昆仑、申脉、隐白、大敦；取十宣、十井，可稍放血。

恢复期：主要治疗偏瘫，并争取防止动脉粥状硬化和高血压的发展，尤其要注意血压稳定，防止它剧烈变动。以兴奋法二型手法针灸瘫痪侧，取穴：肩中俞、肩井、肩外俞、秉风、新设、新社、天宗、手三里、偏历、阳溪、合谷、臑会、天井、新义、四渎、外关、阳池、中渚、支正、养老、后溪、少海、通里、环跳、革门、风市、髀关、伏兔、梁丘、足阳关、鹤顶、阳陵泉、阴陵泉、地机、悬钟、解溪、商丘、丘墟、行间、合阳、飞扬、复溜。在整个过程中，除针灸瘫痪侧外，每隔3～4天以抑制法二型手法，同时针灸一次非瘫痪侧的肢体与躯干部分，取穴：曲池、外关、内关、足三里、悬钟、三阴交、风池、天柱、肩外俞、膏肓、肺俞、中脘、章门、期门、气海俞。一次治疗中，瘫痪侧可多取些穴，非瘫痪侧与躯干部分只需取一两个穴。如患侧有浮肿，大多出现在腕关节至手指与踝关节至足趾处；如有废用性肌萎缩，大多出现在肩胛部、肱部、股及腓肠肌部，可在各该局部多取些穴，用速刺浅刺法，也可用梅花针及雀啄灸法。在治疗偏瘫中，我们曾以三四个月作一次治疗计划，一般以十天为一个疗程，休诊几天再进行下一个疗程。

预后各不相同，有全部治愈的，有上下肢恢复都不完全的，也有下肢恢复接近正常、上肢遗留轻度瘫痪的。

对于高血压病患者，发生脑出血先兆症状，即出现脑血管痉挛时，须及时使患者安静卧床，可用抑制法一型手法，针灸足三里、曲池、内关、外关、悬钟、三阴交，头痛配合太阳、百会、肩井，解除先兆症状，同时必须及时治疗病因，防止出血。

对于脑出血患者面神经与舌下神经的麻痹，可在患侧以兴奋法二型手法，针灸地仓、颊车、四白、下关、人中等，也可用横刺地仓透入颊车或透入下关。有的恢复较快，在发病后5～7天即可恢复。

对于失语症状，以抑制法二型手法，针灸合谷、列缺、天容、颊车、廉泉、风府、哑门；以兴奋法一型手法，针刺金津、玉液。

对大小便失禁或大便秘结者，以抑制法二型手法，针灸天枢、关元、中极、肾俞、大肠俞、三阴交、阴陵泉、三焦俞、小肠俞。

二、脑动脉血栓形成

由于此病可发生单瘫（一侧的上肢或下肢麻痹）或偏瘫（一侧的面部与上下肢麻痹）、或半身感觉障碍、失语等症状，有时误认为脑出血。血栓形成多发生于年龄较大的人，某些减慢血流与降低血压的因素都可诱发本病，梅毒患者也可发生。血栓形成使脑组织失去血液供养部分趋于软化。在供养大脑的动脉中，以大脑中动脉皮质支的血栓形成较为多见。症状的出现，不像脑出血那样急促，而是缓慢地逐渐地发生的。例如，脑出血常在情绪激动或身体用力时发生，血栓形成的麻痹症状与失语症，则发生在情绪激动或身体用力以后，故往往发生在睡眠中，及至一觉醒来，患者才感到有病。一般说来血栓形成者，并不发生深沉的意识消失、肌肉张力降低和腱反射消失等症状。只有血栓形成的范围较广，缺血范围较大的，才发生意识不清，但程度较轻，消除也较快。脑出血有明显的血压升高，而血栓形成则相反，是血压降低。此外脑动脉的血栓形成，起初从一个分支开始，以后才逐渐扩张范围。发病以前，大都先有持续的头痛、感觉异常、眩晕，以及短暂轻瘫等脑血管机能不全、供血不足的症状。

【针灸治疗】分急性期处理和恢复机能处理两部分。急性期的治疗，争取改善大脑缺血局部的血液供应，以兴奋法二型手法，针或灸百会、前顶、神庭、头维、天冲，针风府、风池、大椎、人中、颊车、合谷、曲池、内关。恢复机能的治疗，参照脑出血恢复期的治疗。此外对于血栓形成之前出现的一些症状，除了更多地采用颞颥区及颅顶部的穴位外，尚须配合取用后颈部、背上部、腰部以及上下肢大关节周围的穴位，以争取促进患者的全身健康。

三、脑血管栓塞

栓塞的部位可出现于颅内的任何血管，但主要在大脑中动脉及其分支，尤以左侧为多。所谓栓塞，是血管里有栓子。栓子的来源不同，可以由心血管系统疾病产生，也可以来源于非心血管系统，但进入血液随着血管上行，进入大脑便障碍着该血管分布区域的血液供养。脑血管栓塞常继发于心内膜炎、心瓣膜病、主动脉粥状硬化和主动脉瘤，也可以由肺脏脓性感染引起。胸部外伤、寄生虫卵，也有可能产生脑栓塞，但不多见。

患者以青年为多。本病的许多症状，类似脑出血和脑动脉血栓形成，人们也往往误认为脑出血。本病的发作和症状的出现，都是突然发生的，完全没有血栓形成那样的先兆。大血管受病时，可能出现意识丧失，但昏迷的程度则不像脑出血深久。在预后方面，较好于脑出血和脑动脉血栓形成，但预后的好坏与栓塞面积的大小、部位、原发病等情况有密切关系。

【针灸治疗】取穴与治疗脑出血、脑动脉血栓形成的治疗方法大体相同。

四、脑缺血

急性的脑缺血，脸色突然出现苍白，流冷汗，四肢厥冷，耳聋眼黑，头晕恶心，意识不清，甚至忽然倒地。心脏病、精神衰弱、精神激动、外科手术都能引起本病。

短暂与慢性脑贫血，是由于血管有病，供血不足，或为一般贫血的症状之一。患者平时容易疲劳，时常头晕、头重、耳鸣、视力和记忆力减退，失眠或嗜眠，蹲下身体再立起时，易发生头晕眼黑，有时晕厥跌倒。

【针灸治疗】对短暂与急性发作，可参照脑出血昏迷期的治法；非大失血失水引起的，指针人中、合谷、承浆，很快即可救醒。大失血失水引起的，应该同时用输血输液疗法。对于一般贫血的脑缺血症状，治疗的目的以增进健康为主，用抑制法二型或兴奋法二型手法，取穴：天柱、腕骨、风池、肩中俞、肩外俞、肩井、足三里、合谷、内庭、丰隆、上星、百会、中脘、解溪、膏肓、外关、内关，及对症取穴。

五、震颤麻痹

本病大多数发生于中年人和老年人，病因不明。症状是缓慢地发展的。开始表现在手的震颤，随后头和下肢也可发生震颤。震颤只是在静止时出现，在随意运动时减轻，睡眠时即消失，情绪紧张或激动时加剧。震颤时，手指不断地像搓东西那样运动着，头部也不断地摆动着，同时发生肌肉强直。患者有一种特殊的姿态，头部与躯干向前倾，上肢为前旋位，在指掌关节处手指屈曲，在股和膝关节处下肢稍屈曲，走路步子小，越走步子越小，几乎跌倒，脸上没有表情，唾液分泌亢进（流涎）。本病由大脑皮质下的基底节的原发病变所致。由动脉硬化、中毒、外伤、脑炎等引起的，同巴金森氏病的临床表现极为相似的症候群，称为震颤麻痹综合征。

【针灸治疗】 根据症状发展情况，轮番取全身性穴（除肢端敏感穴外），或取震颤患部的穴，可使患者流涎停止，肌肉强直减轻，能执碗筷吃饭、执笔写字、放大步子走路。

六、癫　痫

这种病，人们通常称为"羊羔风"。病因很多，头部外伤、感染性或中毒性脑病，常常可致本病；先天性因素，也有关系。强烈的情感激动，往往是癫痫发作的诱因。癫痫的症状也有多种。这里仅提出大发作与小发作两种。大发作者有的突然丧失意识而倒下，有的发生先兆，头痛、心情不安或感觉腹内压重难受，然后丧失意识突然倒下。患者不论是立着或坐着，凡倒下时身体多向前扑，也有在睡眠中惊醒即发作，往往由床上滚到地上。由于全身肌肉发生强直性收缩，因而在跌倒的同时发生全身强直性痉挛，头部偏向一侧，向后扭转，眼睛张开，眼球转向一侧或向上翻，两手紧紧握成拳，呼吸暂时停止，面部在初倒下时为苍白色，呼吸停止时为紫红色。由于声带和呼吸肌同时收缩，往往发出一种异常喊声，口吐泡沫，咬伤舌头或唇颊时吐血沫。经过几秒钟到半分钟，肌肉强直性收缩减弱，呼吸恢复，但迫促，全身发生颤动，而后转入阵发性痉挛；再经过几分钟，阵挛停止。患者有的随即清醒，有的则由昏迷状态进入睡眠而后苏醒。睡眠时间长短不一定，有的可以长达数小时，有的醒后觉得畅爽或倦怠，也有发生头痛、失语、弱视、肌痛等现象，有的在醒后茫然不知所措地发生无意识的行动。小发作者不发生跌倒，也不发生痉挛，只是突然中断说话或工作，或一时眩晕，很快就过去了。癫痫的发作次数不一定，有一天发作数次，或数天发作一次的，或数周、数月、数年发作一次的。癫痫大发作时，如没有人照顾，有溺死或受伤的危险，须注意预防。

【针灸治疗】 对本病的效果较好。对于小发作者，用抑制法二型手法，针灸颈后区、背上部，以及上下肢不太敏感的穴位。对于大发作者，经我们诊治的病例，有的在治疗后已几年不发，但不敢肯定是否已痊愈。一般可达到间歇时间延长，发作时间缩短，症状减轻。患者发作时，意识丧失，呼吸停止，可用兴奋法针对这些症状进行治疗。取穴：

大椎、百会、神庭、涌泉、少商、仆参、间使、身柱、巨阙、风市、率谷、风府、人中、照海、隐白、大陵、鸠尾、中脘、劳宫、申脉。平时治疗，可参照治小发作者取穴，用兴奋法与抑制法手法交替应用。如有先兆者，当即用抑制法二型手法，针灸大椎、风府、肩井，往往能停止发作。

七、舞蹈病

舞蹈病分为传染性与遗传性两种。传染性舞蹈病，常与儿童患别的疾病相伴出现，特别与风湿热有关，咽喉炎患者并发此病的也不少。本病可为急性开始，也可缓慢发生。初起时，患儿性情暴躁，注意力涣散，容易激动。此后运动机能亢进，上肢较颜面、躯干和下肢严重，无间断地做无秩序的运动，如不断地露牙、裂嘴、吐舌、皱眉、颊部抽动，手指屈曲、伸展、内转、外转等，同时肌张力也发生变化，有的紧张亢进，有的减弱，因此做出各种姿势，故患儿的手有舞蹈病手之称。重症者延至两三个月也许能好，轻者经过两三周也许能好。

孕妇舞蹈病是妇女妊娠期间出现的舞蹈病，多发于怀第一胎的青年妇女。发病多在妊娠的前半期，有的认为它是妊娠毒血症的一种表现，也有的认为它是由感染引起，妊娠只是诱因而已。症状与传染性舞蹈病相同。

遗传性舞蹈病，多发生于40岁左右的人。此病发生缓慢，除有运动机能亢进外，尚有痴呆症状。

【针灸治疗】对此病有效，以镇静神经系统与增进全身健康为目的。成年人用抑制法一型手法，儿童用兴奋法二型手法，如患儿能合作，最好用抑制法二型手法，取穴：天柱、风池、完骨、大椎、肩外俞、身柱、手三里、外关、阳池、通里、足三里、悬钟、曲池、合谷、三间、商阳、解溪、丘墟、厉兑、大敦等。

八、脊髓炎

初起时恶寒发热，脊柱部皮肤感觉过敏，轻轻碰一下都觉得受了很大刺激，病变相应的部位像勒了一条带子，下肢感觉异常，或者疼痛，或者疲乏。随后觉得下肢麻痹，走路困难。因为脊髓炎的部位不同，所以临床症状也不一致。病变以胸髓为多。两下肢瘫痪，大小便闭止，急性期中常呈软瘫，随后腱反射亢进，甚至出现阵挛。病变在腰骶时，下肢瘫痪，大小便闭止或失禁，腱反射则消失。病变在颈髓，下肢为痉挛性麻痹，上肢则为弛缓性麻痹。此病护理不当，易发生褥疮。

【针灸治疗】脊髓炎是比较难治的病，必须采用中西医综合治疗。针灸可以配合治疗。在急性期，肢体出现弛缓性瘫痪和大小便潴留时，可用兴奋法二型手法，针三阴交、阴陵泉、足三里、阳陵泉、曲骨、中极、关元、气海、环跳、大肠俞、合谷、外关透内关、曲池、肩髃、大杼等。随后出现腱反射亢进时，可用抑制法二型手法，针灸瘫痪肢体的穴位。对于大小便失禁，可交替使用兴奋法二型与抑制法二型手法，针三阴交、中极、关元、气海、大肠俞等穴。此外，由于此病有感觉减退，施灸时要注意防止烫伤患者皮肤。

九、脊髓痨

本病是由神经系统的晚期梅毒引起的，常在感染梅毒后5～20年发生。

本病初起时，常有疼痛，有时疼痛非常剧烈，并循着神经根分布放散，胸腹部可发生绳带束缚样的感觉。患者出现行路不稳，不能按直线前进，两腿常常不自觉地分开，惟恐倾斜跌倒；闭住眼睛站不稳，夜间行路尤觉困难；两侧瞳孔大小常不相等，边缘也不整齐，对光反应迟钝或消失，而调节反应存在；患者的膝腱与跟腱的反射常消失，或两侧不相称，并有深层感觉障碍，也可有大小便障碍。

【针灸治疗】用抑制法在两侧对症取穴，对制止疼痛、消除大小便障碍有效。

第二节　神经痛

神经痛是感觉神经受刺激而发生的。这种疼痛有三种特征：一是发作性，有一定间歇；二是非常强烈，如切如刺，如烧如灼；三是出现的部位与神经的分布一致。疼痛的神经可有压痛。凡神经在浅表部位，或经过坚硬处，或穿出肌膜与骨孔处，用指按压都特别过敏，这叫压痛点。

对有些神经痛，如果延缓治疗，可能发生局部营养障碍，如毛发变白或脱落，皮肤肥厚或萎缩、着色，发生疱疹之类症状，久之则影响全身健康。在患者的精神方面，因为疼痛经常发作或持久发作，容易产生忧郁，有人甚至因此而感到精神负担很重。

凡神经疼痛疾病，针灸治疗都有卓效。必须以抑制法一型手法施治。疼痛停止后，最好是根据具体情况，在适当穴位用"T"形针作安全留针数小时至数十小时。

一、三叉神经痛

三叉神经的第一支分布在前头部、鼻上部直到鼻尖（不包括鼻翼）和眼外眦处，第二支分布在外角的外眦面和眼的下面、鼻下部（包括鼻翼）、上颌部，第三支分布在下颌部、颞颥部。原发性三叉神经痛的原因不明，继发性的三叉神经痛，可因流行性感冒、疟疾、受寒，耳、鼻、牙等疾患引起。三叉神经受压，如三叉神经穿出骨孔处的骨膜炎，下颌部受损伤后与异常的血管等，也能引起。疼痛的部位视哪一支受病而定，发作性的剧烈疼痛，持续数秒钟或数分钟，继发性者持续时间较长，谈话、咀嚼、洗脸以及触碰扳机点等，均可随时引起疼痛发作，发作时能使患者寝食俱废。

【针灸治疗】第一支疼痛，在额部和上眼眶的疼痛。主治穴位：攒竹、曲差、阳白、翳风、下关、丝竹空。第二支疼痛，在上颌、下眼眶、上齿龈的疼痛。主治穴位：四白、瞳子髎、巨髎、翳风、下关、颊车。第三支疼痛，在下颌神经痛分布区，压痛点在下颌骨的颏孔。主治穴位：听会、颊车、大迎、翳风、新会。颞颥部疼痛取穴：曲鬓、瞳子髎、太阳。鼻尖疼痛取穴：印堂、素髎、迎香。

我们平时用"T"形针或针柄针体均短的毫针作安全留针，取用下关，用直刺方向；或取用新会、颊车，用斜刺方向；也有在合谷或足三里，留针 24～48 小时，可能一次即获效果。

二、枕神经痛

这里所说的枕神经，包括枕下、枕小与枕大三条神经。感冒、外伤与枕部及上颈椎其他颈椎疾患，都能引起本病。还应注意脑的枕叶、小脑及颈脊髓部的肿瘤，也可能引起枕部疼痛。疼痛可涉及枕部、耳后部、项部和颅顶部，剧痛时甚至可影响前额。压痛点在耳后或乳突和颈上部。

【针灸治疗】有较好疗效。主治穴位：后顶、曲鬓、脑空、通天、天柱、风池、百会、完骨、瘛脉、天牖、窍阴、曲垣、大杼、手三里。因感冒所发生的枕神经痛，用抑制法一型手法，针两侧新设，止痛后可留针，再灸两侧足三里，一次治愈的屡见不鲜。

三、臂丛神经痛

这里"丛"字的意思，是指由许多神经支干或纤维集合在一处，又由此处分发下去的交错成网的结构。臂丛神经是由第五、第六、第七、第八颈脊神经的前支组成，也包括第四颈神经和第一或第二胸脊神经的前支的纤维。它们反复组合成为干束，最后发出的神经有腋神经、胸长神经、胸前神经、肩胛上神经、肩胛下神经、肌皮神经、桡神经、尺神经、正中神经、臂内侧皮神经、前臂内侧皮神经等。

多数臂丛神经痛的原因为外伤、感染、肿瘤、脊椎骨病变以及过度疲劳等。病因在周围引起的疼痛多在一侧，由脊髓疾患引起的疼痛多为两侧。疼痛发作时，可能同时发生头痛。有的患者不仅有疼痛，而且有麻痹，或挛缩与肌肉萎缩等，视病因而定。

【针灸治疗】对不同分支的疼痛，可采取不同的穴位，但均可配合取肩井、新设、肩中俞等穴。

桡神经痛：疼痛在臂、前臂的背侧，手的桡侧。取穴：臂臑、曲池、手五里、手三里、上廉、温溜、合谷、阳溪、四渎、液门。

正中神经痛：疼痛多见于拇指及食指端，常为烧灼性。取穴：侠白、郄门、间使、大陵、外关、内关、天泉、天井。

尺神经痛：疼痛在前臂下部、小指及无名指尺侧。取穴：少海、神门、阴郄、通里、青灵、养老、支正、中渚。

胸前神经痛：疼痛在胸上部。取穴：新设、气户、库房、屋翳、膺窗、肩井、曲池。

胸长神经痛：疼痛在胸肋部侧面。取穴：云门、中府、周荣、胸乡、天溪、肩井、曲池。

肩胛上神经痛：疼痛在肩胛部、肩后部。取穴：秉风、巨骨、大杼、肩外俞、肩中俞、肩井、曲垣、新设、肩贞、天宗。

肩胛下神经痛：疼痛在肩背后外侧部、肩胛下背部。取穴：肩贞、肩髎、臑俞、天宗、肩髃、曲垣，同样可取膏肓、肩井、大杼。

腋神经痛：疼痛在肩外侧部。取穴：肩髃、肩贞、极泉、天泉、消泺。

四、肋间神经痛

肋间神经痛的特点为沿着肋间神经的径路疼痛，以第五肋间和第九肋间为多。疼痛可能不限于一个肋间，痛较持续，伴以阵发性加剧。疼痛剧烈时，可影响肩背部，疼痛如束带状，在深吸气、咳嗽、喷嚏、高声讲话时均可加剧。引起的原因，可为邻近结构的病变，如肋骨外伤、胸膜炎、慢性肺炎、主动脉瘤、过度疲劳与感受风寒等。疟疾与流行性感冒也是引起发病的重要原因。由受寒引起的，在冬春季较多。

【针灸治疗】以抑制法一型手法，一般取穴：曲池、合谷、行间、风门、肺俞、厥阴俞、心俞、膈俞、肝俞、胆俞、彧中、神藏、灵墟、步廊。冬季针灸胸背部，患者容易受凉，因而取两侧行间、支沟或合谷穴即可。

五、坐骨神经痛

本病发生的原因，除了受寒（坐于寒冷物上，秋冬季涉过深水）、腰腿部出汗时受寒外，盆腔肿物、外伤、骶髂关节炎和椎间关节炎，以及各式各样的感染和新陈代谢障碍如糖尿病等，都有可能引起。尤其常见于腰骶部椎间盘脱出。坐骨神经的组成大部分是骶神经的纤维，也有部分腰神经根纤维加入，因此无论是骶丛本身或腰骶神经根的疾病，都可能产生坐骨神经痛。此外，坐骨神经的主干和分支也可受疾病的侵袭，而产生疼痛。临床上所谓的坐骨神经痛，实际是一个笼统的名称，并未表明病因，所以在治疗时除止痛外，还必须结合病因治疗。

坐骨神经痛发作时，从腰部开始，沿坐骨神经通路，经臀部、大腿后面、小腿外侧，到足跟、足背，也有沿大腿前面和沿腓神经向下到足蹠的。这种疼痛夜间特别剧烈，一连能痛很久，但阵发加剧。痛起来如闪电或为酸胀，大都从上往下放散。走了路、受了凉就更厉害。疼痛发生在一侧的较多。患病时间较长，病人为了减轻疼痛，身体常向健侧倾斜。患腿在上举伸直时，疼痛加剧。病程过久时，患腿可能萎缩。皮肤苍白或潮红、汗液分泌异常等症状也可能发生。

【针灸治疗】主治穴：肾俞、气海俞、大肠俞、小肠俞、上髎、次髎、中髎、下髎、环跳、髀关、承扶、殷门、足三里、上巨虚、三阴交、昆仑、阳陵泉、委中、委阳、秩边等。对于成年人因受寒、过劳而引起的，即使发病时间较长，腰部活动已受到很大障碍，以抑制法一型手法针刺环跳穴，疼痛便可立即停止；起针后，腰部也能恢复活动。曾治6～7岁的患儿，用兴奋法二型手法，第一次针环跳，灸秩边，第二次针足三里，灸环跳，疼痛即停止，恢复走路等活动。对病因取穴，视病因而定。

六、腰骶神经痛

腰骶神经痛的范围在腰部、骶部、臀部、下腹部、腹股沟部、外阴部和大腿前面。常发生于冬季，有周期性发作。本病发生的原因，除受寒、梅毒、结核和外伤外，妇女的子宫位置不正与其他盆腔疾病，也常常引起发作。

【针灸治疗】对于因受凉而引起的，见效极快，其他炎症性的见效较慢，对于因别的病理变化引起的，如果不把病治好，针灸只能一时止痛。取穴：三焦俞、肾俞、气海俞、大肠俞、关元俞、上髎、肓门、志室、带脉、维道、髀关、环跳、新建、足三里、秩边、委中、行间。

七、股神经痛

股神经是由第二、第三、第四腰神经根的纤维所组成，感觉纤维分布在大腿的前面、内侧面中下部。股神经中最大的感觉神经为隐神经，它分布的区域为沿小腿内侧到达内踝与足的内侧，有时也可分布于踇趾。股神经痛出现的部位，即上述它的感觉纤维分布的部位，膝部较明显，一走路就痛得更厉害。骨盆腔内的肿瘤、脊柱瘤、腰肌脓肿等病，都可引起本病。

【针灸治疗】右腿痛在右侧针灸，左腿痛在左侧针灸。主要穴位：三焦俞、肾俞、气海俞、小肠俞、大肠俞、环跳、髀关、阴包、血海、阴陵泉、地机、伏兔、大都。

八、股外侧皮神经痛

股外侧皮神经是感觉神经，由第二、第三腰神经根的纤维组成，分布在大腿外侧面的皮肤上。发作时，由大腿外侧痛起，波及到膝关节。很多病人表现为蚁走感或麻木而不是疼痛。

【针灸治疗】除参照股神经痛的治疗外，主要穴位：命门、肾俞、气海俞、髀关、中渎、环跳、伏兔、梁丘、风市、新建、鹤顶、革门、曲泉。

九、闭孔神经痛

闭孔神经是由第二、第三、第四腰神经根纤维组成的混合神经。感觉纤维分布在大腿内侧中段一小片。闭孔神经痛，即出现于该区域。疼痛剧烈，如锥刺一样。

【针灸治疗】除参照股神经痛的治疗外，主要穴位：命门、肾俞、阴廉、足五里、箕门、阴包、曲泉、中都、行间、阴陵泉。针环跳穴，也很有效，但在手法操作上，不是一般的针法，而是入针到深部，在患者有感觉后，将针稍提起，再把针尖向外下方稍斜刺，使腹股沟部及大腿内侧产生感觉。

十、精索神经痛

精索神经痛多由手淫或房事过度引起，可波及到腰部，睾丸疼痛，知觉过敏，并往往肿大。

【针灸治疗】效果较好。取穴：肾俞、大肠俞、气海俞、关元俞、上髎、次髎、中髎、下髎、关元、中极、曲骨、髀关、足三里、太冲、三阴交。

第三节　运动神经障碍

运动神经障碍大体上可分为两类，一类是受破坏而出现麻痹，该神经所支配的肌肉发生瘫痪；另一类是运动神经受激惹，它所支配的肌肉发生不自主运动或肌张力增加。这类疾病可由脊髓或脑的疾病所引起。不过，脊髓前角细胞、脊神经前根、脊神经运动纤维、颅神经的运动核和纤维受破坏，而致瘫痪的，为弛缓性麻痹，称为下神经元麻痹或核下性麻痹。其特点是肌肉松软并有萎缩，腱反射减弱或消失。由大脑皮质运动投射区和中枢神经系统内的锥体径路受损害引起的，为痉挛性麻痹，称为中枢性麻痹或上神经元麻痹。其特点是肌肉张力增加，腱反射亢进和出现病理反射。病变在大脑皮质运动区者，多发生单瘫，病变在大脑内囊部则发生偏瘫，病变在脑干则发生交叉性麻痹。故中枢性麻痹是广泛性的，波及整个肢体或身体的一侧；周围性麻痹，则可能仅限于某些肌群，甚至个别肌肉。当然，也可能有例外，例如大脑皮质的小病灶，只能引起足、颜面等处孤立的中枢性麻痹。相反，脊髓前角细胞或脊神经广泛性的病变，也常常引起广泛的周围性麻痹。

针灸治疗运动神经障碍的操作手法和取用穴位，需根据其发病部位和障碍的类别来选用，运动神经麻痹用兴奋法，运动神经过度兴奋用抑制法，而痉挛性麻痹又需用抑制法，弛缓性麻痹需用兴奋法。

一、面神经麻痹与面肌痉挛

面神经支配面部的肌肉运动。它的麻痹可分为两类，一类是由面神经本身或脑桥受损害引起的。面神经本身受病，大都因感冒、风湿，或是耳病、腮腺炎、外伤所引起。此外，梅毒、肿瘤也能引起。症状是皱额时病侧没有皱纹，眼睑不能闭合，流泪，口角向下垂，形成㖞嘴。另一类是由大脑疾患引起的上神经元麻痹，额纹不消失，眼睑也能闭合，只有颜面下部的症状，同时常伴有同侧上肢或下肢瘫痪。这与下神经元麻痹不同。

面肌痉挛，可由面神经受刺激引起，大脑皮层有激惹性病变时，也可发生。小孩模仿本病患者的面部动作，也可形成。症状表现，有的面肌抽动，有的只是眼皮跳动，或不断地一睁一闭，也有眼睑紧闭不能睁开，面肌不松弛，形成口眼㖞斜的情况。

【针灸治疗】对于面神经麻痹，患侧用兴奋法二型手法，有时可配合在健侧用抑制法二型手法，先健侧后患侧。对于面肌痉挛，在患侧用抑制法一型手法，有时也在远隔的上肢或下肢进行针灸。取穴：翳风、耳门、听会、巨髎、四白、攒竹、丝竹空、曲鬓、阳白、颧髎、大迎、太阳、新会、下关、颊车、瞳子髎、地仓、禾髎。治面神经麻痹，我们常用横刺方向，针刺地仓透入颊车或透入下关，效果很好；用雀啄灸法，效果也好。治面肌痉挛，常用"T"形针或短柄的短毫针作安全留针，也有效。

二、三叉神经运动支麻痹与咀嚼肌痉挛

三叉神经第三支中的运动支，分布在咀嚼肌。它发生麻痹后，下颌即偏向病侧，双侧损害时，下颌就垂下来，不能咀嚼。发病的原因有外伤、脑桥疾患、梅毒等，也有因疲劳过度，同时面部受强烈冷风的刺激而发生的。

【针灸治疗】用兴奋法二型手法，主要穴位：悬厘、下关、听宫、颊车、翳风、大迎。对于因过劳受风的患者，当针刺入颊车穴后，嘱患者大胆地做咀嚼姿势，有的可立即恢复正常。

咀嚼肌痉挛与前者不同，它可能表现为咀嚼肌阵挛（斗牙）或强直（牙关紧闭）。其可能由脑膜炎、精神病、癫痫、破伤风等引起。下颌关节发炎和小孩出牙齿时，也可以引起。

【针灸治疗】用抑制法一型手法，取穴：翳风、上关、下关、颊车、悬颅、悬厘、瞳子髎、听会、巨髎、四白、丝竹空、攒竹、天柱、风池、曲池、手三里、合谷、行间、商丘等。

三、舌下神经麻痹与痉挛

舌下神经麻痹分中枢性与周围性两种，引起的原因很多，如脑血管疾患、梅毒、肿瘤等。如一侧的舌下神经发病，舌伸出时，舌尖偏向麻痹的一侧，两侧同时发病，舌的活动困难，发音和吞咽也都出现障碍。核下性麻痹可伴有舌肌萎缩。

舌震颤，在癔病、癫痫、舞蹈病等都可见到。不论强直性痉挛或阵挛，都可能发生卷舌，引起言语障碍。

【针灸治疗】用抑制法二型手法，取穴：天柱、风府、风池、哑门、肩井、听宫、翳风、承浆、廉泉、扶突、水突、人迎、颊车、合谷、列缺等，也可用兴奋法一型手法，针海泉、金津、玉液等。

四、眼肌麻痹

因麻痹的眼肌不同，症状也不相同，有的上眼睑下垂，有的是眼球向外或向内斜视，

有的是瞳孔散大，有的出现复视，但无明显的眼肌麻痹。

【针灸治疗】对成年人用兴奋法二型手法，对儿童用兴奋法一型手法。主要穴位：瞳子髎、悬厘、翳风、肩中俞、肩外俞、身柱、大椎、阳白、四白、印堂、攒竹、睛明、太阳、风池。

五、副神经麻痹

副神经分布在颈部的胸锁乳突肌和背部的斜方肌。斜方肌麻痹后，肩膀向前下垂，举臂困难，有萎缩时肩窝凹陷。两侧都麻痹时，头部也向前俯，背部显得增宽。胸锁乳突肌麻痹后，颈项不能转动，而且头部偏向健侧，脸部转向麻痹的一侧（称为歪脖子）；若两侧都麻痹时，头部向后仰。

【针灸治疗】用抑制法二型手法，针刺时，起针用迅速抖出法。斜方肌麻痹的，主要穴位：肩中俞、肩外俞、天髎、附分、魄户、膏肓、噫嘻、膈关等。胸锁乳突肌麻痹的，主要穴位：完骨、天柱、天牖、天容、天窗、风池、扶突、缺盆、肩井、腕骨、新设等。

六、膈神经麻痹与膈肌痉挛

膈是有弹性而坚韧的呼吸肌，它有双重的功能：一是促进肺换气，同时对于血液循环也起相当作用。二是把胸腔与腹腔隔开，并以它的弹性调节腹腔内压力，如肠下垂，腹压小时，膈位降低；腹水、鼓肠、妊娠，腹压大时，膈位升高；膈不论在低位还是高位，平时都保持着它本身的弹性。膈肌与肋间肌两者之间，具有对抗性与统一性，肋间肌的作用是使肋骨弓提起放下，可使胸廓下口扩大；膈肌收缩时，则可使胸廓下口缩小。因此在两者的协同动作下，更保证了肺容量的增大。右侧的膈脚与膈穹窿，紧密地围绕着肝脏，在吸气时它能挤出肝脏静脉内的血液，同时减低胸腔内压力，使腔静脉内的血液容易流向心脏。

膈肌的功能是依靠着它的神经支配。膈神经是由第三、第四、第五颈脊神经组成的混合神经。运动纤维分布在膈肌，感觉纤维分布在胸膜、心包膜、膈膜和膈下的腹膜。膈神经痛可放散到胸下部、腹上部及腹壁等处，还可发生心绞痛样的疼痛。对膈神经痛，可参照肋间神经痛、胃神经痛、心绞痛等病症的针灸治疗。这里略述膈运动障碍的针灸治疗。

膈神经的运动纤维分布在膈肌，它受侵扰时，可发生膈神经麻痹或膈肌痉挛。

（1）膈神经麻痹：它是出现于颈髓与膈神经的疾患，膈肌本身的疾病也可引起。膈两侧麻痹的主要症状为呼吸严重困难，肋间肌已失掉对抗性协同动作，呼吸时胸上部起伏很大，下部起伏很小，且向两侧分开。吸气时腹部向下陷，呼气时腹部向上鼓。患者的声音发生变化，咳嗽、吐痰和喷嚏均无力，排便时也不能用力，即使轻微的紧张也能发生窒息。但是如果肋间肌和副呼吸肌未受损害，则两侧膈麻痹不一定致命。任何半膈麻痹，除非另有呼吸机能不全的情况，在休息时或很用力时，都还不致发生呼吸困难。

膈运动神经是两侧相对地发出来的，两侧膈肌的功能可以是独立的，如果一侧的膈功能发生障碍，相对侧的一半功能仍可以存在。

【针灸治疗】主要用兴奋法二型手法，取相当于膈所在部位的上腹部和背中部的穴位；其次用抑制法二型手法，配合远隔的穴位。主要穴位：膈俞、肝俞、胆俞、脾俞、胃俞、三焦俞、不容、期门、日月、章门、上脘、鸠尾、新设、肩井、膏肓等。

（2）膈肌痉挛：发病的原因很多，如胃、肠、胰、胆囊的病，肺脓疡、肺气肿、膈部胸膜炎、脑病、脊髓病、内脏癌瘤、外伤、许多传染病，都可以引起。食物咽下过快，小儿哭泣，以及吸入冷空气也可引起。癔病也可表现为膈肌痉挛。在针灸临床中，以精神抑郁、紧张或突然激动所引起的为多见。膈肌痉挛的症状为呃逆，通常是一阵一阵地发作。因为膈肌突然收缩与声门吸息性闭锁，所以出现呃声。有时只需稍为适当进些饮食，或转移一下患者注意力，或嘱患者将两臂高举几分钟，症状即可消失。如呃逆发作频繁，并长期持续时即可能危及生命。有的患者膈肌的邻近器官原先无病，膈肌痉挛的症状也是始终阵发的。初起时，出现呃逆，发生"呃呃"的响声，随后越来越严重，发作时没有"呃呃"的响声，而是膈抽搐与膈震颤，整个腹部振动很大。患者日渐食欲不振、失眠、消瘦。有的发生食道周围炎，有的发生食道下部扩张，甚至发生溃疡与贲门挛缩，这种情况我们曾不止一次遇到。膈肌痉挛发作时可以伴发呕吐，吐出积食或血液。

【针灸治疗】用抑制法一型手法，主要取远隔部位的穴，配合相当于膈所在部位的穴。在控制发作之后，尤其用"T"形针在适当穴位，作较长时间的安全留针，效果显著。对于症状轻者与症状初起者，指针合谷、内关，温和灸法灸膈俞、肝俞、胃俞、鸠尾，均可见效。对于病期较久、症状较重者，以针法为主，灸法配合。取穴：足三里、行间、攒竹、合谷、孔最、章门、期门、气舍、气户、风池、风府、太溪、膈俞、肝俞、胆俞、脾俞、胃俞、中脘、上脘、幽门、不容、日月、大敦、涌泉、新设。在控制症状发作之后，用"T"形针作安全留针，取穴：合谷、行间（向上斜刺）、足三里（直刺或向下斜刺）。

七、臂神经丛及其分支的麻痹

臂丛的解剖情况，已在臂丛神经痛作了叙述，这里不再重复。臂丛麻痹的病因，为外伤、感染与肿瘤等。它的麻痹部位不同，症状也不相同，因而针灸治疗取用穴位也有差别。应用手法需要根据具体情况而定，进针后一般都要不断捻动针柄作轻度的捣针。灸法取熨热灸法或雀啄灸法。臂丛及其各分支神经麻痹的主要症状和针灸的主要穴位简述如下：

1. 全臂神经丛麻痹

整个臂神经丛麻痹时，上肢发生弛缓性麻痹，从肩到手指的运动机能障碍，腱反射消失，感觉也缺损。如脊髓第八颈节与第一胸节，及这两节神经的交通支受损后，可出现霍纳氏症候群，即瞳孔缩小、眼球下陷、眼睑下垂、眼裂变窄。

【针灸治疗】用兴奋法二型手法，穴位可分成几组，斟酌具体情况选用。

第一组，风府、攒竹、四白、肩井、肩髎、新社、曲池、阳池、二间、前谷。

第二组，风池、鱼腰、瞳子髎、肩外俞、肩髃、天府、尺泽、偏历、少府、新义。

第三组，天柱、天鼎、丝竹空、睛明、臑会、臂臑、四渎、郄门、三间、中渚。

第四组，天窗、肩外俞、巨骨、天泉、天井、间使、手三里、合谷、阳谷、阳溪。

2. 肩胛上神经麻痹

肩胛上神经支配冈上肌和冈下肌，发生麻痹时出现该两肌运动机能障碍。肱骨下垂，上臂不能往上举，尤以外旋转困难。麻痹程度大的，容易引起肱骨脱臼。

【针灸治疗】用兴奋法二型手法，取用天柱、新设、肩井、天宗、肩贞、肩髎、秉风、巨骨、肩外俞、肩中俞、臑会、臂臑、新社、极泉、天泉、曲池、手三里、四渎等。

3. 肩胛下神经麻痹

肩胛下神经麻痹后，肩胛下肌和大圆肌的运动机能丧失，上臂的内旋转困难，也不能将外展的上臂向后转；上肢下垂时，则向外旋转，不能向背后反抄两手，或不能摸到自己的臀部。

【针灸治疗】用兴奋法二型手法，取用肩贞、天宗、神堂、膈关、魂门、意舍、肓门、臑俞等，其他穴位参照治肩胛上神经麻痹取穴。

4. 胸前神经麻痹

胸前神经分布于胸大肌和胸小肌。发生麻痹后，患侧的手不能放到对侧肩上，臂不能向前伸开，也不能紧贴于躯干，胸肌可出现萎缩。

【针灸治疗】用兴奋法二型手法，取用肩中俞、肩外俞、肩井、彧中、神藏、灵墟、云门、中府、神封、库房、屋翳、膺窗、周荣、胸乡、阳池、大陵、阳谷、阳溪等，其他肩臂部的穴，参照肩胛上神经麻痹的治疗。

5. 胸长神经麻痹

胸长神经支配前锯肌，因其位置比较浅长，故易于受损。发病的症状，患者的肩部高耸而略向后，肩胛骨向脊柱靠近，其下角明显地从背部松开而耸起，叫翼状肩胛。患者举臂困难，举起时不能超过水平位置以上。

【针灸治疗】用兴奋法二型手法，取用食窦、期门、日月、章门、京门、辄筋、天溪、天鼎、天窗、中府、大包、三焦俞、肾俞、气海俞、大肠俞、小肠俞等，其他穴位参照肩胛上神经麻痹的治疗。

以上各症，均可与下列各穴配合：曲池、手三里、支沟、内关、支正、灵道。

6. 桡神经麻痹

桡神经的运动纤维分布在臂、前臂、手和指的伸肌，以及前臂旋后肌与拇长展肌等肌肉。本病一个典型特征是"悬垂手"，就是平伸手臂的时候，手即自然下垂，不能伸平，手指弯曲，小指最弯，拇指不能外展，手握不紧，旋后也受障碍。

【针灸治疗】用兴奋法二型手法，取用肩井、巨骨、肩髃、臑会、曲池、手三里、上廉、下廉、阳池、孔最、太渊、鱼际、少商、臂臑、新义、合谷、二间、三间等，并可配合取新设、大椎、陶道、大杼、附分。

7. 尺神经麻痹

尺神经支配第四指和第五指。它的运动机能，主要是腕关节的掌屈、尺侧屈，无名指与小指的屈曲，手指的并拢和分开，以及拇指的内收；也部分管理食、中两指的屈曲。本病患者的小指完全不能动，无名指的运动也受障碍；握拳时此两指均不能屈曲；指间关节弯曲，不能伸直，但掌指关节却不能屈，又过于伸直，因而手背上的沟陷显著，拇指不能内收，形成一种特殊姿式，名叫"爪形手"。

【针灸治疗】对于患病初期，用兴奋法二型手法，对于麻痹日久者，用抑制法二型手法，在患侧取穴：肩中俞、肩外俞、肩井、青灵、少海、四渎、支正、郄门、灵道、神门、养老、阳谷、腕骨等，并可配合取颈后区和背上部其他的穴位。

8. 正中神经麻痹

正中神经的位置较深，外伤较少。患者握拳时，食指与中指的指关节不能屈曲，当手紧贴桌上时，食指不能作搔抓动作；无名指与小指的屈曲也不完全。拇指伸直而稍内收，不能对掌，不能和别的指尖一起摄取东西。因为鱼际肌萎缩，手掌平坦，这些症状使手像猴子的手，所以叫做"猿手"。

【针灸治疗】用兴奋法二型手法，取用肩中俞、肩外俞、肩井、天府、天泉、青灵、曲泽、郄门、内关、间使、大陵、四渎、支沟等，并可用抑制法二型手法，配合取新设、大椎、陶道、大杼、附分等。

八、股神经麻痹

股神经是第二、第三、第四腰神经纤维前支组成的混合神经。股神经的运动纤维支配着髂腰肌、缝匠肌、耻骨肌与股四头肌等。麻痹后，患者平卧时不能抬起躯干，大腿不能屈向腹部，大腿屈曲时也不能随意伸直，小腿不能伸直，走路困难，不能抬腿，不能跳跃与上阶梯，甚至不能走路，膝腱反射消失。有的发生股四头肌萎缩，但运动障碍不一定明显。

【针灸治疗】用兴奋法二型手法，取用三焦俞、肾俞、气海俞、大肠俞、小肠俞、髀关、箕门、阴包、伏兔、血海、阴谷、曲泉、阴陵泉、梁丘、膝关等。

九、闭孔神经麻痹

闭孔神经的组成与股神经相同，主要支配股部的内收肌群和闭孔外肌。本病症状是腿内收困难，患腿不能交叉到健腿上，腿向外旋转也发生困难。闭孔神经麻痹常与股神经麻痹同时发生。

【针灸治疗】用兴奋法二型手法，取用环跳、阴廉、足五里、伏兔、风市等，并参照股神经麻痹的治疗取穴。

十、坐骨神经麻痹

坐骨神经是人体中最粗的神经，它是由第四、第五腰神经根，以及第一、第二、第三骶神经根构成的混合神经。它本身自股下端再分为腓神经与胫神经。全部麻痹时，腓神经和胫神经的机能即同时受损，大腿向外旋转困难，小腿不能屈曲，足和足趾也麻痹，借髂腰肌和臀大肌与四头肌的力量，可以举步，但足趾要离开地面时，就不能不在股关节处作过度屈曲，因此有"跨阈步态"或"涉泥步"、"鸡步"之称。

【针灸治疗】 用兴奋法二型手法，取用承扶、殷门、秩边、新建、环跳、浮郄、合阳、阳陵泉、太冲、飞扬、三阴交、解溪、陷谷等。

十一、胫神经麻痹

胫神经的运动纤维支配小腿、足与趾的屈肌及足的内转肌。本病的主要症状，不能用足尖走路，足掌不能向下屈，相反还向上钩。同时足掌的内侧向下扭，外侧向上扭，形成所谓外翻脚，跟腱反射消失。有时是足趾尖端的两节屈曲，形成鹰爪脚。

【针灸治疗】 除同治坐骨神经麻痹外，还可取用委中、三阴交、交信、太溪、商丘、地机、行间、公孙。

十二、腓神经麻痹

腓神经的运动纤维支配足与趾的伸肌及足的外转肌。本病的主要症状，不能用足跟站立和行走，跟腱反射仍存在，足向下垂，趾尖也向下，呈"下垂足"，足掌的外侧向下扭，形成马蹄内翻脚。

【针灸治疗】 除同治坐骨神经麻痹外，可再取用委阳、足三里、上巨虚、条口、下巨虚、悬钟、侠溪、丘墟、内庭、昆仑。

十三、腓肠肌痉挛

本病俗称小腿肚转筋。腓肠肌的运动机能受胫神经支配，并分布有胫、腓神经的感觉纤维。发作时，小腿疼痛甚剧，不能步行，尤以夜间疼痛发作更加剧烈。发病原因，下腿郁血（妊娠、骨盆内肿瘤、静脉瘤、静脉血栓等）、腓肠肌使用过度（骑马、游泳、行军等）、水分缺乏（霍乱、急性下痢）、脚气和受寒等。在游泳时腓肠肌痉挛发作，往往因而溺死。

【针灸治疗】 用抑制法一型手法，主要穴位：承扶、环跳、足三里、上巨虚、条口、秩边、髀关、委中、承筋、承山、合阳、三阴交、仆参、金门等。

十四、书 痉

这种病是手腕和前臂的运动，在平时无障碍，独在写字时才发生痉挛。有的仅在写字时表现手颤，字迹写不整齐；也有的在写字时手就疲乏，笔尖常直撞纸上或竟误触别处；也有发生震颤，完全不能写字。此病大多见于以书写为业的人，体力劳动后，写字也可能引起这种现象。这与本人的体质有密切关系。手腕疾病，如创伤、骨膜炎、神经炎等，也可为诱因。担任电报、缝纫、修理钟表等工作者，也可能发生类似的痉挛，所以此病又叫职业性的痉挛。

【针灸治疗】用抑制法一型手法，主要穴位：三间、合谷、中渚、后溪、阳池、太渊、新义、列缺、孔最、曲池、支沟、养老、阳溪、通里、间使等。

第四节　头痛与偏头痛

一、头　痛

头痛是许多疾病都可能发生的一种症状。脑、脑膜、眼、耳、鼻、咽喉等部疾患，高血压以及全身各个系统的各种疾病，都可以发生头痛。此外，用脑过度与生理机能转变如月经初潮与绝经等，也可出现头痛。

【症状】疼痛的部位各不相同，有全头部，有后头部，有前头部，有只限于某一点的，也有患者是此起彼落而无固定的部位。疼痛的程度与性质视病因不同而不同，可如爆裂、胀、刺、束压、烧灼等。重者非常强烈，轻者只感隐隐作痛。疼痛可持续数小时或数日，反复发作，也有持续数月或数年，甚或竟至终身。当疼痛时，凡光亮、声音、振动、咳嗽、喷嚏等的刺激，都能使之加剧。痛甚时可发生呕吐。

【针灸治疗】用抑制法一型手法，一般效果良好。取用穴位，局部的用疼痛所在部位或其附近的穴，远隔部位的用四肢的穴，但其他远隔穴位也可应用。不过治疗头痛应该尽可能根据发病的原因处理，才能彻底。例如，我们曾治疗前额痛患者，在痛处及其附近取穴，仅能止痛片刻。后来仔细诊查，患者前额痛的原因是由枕神经的病变引起的，即试针风池穴，进针后，轻度缓慢捻针，使针刺感觉由枕部、耳后逐渐放散到前额，疼痛即停止，再留针十多分钟，从此解除了患者多年的头痛。随后把这个经验用于同样的患者，也收到相同效果。还体会到，取用新设穴较风池穴容易，针刺感觉的产生也较易掌握，对前额痛效果也很好。又如治习惯性便秘患者的头痛，除采用头部穴位外，还采用腰部及下肢部的穴，解除便秘，不能只治头痛，这样两者可同时得以解除。有的患者仅针灸腰部的大肠俞或三焦俞，下肢部的足三里或阳陵泉，便秘解除后，头痛也就消失了。对于有的患者，仅用温和灸法，灸一侧的足三里或悬钟，当感觉达到脚部时，头痛也立即消失。对于高血压、低血压、神经衰弱及疲劳过度引起的头痛，应用上述灸法也有效。治头痛常用穴位：天柱、风池、风府、新设、肩井、强间、百会、率谷、头维、悬厘、太阳、上星。治头痛的同时，应注意增进全身健康，可经常针灸曲池、外关、足三里、悬钟、三阴交、膏肓、大杼等穴。对某些顽固性的头痛，除针灸增进全身健康的穴位以外，可用短毫针横刺印堂穴（针尖向上），安全留针2～3天，有显著效果。

二、偏头痛

这是指一种发作性的偏侧头痛，脑血管运动神经机能障碍是本症的基础。发作常由青年时期开始，初起时发作的间隔较长久，以后则每隔数周或数月发作一次，到中年以后，发作次数才逐渐地减少，疼痛的程度才减轻。过度疲劳、情绪激动、消化障碍、饮酒过量、饥饿过度等，都可成为发作的诱因。

【症状】疼痛范围偏于头的一侧，可以扩及前额、眼球与眼眶周围，也可扩散到枕部，偶而可波及颈部及背部。有的人总是固定在某一侧，有的人则是左右两侧交替发作；一切动作与光亮、声音等的刺激，都可使疼痛加剧。所以患者有怕光、怕烦的情况。血管舒张，而致脸部潮红、发热，有时恶心呕吐，泪液与鼻腔黏液分泌旺盛，多汗多尿等，疼痛持续数小时或数日不等，妨碍饮食和睡眠。有的不仅发生偏头痛，也同时发生视力障碍。视力障碍也可以是偏头痛的先兆而先出现。可能有眼睑下垂，瞳孔扩大。有的患者还可发生听觉迟钝、耳鸣、眩晕，甚至有短暂失语，以及味觉、嗅觉和一侧肢体发生异常感觉等先兆。有的于发作将终止时，才出现植物神经症状。

【针灸治疗】除参照上述头痛的治疗外，取穴：额厌、悬颅、悬厘、阳白、攒竹、和髎、手三里、足三里、合谷、颊车、承浆、瞳子髎、中脘、内庭、太阳、风池、关元、三阴交等。如是单纯偏头痛，不发生眼的症状，眼区的穴和其他有关穴位，则无需取用。一次用穴不需很多。有些患者只需在远隔部位，以抑制法一型手法，针灸一两个穴，即可停止发作。我们曾治一位偏头痛的患者，他患病已二十多年，过去每次发作均服止痛药，效果不好，并且每次发作后几天都不能工作。我们用抑制法一型手法，取用少数穴位，效果很好，发作次数减少，在两年多仅发作四次。第一次针痛侧的悬厘，灸两侧足三里，第二次针两侧合谷，第三次针两侧行间，第四次针灸两侧肩井，都很快停止了疼痛，疼痛停止后即能工作。

第五节　心因性精神病

一、神经官能症

神经官能症这个名称早就有了，临床上的症状也曾描述得很具体，但是关于它们的发病原理，以往则缺乏病理生理的认识。巴甫洛夫的高级神经活动学说，从这方面阐明了人的神经官能症是由于高级神经活动障碍所产生。这种机能障碍，是由神经活动的基本过程——兴奋与抑制——的强度与灵活性过度紧张而引起。其发展程度如何，一方面取决于外界刺激的性质，另一方面也取决于患者本身神经的强弱以及年龄与健康状况。在正常状态下，神经的兴奋与抑制这两个过程，通过扩散、集中与相互诱导的活动，彼此间协调动作形成两者的动力平衡，灵活地使机体适应外界环境的变化。由此可知，神经本身需要相当的劳动，才能达到这种协调与平衡。如果所需要的劳动，超过了大脑两半球机能的能力范围，就会出现高级神经活动失调的现象。

促成高级神经活动的失调，基本上有三种情况：第一，兴奋过程的过度紧张，在生活中遭到十分强烈、沉重而难于忍受的刺激，如火灾、水灾、亲人死亡，以及其他突然的意外事故等，都能引起。第二，抑制过程的过度紧张，在困难环境中，过度压制本身的愿望和思虑，或思想上存在着不能解决的矛盾，或进行高度精密的分析工作等，都能引起。第三，兴奋和抑制过程之间发生冲突，或其灵活性过度紧张，突然改变生活方式（包括生活习惯与工作习惯），面临一种不熟悉而艰巨的新任务，或对于环境中不断发生的巨大变化，必须及时采取措施与艰苦繁重的工作等，都可以引起。除精神创伤之外，任何足以减弱机体的情形，也能引起。如传染病、贫血和内脏器官疾病等，它们能降低神经系统的机能活动，因而都能产生神经官能症的症状。另外，大脑皮质的机能障碍，又可影响植物神经的机能而产生内脏器官的症状。

我们在临床治疗中所见，癔病的产生，相当于兴奋过程的过度紧张；精神衰弱的产生，相当于抑制过程的过度紧张；神经衰弱的产生，相当于兴奋过程与抑制过程之间发生冲突，或其灵活性过度紧张。这种从临床的印象所得的概略认识，当然绝不能说明包括各该疾病的基本原理，因为人与自然环境间的情况复杂，所以针灸治疗这类疾病，就不能像治疗一般神经痛那样比较有规律，而必须根据患者本人病情等具体情况，灵活地使用操作方法。

1. 神经衰弱

这病是神经官能症最多见的一种，发病的多为青年与壮年，且以脑力劳动者居多。

【症状】情绪易于改变，急躁激动，常因小事发脾气而不能控制；头痛、头重、肩紧、背痛，睡眠易醒、多梦，或经常失眠；对事物敏感，怕痛、怕响声、怕光亮，精神容易兴奋，也容易疲劳。有的出现心慌，呼吸短促，颜面潮红或苍白，出汗、手足发冷、消化不良、便秘。有的出现注意力不集中，记忆力减退。遗精、早泄、阳痿是男子患神经衰弱者常见的症状。本病患者病前工作能力都较强，且可坚持较长时间的工作，但患病后逐渐出现精神体力容易疲惫，对自己的病常表现出焦虑、恐惧，甚至对前途抱悲观消极态度。

【针灸治疗】有时见效迅速，有时对部分症状效果良好，但都需要较长时期的治疗。我们平时大多采用抑制法二型手法，以一星期至两星期为一疗程，作有计划的治疗，常用配穴法有：大杼（或膏肓）配足三里，合谷（或内关）配三阴交，神门（或通里）配悬钟，百会（或大椎）配肺俞，命门（或腰阳关）配大肠俞（或三焦俞），肾俞（或膀胱俞）配中极（或关元），肩中俞配胃俞，曲池（或外关）配行间（或内庭）。如果症状复杂，应该首先针对患者最感痛苦的症状进行治疗。例如因失眠引起许多不适，应先以治失眠为重点，先针灸三阴交、通里、膏肓、悬钟等穴；因消化不良引起失眠的，则先以促进消化机能为重点，可先针灸足三里、胃俞、大肠俞、合谷等穴；男子因性机能障碍引起失眠的，可先取肾俞、中极、关元、命门等穴。针疗时，应避免患者发生疼痛与紧张，灸时避免灼热感。可将治疗一定症状的穴位和灸法，教会患者本人及其家属，以便随时用来解除经常发生的某些症状。此外，应使患者明白神经衰弱，在神经系统中没有器质性病变，心胸应放宽，工作之外每天可作适当运动，适当地注意营养，使神经机能渐趋稳定，以恢复正常平衡。在神经衰弱的症状初起时，更应注意劳逸结合，以免病情发展。

2. 精神衰弱

本病在神经官能症中少于神经衰弱。

【症状】异乎寻常的顾虑多端，遇事犹豫不决，缺乏当机立断与自信心。由于经常充满着怀疑，情绪上有时惶恐不安，对未来有畏惧的想法，常常出现强迫性的思维和行为。例如患者离开家时，会害怕家里失火，明知这种顾虑是不必要的，但是非想不可，自己无法控制；或者表现在重复某个动作，如患者离开寝室时已经把门锁好了，但走到半路还要回去看看，甚至这样可以往返数次。有时患者也可表现怕高处、深处、空地、黑夜等，但又想去尝试。患者常因此而痛苦，但又摆脱不开。此外，常有性功能降低、食欲不振、血管运动反应降低等现象。患者仍可保持工作与学习能力，但症状严重时会干扰工作。有一位患者，他具有相当强的工作能力，但每到夜间临睡时，就出现强迫性的观念和行为。他明知自己不会拿刀去杀害人，但又恐怕两只手会违背自己的意愿，每夜都要让人把他的手绑起来，才能入睡。又有一位患者，已养成了喜欢深思熟虑的性格，每接触到一件事情，都花一番思索，提出许多问题，充满着怀疑。人们感到他工作上虽然负责，但性情上"迂气"，没有想到这是病态，以后情况逐渐地变得明显而严重，以致不能工作。每天晚上睡觉时，开着灯睡不着，关着灯又害怕，要把电灯开关的拉线结在手上，可是又怕触电，后来陷于严重失眠；他看京戏"空城计"，明明知道是在看戏，但又想，诸葛亮前面是用布画成的城墙算得什么"空城计"，于是对于表演好坏丝毫未去注意。

【针灸治疗】见效较快，取用穴位，可参照治神经衰弱。操作大多用抑制法一型手法。有时必须针对具体症状，认真地掌握治疗时机，例如患者怕黑夜，则在夜间使用针灸，使患者安静入睡；怕深处则在针灸后随即带他去看深处，或就在当场给患者针灸，即可逐渐解除其对深处的恐惧，其他症状也可随之而愈。

3. 癔病

癔病又名歇斯底里，俗称失心风。中医的脏躁症，可能为癔病。在神经官能症中，也少于神经衰弱，但在精神病院急诊中，还是比较多见的一种精神疾患。患者以青年为多，其中以女性较多。本病常因精神上受重大的刺激所引起。

【症状】很复杂，各个患者发病轻重的程度也不同。患者症状多种多样，概括起来，可归纳为感觉、运动、植物神经系统与精神状态等方面。感觉表现：易觉疼痛、瘙痒，皮肤觉冷、觉热、有蚁走样感觉或其他的异常感觉；身体的某处或半身或全身，不知痛痒或不知冷热，感觉丧失部位与神经解剖分布区域不相符合，且可因暗示而改变；嗅觉、味觉反常，有时也可表现为两耳全聋，或双目失明。也有人觉得下腹部有一个球在蠕动上升到喉部、头部，或觉喉部似有物堵塞或紧束。运动方面可表现为亢进、减退或丧失，有时表现手足乱动，显得痉挛很厉害。运动亢进者，表现为抽搐发作，这是癔病最常见的症状之一。症状重的类似癫痫大发作，四肢僵直，两拳紧握，牙关紧闭，但不是突然倒下，意识也不一定完全丧失，所以无跌伤，也无癫痫大发作那样的咬破舌和大小便失禁的现象。抽搐发作时，瞳孔无变化，约经半小时或数小时后痉挛停止，其后既无病理反射，也不进入睡眠。有的人可立即恢复活动；有的人啼哭、哄笑或呻吟不止；有的无全身性抽搐发作，只有不同部位不同程度的肌肉抽搐，如面肌痉挛或上肢出现震颤；有的出现舞蹈样动作。运动机能减退或丧失者，表现为麻痹或不全麻痹，可能是单瘫、偏瘫、截瘫、或四肢麻痹，也可发生不语症与失音症。植物神经症状，表现为血管运动障碍，有青紫、浮肿、发冷及皮肤划痕症等。内脏器官的障碍，如食欲减退或增强，有时打呃、嗳气，也有的恶心呕吐、便秘或腹泻，上腹部饱胀或疼痛，气促气喘或呼吸困难，心悸亢进等。这种病人的精神状态，千变万化，喜怒哀乐，捉摸不定，而且易于变化，有时也出现意识障碍。

【针灸治疗】平时用抑制法二型手法，在背部、腰部、腹部及四肢取穴，作有计划治疗，以达到调整大脑皮层的作用。在痉挛发作时，用兴奋法一型手法，以解脱大脑皮层的抑制而诱导皮层下的抑制，减退或终止痉挛。取穴：风府、大椎、人中、合谷，及肢端敏感部位的穴。如有痉挛发作先兆，用抑制法一型手法，使皮层与皮层下均抑制以阻止发作。取穴：风府、肩井、神门，针灸工具准备不及时，也可在这些穴位上用指针。我们曾在风府穴位给以指针，达 30 分钟以上，解除过患者的痉挛发作。有一位女患者，癔病痉挛发作，逐渐由轻到重，由长时间发作一次到发作频繁，最后甚至每天要发作数次，身体逐渐瘦弱，完全失去工作能力。针灸治疗后，发作次数逐渐减少，发作时的症状也逐渐减轻。有一次，已有发作先兆，她要求立即针灸，这时我们一方面准备针刺工具，一方面在她的风府进行指针，用力掐压；在指针过程中，发作先兆解除了，痉挛也没有发作。此后每当有先兆时，即在风府先用指针，有时能完全控制发作，有时即使发作，症状也很轻。患者痉挛发作少了，通过解释，她也能正确对待病因，而不易为客观刺激所激动，身体健康增强了，病情更为好转，情绪也同时好转。她又学会指针风府的方法，即出院赴工作岗位，十三年后访问，一直未复发。

癔病在痉挛发作过后，如有其他症状，则用兴奋法二型手法给以治疗。古代针灸家的经验，我们用之常有卓效，即喜笑无常时，针人中、阳溪、列缺、大陵、神门。呆而不灵，灸少商、心俞，针神门、涌泉、中脘。多悲泣，灸百会、大陵，针人中、颊车。

二、反应性精神病

本病的临床症状，可分为急性精神反应与持久性精神反应两类。急性精神反应，主要由突然激烈的精神创伤所引起。症状表现很不一致，或为深度的抑制状态，即动作减少，拒绝饮食，问话不答，意识障碍等；或出现运动兴奋与意识混乱状态，即盲目地到处乱跑，恐惧、幻觉、不安等。

持久性精神反应，以往所有的精神创伤，都可发生影响。症状不像急性复杂，主要表现为抑郁症与妄想症。它与躁狂抑郁性精神病的抑郁的区别，在于患者所有的体验，都较明显地集中在以往精神创伤有关的事件上，在回忆、梦境、幻觉中都反映出来。

【针灸治疗】对于精神运动兴奋患者，以镇静、安眠、促进全身健康为主，用抑制法二型手法，主要穴位：百会、风府、新设、膏肓、胆俞、脾俞、大肠俞、曲池、内关、神门、足三里、悬钟、解溪、内庭。对于抑制状态者，应用兴奋手法，用穴加取少商、太冲、人中、涌泉、合谷等穴。

第六节　精神分裂症

精神病的症状很复杂，在我国古代医书中就有很多临床记述。由于这类病临床表现有行为失常，人们遂把它叫做"疯病"或"痴病"。疯病是指哭笑无常或语无伦次，行为暴戾或放荡，以及有破坏性举动者，民间又称之为"疯子"。痴病是指不言不语或自言自语，行动呆滞或僵若木偶者，民间又称之为"痴子"。

精神病的致病原因，既取决于患者的神经类型及先天因素，也取决于患者的具体生活情况等外界客观因素。疾病、精神刺激等与患者本身具有的一定内在条件相结合，即可发生。这些疾患虽是机能性疾病，但像精神分裂症的晚期，大脑皮质的神经细胞也可出现萎缩退化。

针灸治疗精神疾病，也是多种多样的，有的是古代医书已有记载，有的是家传秘法，并无文字记载。有些操作方法，如深刺风府，必须谨慎应用，否则难免不发生危险。

精神分裂症是比较常见而危害又较大的精神病，多发生于青壮年，发病缓急不一。慢性发病者，早期常出现许多神经官能症的症状，如头痛、失眠、容易疲劳、情绪不稳等。随后逐渐出现精神分裂症的临床特征，即情感淡薄、多疑、各种妄想与幻觉。幻觉以听幻觉（常听到有人咒骂他）较多见，妄想以迫害与妒嫉为多见。有的自言自语，答非所问，自省力与判断力缺乏，情感、行为与思维活动三者不能协调。谈悲痛事反而表现出高兴或悠闲自得，或傻笑；谈欢乐事，反而表现出愁闷或哭泣。有的患者常常独自呆坐，不言不语，或卧床不起，拒绝饮食。对外界刺激无任何反应，有时全身僵直，如若木偶，有时像蜡人似的，任人摆布，即使摆很不舒服的姿势，也能长时间固定不动，表现为木僵状态。也有无任何外界刺激而出现激动，表现动作很多，冲动、暴戾、毁损物品，衣被不敛，窬垣上屋，自伤伤人。此外，患者也可出现植物神经的功能失调，如月经及性功能紊乱与皮脂腺分泌过多等。

【针灸治疗】有一定的效果。对于兴奋躁动的患者，采用抑制法一型手法，取穴：百会、神门、合谷、阴陵泉、三阴交、中极、足三里、中脘、鸠尾等。对于动作迟缓、懒散、嗜卧的患者，用兴奋法二型手法，取穴：人中、承浆、合谷、神门、风府、哑门、心俞、神藏、谚语、大椎、陶道、身柱、少商等。

此外，对一些不同类型的精神分裂症所表现的不同症状，可对症取穴。

单纯型所表现的生活疏懒、联想散漫等，可针灸神门、百会、内关等。

青春型所表现的行为紊乱，外出乱跑，哭笑无常，赤身露体，不知羞耻，可针灸三阴交、阴陵泉、中极、曲骨、神门、太冲、合谷等。

紧张型所表现的闭目不睁，缄默不语，不食不眠，形如木僵，可针人中、承浆、神门、印堂、上星。针或灸心俞、中脘、鸠尾、足三里、大肠俞、少商、劳宫、曲池、哑门、颊车、下关等。

妄想型所表现的妄想、听幻觉，可针灸百会、神门、心俞、翳风、耳门、听宫、听会等。

第七节　躁狂抑郁性精神病

顾名思义，可知本病的临床症状有两组相反的内容。它可以出现躁狂状态，或抑郁状态，或两者交替出现。发病率次于精神分裂症。初次发病常在20～30岁，女性患者为多。家族中有时有同样患者。躁狂状态有轻有重，轻者主要表现为情绪比较高涨，动作增多，不安静，终日忙碌不停，爱说话，意念飞扬，思维活跃，从不表示忧愁。如发怒，一瞬间立即消失，喜穿鲜艳衣服，言谈表情有吸附力。重者主要表现为急性发作，高度兴奋，容易激动发怒，说话不停，甚至日夜叫喊，即使声音已嘶哑，仍然不断地说，有时终日哭闹不止，动作比轻型者更多，日夜不停，历时很久也不疲劳，可发生破坏与伤人的行为。严重躁狂者，可出现极低级的本能活动。极严重者，可以发生意识轻度障碍，甚至谵妄，判断力丧失。抑郁状态与上述情况恰恰相反，主要表现为情绪低落，思维活动迟钝，动作减少，愁眉不展，目光呆滞，对生活冷淡，前途失望，常单独一个人呆坐，不主动地与人谈话等。有悲观失望而自杀者。不论是躁狂或抑郁的单纯发作，还是两者交替发作，都可以反复出现，间隔时间长短不定。在不发作时，患者的精神状态完全正常。尽管发作次数多、病程较长，也不致发生精神衰退或痴呆。

【针灸治疗】对于严重的躁狂状态，用抑制法一型手法，症状较轻者，用抑制法二型手法；对于抑郁状态，用兴奋法二型手法。主要穴位：百会、神庭、风府、天柱、新设、风池、大椎、人中、神门、曲池、昆仑、隐白、合谷、中冲、太冲、中脘、神阙、三阴交、申脉。进针法都可用迅速刺入法，但应注意防止引起躁狂者一时更加躁狂，如有这种现象，应坚持给以混合捣的手法，并可同时多取些穴位。特别应注意防止发生断针。对于抑郁症状者，有时或许引起躁狂，要防止这一种现象，进针时可用缓慢捻进法。

第四章　外科疾病

一、疖、痈

疖，发病原因与毛囊炎相同，皮肤受创伤感染葡萄球菌是其病因，身体衰弱与精神抑郁者更易发生。尤其是小儿头部容易发生，普通称为"热疖"。夏季最为多见。症状初期是毛囊发炎，逐渐侵入深部组织，发生急性炎症小结疖。起初疖肿较硬，患部皮肤隆起、红肿、疼痛。这时有的患者周身不适，体温升高，疖的附近淋巴结肿大。疖肿进一步发展即化脓，中心部能触到明显的波动；疖肿破裂流脓后，患部疼痛而其他症状消退，皮肤缺损处渐渐新生肉芽组织，病灶结瘢而愈。有些疖的病程比较复杂，例如外耳道皮肤的疖，局部有强烈的放射状疼痛，上唇的疖（普通称为人中疔）和鼻部的疖，有时危及生命。因为此种疖可能并发栓塞性海绵窦炎，也可能发生败血症。有些部位的疖的细菌可能侵入脏器组织。

痈，产生原因及经过与疖相同，不同的是本病一开始，患者即发生恶寒、高热、头痛、周身不适等症状，患部较硬的弥漫性的浸润范围较广，像很多疖积聚在一起，疼痛剧烈，痈迅速破溃后，整个发炎部位形成许多穿透的小孔，该部组织的坏死物和脓汁一同从这些小孔排出。患者发生败血症的机会尤多。

以上两种病，患部宜严格注意清洁消毒，必要时应进行外科手术。

【针灸治疗】疖的治疗，患部进行灸术，患部附近进行针术。在初期红肿时，用兴奋法二型手法；疖破裂流脓时，用抑制法二型手法，往往能促进炎症迅速吸收与消失。疖肿破裂流脓后，久不收口结瘢的，局部单用温和灸法，可促使新生肉芽组织较快地生长，充填皮肤缺损。病情重的，需进行全身性治疗，用抑制法二型手法。患部在头面部及上肢者，取穴：合谷、曲池、手三里等。患部在背、腰、臀部者，取穴：肩井、足三里、委中、足临泣、行间、通里、少海、太冲等。

痈的治疗，用抑制法二型手法，取穴：肩井、委中、曲池、悬钟、新设、身柱。患部可用温和灸法，每天灸两次。《针灸大成》对于"痈疽发背"的治疗，针灸取穴除注意全身治疗外，还指出可用蒜片贴在患部灸治，"如不疼灸至疼，如疼灸至不疼"，可参考应用。

二、静脉炎

静脉炎是由静脉壁受损害、血流缓慢、血液凝固性增高等因素引起的。静脉曲张、静脉附近组织发炎，以及注射、外伤、手术感染等均可发生。本病多发生在下肢，上肢较少见。引起的疼痛和静脉的径路一致，不向别处放散。炎症波及周围组织时，皮肤潮红、灼热、浮肿，全身发热。

【针灸治疗】用抑制法一型手法，取患侧及患部附近的穴，用抑制法二型手法，取远隔部位的穴。常用穴位：大椎、身柱、肩井、命门、腰阳关、环跳、秩边、风市、阴市、足三里、三阴交、曲池、复溜、血海、阴廉等。

三、静脉曲张

静脉曲张是静脉壁薄弱、血液回流障碍等因素使静脉扩张的结果。搬运工人与孕妇容易发生本病。此外，神经调节机能障碍者也可发生本病。本病多发生在下肢。随扩张的静脉的延长、蜿蜒曲折，甚至一堆一串地凸起。站立或走动较久时，患者会觉得下肢沉重。患部皮肤肥厚变色，轻度浮肿，非常瘙痒；搔破后可发生湿疹、溃疡，顽固难治。应该注意患部清洁，防止发生溃疡，适当地少走少站。

【针灸治疗】用抑制法二型手法，取穴：百会、大椎、身柱、命门、足三里、上巨虚、条口、解溪、飞扬。患部附近取穴，最好用兴奋法二型手法。

四、血栓闭塞性脉管炎

本病主要是由感染、潮湿、寒冷、毒素以及精神刺激等因素引起。血管对于病理性的内外感受性冲动的反应发生障碍，血管内膜增厚和血管壁内血栓形成，小动脉狭窄形成闭塞性动脉内膜炎和自发性坏疽。本病多发生于下肢，最初是沿着神经分支的径路出现不固定性疼痛，肢体怕冷、发凉、麻木感，并出现间歇性跛行。由于血栓形成、血管狭窄的缘故，下肢出现缺血性冷感，足背动脉常不能触及搏动，甚至股动脉、腘动脉的搏动都受影响。有时可出现疼痛性的浅蓝色硬块，足趾常呈红蓝色，用指压迫后，又可出现长时间不消退的白色斑痕。由于发生下肢缺血性疼痛，患者为了减轻痛苦，常躺在床上，或将腿悬挂于床下，或将足跟靠近臀部取屈膝坐位。随后出现自发性的坏疽，或小创伤引起坏疽，疼痛更加剧烈，影响睡眠。坏疽部分有时脱落形成疤痕，有时合并感染，不及时处理，可能变为败血症。这种病用中西医结合治疗，疗效较好。

【针灸治疗】有止痛与减轻症状的效果。下肢一侧发病的患者，用抑制法一型手法，取患侧穴位：环跳、阴廉、足三里、上巨虚、条口、阳陵泉、血海、曲泉、阴陵泉、三阴交、解溪、昆仑、太溪、悬钟。取腰骶部穴位：大肠俞、上髎、次髎、中髎、下髎、秩边。

五、狭窄性腱鞘炎

本病是由于反复的外伤性刺激，腱鞘肥厚增殖，腱鞘狭窄，致使患部发生疼痛、肿胀，肌腱伸展时疼痛加剧，妨碍劳动。本病以妇女较多见，多发生在拇指外展短肌腱和拇长伸肌腱所通过的总腱鞘处。握拳时，拇指无力，桡骨茎突部疼痛加剧，压痛明显。

【针灸治疗】可以止痛，恢复正常劳动。用抑制法二型手法在患部附近取穴。患部在拇指腱鞘时，主要穴位：列缺、太渊、阳溪、大陵、合谷、曲池、偏历、外关等穴。有一位70岁患者，经医院明确诊断为本病后即用针灸治疗，每天一次，用抑制法二型手法；患部及其附近用温和灸法，每天两次，治疗一个多月即痊愈。

六、腱鞘囊肿

本病是关节滑膜或腱鞘壁所发生的囊肿。一般发生在手背面的桡腕关节及腕关节外。桡腕关节及腕关节活动较多的职业者，如钢琴家、打字员、裁衣工人等往往易患本病。囊肿位于皮下，多附在肌腱或关节囊上，有豌豆至胡桃大小，圆形或椭圆形，表面光滑，推之可活动，内有黄色黏稠透明液体，大的常有波动，充满液体后较实。当关节伸展时，囊肿可进入关节深部，屈曲时复又突出。

【针灸治疗】用抑制法二型手法，取穴：肩髃、秉风、肩贞、天宗、四渎、手三里、支沟、外关等，并可在患部附近取穴。还可在囊肿的上下左右和中央部以梅花形各下一针。在囊肿周围斜刺进针时，针尖最好达囊肿的基底部。对囊肿中央部直刺进针，这种针法，消毒必须严格。

七、阑尾炎

阑尾炎属于中医的肠痈范围。常因粪石梗阻与细菌感染而致病。有急性和慢性两种。

急性阑尾炎发病时，患者突然发生腹部疼痛。起初是肚脐附近或全腹部痛，随后转移到右下腹呈持续性疼痛，或阵发性疼痛加重，还可向内侧、背部、大腿、膀胱等处放散，也有在腹部别处疼痛的。仰卧右腿伸直时，疼痛加剧。右侧下腹部肌肉发硬，有显著压痛。有的压时不痛，压后突然放手时反而觉得痛（反跳痛）。常发热恶寒，恶心呕吐。阑尾化脓时，体温更升高，白血球总数及中性白血球显著增高。穿孔后常引起腹膜炎。

慢性阑尾炎，有些是由于急性阑尾炎治疗不彻底，或阑尾壁纤维组织增生，妨碍炎症消退而转变成的。主要症状：右下腹部出现反复发作性疼痛，或连续痛几个小时。饭后与跑步时易痛，妇女月经期间尤易痛。有时在疼痛后的几天内，右髂骨窝还觉酸痛，右下腹有压痛，有时可扪及索条状物。胃肠功能紊乱，以致反酸、腹胀均常出现。慢性阑尾炎也常有急性发作的。

【针灸治疗】对消炎、止痛和控制病情发展，都有良好效果，尤其是对单纯性阑尾炎，疗效更为显著。用抑制法一型手法。急性阑尾炎取穴：足三里或上巨虚（右侧或双侧，有许多医者在这两穴之间约中点处进针，效果很好，称为阑尾穴）、天枢、外陵、大横、气海俞等。慢性阑尾炎取穴：足三里、上巨虚、条口、天枢、腹结、肓俞、府舍、内关、曲池、气海俞、大肠俞。疼痛发作时，一次取 2～4 个穴，在其中一个穴上作较长时间的留针，一天针灸几次。对于有化脓征象的急性阑尾炎，最好送医院观察，考虑是否行手术治疗。

八、痔 疮

痔是肛门附近的静脉扩大曲张形成的血管团丛。久坐、经常便秘、烟酒过度、怀孕和其他内脏疾病等，都可引起。扩张的血管结节成为痔核，在肛门内部的叫内痔，在外部的叫外痔。外痔呈蓝青色，平时只有瘙痒和轻微热感，很少出血。发炎时肿胀灼热、疼痛，稍加治疗与休息，几天后炎症即可消退。有的痔化脓成为穿破肛门的小管，叫痔瘘，大便时破裂出血的叫做痔裂。初期的内痔患者，坐着时肛门里有些压重感，不舒服，大便时有些轻微疼痛。后期症状，一是痔出血，大多数是在大便时用力，痔核破裂而引起，出血多少不等，有的染红大便表面，有的能往下滴血，有的迸射出来。经常出血会引起贫血。二是痔核突出，大便或重劳动时，痔核突出肛门外面，便后或劳动休息后，痔核又缩回去。这种情况过久，痔核不能自动收回，患者加以适当注意，也无多大痛苦。如果肛门的括约肌发生痉挛或有静脉炎时，痔核挤出时会引起剧烈疼痛，久而久之，突出的部分发生溃烂，形成瘘管。

【针灸治疗】效果良好，用抑制法一型手法，主要取穴：肾俞、气海俞、大肠俞、小肠俞、命门、长强、百会、秩边、环跳、承扶、悬钟、三阴交、承山、昆仑、会阳。曾用温和灸法，灸长强多次，每次灸 20 分钟左右；痔出血时，曾有针刺三阴交、昆仑，两三次即治愈的病例。

九、直肠脱垂

直肠脱垂又叫脱肛，常由先天缺陷与腹内压长期增高、便秘、腹泻引起。常于大便时脱出，严重者在咳嗽时也可发生。此病以儿童、老年人及生育多的妇女为多见。

【针灸治疗】轻的易好，重的要持久治疗。用抑制法二型手法，取穴：百会、三焦俞、肾俞、大肠俞、上髎、次髎、中髎、下髎、天枢、外陵、中注、足三里、涌泉、腰俞。用兴奋法二型手法，取用长强或会阳穴。

十、急性腹膜炎

急性腹膜炎是其他内脏里面的细菌感染到腹膜，或外伤、化学性刺激等所引起。肺炎、肾脏炎、子宫内膜炎、卵巢炎，都可以引起。伤寒、赤痢、阑尾炎、胃及十二指肠溃疡和肠梗阻发生肠穿孔时，也会引起腹膜炎。症状是恶寒、发高热，腹部疼痛，如切如刺，衣服挨着腹部都能使疼痛加剧。常有恶心呕吐，白血球增多。腹膜炎可由一部分发展到全腹部，腹部一般较硬，称为板状腹。腹膜炎是一种危重疾病，必须及时采取有效的综合治疗。

【针灸治疗】可以协助镇痛消炎，用抑制法二型手法，主要取穴：膈俞、小肠俞、三阴交、足三里、上巨虚、公孙、内庭、行间、阴廉等，配合取肝俞、胆俞、脾俞、三焦俞、肾俞、气海俞、大肠俞等。

十一、胆石症

胆石是结石病的一种，形成的原因很多，机体内矿盐代谢障碍是主要原因。胆石在形成过程中，患者常无自觉症状。小的胆石嵌顿在胆总管时，常常引起呕吐、强烈发作性胆绞痛，疼痛向右肩放散，有时可以痛到不省人事。有的疼痛 1～2 小时，长的达十多天。胆囊部有明显压痛，并可摸到胀大的胆囊。多数患者呈现黄疸，大便呈陶土色。胆石通过输胆管进入肠内，可随粪便排出。胆囊的胆石可形成鸡蛋大，它不可能嵌顿在输胆管，患者不一定发生疼痛症状，大便颜色正常，只是肝区有轻微沉重感，用胆囊造影的方法可以确定诊断。

【针灸治疗】对止痛止吐效果显著，用抑制法一型手法，主要穴位：足三里、上巨虚、阳陵泉、支沟、右侧曲池透少海、肝俞、胆俞、三焦俞、肾俞、气海俞、大肠俞、鸠尾、上脘、右侧章门、京门。

十二、肾结石

这是结石病之一，在肾内形成的结石叫肾结石，同样还有输尿管结石、膀胱结石、尿道结石，总称之为尿路结石。患者以男性 30～40 岁的较多。患者长时间内无自觉症状，也有觉得肾部经常钝痛，劳动时疼痛加重。疼痛可向膀胱、尿道、睾丸以及患侧的大腿放散。尿量少，反复尿血。肾结石梗塞在输尿管里时，疼痛突然发作，睾丸向上抽，想尿但尿少，甚至尿闭；同时嗳气呕吐，腹部胀满，脉搏细数，四肢厥冷，周身发汗。患者无自觉疼痛时，用指尖重叩肾脏部，可觉得痛。双侧输尿管尿闭时间长，则易发生尿毒症。肾盂造影可看出结石的部位和大小，大的结石要用手术摘除。

【针灸治疗】有镇痛、利尿和排石的作用。用抑制法一型手法，取穴：三焦俞、肾俞、气海俞、肓门、归来、水道、志室、大肠俞、地机、小肠俞、关元俞、三阴交、阴陵泉、太溪。每次取用 1～3 个穴位，一天针灸一两次。用温和灸法，灸阴陵泉 40 分钟左右，利尿作用显著。

十三、膀胱结石

本病是结石病的一种，主要症状为膀胱部绞痛，向肛门、外阴部放散，走动时更疼痛，安静时减轻，甚至消失。经常想尿，排尿有障碍，将近排完尿时有血尿。结石难以排出时可用"碎石器"破碎，让它随尿排出，必要时施行膀胱切开术取出。

【针灸治疗】用抑制法一型或二型手法，取穴：气海俞、大肠俞、小肠俞、膀胱俞、上髎、中髎、关元、中极、归来、足三里、三阴交、地机、阴陵泉。

十四、睾丸和副睾丸炎

本病多数是由结核、前列腺炎、淋病性尿道炎等发展而成。外伤、风湿病、伤寒、腮腺炎、流行性感冒等，也可能引起。一般是一侧的睾丸和副睾丸发病，出现强烈疼痛，并可向下腹、骶部、大腿部放散，同时阴囊肿胀潮红。淋病引起的，在患淋病后二十天左右疼痛突然发作，患者有恶寒、发热、头痛等症状。

【针灸治疗】有消炎、止痛、消肿和增强机体抵抗力的作用，效果较好。用抑制法一型手法，取穴位：肾俞、气海俞、大肠俞、关元俞、上髎、次髎、中髎、下髎、中枢、曲骨、血海、足三里、三阴交、地机、足通谷、束骨、行间、太冲、气冲、中极、归来、关元。

十五、睾丸鞘膜积液

睾丸鞘膜积液，急性的由外伤、淋病性副睾丸炎、睾丸炎等病引起，慢性的由急性转变而成。通常仅在一侧发生。症状为阴囊逐渐肿大，肿物表面光滑、有波动，阴囊皮肤正常。

【针灸治疗】主要穴位：曲泉、中封、商丘、大敦、横骨、阴廉。手法与取穴参照睾丸和副睾丸炎的治疗。

十六、乳腺炎

本病是乳腺感染化脓球菌引起的，尤其以葡萄球菌为多。精神上受刺激，大脑皮层功能紊乱，植物神经系统机能障碍，致排乳不畅；用不洁净的布擦乳房，以及婴儿口腔发炎，都是发病的诱因。细菌经过乳头的奶水孔或损伤处进入乳腺内，或由产道进入血液再进入乳腺内，发生乳腺炎。妇女在产褥期、哺乳期往往容易发生。初产妇乳头的抵抗力弱，易被婴儿吮破，也不易保持清洁，更易发生。症状因实质炎与间质炎（结缔组织炎）稍有不同。实质炎患者，一开始恶寒战栗、高热，乳房有一个或几个硬块、疼痛，按压有剧痛，表皮上不一定潮红，轻的不化脓即消失。间质炎患者，开始时不发生恶寒战栗，热度逐渐升高，疼痛不仅在某一处，乳房表皮潮红、肿胀，炎症难消，易形成脓肿。

【针灸治疗】可起镇静、消炎与收敛作用。用抑制法二型手法，取穴：膺窗、天池、天溪、乳根、步廊、肝俞、胆俞、极泉、天泉、合谷、大杼、曲池、膏肓、神堂、肩井、膻中、大陵、少泽、委中、足三里。炎症初起和排脓后，均可在局部用温和灸法，每次灸10～15分钟，效果良好。

十七、乳房瘘管

本病由结核或其他感染引起。乳房肿胀、化脓、穿孔，形成瘘管；经常流出脓液，有时伴有血液，局部有疼痛、发热、刺痒等感觉，创口年久不愈，乳房萎缩。哺乳期患侧乳房无乳汁分泌。

【针灸治疗】 用熨热灸法，患部每天灸一两次，每次灸 10～15 分钟，灸到创口愈合为止。有一位结核性乳房瘘管患者，在哺乳期间患病，已一年半。最初两天用温和灸法灸乳根穴，随后用熨热灸法，灸创口五天，消除疼痛，接着刺痒与流脓从减轻到消失。最后经灸治，停止黄色液流出，痊愈。灸治期间另一侧乳汁也增多。

十八、破伤风

破伤风是由破伤风杆菌经伤口侵入人体的一种传染病。初生儿则从脐带侵入。这种杆菌的毒素若侵犯神经系统，则出现以肌肉痉挛及阵发性抽搐为主的症状。初时，患者仅出现张口困难，后则牙关紧闭，接着项部肌肉强直，面肌痉挛，形成苦笑面容；因吞咽肌痉挛，吞咽困难；最后出现四肢、躯干部发作性的抽搐，角弓反张、前弓反张与侧弓反张等。患者稍有发烧，死亡前常发高烧。

【针灸治疗】 用抑制法一型手法，留针 48 小时，或用安全留针。取穴：百会、后顶、强间、风府、哑门、大椎、身柱、下关、大肠俞、承山、手三里等。

第五章　产科疾病

第一节　妊娠中毒病

一、妊娠剧吐

怀孕后发生恶心或呕吐，这是每个孕妇都可能出现的现象，同时大多数孕妇还会出现食欲减退，味觉嗅觉异常。呕吐多在早晨空腹时发生，通常持续到妊娠 4 个月左右，不治疗也可消失，对全身状态没有什么严重影响。如孕妇呕吐频繁至恶性阶段，不能饮食，甚至看见食物都引起反复呕吐，同时出现严重中毒状态，如头痛、嗜睡、疲乏，甚至昏迷，有时还发生抽搐，体温升高，血压降低。因长期饥饿与消耗，呈现营养不良、脱水、消瘦、水和电解质紊乱，有威胁生命的危险，需要及时治疗。

【针灸治疗】有显著效果。用抑制法一型手法，主要取穴：足三里、内关、间使、合谷、大陵、三阴交、尺泽、胆俞。怀孕不到 3 个月时，还可取中脘、幽门、建里等。用足三里与中脘配穴，内关与三阴交配穴，两三次即能见效。单用温和灸法，灸足三里与三阴交或内关，每天两次，3～5 天也可治愈。

二、子　痫

子痫的病因，多数人认为是内分泌失调的关系，由于大脑垂体后叶的机能障碍，引起血管收缩，以及抗利尿机能亢进后所致。但发病的基本原理，尚待进一步研究。

【症状】子痫发作的前驱症状，患者有剧烈头痛、眩晕，恶心呕吐，上腹部不适，眼花视物不清。临床检查有三大特征：浮肿、蛋白尿、血压增高。尤以蛋白尿与血压增高有重大意义。子痫发作时像癫痫发作那样，患者突然倒地，咬牙（可咬伤舌头），全身强直性痉挛，两手握拳，颜面发紫，呼吸暂停，口吐泡沫。强直性痉挛后转为阵挛。在一分钟后，呼吸恢复，痉挛停止。发作后，有的意识恢复，有的仍然昏睡，有的反复发作。子痫发作时，尿量减少或无尿，尿蛋白增多，血压增高；发作停止时，尿量增多，尿蛋白减少，血压降低。子痫与癫痫的区别，在于子痫的特殊病史，蛋白尿、血压有显著增高。这种病，要注意预防。产前检查很重要。子痫患者，在治疗上必须注意控制反复发作与减轻发作时的各种症状，在发现水肿时，尤应严格遵守食物疗法。必要时得采取人工流产或引产。

【针灸治疗】可以缓解血管痉挛，降低血压，减轻症状及预防发作。用抑制法一型手法，主要取穴：足三里、上巨虚、曲池、内关、大陵、阳陵泉、环跳、三阴交、太阳、印堂、太冲、肩外俞等，灸涌泉。发作时，取天柱、风府、风池、人中、内关等穴，可以起到镇静作用。有时一天可针灸几次，视病情而定。

三、妊娠水肿

妊娠水肿的真正原因还不清楚。水肿的发生是由于体内滞留水分和氯化钠的关系。症状是下肢、外阴部、腹壁，甚至全身发生水肿。但在腹腔与胸腔内没有潴留液体的情况。在尿的检查中，没有病理变化，血压没有变化。不过，水肿时间延长，肾脏会逐渐地被侵害，在尿中可能出现蛋白及管型。治疗方面，严格实行食物疗法，限制摄取水分，少吃食盐与肉类，只能吃蔬菜及少量牛奶。水肿消退后，同样要注意饮食。

【针灸治疗】在腰背部取穴，用兴奋法二型手法；在腹部与四肢部取穴，用抑制法二型手法。主要穴位：手三里、支沟、曲池、四渎、曲泉、足三里、肾俞、脾俞、胃俞、悬钟等。用温和灸法，取穴：气海、阴交、关元、归来、水道、三阴交、阴陵泉、太溪、涌泉等。

四、其他妊娠疾病

1. 妊娠皮肤病

有类似荨麻疹的红斑性皮疹与葡行疹样的脓痂疹，多出现在外阴部与大腿内侧，尤其是前者甚至出现于全身，极痒，妨碍睡眠。

【针灸治疗】对于此病效果较好，除针对皮肤病治疗外，还要注意调整胃肠机能，畅通大便。用抑制法二型手法，取穴：肺俞、膏肓、大杼、风门、肾俞、大肠俞、中都、曲池、极泉、地机、血海、风市。用熨热灸法，灸患部，每次10～20分钟，一天可灸几次。

2. 妊娠腹泻

平时大便正常，一旦受孕就出现大便稀烂，一天几次到十多次，直到分娩后才恢复正常。有的患者全身健康并无影响，有的则感到食欲不振、全身倦怠、头痛、失眠等。

【针灸治疗】首先控制腹泻，主要用温和灸法作长时间的灸疗，灸一小时甚至更长时间，取穴：天枢、神阙、水分。针刺用抑制法二型手法，取穴：足三里、上巨虚、阴陵泉、印堂等。

第二节　分娩时的病和流产

一、胎盘早期剥离

胎盘早期剥离的原因很多，如妊娠中毒、结核病、急性传染病、贫血、肾炎，以及子宫脱膜、羊水过多、胎盘坏死、死胎、多胎、胎儿受病、脐带过短等。外伤如忽然摔跌，或腹部被打与用力过猛，也能引起胎盘早期剥离。出血程度轻重不同，轻的仍可正常分娩。重症的出血有明显与不明显的区别。如果子宫颈被阻塞，血液就不能往外流，此为内出血，出血虽多，但不明显，产妇面色苍白、四肢厥冷、脉搏细速、血压下降、呼吸困难、出冷汗、心慌，甚至发生休克。这种情况，往往危害母子生命，尤其胎儿易死。母亲死亡的原因为极度贫血或继发感染，胎儿死亡则是因子宫与胎盘的血循环受阻碍所致。

出血不多的，不必进行特殊处理，但应注意胎盘剥离过早，可能发生胎盘迫出期的弛缓出血。如产妇有以上所述的全身症状，不论是否有血流出，都应急速使胎儿产出。

【针灸治疗】可使血管收缩与促产。用兴奋法二型手法，取穴：三阴交、支沟、阴陵泉、大都、太冲、昆仑、至阴、隐白等。

二、滞　产

正常胎位分娩时，子宫阵缩时间过长，收缩力减弱，不能克服产道阻力，胎儿滞留不下，叫做滞产。胎儿受压迫过久，发生窒息，往往难救。产妇外生殖器也会发生水肿。时间过久，会发生虚脱，危及生命。

滞产的最主要原因是胎膜破裂过早、羊水过早流干。产道附近的肿瘤、胎先露不正、子宫肌炎、膀胱内积尿、直肠内积粪、产妇虚弱等，也可发生此病。子宫阵缩时间过长，致宫缩无力。腹外诊查，可发觉子宫柔软；阴道或肛门诊查，可发觉当子宫收缩时胎膜不紧张，这就是子宫无力。如胎膜破而胎又不下降，则是子宫无力的结果。

【针灸治疗】可起到恢复子宫收缩力的作用。用兴奋法二型手法，取穴：三阴交、合谷、太冲、昆仑、至阴、隐白。针刺用捣针，灸用雀啄灸法。

三、急　产

产妇子宫收缩过分强烈或身体衰弱、情绪上过于忧惧、产道组织松弛，都可发生急产。产妇走路时或正在大小便时，胎儿就很快产下，有时落地跌伤，有时落在便盆里，这种情况叫急产。产妇因子宫突然空虚容易发生虚脱。宫缩过强使子宫下部过度伸展，有发生子宫破裂的危险。

【针灸治疗】可以配合产科处理，对子宫阵缩过强者，用抑制法二型手法，进针用缓慢捻进法，灸用温和灸法，取穴：足三里或行间穴，可以起到缓解作用。对虚脱晕倒者，用兴奋法一型手法，针人中、内关。对胎盘滞留或出血多者，用兴奋法二型手法，针三阴交、中极、照海、隐白穴。

四、流　产

怀孕不满 28 周，胎儿身长小于 35 厘米、体重不足 1 千克、无独立生存能力，这时中断妊娠，叫做流产，俗称小产。先兆流产时，尚可以预防流出，难免流产时，胎儿已不可能继续保存。难免流产者，有的可以顺利流出，像来一次月经；有的发生出血与剧烈腹痛，胎已逼出，但胎盘与子宫相粘连，难以逼出，或蜕膜不断地成片状流出，数日或数星期也不能流完，有的经久不下，容易合并感染。

【针灸治疗】对于难免流产者，有一定的作用。用兴奋法二型手法，针三阴交、中极、照海，也可针或灸隐白穴。

有一位怀孕3个月的流产患者，子宫蜕膜成片流出，同时大量出血，已有4天，胎盘仍不下。用温和灸法，取两侧隐白穴，各灸10分钟，3个小时后，胎盘全部流出，其后出血即停止。

第三节 产褥的病和泌乳异常

一、子宫复旧不全

在平时，子宫像雪梨那样大小，怀孕后子宫随着胎儿长大而扩展。在正常情况下，分娩后十天左右，子宫即逐渐复原，血水也停流。子宫到应该复原的时候而未能复原的，叫子宫复旧不全。羊水过多症、多胎和滞产，以及蜕膜剥落不全、子宫内膜炎、肌瘤、后倾、胎盘或胎膜滞留等，都可使产妇产后容易发生这种疾病。

【症状】子宫松软，局部不发生疼痛，但腰痛，下腹坠胀，常常流出多量的血性分泌物，体温正常。子宫对收缩剂几乎没有反应，迁延日久，容易感染细菌，发生全身症状。进行阴道检查，不难诊断。胎盘残留在子宫内的，需进行手术处理。

【针灸治疗】对于单纯的子宫肌肉扩展过度，缺乏收缩力者有效。用兴奋法二型手法，主要穴位：中极、三阴交、关元、气穴、气海、归来、阴谷、支沟、足三里、风府、肾俞、腰阳关等。

二、子宫内膜炎

本病是产褥热的一种。主要原因是产褥期中，细菌侵入子宫腔内感染。主要菌种为链球菌。所以在助产时要严格消毒，产后子宫未复原前，要注意卫生，以防感染。子宫腔受感染后，表面会发生炎症，炎症或在子宫腔面扩延，或仅限于局部不定。

【症状】产妇全身不适，下腹部疼痛，压痛明显，且腰骶部及大腿有放散性疼痛。开始时，流出多量的血性分泌物，很快就变成脓样分泌物；失眠，食欲不振，便秘。病变侵入深部时，发生恶寒、高热，体温可上升到40 ℃，但很快又降到38 ℃左右，可持续一两个星期，其后才逐渐下降，脉搏频率随热度高低而增减。合并败血症是此病最危险的阶段。在治疗上，主要是消炎、引流、抗菌、安静、强心，以及增进营养。

【针灸治疗】配合应用效果较好。用抑制法二型手法，主要穴位：大肠俞、小肠俞、膀胱俞、上髎、次髎、中极、关元、手三里、足三里、曲池、合谷、三阴交、阴陵泉、归来等。中极或关元是治疗产后子宫收缩痛的特效穴。曾针中极或关元，一次即治愈者多例。

三、泌乳异常

泌乳异常，是指母亲在哺乳期间，乳汁分泌过多，或乳汁分泌不足。

1. 乳汁分泌过多

哺乳期间乳汁分泌量超过正常，乳房膨满，发生疼痛，或常常自行溢乳，有的因此而致精神受损，有的因溢乳过甚而发生晕厥。

【针灸治疗】用抑制法二型手法，取穴：膻中、乳根、肩中俞、附分、魄户、中府、肝俞、心俞、少海、神门、通里等。对于因溢乳过甚发生晕厥者，应抑制溢乳，并急救晕厥。急救时，可用温和灸法，灸百会或神阙。同时，用兴奋法一型手法，针人中、合谷、十宣等。

2. 乳汁分泌不足

哺乳期缺奶的原因尚不明。我认为可能与中枢神经系统的机能失调、内分泌腺功能紊乱以及产妇的营养和精神状态有关。

【针灸治疗】一般有效。针法用抑制法二型手法，进针后先用捣法，后留针；灸法用温和灸法，主要穴位：少泽、极泉、合谷、曲池，灸膻中、乳根，反复进行。

第六章　妇科疾病

一、痛　经

痛经原因，大多数患者与精神障碍有关。此外，子宫内膜充血、炎症、子宫发育不良与内分泌失调，也可引起。

【症状】在月经前后或月经期间，下腹部觉沉重胀，发生痉挛性疼痛，同时腰酸腿痛，可发作几小时到几天，影响工作和生活。强烈疼痛时，常伴有严重头痛，全身不舒服，或发生呕吐，甚至出现休克。

【针灸治疗】用抑制法一型手法，取穴：三阴交、足三里、阴陵泉、关元、中极、身柱、肾俞、气海俞、大肠俞、上髎、次髎。常常仅针足三里，在留针过程中，再用温和灸法灸关元，大多一次即能止痛。在每次月经期针灸一两次，两三个月治愈者已有多例。治疗经前疼痛，应促使月经下来并止痛，手法因所用穴位而有所不同，取合谷或三阴交，用兴奋法二型手法；取中极或关元，则用抑制法一型手法，往往月经一来，疼痛即止。

二、闭经与月经过少

妇女从未有过月经，或已经行经，但停经 3 个月以上，叫做闭经。凡行经期正常，但血量过少，或经期过短，周期延长，就是月经过少。原因很多，常为内分泌腺发生障碍，或甲状腺与大脑垂体机能减退所致。放射治疗、精神作用、结核病、心肾疾病与糖尿病等，都可引起。在秋冬季节受凉后，也可发生。妊娠期间，以及初潮开始的一个阶段内，可能不是每月行经，不属于病态。哺乳期间的闭经，有属于生理性的，有属于病理性的，应区别对待。这里只谈病理性的闭经与月经过少。

【症状】患者往往发生腰痛、头痛、恶心、呕吐、胸闷、性情急躁、消化不良、便秘，甚至每到以往的行经期，腰部与下腹部都发生剧烈的痉挛性疼痛，有的每到经期即发生衄血、吐血、咯血等代偿性月经，即俗称倒经，随后各症状减轻。

【针灸治疗】由内生殖器发育不全或手术切除引起的，均非针灸治疗范围。在手法应用上，下腹取穴（如中极），针用抑制法一型或二型手法，灸用温和灸法；在留针期间或灸后，再在下肢取穴（如三阴交），针用兴奋法一型或二型手法，灸用雀啄灸法。对病程不久者，只在每次行经期治疗几天即可。对病程较久者，则不限于经期，平时可用抑制法二型手法，进行有计划治疗。取穴：命门、肾俞、大肠俞、长强、合谷、三阴交、地机、太冲、太溪、血海、四满、大赫、关元、中极、曲骨、归来、昆仑。

三、月经过多

这里是指非器质性病变的月经过多，也叫做功能性子宫出血。它的主要原因是内分泌腺机能障碍。在少女月经初潮时，最为常见，也有来了几年后发生的。

【症状】每次行经时，月经量都很多，有的在头两三天内血量特别多，有的血量既多，经期又很长。患者头晕目眩，心率加快，烦躁不安，甚至发生休克。久而久之，可发生严重贫血，其后又影响月经。所以也有人认为贫血是月经过多的原因。病程长时，盆腔器官充血，子宫变大而软，甚至转移位置。患月经过多症者，必须注意经期卫生，防止受寒，避免重体力劳动。少女患者在行经期不宜参加跑步、跳高等运动；已婚患者，尤其应注意性生活卫生。

【针灸治疗】它的效果有时超过治疗闭经。在行经期进行治疗最好，先在下肢针灸，后在下腹部针灸。下肢取穴（如三阴交），用抑制法一型或二型手法，灸用温和灸；下腹部取穴（如中极），用兴奋法一型或二型手法，灸用雀啄灸。以此类推。常用穴位有：气海、大敦、阴谷、关元、太冲、然谷、三阴交、中极、归来、大都、命门、腰阳关、缺盆、水突、极泉、曲泽、委中。对失血过多者，应尽快给予输血。

四、阴道炎

由于病原不同，阴道炎可分为下面几种：滴虫性阴道炎，由滴虫感染引起；霉菌性阴道炎，由白色念珠菌感染引起；老年性阴道炎，由退行性变化引起；单纯性阴道炎与慢性阴道炎，由急慢性炎症、生殖器发育不全、脂肪代谢障碍、内分泌机能障碍、损伤、阴门及子宫颈炎等引起。

【症状】各种阴道炎的症状大同小异，都为阴道发红、肿胀、瘙痒，有压重感，白带多或流黏稠白色液体，或流脓性白带，有的混有血液。有的大腿内侧发生湿疹，全身衰弱，容易疲劳。老年性阴道炎者常有黏膜缺失。

【针灸治疗】对阴道炎要采取原因治疗与局部治疗，针灸配合治疗有相当的效果。用抑制法二型手法，取穴：命门、志室、白环俞、三阴交、中髎、长强、中极、曲骨、横骨、阴廉、大赫、地机、归来、带脉、大肠俞、关元俞、会阴、阴陵泉等，可经常用温和灸。对于湿疹者，可多用熨热灸法。

五、阴门瘙痒

阴门瘙痒的主要原因是内分泌障碍、卵巢机能减退、甲状腺激素分泌过多。糖尿病（阴门黏膜受尿腐蚀感染）、皮肤病及滴虫与蛲虫等感染，都能引起。

【症状】阴门瘙痒、发红，局部皮肤发生湿疹、糜烂。阴门极度瘙痒时，患者出现失眠、烦躁不安，容易并发癔病。滴虫、蛲虫所引起的，必须采取原因疗法，局部注意清洁干燥。

【针灸治疗】有的效果显著。用抑制法二型手法，主要取穴：曲池、风门、阴陵泉、大杼、魄户、腰阳关、悬钟、大肠俞、上髎、次髎、中髎、下髎、长强、关元、中极、曲骨、髀关、阴廉、气冲等。可多用温和灸法灸会阴穴。我们曾用以下配穴法进行治疗，收效极速。第一次针足三里，灸曲骨；第二次针曲池，灸风门；第三次针阴陵泉，灸关元；第四次针大杼，灸魄户；第五次针气海俞，灸腰阳关；第六次针曲骨，灸悬钟。每次都配合会阴穴。局部的湿疹、糜烂，用复方鱼肝油膏涂布，很快治愈。

六、卵巢炎

急性卵巢炎：常由淋病、产褥热及其他传染病继发。患者体温上升，且持续发热，小腹部一侧或两侧剧烈疼痛，直立时疼痛加剧，往往有局限性腹膜炎的症状；形成脓肿时，下腹部呈现波动，也有因脓肿腔过度紧张，而不呈波动的。急性的发作快，及时适当治疗，治愈也快。

慢性卵巢炎：是由急性者转变成的。患侧疼痛，压迫时过敏，月经来潮、性交、步行、排便时，均有疼痛，且向下肢放散。这种症状在骨盆内有其他炎症时也会发生。大多数患者的体温正常，月经不受障碍。有的来月经次数较多。慢性卵巢炎顽固难治，应耐心治疗。

【针灸治疗】可起消炎镇痛、增强抵抗力的作用。用抑制法二型手法，取穴：膀胱俞、中膂俞、上髎、次髎、中髎、下髎、肾俞、气海俞、水道、归来、曲骨、横骨、足三里、上巨虚、下巨虚、漏谷、地机、三阴交。急性的痛处禁针，慢性的痛处禁深刺，局部可多次用温和灸法，或拔火罐。

治疗急性、慢性输卵管炎，针灸的手法与取穴可参照本病的治疗。

七、更年期症候群

妇女在45～50岁的时候，由于卵巢机能活动逐渐衰退，出现以植物神经系统功能失调为主的症候群。卵巢功能丧失，不再产生成熟的卵胞和黄体，因此生殖器发生局部萎缩，月经减少。在此时期，可以发生不规则的子宫大量出血，随后月经突然停止或逐渐停止。当绝经的时候，可发生血压增高，心动过速，常有麻木感与热感，面颈部潮红，乳房胀痛，大量流汗，呕吐，食后饱胀，便秘或腹泻，头痛、腰痛，耳鸣，精神紊乱，过敏，忧郁等异常现象，称为更年期症候群。患者必须妥善处理好工作和生活，保持精神安静。

【针灸治疗】配合药物进行，对不少具体症状，有较好效果。具体应用的手法与穴位如下：

头痛，用抑制法手法，取穴：太阳、印堂、神庭、攒竹、悬厘、头维、完骨、风池、百会、悬钟、内庭、合谷、太冲、新设。

腰痛，用抑制法手法，取穴：环跳、秩边、上髎、次髎、命门、肾俞、大肠俞、腰阳关、足三里、委中。

失眠，用抑制法手法，取穴：悬钟、条口、三阴交、神门、膏肓。

心动过速，用抑制法手法，取穴：内关、神门、通里、曲池、大杼。

乳房胀痛，用抑制法手法，取穴：天池、辄筋、章门、极泉、曲池、肩井。

热感或麻木感，用抑制法并配合兴奋法的手法，取患部穴位。

呕吐，用抑制法手法，取穴：足三里、中脘、内关、合谷、章门。

血崩，急救时用兴奋法手法，取大椎、人中、百会、中极等穴以止血，用抑制法手法，取三阴交、地机或血海穴。对精神症状可参照神经衰弱的治疗。

第七章 小儿科疾病

一、小儿惊厥

小儿惊厥，中医称搐搦症、急惊风。小儿的神经系统发育尚未健全，比较脆弱，因此容易发生惊厥。引起本病的原因很多，如受惊、受热、中暑、消化不良、肠寄生虫病、出牙困难、下痢、便秘、过饱和患热性病等。

【症状】同癫痫发作相似，即意识丧失，牙关紧闭，开始时躯干和四肢发生强直，接着发生阵挛，经几秒钟或几分钟后逐渐苏醒。这种病一经发作，每有发烧时容易再发，要严格区别它是流行性脑膜炎传染病引起的，还是一般原因引起的，决不可轻视。

【针灸治疗】可起到镇静和增强身体抵抗力的作用。取穴：少商、合谷、曲池、人中、太阳、颊车、大椎、涌泉、行间、中脘、委中、百会、印堂、承山、足三里、胃俞、肾俞。惊厥发作时，用雀啄灸法或熨热灸法。平时治疗，三种灸法均可应用。在治疗时患儿若安静合作，可用温和灸法。针刺手法按病情与所取穴位而定，一般用兴奋法即可。针刺深度0.3～1.0厘米。在肢端及其他敏感部位取穴，用迅速浅刺法，一般穴位则迅速刺入或缓慢捻进均可。针灸用于缓解痉挛，一次取穴位多少，需根据病情而定。我们在治疗中，常取人中、百会、印堂、合谷中的一两个穴，便可立刻生效。惊厥不发作时，取不太敏感的穴位，如取敏感的人中、少商、涌泉等穴时，也只用灸法，以免患儿因痛受惊。在个别情况下，也有一次取用较多穴位的。如有一患儿，针刺人中、合谷无效，继又针曲池、行间、肾俞，才产生效果。另一患儿，取上述各穴无效时，在两手十宣穴浅刺并稍出血，方才见效。

二、小儿夜惊症

这病症多由受惊，或消化不良、身体虚弱，或神经容易受刺激的体质等原因引起。鼻、咽有病也容易引起。患儿年龄一般是3～6岁。

【症状】患儿在夜间入睡1～2小时后，忽然惊醒，哭闹几十分钟，甚至更长的时间，才慢慢地安静下来。有的一夜闹两三次，有的几天或十几天闹一次。

【针灸治疗】效果较好。操作手法可参照小儿惊厥的治疗，最好在症状发作时进行。取穴：百会、神庭、印堂、神门、合谷、内关、三阴交、足三里、大椎、大杼等。每当患儿症状发作，即用雀啄灸法或温和灸法，灸百会、神门或合谷，灸一两次可控制发作。患儿父母可学会灸法，以便夜间患儿发作时灸治。

三、小儿消化不良症

小儿消化不良，中医称食积，主要是由饮食不当，如饮食量过多、次数过多、突然改变饮食的种类及成分、过早增加辅助食物等引起。母亲在哺乳时生气、发愁，或过分疲劳、患病，小儿吃了她的奶汁，也容易发生本病。此外，小儿体弱，腹部受凉，也容易引起消化不良。

【症状】 拉黄绿色稀便，或黏稠带白色的恶臭粪便，食欲不振，舌有黄白色厚苔，脸色苍白、消瘦，烦躁，腹部膨胀，放屁多，常哭泣，便后较安静。症状重的可发生水泻，呕吐，腹部有压痛，精神不振，体温上升，谵语或惊厥发作。

【针灸治疗】 可控制腹泻，防止消耗，促进消化机能好转。用兴奋法二型手法，针刺0.3～0.6厘米深，轻微捻转1～3分钟。灸法用雀啄灸或熨热灸法，灸3～5分钟。主要穴位：足三里、天枢、神阙、中脘、关元、气海、合谷、内关、手三里、曲池、大肠俞、三焦俞、胃俞、天柱、风池、大椎、三阴交。每次取其中3～5个穴。患儿消化不良较久的，上述各穴可适当配合，轮流使用。我在治疗腹泻与呕吐时，用以下四种配穴，甚为有效。一是针两侧足三里，配合两侧内关。二是针足三里后，灸神阙或天枢。三是灸大肠俞、天枢、足三里。一天三次，每次各穴各灸3～5分钟。四是灸天枢、神阙、关元，一天两次；针三阴交、天枢、合谷，一天一次，连针三天。这四种方法均可制止腹泻、呕吐，促进消化机能，同样可用来治小儿肠炎，很快痊愈。腹部膨胀、放屁多、极度烦躁，在天枢、关元用指针，效果很好。若同时患上呼吸道疾病，针足三里配合针合谷，效果较好。中医治疗食积的经验，有的在患儿两手四缝穴针刺0.3厘米深，挤出黄色黏稠液体，以棉花擦至微量出血为止。

四、急性脊髓前角灰质炎（小儿麻痹症）

本病由脊髓灰质炎病毒引起，是一种下运动神经元受侵犯的急性传染病。病灶主要在脊髓腰颈膨大处灰质的前角，神经细胞可发生坏死。患者多为5岁以下的小儿。常流行于夏秋两季，有时也可个别发生。传染径路主要是通过鼻咽部和消化道。

【症状】 可分为四个时期。

麻痹前期： 发病骤急，有39～40℃的高热，呕吐和意识模糊可以同时发生，也可出现痉挛和谵妄。痉挛多出现于年龄较大的儿童。发热不高的，患儿全身无力，萎靡不振，容易疲惫，嗜睡；有时又烦躁，精神不安，失眠。在发热最初几天中，既有上呼吸道的症状，如流鼻涕、咳嗽，也有胃肠功能障碍的表现，如腹泻或便秘。婴儿患者常有嗳气、呕吐、厌食等症状；有时有脑膜刺激症状，如颈项强直、背痛、全身感觉过敏、头痛、囟门可能紧张。发热平均持续3～5天，容易误诊为流行性感冒。脑膜刺激症状明显者，容易误诊为流行性脑膜炎。

麻痹期： 麻痹通常发生在发病头5天，呈弛缓性麻痹，早期麻痹范围较大，下肢受

病较多于上肢。易受累的肌肉有：下肢的股四头肌、胫骨前肌、腓骨肌，上肢的三角肌、肱肌、二头肌、肱桡肌等，其中腓骨肌及三角肌尤易受累。躯干肌肉受侵极少，当腹斜肌被侵犯时，腹壁向外鼓出；呼吸肌被侵犯时，呼吸困难，可能危及生命；侵犯背部的长肌时，脊柱发生弯曲和畸形，背侧凸或前凸，有时两侧面肌麻痹。高热及全身症状沉重的患者，可短时间出现直肠及膀胱括约肌障碍。两下肢麻痹极为严重时，括约肌的障碍也较持久而明显。此期经过几天至两星期。在此期前后，患儿常出现关节、肌肉以及沿周围神经分布径路处的疼痛。

恢复期：在此期中，局限性的麻痹明显起来，而其他许多肌群的运动开始恢复。这时体温正常，其他症状逐渐消失。

后遗症期：在此期内，可出现肌肉萎缩、骨骼萎缩、肢体消瘦，甚至关节松弛而脱臼，也可因部分肌肉挛缩造成肢体和躯干的畸形，如腓骨肌受损引起足内翻，胫骨肌受损引起足外翻。

【针灸治疗】 在药物治疗的基础上，应及时配合针灸，按上述病程进行治疗。

麻痹前期：针灸主要是增强抵抗力，减轻全身症状，促使本期病程缩短。用兴奋法二型或抑制法二型手法，用缓慢捻进法进针，灸法用温和灸法，每天针灸一两次，每次取3～4个穴位。主要穴位：新设、风府、足三里、曲池、大肠俞、肩中俞、三阴交、外关、膀胱俞、合谷、行间、风池、阴陵泉、天枢、神阙（灸）等。

麻痹期：针灸对于增强肌力及恢复运动机能，有较大的作用。解除肌肉与关节等疼痛，用抑制法二型手法；改善肢体局部的运动障碍，用兴奋法二型手法。除此以外，手法与取穴参照麻痹前期的治疗。还必须根据具体情况进行治疗。如对呼吸障碍者，用兴奋法一型或二型手法，取三间、合谷、列缺、期门、章门、风门等穴；对直肠与膀胱括约肌麻痹者，用兴奋法一型或二型手法，取大肠俞、秩边、膀胱俞、命门、天枢、关元、阴陵泉、三阴交等穴；对背部长肌麻痹者用同样的手法，取肩贞、肩外俞、譩譆、膈关等穴；对上肢麻痹者，取臑会、臂臑、新社、天泉、天府、少商、尺泽、曲池、四渎等穴；对下肢麻痹者，取风市、梁丘、阴陵泉、地机、足三里、上巨虚、光明、悬钟、承山、跗阳、飞扬、解溪、环跳等穴。开始几天，每天针灸一次，随后每隔1～2天针灸一次，每次取4～8个穴，上下左右交替取用。

恢复期与后遗症期：实践证明，为了防止后遗症，及早针灸治疗很有必要。此期的针灸治疗可改善麻痹肢体的血液循环，促进肢体运动功能恢复，防止关节脱臼及躯体畸形的发生，增强体力，争取消除后遗症。用兴奋法一型或二型手法，以针疗为主，灸疗为辅。取穴可参照麻痹期治疗上下肢的瘫痪所用的穴位。此外对下肢还可取用腰骶部的穴位，如三焦俞、气海俞、大肠俞、关元俞、命门、腰阳关等；对上肢还可取颈后区及背上部的穴位，如风池、新设、大椎、陶道、大杼等。

在治疗后遗症的过程中，还需要注意：第一，防止挛缩与畸形，抑制法和兴奋法同时配合运用，即对于肌肉松弛部分，多取些穴，用兴奋法手法，以增加松弛的肌肉的张力；同时在相对的紧张的肌肉上，少取穴，用抑制法二型手法，以调整其张力。因为各肌群受害的程度不均等，不受损害的肌群过分拉紧，于是使肢体可出现不正常的固定姿势，日久便成畸形。上述治疗方法，即为了避免发生此种畸形。第二，对肌肉萎缩或畸形者，可适当地进行温水浴与按摩。第三，当患儿有主动活动时，应配合体育疗法。第四，注意患儿营养与防止流行性感冒及其他疾病的侵害。

五、小儿遗尿症

小儿遗尿症又称小儿夜尿症。发育正常的儿童 1～5 岁时，能自动控制排尿。如 3 岁以上儿童夜间经常尿床即为病态。这可能与神经系统有关。肠寄生虫病也能引起小儿夜尿症。

【针灸治疗】绝大多数有较好的效果，除有其他病症如蛲虫等应给驱虫疗法外，在患儿中有 80％以上，针灸 3～10 次，即可治愈。用兴奋法二型手法，取穴：中极、关元、三阴交、阴陵泉、肾俞、气海俞、大肠俞、膀胱俞、上髎、次髎、中髎、下髎、长强、会阳、足三里、关元俞、大敦、命门。每次取一两个穴，每 1～2 天治疗一次。常用配穴有：三阴交配中极、阴陵泉配关元和肾俞配命门等。

第八章　眼科疾病

一、结合膜充血

眼结膜是覆盖着眼睑内面及眼球巩膜上的一层薄膜。当它受到外界理化因素如光线、放射线、烟熏与尘灰等的过度刺激时，或视物时间过久、饮酒过多、受热、睡眠不足等，这层薄膜发生肿胀，血液充盈，就称为结合膜充血。

【症状】 结合膜充血时，患者可发生眼球微微发痛，眼泪增多，分泌物增多，视物模糊。从外观上看，可有下眼睑外翻，重的还可发生头痛、眩晕等。

【针灸治疗】 效果较好。取穴：曲差、四白、丝竹空、阳白、太阳、瞳子髎、睛明、天柱、风池、大杼、肩外俞、大椎、身柱、手三里、合谷、光明等。局部和邻近部位的穴位，用兴奋法二型手法；远隔部位的穴位，用抑制法二型手法。临床上常针两侧风池或灸大椎、大杼，配合指针眼区穴位，症状即可消失。

二、结合膜炎

结合膜炎分急性和慢性两种。

急性结合膜炎：俗称火眼，大多数是由于感染细菌或病毒引起。这种急性传染性眼病，发展很快，祖国医学称它为天行赤眼。本病的发生往往一开始就侵犯两眼，或一先一后发作。轻的只是结合膜充血，患者自觉眼发痒，灼热，异物感，畏光、流泪，并常有黏液样脓性分泌物，睡一觉醒来往往上下睑粘在一起，伴有眼球及头部疼痛，尤以前额与颞部为剧。重的眼睑结膜水肿，结合膜面有蚕咬样小的出血点，如不及时治疗，可转为慢性，还会引起角膜病变，造成失明。

慢性结合膜炎：常因外界风、尘、烟、热刺激，屈光不正，多用眼力等诱发，或因急性炎症阶段治疗不当转变而成，症状同急性发作，但比较缓和而轻。

【针灸治疗】 用抑制法二型手法，取穴：丝竹空、瞳子髎、阳白、太阳、鱼腰、睛明、四白、大陵、合谷、曲池、迎香、阳溪、地五会、足三里、颔厌、天柱、风池、大椎、身柱、肝俞、脾俞、胃俞、大肠俞、风眼、光明等。配穴方法，可以取全身性与局部穴位，远隔部位与邻近部位穴位相配合，如合谷配睛明、曲池配瞳子髎、足三里配风池、肝俞配四白等。

三、神经麻痹性角膜炎

本病是由于感觉神经失去作用，而发生的一种神经营养性变化的疾病，又称为神经营养性角膜炎。本病发生在三叉神经第一支，即由于三叉神经眼支麻痹造成的角膜病变。

【症状】角膜的感觉与反射丧失，在角膜的中心与浅层发生溃疡，难于治愈，遗留顽固的混浊。如继发细菌感染或其他刺激，角膜将遭到完全破坏而导致失明。患者要注意保护好角膜，可用眼罩，勿使角膜受到丝毫外伤，并涂眼膏以防感染。

【针灸治疗】可以配合药物治疗，在某些情况下，对于三叉神经功能可起到恢复的作用。取穴：阳白、四白、攒竹、睛明、丝竹空、瞳子髎、头维、头临泣、太阳、风池、天柱、新设、翳风、百会、肝俞、胆俞、外关、后溪、合谷、光明等。眼区穴位用抑制法二型手法，远隔部位穴位用兴奋法二型手法。

四、夜盲症

夜盲症是眼底视网膜上负责暗处感光的杆状细胞的功能发生障碍所致。大多数是由于缺乏维生素 A 造成的，与遗传因素也有关系。根据单用针灸治愈实例表明，本病的产生，原因不完全是食物中缺乏维生素 A，有的是维生素 A 的吸收机能障碍或其他原因引起。此症中医称"雀目"，俗称"鸡脚暗"、"鸡朦眼"。

【症状】患者在白昼晴天能看清东西，在傍晚、阴天与光线较暗地方，看东西则模糊不清，到夜间什么也识别不出。眼外观上看不出有什么变化，只是在夜间或看不清东西时，瞳孔显著扩大。夜盲症是角膜软化病早期的一种症候。

【针灸治疗】取眼区穴位：睛明、瞳子髎、攒竹、丝竹空、鱼腰、四白、上星、阳白，用抑制法二型手法。如效果不大，可针灸并用，取穴：风池、风府、风门、膈俞、肝俞、胃俞、胆俞、三焦俞、肾俞、手三里、足三里、三阴交等。每天下午治疗一次，每次取 4～8 个穴，上肢或下肢的穴与眼区穴配合，背部的穴与上下肢及眼区穴配合。眼区穴用兴奋法二型手法，远隔部位穴用抑制法二型手法。每针 5 天为一个疗程，间歇 2～3 天进行下一个疗程，一般针几个疗程，即可治愈。

五、淋病性结合膜炎

这种眼疾中医叫"脓漏眼"，是由于眼睛感染淋病菌引起的。同急性淋病患者共用手巾与脸盆、共盖被子、一起洗澡等，都可受感染。患淋病产妇的初生儿，眼睛常易受感染。

【症状】起初是眼睑肿胀、发红，翻转不开，结合膜浮肿，灼热疼痛，不断流出黏液，接着流乳汁样脓液。眼睑肿胀和疼痛减轻时，常发生角膜溃疡，在几天时间内很可能失明。如炎症不恶化，也会慢慢消退。这种病的小孩与老人患者往往失明。

【针灸治疗】可配合原因治疗。取穴：头维、阳白、四白、鱼腰、天柱、风池、天牖、翳风、目窗、头临泣、足临泣、合谷、阴陵泉。成人用抑制法二型手法，幼儿用兴奋法二型手法。此外可用抗菌素眼药水点眼。

六、沙　眼

沙眼是一种常见的由病毒引起的慢性传染性眼病。它是通过污染的水、手、手巾、枕巾、脸盆等而传染的。

【症状】感染后患眼开始感到怕光，早晨起床眼眵粘住眼睑；眼易疲劳，迎风流泪，发红，刺痒，自觉眼里有沙粒样的异物感。睑结合膜充血，血管模糊、肥厚、乳突增生、出现滤泡，甚至疤痕，可引起睑内翻、倒睫、角膜溃疡、慢性泪囊炎、眼干燥等合并症，严重的可导致失明。

【针灸治疗】可减轻结合膜充血与刺痒，取穴和手法参照结合膜炎的治疗。

七、眼睑缘炎

眼睑缘炎是眼睑皮肤、睫毛囊及其腺体的一种慢性炎症，中医称"眼缘赤烂"，俗称烂眼沿。常见睫毛根之间生灰白色鳞屑，睫毛易脱，但可再生，称为鳞屑性眼炎。有一种是溃疡性的，睫毛根周围皮肤红肿，根部有黄色脓痂，常把睫毛粘在一起，去掉脓痂，在根部可见出血的小溃疡或小脓点，睫毛脱落后不易再生。还有一种局限于眦部发炎，皮肤眼缘糜烂。小孩、老人因体质较差，所以易患此病。营养不良和不注意卫生的，也易患此病。治疗时应注意营养。

【针灸治疗】取穴：丝竹空、瞳子髎、四白、颔厌、天柱、风池、大椎、身柱、大杼、外关、曲池、足三里、肝俞、胆俞、足临泣、内庭、商阳，用抑制法二型手法。我常取四白、外关、合谷，每次针同侧的两个穴。用温和灸法灸曲池、足三里等穴，每次各7分钟，一天两次，三天即可治愈。

八、白内障

本病是由瞳孔里面的晶状体发生病变所致。凡影响晶状体的代谢因素使其发生混浊的，即称为白内障。祖国医学称为"圆翳内障"或"瞳仁反背"。这病有先天性、老年性、并发性及外伤性等几种，其中以老年性的白内障为最常见，患者多在50岁以上。晶状体逐渐变性混浊，这种改变可以是全部的或部分的，至今还未能查出明确的病因，称为老年性白内障。

【症状】初起时，患者在白天视力模糊，黄昏时看得比较清楚。随后视力模糊程度逐步发展，仅对光线感觉正常，故只能辨别白天与黑夜。从外表看，患者的瞳孔后部出现一层灰白色的东西。

【针灸治疗】白内障还不很严重时，可控制病情发展，增进视力。用抑制法二型手法，取百会、络却、太阳、天容、天柱、外关、曲池、膏肓、胆俞、悬钟、光明、太冲、风池等穴。用兴奋法二型手法，取瞳子髎、睛明、攒竹、丝竹空、鱼腰、四白、印堂等穴。成熟期的白内障，最好用眼科手术治疗。

九、青光眼

青光眼为一种较常见的眼病，以早期眼压增高为主要特征。一般临床上可分为原发性青光眼、继发性青光眼和先天性青光眼三种。原发性青光眼原因尚不十分明确。继发性青光眼，主要是由眼部其他疾病引起的。先天性青光眼，是由胎儿在胚胎发育期内房角结构发育异常所致。

【症状】发病之初，患者自觉眼球发胀，眼前有烟雾，在晚上觉得灯火的周围有一圈虹样彩光，接着出现头痛。他觉症状主要表现眼压增高达 22 毫米汞柱以上，视神经乳头凹陷，瞳孔散大，角膜发暗，前房变浅。病情继续发展，或出现充血性青光眼急性发作时，视力顿减，头痛剧烈，恶心呕吐，体温上升，整个眼球郁血，继发性水肿，眼球因眼压增高而变硬。有的急性发作后失明，有的经过 2～3 天后即缓解，转为慢性期。常因持续发作，视力愈减而变盲。巩膜出现青白色，角膜向前突出，失去光泽，且逐渐变为混浊而不透明。当病情未进入绝对青光眼期，在条件许可情况下，可用手术治疗。

【针灸治疗】对降低眼压、抑制疾病的迅速发展、延缓失明时间有很大的意义。取穴：风池、悬厘、天柱、阳白、天牖、目窗、四白，用抑制法一型手法。当眼球发胀、头痛剧烈以及呕吐时，取足三里或内关、太阳或翳风，往往能迅速消除。

十、视神经炎

视神经炎发生的原因甚多，各种急性热性病感染、梅毒、鼻窦炎，以及铅、奎宁、酒精中毒等均可引起。妊娠、月经失调及眼本身疾病也可发生，但不少患者的病因不明。

【症状】常侵及两眼，患者视力突然下降，视野缩小，甚至失明。眼球转动时疼痛，眼底检查，早期可见视神经乳头充血、水肿、边缘模糊、附近出血，动脉细狭，静脉扩张。晚期视神经萎缩，呈苍白色。

【针灸治疗】手法与取穴参照夜盲症及青光眼的治疗，并结合原因治疗。一般用抑制法二型手法，取穴：睛明、四白、攒竹、丝竹空、瞳子髎、风池、外关、太冲、光明等。

十一、视网膜出血

视网膜出血，是全身或眼部某些病变与外伤等在眼底的一种表现。根据出血的部位不同，可分为视网膜前出血、视网膜内出血，出血进入玻璃体则称玻璃体出血。视网膜前出血多见于糖尿病、紫斑、动脉硬化患者；视网膜内浅层的出血，多见于视网膜中心动脉栓塞、动脉硬化、肾炎和贫血性疾病患者；视网膜内深层组织的出血，多见于糖尿病、高血压患者。

【症状】 视网膜出血时，患者可能有视力障碍，眼前可出现暗点。

【针灸治疗】 可增进全身健康和促进视网膜出血的吸收。取穴：风府、阳白、四白、曲池、天柱、大椎、风池、颅息、角孙、睛明、足三里、大椎、膏肓、三阴交、肩外俞、瞳子、攒竹、新设、鱼腰、丝竹空、外关、翳风、瘈脉、曲鬓、合谷、通里、胆俞、肝俞、大肠俞、命门、中脘、天枢、阳陵泉、光明、手三里等。用抑制法二型手法，取用全身性穴及眼区局部穴配合，每天针一次，两星期为一个疗程。有一患者，因篮球碰击眼球后，引起视网膜出血，按上述方法进行针灸，每个疗程间歇 3～5 天，前后共 6 个疗程。治疗期间，经眼科连续检查，患者视网膜上的出血逐渐被吸收，视力障碍大为减轻。有的中医还加针内睛明。针大椎、风池、颅息、角孙等穴时，不断地捻转针柄，使眼内发生一种热感（古称"烧山火"），然后起针，可以清脑明目和破瘀活血，效果很好。

十二、巩膜炎

巩膜炎根据病变部位的深浅，可分为巩膜表层炎和巩膜深层炎。主要病因为结核、风湿、痛风，以及由病灶感染所造成的变态反应，梅毒也可以发生本病。

【症状】 巩膜表层炎患者，自觉眼痛、羞明、流泪，病变处可见红色或紫红色、扁平或微隆起的结节，并有充血和压痛。巩膜深层炎多见于结核患者，多为双眼，病情及后果比表层炎严重，眼剧痛，病变部呈局限性的紫红色，巩膜膨隆并有剧烈压痛感，炎症可波及角膜、葡萄膜、虹膜，甚至并发眼球萎缩等。

【针灸治疗】 用抑制法二型手法，取穴除颈后区及眼区的穴位外，还须结合原因治疗。治疗中常见先是眼痛停止，而后紫红色逐渐褪色，巩膜膨隆部也渐渐平复，以至完全恢复正常。

十三、角膜白斑

本病由角膜溃疡或角膜外伤引起。以后缺损的修复使角膜留下不透明的浑浊白斑，称为角膜白斑。

【症状】 白斑的部位、大小与厚薄均直接影响视力。白斑小而薄，又位于角膜边缘的，视力可不受影响；若白斑位于角膜中心，遮住瞳孔，尽管薄而小，也严重影响视力。如伴有角膜穿孔和虹膜脱出，而发展成粘连性角膜白斑，这样不仅造成严重的视力障碍，而且常使眼压升高，最后可导致失明。

【针灸治疗】 对于部分角膜白斑或淡薄的角膜云翳，用抑制法二型手法，主要取眼区的穴，其次取颈后区的风池、翳风，同下肢的光明、太冲、足临泣等穴配合应用。这种病病程很长，手术效果也不一定满意。患者求治时，大多数患病已久。一般针灸 5～20 次后，白斑或云翳可以消失或范围缩小，使瞳孔不受遮挡，可以提高视力。

第九章　耳鼻喉科疾病

第一节　耳　病

一、欧氏管闭塞

欧氏管是从中耳通到咽部的一条小管子、又称耳咽管。这管子常因感冒、鼻炎、鼻塞、中耳炎、咽喉炎等病症，以及暴烈响声震动的影响而发炎与堵塞，在临床上称为欧氏管闭塞或耳咽管堵塞。

【症状】患者耳内有堵塞感觉，常发出低声调的嗡嗡响声，自己说话听得很响，但别人说话却听不清。耳镜检查，可见鼓膜内陷。有传导性耳聋。耳咽管不通气。

【针灸治疗】用兴奋法二型手法，取穴：风池、新设、翳风、太阳、悬厘、迎香、天容、曲池、外关、养老、中渚、阳陵泉、听宫、听会、耳门、天突等。

二、中耳炎

中耳炎多数是由于耳咽管感染细菌，耳咽管堵塞，中耳的正常通气及引流障碍而引发。流感、麻疹等急性传染病也可诱发。常为急性鼻炎、咽喉炎、鼻窦炎的并发症和继发病。

【症状】急性中耳炎，开始有不同程度的耳痛，听力减退，耳内有阻塞感及耳鸣，全身不适、发烧，外耳道发红，鼓膜膨出，几天后全部症状渐退，可发生鼓膜穿孔而流脓。如排脓不彻底，可转成慢性，除耳鸣、听力减退外，可有头痛、耳痛、眩晕等。对于耳流脓后，体温不下降，全身症状加重者，要考虑颅内感染等并发症的可能。

【针灸治疗】可起镇痛、消炎作用。用抑制法手法，取穴：风池、耳门、听宫、翳风、完骨、新会、天容、听会、肩井、肩中俞、肩外俞、颊车、合谷、外关、曲池、侠溪、足三里等。

三、神经性耳鸣

这里谈的耳鸣，不是由耳本身的病变引起，而是由其他病症引起的。神经性耳鸣常见于神经衰弱、癔病、神经系统其他疾病，以及心脏病、贫血、高血压等患者。

【症状】患者出现耳鸣时，常觉得外界有某种声音灌入耳内，如蜂鸣、蝉鸣、铃声、风声、波浪声等，也有像听诊器所听到的动脉搏动音，声音的起落与动脉跳动一致（血管性耳鸣），可发生在一侧，也可发生在两侧。

【针灸治疗】可参照中耳炎的治疗，更应治引起神经性耳鸣的原因，可参照各病的治法。用抑制法一型手法，针同侧的新社，灸合谷或三间，常能终止耳鸣。单灸悬钟，也可收到良好效果。这些方法反复使用，有的患者可痊愈。

四、神经性耳聋

本病指的是外耳道、鼓膜、鼓室、耳咽管等结构都健全，外界的声音能正常地传到内耳，只是神经结构有了病变，不能传入或感知声音，这种听力障碍，称为神经性耳聋。

常见的原因有药物中毒，如用链霉素、庆大霉素、奎宁等过量而引起，也可由急性迷路炎及急性传染病，如腮腺炎、脑膜炎、流感、猩红热等引起。老年性耳聋、职业性耳聋等患者，属于这一范围。

【症状】对高音频的听力下降，骨传导缩短，听快速的语言特别费力。

【针灸治疗】病因不同，疗效也不同。一般用兴奋法二型手法，取耳区的穴位；同时用抑制法二型手法，取膏肓、足三里、曲池、悬钟、神门、三阴交、风池、完骨、侠溪、阳陵泉、中渚、外关、风市等穴配合。

五、美尼尔氏综合征

本病是一种阵发的眩晕发作，人们称它为发头昏。产生此综合征的原因很多，任何能在迷路内引起血管运动神经障碍的疾病，都可引发。迷路水肿、出血、钠及水的平衡失调，都可产生此综合征。中耳炎、脑膜炎、腮腺炎、流感等病也能并发本病。

【症状】患者突然感到天旋地转，听觉丧失，耳鸣、头晕、恶心、呕吐（有时很剧烈），眼球震颤。

【针灸治疗】效果良好。用抑制法二型手法，取穴：足三里、内关、合谷、风池、新设、完骨、大杼、风门、膏肓、中脘、印堂、神庭、百会等。

第二节　鼻　病

一、鼻　衄

鼻衄又称鼻出血、衄血，它发生的原因有局限性和全身性两种。全身性病因有：血液疾病（如血友病、白血病）、急性传染病（如伤寒、回归热、疟疾等）、动脉硬化、血压亢进、营养障碍、维生素 C 或维生素 K 缺乏、中毒、肝脏凝血功能受损害、心脏病、尿毒症和代偿性月经等。局限性原因最常见的是鼻中隔前下方的血管曲张，易破裂而出血。此外，外伤、鼻腔疾病，都可发生衄血。

衄血可以是一个鼻孔出血，也可以是两个鼻孔同时出血，轻的点滴流出，重的涌流而出，并可倒流入咽部而由口内吐出。出血过多，可造成急性贫血、休克，以致发生生命危险。衄血时应将患者头部稍稍抬起，用棉花蘸止血药塞鼻孔，下肢用热水温暖，鼻梁用冷敷。

【针灸治疗】在于促进血液循环和鼻腔血管收缩。取穴：攒竹、素髎、上星、迎香、印堂、天柱、风池、关元、肩井、肩中俞、大椎、身柱、委中、曲池、手三里、合谷等。鼻部附近穴位用兴奋法二型手法，远端穴位用抑制法二型手法。

例如，有一经医院急救未见效的严重衄血患者，前来就诊。我让患者侧卧，先针上星，用兴奋法二型手法，促使鼻腔血管收缩；再针两侧委中，用抑制法二型手法，并结合捣法，给予重刺激，意在使下肢血管扩张，当时即止血。患者唯觉两腿沉重，第二天针两侧足三里，腿沉重感消失。

二、急性、慢性鼻炎

急性鼻炎是一种鼻腔黏膜的急性炎症，常为各种急性传染病如流感、麻疹等的前驱症状。本病可由理化刺激、鼻腔疾病和副鼻窦炎引起。鼻腔堵塞、呼吸不畅也可发生。患者开始全身疲乏不适，鼻内干痒，打喷嚏，鼻塞，流清涕，说话鼻音重，继而感到嗅觉减退，食欲不佳，并可有低烧。如头痛加重，可能并发鼻窦炎，还可能引起咽部发炎。

在慢性鼻炎中，鼻腔后部的黏膜肥厚充血的，又叫做肥厚性鼻炎，症状为间歇性或持续性的鼻塞、头重、头晕或头痛、鼻涕多，甚至嗅觉减退、耳鸣或耳聋等，这些症状常交替发作。发病初期，应该嘱患者注意穿暖和些，多饮开水，发些汗，防止疲劳。

【针灸治疗】用抑制法二型手法，取穴：风池、新设、天柱、大椎、风府、风门、大杼、禾髎、迎香、鼻梁、上星、合谷、百会、印堂、劳宫、前谷、曲池、外关、足三里，还可配合眼区和耳区的穴。

用灸法预防鼻炎和控制鼻炎的发展，屡用屡效。当发生流清涕和鼻塞时，用温和灸法，取一侧或两侧外关，灸30分钟或更长一些时间。在灸的过程中，可使清涕不流或少流，鼻塞减轻或通畅；有头昏等症状的，也可随之好转消失。

三、萎缩性鼻炎

本病特点是鼻黏膜和骨质慢慢萎缩，甚至鼻梁渐渐扁平凹陷，因此叫做萎缩性鼻炎。对原发性萎缩性鼻炎的病因说法不一。有人认为其可能是整个机体营养不良，功能失调造成的局部症状。常见的有单纯性萎缩性鼻炎和腐败性萎缩性鼻炎两种。

单纯性萎缩性鼻炎，鼻黏膜极薄，鼻内不结痂皮。患者自觉鼻内干燥，嗅觉丧失，鼻闭塞、头痛、耳鸣等。腐败性萎缩性鼻炎，又称臭鼻症，可见鼻腔常结黄绿色痂皮，又多又臭，伴有鼻塞，呼气时有恶臭。

【针灸治疗】目的在于提高全身健康情况。用抑制法二型手法，取穴：百会、新设、完骨、新会、风池、天柱、上星、大椎、大杼、风门、膏肓、肾俞、命门、大肠俞、曲池、外关、四渎、足三里、阳陵泉、三阴交、印堂，以及口鼻区的迎香、禾髎等。

四、嗅觉异常

嗅觉异常，有因嗅神经、嗅束或中枢神经系统的损害而引起的，有因精神因素而引起的，有因鼻腔疾病而引起的。本病表现为嗅觉过敏、减弱、消失或变异。

嗅觉过敏者，对于普通的一点点气味，即能引起不愉快的情绪，甚至发生呕吐、头痛。嗅觉异常者，别人嗅的是香味，患者嗅的却是酸味；或本来不是臭味，患者则觉得有臭味。嗅觉减弱和消失者，对于香味、臭味和其他气味，仅稍可嗅到或完全嗅不到。

【针灸治疗】用抑制法二型手法，取穴：神庭、脑户、风府、风池、胃俞、膈俞、肝俞、胆俞、肾俞、上星、头维、攒竹、睛明、禾髎、鼻梁、印堂、迎香、素髎、颊车、合谷、足三里、悬钟、太冲、外关等。

第三节　咽喉疾病

一、急性、慢性咽炎

急性咽炎常由鼻咽与鼻腔黏膜的炎症引发。本病往往与急性传染病如流感、麻疹等相伴出现。吸入烈性刺激性的气体也可引起。发病的部位以局限于咽峡部者为多，咽侧面与咽后壁也可受侵。患者自觉咽部似有异物存在，干燥、灼热、瘙痒、刺激感、咽痛，当做吞咽动作时，往往发生向耳部的放散性疼痛。检查可见咽峡及鼻咽腔黏膜充血，重的可有肿胀，尤其是悬壅垂部明显。

慢性咽炎，除急性的遗患外，鼻腔和副鼻腔疾患，口腔不洁，气候干燥与剧变，吸入刺激性气体，吸烟、饮酒等，都能引起。症状轻于急性，伴有咳嗽，吐黏稠痰，说话声音常低而弱。临床上根据不同的症状，把慢性咽炎分为慢性单纯性咽炎、慢性肥厚性咽炎和慢性萎缩性咽炎三种。

【针灸治疗】用抑制法一型手法，取穴：风池、天柱、肩井、大椎、身柱、肩外俞、新设、大杼、天容、曲池、合谷、天突、膈俞、肝俞、外关、翳风、足三里、迎香。对制止吞咽痛，往往针合谷，可迅速见效。慢性咽炎较为顽固，可教患者取用合谷、曲池、外关中的一穴，用温和灸法或指针法，每次 5～20 分钟。每当症状发作时施治，往往可以解除症状。

二、扁桃体炎

扁桃体炎，中医称为乳蛾，可分为急性、慢性两种。急性扁桃体炎的主要原因是感染溶血性链球菌，也有感染肺炎双球菌、化脓性葡萄球菌而引起的。常于春秋两季或季节交替时发病。儿童、青年与腺病质者易患此病。

【症状】患者突然发生恶寒、有头痛、高烧，约一星期才渐渐退热；吞咽痛，尤以咽唾液时更痛，食欲不振，全身倦怠无力。小儿常并发抽搐、昏睡、呕吐。局部可见扁桃体红肿，分泌增加。并发咽炎的，可有渗出物聚积，在腺窝内形成脓栓，或见黄白斑点散布在扁桃体上。如合并腭扁桃体周围炎，张口、咀嚼、呼吸、讲话均感困难。两侧扁桃体肿胀过甚时，可影响呼吸，甚至窒息。

慢性扁桃体炎，多为急性反复发作转成，症状为扁桃体肥大。一般儿童患者在12～13岁以后，扁桃体渐渐萎缩，仅留痕迹，但有的至青年期仍肿大，还发生痉挛性咳嗽，咽部常觉干燥、刺痒，说话带鼻音。

【针灸治疗】用抑制法手法，取穴：风池、天柱、人迎、天鼎、天窗、颊车、大杼、风门、肩外俞、肩井、肩中俞、合谷、曲池、天容、完骨、足三里、翳风、中渚、关冲、三间、少商等。对"虚咽痛"（即做咽唾液动作时痛），针或灸合谷，有良好效果。有时在合谷用指针，当患者指掌处产生酸麻感觉时，可立即止痛。一天针灸几次，扁桃体肿胀常可较快地消除。

三、急性、慢性喉炎

急性的或慢性的喉炎，都可造成声音嘶哑，甚至失音。

急性喉炎：大多数继发于急性鼻咽炎，除声音改变外，可伴有喉头部灼热、瘙痒，吐多量黏痰，甚至咯血，喉部黏膜红肿，吞咽时疼痛。有的患者体温随之上升，头痛，镜检可见声带充血，假声带轻度水肿。

慢性喉炎：由急性喉炎反复发作或声带过度疲劳而引起。出现声音嘶哑或发音费力，干咳、吐黏痰、喉部干燥等症状。

【针灸治疗】用抑制法二型手法，一天可针灸1～3次。当咳嗽与疼痛剧烈时，则用抑制法一型手法，声音嘶哑甚至失音时，抑制法与兴奋法配合应用。取穴：急性喉炎取合谷、迎香、列缺、肩井、间使、天突、风府、风池、完骨、天柱、天容、肺俞、照海等穴。具体应用时，有时仅用其中三四个穴，可采用下列配穴法：

针右侧或双侧的合谷，缓慢捻进入针，使感觉渐由手指上达至肘以上甚至喉部；针双侧迎香，缓慢捻进入针，使感觉达鼻内。

针两侧合谷，用兴奋法二型手法，产生感觉时，即以迅速抖出法起针；灸天突，用温和灸15分钟。

针天突，灸肺俞，均用抑制法一型手法。每天针灸一次，经一两次治疗后，有的患者症状即迅速消除。对慢性喉炎者，除取上述穴位外，还可取新设、大椎、附分、尺泽、照海、关冲、商丘。对声音嘶哑者，取哑门穴温和灸 7～10 分钟，有良好效果。

四、喉肌麻痹

本病包括肌性麻痹与神经性麻痹，表现为声带不能运动。一侧喉肌麻痹时，发音嘶哑；两侧喉肌麻痹时，可完全失声，有时有高度呼吸困难。

肌性麻痹是肌肉本身的疾患，可由喉炎、肺结核、声带过劳、鼻咽疾患等引起。神经性麻痹，可由延髓疾患、外伤、主动脉瘤、白喉、梅毒等引起。

【针灸治疗】取穴：合谷、少商、天柱、风池、哑门、天容、新设、风府、大椎、肩外俞、曲垣、天牖、天鼎、天髎、翳风、肩中俞、迎香、手三里、曲池、廉泉、涌泉、天突、璇玑、鸠尾等。颈部与上下肢的穴，针用兴奋法二型手法，感觉要重，并用直捣或混合捣法；灸用温和灸与雀啄灸法。对于肌性的喉肌麻痹，往往迅速奏效。

第十章　口腔的病

一、牙　痛

牙痛，是牙齿疾病的一个共同症状。龋齿、齿髓炎、齿根骨膜炎、齿槽脓漏等都可引起牙痛。

龋齿（俗称虫蚀牙）　钙的代谢障碍、缺乏维生素 D、口腔不清洁、食物残渣发酵产生乳酸侵害牙齿，都可以产生龋齿。症状是在牙齿釉质上出现污浊点，或石灰样点、褐色点，或形成大小窟窿，慢慢增大。病变若进入牙本质深层和髓腔交通，病菌就容易侵入齿髓及齿根骨膜，发生合并症。龋齿疼痛不是自发的，而是遇到酸、甜、碱和冷热的刺激才引起的，但主要是遇到温热时才痛。除去外因，疼痛立即消失，这是龋齿的特征。

齿髓炎　由链球菌侵入牙齿髓腔内，发生化脓。疼痛是自发的、阵发性的，遇到寒冷刺激也会引起，除去刺激，仍然疼痛。同时有偏头痛或前额、耳内痛等。这是齿髓炎的特征。

齿根骨膜炎　牙周不洁或齿髓炎不及时治疗，或感染越过根端孔引起。有浆液性和化脓性两种。疼痛是自发的，而且是持续性的疼痛。在敲打牙齿时，疼痛更加剧烈，这是与齿髓炎不相同的地方，也是齿根骨膜炎的特征。

齿槽脓漏　齿槽边缘萎缩，牙齿摇动，有的形成齿槽囊，里面可漏出脓液。平时无疼痛，牙齿被碰到时才稍痛。但体弱患者出现发热、齿龈红肿时，疼痛即加重，且呈发作性疼痛。因齿龈肿胀，病牙似乎比别的牙齿长些，咀嚼时更觉得痛。

【针灸治疗】大多数有效。但要治疗病因，清洁口腔，不能单纯止痛。针灸用抑制法一型或二型手法，取穴：新会、颊车、大迎、巨髎、上关、下关、太阳、合谷、行间、内庭、太冲、养老、足三里、列缺、悬钟等。如遇理化的刺激产生疼痛或酸胀不适，可指针新会或合谷、三间穴等。

齿根骨膜炎发生的牙痛，需取用颈后区背上部、腰部及四肢大关节周围的穴，用抑制法二型手法，作计划性针灸。有的可用安全留针法。现简单举几个针刺治疗牙痛的病例。

例一，患者男性，青年，患左侧上列臼齿齿根骨膜炎。连续服止痛消炎的中药西药，未止痛。先后针灸颊车、天容、下关、太阳、合谷等穴，也不能止痛。后来单独取右手合谷，用抑制法一型手法，轻度进针，逐渐加强刺激量，而后用混合捣手法，患者的感觉从右手到右肩，甚至左侧颈部、脸部都像触电似的，牙痛逐渐减轻；接着把针轻度捻转，持续了 2~3 分钟，疼痛完全消失，又留针半个多小时，才起针。从此控制住疼痛。

例二，患者男性，青年，上门齿后面有一位置不正的牙齿，尖端轧在两门齿的缝里，因此此处发生持续的剧烈疼痛，尤其夜间因剧痛失眠。经服止痛药和针刺口区周围和手上的穴，只能止痛片刻。用抑制法一型手法，针两侧行间，当即止痛；起针后又复剧痛，于是再用抑制法一型手法，针两侧行间穴，牙痛即止，患者入睡后留针不动，直到天明才起针。从此疼痛没有再发。

例三，患者女性，青年农民，患龋齿及齿颈露出。牙齿遇到寒冷、温热、酸、甜等刺激时，发生疼痛，并发偏头痛。无刺激时，牙痛立即停止，但偏头痛不停止，经卧床休息，拔火罐，偏头痛才停止。但不注意时，疼痛又复发，经取用翳风、曲鬓、头维、风池、太阳等穴，用抑制法二型手法轮番针灸几次以后，遇到上述的刺激时，只是有些过敏，牙痛和偏头痛都不再发生。

例四，患者女性，中年，患左上臼齿槽脓漏。平时无症状。每在疲劳后，患部发胀，轻微疼痛。在极度疲劳时，即突然发生高热，一两个月或三四个月发生一次，休息两三天，吃些药，体温虽可降至正常，但齿龈红肿，牙齿动摇，发作性疼痛等，则并不因服药而消除。每次用抑制法一型手法，轮番针太阳、头维、天容、足三里和外关等穴，便停止疼痛，齿龈红肿也逐渐消退。

我们针灸治疗牙痛，常用抑制法一型手法，先针合谷或外关、一侧或两侧行间，以控制疼痛，然后在天容或颊车进行安全留针，都获良效。患者要保持口腔卫生，去掉病因。

二、口腔炎

口腔炎俗称口疮，患者中成年人和儿童都有。引起的原因有多种，机械性（如不合适的假牙）或化学性（药物等）的刺激、全身性营养不良、口内不清洁等，都可发生。儿童患病大多与出牙或感冒有关。

【症状】口内黏膜红肿、疼痛，舌上有灰白色或褐色的舌苔，口发苦。儿童患者常同时发生流涎。患者必须注意口腔清洁及饮食卫生。

【针灸治疗】可消炎止痛，促进身体健康。成人用抑制法二型手法，儿童用兴奋法二型手法。取穴：风池、肩中俞、曲池、颊车、大迎、下关、地仓、新会、承浆、禾髎、合谷、太冲、完骨、肩井、大椎、手三里、身柱等。炎症周围用针尖点刺，可收到良好效果。

三、鹅口疮

鹅口疮，有人称为"马牙"，是由口腔不清洁、感染或消化障碍引起。成人患伤寒、糖尿病、肺结核时，也可能并发。哺乳的婴幼儿最易发生。症状初起时，在口颊黏膜及齿龈上出现凝固的白点，可分散在口腔中好些地方，单个或几个连接在一起，有的容易擦掉，有的不容易擦掉。白点周围发生肿痛，或溃疡化脓，甚至蔓延到咽头食道，妨碍吞咽。轻者不发热，重者发热。婴儿初患此病时，常出现青绿色稀便，或伴有未消化的乳块，开始吮乳时常紧咬乳头。

【针灸治疗】婴幼儿患鹅口疮时，母亲应注意乳房、手、哺乳器等卫生，也要注意患儿口腔卫生。白点未破裂时，可用消毒的圆利针挑破白点（针尖不得挑伤健处），挤出乳汁样的凝固物，再用硼酸水或淡过锰酸钾溶液、淡盐水拭擦口腔（此种挑治，要经过两三个小时后才能哺乳），往往一次可以治愈，不仅恢复正常吃奶，大便也很快恢复正常。如有消化不良症状，可用温和灸法灸神阙或大肠俞，一天两次，每次 3～5 分钟。小儿患者，针天枢、足三里、大肠俞，用兴奋法一型手法。对成年患者，可参照口腔炎的治疗。

四、流涎症

本病产生的原因有口腔炎、出牙、龋齿、碘铅中毒、神经衰弱、颜面神经麻痹、生殖器疾病及妊娠等，消化器官的疾病，更常引起本病。其发生率则因年龄、职业、性别及全身情况而有所不同。

【针灸治疗】往往很快治愈。取穴：合谷、下承浆、曲池、颊车，成年人用兴奋法二型手法，儿童用兴奋法一型手法，结合引起本症的疾病进行治疗。现举三例如下：

例一，患者流涎症多年，每夜枕头要湿一大块，白天精神不振，每天上午出现头昏头痛症状，不能思考问题。用针浅刺合谷，入针 0.3 厘米深，经 1～2 分钟，不再流涎，且多年未复发。

例二，患者有神经衰弱，夜间流涎已多年，用抑制法二型手法，取合谷、颊车、风池、足三里、三阴交、膏肓等穴。头几天完全不见效，一星期后逐渐发生效果，共针灸两个星期治愈。患者神经衰弱的症状，也稍有减轻。

例三，患者多年流涎，用香烟灸合谷几分钟后，流涎即停止。第二天又灸合谷，从此痊愈。观察 3 个月，未复发。

第十一章　皮肤科疾病

一、毛囊炎

毛囊炎，是局限在毛发周围发生的小脓疱。皮肤受磨擦、小创伤、沾染不洁的尘土等，都能引起。毛囊口炎最为多见，浸润深入，侵入毛囊后始出现毛囊炎。

【症状】在有毛发的任何部位，尤以头部及四肢最容易发生，小脓疱一两个或若干个不等。发炎初期，患部及皮肤发红，有些刺痛，发展迅速，出现轻度肿胀，脓疱隆出皮表，内有脓汁，呈黄绿色，中心部往往贯穿着毛发；脓疱破裂出脓，里面干燥，顶端结痂，炎症即消失痊愈。

【针灸治疗】患部用温和灸法，一天两次，每次灸 10 分钟左右，往往收效显著。如已发生小脓疱，先用针尖剔除脓汁，再用灸法。

二、湿　疹

皮肤湿疹有的发生在全身，有的发生在某一局部。小儿易发生颜面湿疹、臀部湿疹和发内湿疹，邻近的淋巴结易于肿大；男子可发生阴囊湿疹和须疮样湿疹；妇女可发生大阴唇湿疹和乳房湿疹。湿疹除细菌性的以外，常常是在相对称的部位出现。患部有水疱，极度瘙痒，这是湿疹的主要症状。患部皮肤从初起到痊愈，一般经过丘疹、水疱、糜烂、结痂和脱屑这几个阶段，湿疹可反复出现。

湿疹可分为急性湿疹、亚急性湿疹和慢性湿疹。急性湿疹，很快发展成为丘疹或水疱，经治疗病情可控制，不出现糜烂即可转入脱屑阶段，病程为几天到两三个星期。亚急性湿疹，主要症状是糜烂不止，脱屑延长，可持续几个星期。慢性湿疹，系急性湿疹治愈后，局部病灶复发而来，常常此起彼落，患部皮肤增厚，病程可延至几年。根据症状表现，如丘疹、水疱等，分别称为丘疹状湿疹、水疱性湿疹、糜烂性湿疹、结痂性湿疹、脓疱性（感染葡萄球菌等）湿疹、脱屑性（鳞屑）湿疹等。

【针灸治疗】效果良好。收效快慢需根据湿疹的范围与严重程度而定。在丘疹状和脱屑阶段，患部用温和灸法或熨热灸法，一天可以灸数次，患者可以自灸。患部瘙痒时，随时用灸，灸到不痒为止。在水疱或糜烂、结痂阶段，局部除用灸法外，可用抑制法二型手法轮番针灸以下穴位：身柱、附分、膏肓、肺俞、膈俞、大肠俞、合谷、曲池、手三里、委中、足临泣、阳陵泉、血海、足三里、三阴交、神门、通里等穴。

我们用针灸治疗湿疹，第一个病例是 1945 年 5 月，在延安白求恩国际和平医院总院与鲁之俊同志做针灸实验治疗时，患者患湿疹一年多，除颜面、手掌与足蹠部外，遍身都有脓疱性湿疹，瘙痒疼痛，严重影响睡眠。患部有脓有血，结痂落痂，反复不断，四肢和躯干不少部位如覆盖着鱼鳞样，几乎看不到原来的皮肤。瘙痒、疼痛，折磨得患者寝食不安，经内服外治和注射，均不见效。他要求用针灸试治时，我们还不知如何下手。第一次试用了两侧足三里，以调整肠胃，先针后灸（那时用艾炷灸，起针后在原穴位灸三壮），针灸后患者感到瘙痒减轻，当晚睡眠好。这是一年多来没有过的现象。第二天患者两侧足三里穴的邻近处，已结成干痂的湿疹即脱落，也不渗液体，原来覆盖着一层薄痂的脓疱已被吸收，脓疱变成了干性。患者和医者都非常高兴而奇怪。当天针灸两侧曲池，在针灸后的 24 小时内，患者的睡眠好，肘关节部周围的湿疹，也出现像头一天的效果。次日患者要求替他全身针灸，我们没有为他全身针灸，因对进一步的治疗，也无经验。当时我们唯一的参考书，即鲁之俊同志从老中医任作田老师处抄录来的《针灸疗法主治》的手抄本，其中记载有：疖——针身柱、合谷、曲池、委中、临泣；疥疮——灸血海、膈俞各十壮，针曲池；天疱疮——针血海、委中；环疽——针曲池、身柱、委中，等等。根据这些方法结合患者情况，随后我们能针的穴位就针，不能针的穴位就改用灸，另取其他穴入针。例如，身柱穴上有脓痂覆盖改用灸，另针陶道或肺俞以代之，每天针灸五六个穴。针法用浅刺重刺，即入针后捻针、捣针 15 分钟左右。12 天时间内，在患者的头、肩、背、腰、胸、腹和四肢等部位，都取了一些穴位。开始一个星期，每天都可见已针灸的患部成片好转，后几天全身湿疹都出现结痂脱屑的现象，未针灸部位的湿疹也逐渐消退，最后痊愈。

三、荨麻疹

荨麻疹又叫风疹块，由过敏反应而发生，如有的吃了鱼虾，接触了什么物质，或服用某种药物等，都可发生。

患者出现成片成块的扁平斑块，还可出现水疱。患部水肿，剧烈瘙痒，有的同时发生呕吐、腹泻。急性的风疹，每次发作可在几分钟内形成又很快消失，也可持续几个小时到几天。慢性的风疹，不断出现风疹块，每次发疹时间也长，较难治疗。

【针灸治疗】一般都能治愈。针灸常可缩短发疹时间，减少发作次数和延长间隔时间，控制发疹，直至消除各种症状。治疗要根据具体情况。在发疹时，患部瘙痒、烦躁，以镇静神经为主，用抑制法一型或二型手法，针（灸）两侧曲池、灸（针）两侧肺俞。为了促进末梢血管运动神经功能，取患部周围两三个穴，用兴奋法一型或二型手法，进行浅刺速刺，灸用雀啄灸。调整胃肠，加强消化，用抑制法二型手法，针或灸足三里、大肠俞。伴有呕吐、腹泻时，用抑制法一型手法，针两侧足三里，灸两侧天枢，留针时再灸，时间应较长。咽喉瘙痒、咳呛时，用抑制法一型或二型手法，针两侧合谷或两侧的列缺、曲池，灸天突。肛门或尿道、阴道瘙痒、刺痛时，用抑制法一型手法，针长强，灸会阴穴。在平时以增进全身健康，促进新陈代谢机能，调整胃肠为主，用抑制法二型手法，取新设、大椎、身柱、肩外俞、附分、大杼、肺俞、胃俞、膏肓、三焦俞、大肠俞、秩边、曲池、外关、足三里、风市、悬钟、神门、血海、三阴交等穴，用上下交替、左右交叉配穴法，进行有计划的治疗。例如，第一次针新设，灸大肠俞；第二次灸膏肓，针足三里；第三次针曲池（右），灸三阴交（左）；第四次针曲池（左），灸三阴交（右）。

预防对某种物品的过敏（如吃鱼虾即发）以及精神因素的影响（如有一位患者，弄不清产生荨麻疹的原因。有一次正值发疹时，听到女高音歌声。以后一听到女高音，顷刻间就会出现荨麻疹），用抑制法一型手法，选取附分、大杼、合谷、足三里、外关和下巨虚中的一两个穴，用"T"形针作安全留针几小时，并给患者吃同样食物或语言暗示（如对那位怕听女高音的患者，留针时放女高音唱片给她听），每隔几天针一次，反复进行，即告痊愈。

四、神经性皮炎

神经性皮炎是一种慢性皮肤病，多见于脑力劳动者。炎症大多数局限在肘、膝部的屈曲侧、大腿内侧、会阴部、后颈部等处，也可弥漫到肩、胸、腹、腋下、腰、臀等处，以及四肢其他部位的内侧。开始时，患部有一小块瘙痒，出现粟粒大的丘疹，随后该处逐渐像皱纹重叠隆出皮肤面，粗糙、干燥、较硬；在此病变的皮肤上，尤其在周围部分夹杂有散在的或连结的丘疹。患部与周围皮肤界限分明。患部有难以忍受的阵发性瘙痒，患者心情烦躁，严重影响睡眠。

【针灸治疗】采取局部与全身治疗相配合，有计划地逐片医治，直至痊愈。患部用熨热灸法，每天两次，皮肤发白的通常灸至发红，发痒的灸至止痒为度。每次患部灸后，在其附近再取一穴，用温和灸十多分钟，或给针疗，用抑制法二型手法。此外，每隔几天针灸一次，常用的保健穴，如曲池、外关、足三里、悬钟、膏肓、大肠俞、三阴交等穴，每次取其中2～4个穴，用抑制法手法。这对炎症弥漫范围大的患者，更为需要。经针灸治疗，患处可逐渐不再产生褐色丘疹，粗糙重叠的皱皮逐渐变薄直至平复，恢复原有光泽。炎症治愈后，要防止复发，当某部位的皮肤尤其是原有病灶又觉得瘙痒，肤色白而脱屑，应立即进行温和灸。有一位神经性皮炎患者，经三年多时间的多方治疗，未见效。炎症已发展到后颈部、肩周围、胸腋部、上腹、腰部、臀部、上下肢内侧等处。我们有计划地进行治疗，先在腰部一片皮炎上，每天中午、傍晚用熨热灸各一次，连续灸3天，即见明显好转。这样坚持逐片治疗3个多月，全身皮炎痊愈。逐片治疗时，必须一片一片治疗彻底，治好一片，再治另一片，否则今天灸这一片，明天灸那一片，结果没有一片彻底治好。

五、牛皮癣

牛皮癣又名银屑病，是一种慢性的炎症性丘疹性皮肤病。丘疹上面附有白色或黄白色的鳞屑，边缘围绕有一明显的环状，在炎症进展期为鲜红色，在停止扩展时为苍白色。患部与周围皮肤界限分明，尤以发内牛皮癣的界限更为清楚。除去鳞屑，可见到下面有小出血点。皮肤损害渐次扩大，丘疹互相融合成片，可蔓延到全身。平常最多见于肘、膝伸侧面的局部皮肤上。患部剧烈瘙痒，痊愈后可以复发。

【针灸治疗】主要是局部用熨热灸法，配合取全身性穴位给以针灸，可参照神经性皮炎的治疗。但针灸时要注意，丘疹周围环状边缘呈鲜红色时，在局部及其附近，针法以浅刺速刺，灸法用雀啄灸法；环状呈苍白色时，局部用熨热灸法，远隔部位针法用抑制法二型手法，以调整局部血管运动神经的功能。牛皮癣患者往往有不同程度的风湿样的关节疼痛，有的在患牛皮癣后出现关节痛，有的先有关节痛后发生牛皮癣，这需要配合治疗，针灸取穴与方法参照治疗风湿性关节炎的治疗。

六、多汗症

多汗症是指全身或局部出汗过多，不论是否在劳动，不论暑天冬天，都大量出汗，故称为多汗症。原因是由于植物神经机能失调所致。全身性多汗症，可发生于结核病、神经衰弱等病的患者。有的人也可因羞涩、焦急、惊惧等而出现此症。局部性多汗症，多出现在手掌和足部的足蹠和趾间。

【针灸治疗】用抑制法手法，有相当效果。全身多汗症，取穴：合谷、鱼际、神门、复溜、昆仑、曲池、涌泉、阴陵泉等。若多汗症只是患者当时所患疾病的一个症状时，应对原疾病进行治疗。

局部性多汗症，手掌多汗的，取穴：合谷、鱼际、劳宫、少府、阳池、大陵、内关、通里、中渚、支沟等。

足部多汗，有异常难闻的臭味的，取穴：行间、太冲、解溪、然谷、复溜、阴陵泉、陷谷、商丘、丘墟等。手掌与足部多汗发生在同一患者，上下肢取穴应互相调配。

腋窝多汗，取穴：极泉、少海、天宗、膈关、渊腋、肩井等。如皮肤已发生汗疱，可用兴奋法二型手法，患部用雀啄灸。

会阴多汗，皮肤可发生擦烂，应尽量设法保持干燥，取穴：阴廉、阴陵泉、命门、曲骨、腰俞，另外在患部用熨热灸。

以下举两个病例作治疗上的参考：

例一，患者男性，报社总编辑，两手患多汗症已多年，从手指到腕横纹处，日夜出汗不停，入睡后稍好，终日戴手套，否则汗就流下，甚至写字时如不戴手套，汗就从笔杆流到纸上。第一次试针两侧足三里，虽极轻地捻入进针，但因患者极敏感、紧张，汗更加增多。第二次取两侧通里，患者有失眠症，此穴同时对失眠有效。发生针感后，多年的出汗竟然停止，患者极为高兴，可是起针后不久，汗又照常溢出。随后每次取上述治手掌多汗的穴位，并在前臂两侧取同名穴，共针4次，效果与针刺通里相同。接着取右侧内关，入针后两手都停止出汗。随后患者治了8次，不但出汗好转，而且患者消化力加强，食欲增多，睡眠较好，但他因公外出，治疗未能继续。

例二，患者男性，大学讲师，手掌多汗情况与上述病例相似。治疗时针灸并用，针用抑制法手法，灸用温和灸法，除取前臂的穴位外，每隔3～4天还取用背部及下肢的穴。以一周为一疗程，在治疗的当时，虽没有明显停止出汗，但治疗后即逐渐减少。到第三个疗程，停止出汗。为了巩固疗效，又针灸两个疗程，痊愈。

七、寻常痤疮

寻常痤疮俗称粉刺，常发生于青年时期，因青年时期皮脂腺分泌旺盛，同时由于细菌侵入毛囊口及皮脂腺口所致。通常发生于面部，胸、背及上臂外侧皮肤有时也发生。它的形状是散在的红色或暗红色的丘疹，周围浸润，中间有脓疱。当脓疱破裂出脓后，形成疤痕，一时不易消退。本病时轻时重，经年不愈，致使面部皮肤粗糙。

【针灸治疗】有良好的效果。用兴奋法二型手法，针丘疹周围或其附近的穴位，对痤疮本身可用温和灸法。

八、秃　发

秃发主要是指斑秃。斑秃可突然出现。局限在发内或接近颜面的发际。患部皮肤平滑、发光，无炎症现象。有的头部毛发可完全脱落，称为全秃。这种脱毛病也可以出现在须、眉、腋毛、阴毛等处，而致全部脱落。常见的局限脱发，刚一出现时迅速用生姜涂擦或进行针灸，可以很快见效。

【针灸治疗】对于斑秃，用兴奋法二型手法，用丛针浅刺患部，并用熨热灸法；对于毛发全脱，除在患部进行上述治疗外，还必须注意调整全身健康与内分泌机能，用抑制法二型手法，主要取穴：新设、大椎、风池、大杼、肺俞、膏肓、肾俞、大肠俞、极泉、少海、曲池、合谷、足三里、悬钟、血海、阴陵泉、三阴交等。

九、酒渣鼻

本病发生在鼻尖及其两侧部，有持久性红斑，同时有毛细血管扩张，有的陆续成批出现丘疹或脓疱。

【针灸治疗】可制止丘疹、脓疱的发生，促使血管收缩，红斑减退。对已有脓疱者，局部宜灸不宜针；附近穴位用针术，可取印堂、四白、迎香、人中、上星、风池等穴。局部还可灸素髎，可能时也可针素髎。针术用抑制法二型手法，灸术用雀啄灸法，每次灸1～2分钟。

第七编 医案选录

第七编 医案选录

一、急性无黄疸型肝炎

焦××，男，45岁。某医院已确诊为急性无黄疸型肝炎，于1969年3月3日来就诊。

患者于1969年2月19日，开始发现食欲减退，乏力。21日症状加重，并有腹胀，恶心，厌油腻，周身酸痛不适。23日出现畏寒，但无寒战，无明显自觉发热，体温是39℃，伴头痛、心情烦躁等。下午7时住院诊治。当时化验：白细胞总数14400，中性73％，淋巴23％，酸性4％；肝功能检查结果：谷丙酶1180单位，白蛋白3.37，球蛋白3.09。因发烧，肝大，当即给予青霉素与链霉素注射，并输了液；长期医嘱为高糖、高蛋白、低脂肪饮食；内服复合维生素B、酵母、葡萄糖、蜂蜜等；肌肉注射维生素B_6、B_{12}，静脉点滴20％葡萄糖1000毫升，加维生素C 1000毫克，一天一次；并配合针灸和按摩等治疗。26日，消化道症状开始好转，腹胀减轻，食欲增加，肝脏大小无变化。至3月2日体温恢复正常，化验结果：白细胞总数11000；肝功能：黄疸指数6单位，谷草酶610单位，谷丙酶1180单位，白蛋白4％，球蛋白2.6％。

患者原患二期高血压和冠心病。在抗日战争、解放战争中负伤3次，左肩贯通性枪伤，左臂部软组织弹伤，胸部贯通性枪伤；第十二胸椎骨折，该脊椎前部损伤，后遗左下肢轻度瘫及肌萎缩，左下肢隐神经分布区知觉麻痹。

检查：神志清晰，合作，皮肤及黏膜无黄染，咽部稍红，鼻黏膜充血，心尖区有二级收缩期吹风样杂音。肝上界在第五肋间，下界在肋下4厘米，光滑、中等度硬、无压痛，但压剑突下区则有不适感，脾未扪及，腹内轻度胀气，无腹水征，左下肢轻瘫，左小腿内侧有痛觉减退区。余无异常。超声波检查，肝区有密集而活跃的中、小波，偶而出现高波，同时出波不高。当即进行针灸治疗。临近针灸前又作了超声波检查及白血球计数，针灸过程中，又不断观察超声波的变化。在右侧足三里先用指针，患者的感觉反应到脚上，超声波立即改变为较弱、疏而低的波形。随即在足三里进针，经10分钟，波形即稳定为弱、疏而低的微小波。起针后，每隔20分钟，用超声波检查一次，一直是微小波、稳定，4小时后稍有复原，但比针前波幅低而频率缓（图65）。针后白血球减为9700。针灸前后超声波与白血球的变化，说明针灸治疗肝炎的作用是明显的。

针灸治疗：第一阶段：共针灸治疗14天，16次。3月3日及4日每天白天针灸一次，晚间增加一次灸法，随后每天针灸各一次。针术主要为抑制法一型手法，采用缓慢捻进法分三层入针和分三层起针，每次均找到较好的针感。灸术均以温和灸各10分钟。针刺取用的穴位有：足三里、支沟、曲池透少海、鹤顶、环跳、上巨虚、条口、阴陵泉、阳

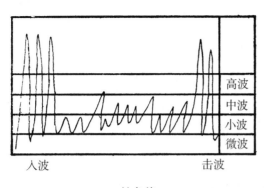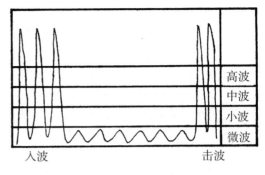

	高波			高波
入波	中波 小波 微波	击波	入波	中波 小波 微波	击波
针灸前			针灸时		

图 65　超声波检查示意图

陵泉。灸法取用的穴位有：肾俞、三阴交、三焦俞、地机、气海俞、阴陵泉、昆仑、大肠俞、大杼、大椎、风门、陶道、天枢等，每次取两三个穴。

　　针灸治疗前，肝大在肋下 4 厘米，针灸两三天后，减为 3 厘米。患者于 3 月 16 日出院时，自觉症状已完全消失，在肋缘下已摸不到肝。超声波检查已为正常波，谷丙酶为 370 单位。

　　第二阶段：为了巩固治疗肝炎的效果，同时配合治疗高血压和冠心病，曾有计划地针灸一个较长时期。本阶段前一段时间，治疗次数较密；随后每月针灸三五次，连续两年。多次检查肝功能均正常（谷草酶在 110 单位以下，谷丙酶在 90 单位以下）。高血压、冠心病也较稳定。取用穴位常用的有环跳、阳陵泉、上巨虚、足三里、肾俞、天枢、外陵、大椎、陶道、风门与昆仑等。

　　按：朱琏同志在诊治新患者时，通常都先了解患者发病及其治疗经过，都先用针或指针作一次试验性的观察，看看患者的感觉情况与其他反应，然后作进一步治疗或计划性治疗。对这例患者，经检查后，用指针和针刺足三里穴，边针灸边观察肝区超声波的变化，看到波形出现明显的改变，表明针灸对此病有明显的作用，即进行有计划的治疗。

　　患者除肝炎以外，尚有高血压与冠心病，以及外伤后遗留的一些症状。针对这种情况，按疾病轻重缓急分主次先后的原则，第一个阶段以治疗肝炎为主。因为此时必须掌握治病时机，集中力量治愈肝炎，以免拖长时间而成迁延慢性病患，以致难以痊愈。同时，还注意到增强患者的抵抗力，防止胃肠等内脏功能障碍，或天气变化时，可能出现感冒等，以免病情复杂化。

　　基于上述要求，取用能够多方面起作用的穴位如足三里，患者从前未接受过针刺治疗，也应以足三里为宜。指针右侧足三里时，超声波的变化说明此穴是可用的，于是第一次仅针右侧足三里。当日输液不算少，但尿量不多。为了改善代谢产物自小便排泄，调整胃肠功能，并结合肝病与高血压，当日晚间灸双侧肾俞、两侧三阴交。次日针左侧足三里、右侧支沟、右侧曲池透少海，晚间灸双侧三焦俞、双侧地机。这两天的治疗以足三里、肾俞、支沟、曲池等穴治肝炎，同时通调了小便，增加了抵抗力，调整了消化功能。配穴方法，第一天早晚结合接近中枢神经部分和远隔部分取穴法配穴。第二天，第一次针刺是上下左右交叉配穴，晚上则与前一天相同。患者的神经类型为强而接近灵活型，本来血压较高，呈阴虚阳亢情况，心绞痛时发，初病不久，神经机能必然紊乱，所以此时针灸手法，用抑制法一型为主，以期达到稳定。三天后，肝界上移2厘米，两周后肝扪不到，超声波已正常，谷丙酶从1180单位降至370单位，冠心病与高血压未发，内脏功能良好，达到了治疗目的，于是进入第二阶段的治疗。

第二阶段连续治疗了两年多，主要目的为巩固肝炎的疗效，防止原有各病症发作，取用穴位采用多种症状同时取穴法。本阶段初期，仍以治肝炎为主，随后在不同时期各有重点，手法以抑制法二型为多。两月后，患者谷丙酶为90单位，其后肝功能一直正常，旧病都未再发。

本病的治疗所用的穴位，可以分为以下几类：病区附近取穴如三焦俞、肾俞、大肠俞等，治疗肝胆病的穴位如环跳、阳陵泉，调整消化系统取足三里、上巨虚、天枢、外陵，促进肾脏功能取三阴交、地机、阴陵泉、曲池透少海等，以便增强食欲，解除腹胀，通利大小便。预防感冒和增强抵抗力，取足三里、大椎、陶道、风门、昆仑等。手法方面，采用抑制法一型手法，给患者较长时间的持续刺激，以调整正常的生理功能的恢复。另外，头两天还在晚上用灸疗。

初期共治疗14天，针灸16次，肝炎基本治愈，肝功能恢复正常，肝脏已不肿大。随后对防治肝炎复发和心血管病，又进行了两年多的针灸治疗，肝功能始终正常，冠心病未发作，心电图正常。

二、慢性肝炎

王××，男，40岁。1970年11月18日因慢性肝病，前来诊治。

患者于1967年6月患无黄疸性肝炎，住院两个半月；出院不久又发生黄疸型肝炎，到广州某医院住院3个多月。1968年3月，肝炎症状严重，无黄疸，再到广州住院一个多月；出院不到半年，又发生黄疸型肝炎，在南宁住院3个月，治愈；随后，又发生黄疸住院治疗。1969年10月肝炎复发，这次发病最重，转氨酶在870以上，黄疸指数18单位。住院医治半年。1970年6月肝炎又复发，出现黄疸，住院医治到11月16日出院。

患者在三年半时间，转氨酶一直不正常，最低时也在160单位以上。在后一年多的时间，症状逐渐加重，除肝脾肿大外，经常便溏或稀便，偶尔有少许黄色条便；常有头晕眼花甚至晕倒，记忆力减退，食欲减少，四肢无力，全身倦怠；特别是每天晚饭后，胃肠胀气厉害，要到午夜排气后，腹部鼓胀才渐渐消除一些，始能躺下，往往到凌晨一两点方能入睡。

患者于1954年发现高血压，在180/130毫米汞柱左右。检查眼底发现动脉硬化。过去服用中西药及注射药物等，从未中断。

检查：营养状态良好，体胖。脉象沉弱无力，脉率64次/分，舌根处稍有薄白苔，干燥不润。血压（卧位，右臂）150/104毫米汞柱。心区无杂音，心音弱，瞳孔等大，对光反射正常。肝大在肋下 3 厘米，脾在肋下 1 厘米。右上腹胀气明显。

针灸治疗：第一疗程（1970 年 11 月 18 日至 12 月 5 日）：开始连续针灸 3 天，目的是改善消化和排泄功能，治腹胀和便溏。第一天针足三里（双），入针 7 厘米后，感觉放散到腓肠肌及脚趾。用抑制法一型手法，配合针天枢（双），入针 3.2 厘米时腹部有抓紧感，6 厘米深时向外下方放散，10 厘米深时感觉向上下及两大腿放散。用抑制法二型手法，皆用缓慢捻进法进针。当针刺产生上述感觉后，腹胀减轻，患者感觉轻松。第二天患者自述大便一次是黄色条状，这是很久以来没有过的，腹胀好转。当时针足三里（双），手法、深度、感觉同上，神阙穴用温和灸 10 分钟。第三天大便一次，较正常，夜间胃肠胀气也明显好转，过去因腹胀每晚一两点钟才能入睡，这两晚上午夜即可入睡。第四天休诊。第五天针环跳（右），灸胃俞 10 分钟。第六天针环跳（左），灸三焦俞 10 分钟。针环跳时入针 13 厘米，直刺、斜刺感觉都很好，能放散到腰、臀、大腿、小腿及脚趾，用抑制法一型手法。目的是治疗肝脾肿大，降血压，改善全身症状。第七天休诊。第八天复查：全身无力、头晕等有所好转，血压稳定在 140/100 毫米汞柱左右。肝大在肋下 1.5 厘米，较针前缩小一半。脾脏仅稍扪及，较针前缩小更为明显，胃肠胀气较轻。当时针上巨虚（右）入针 6.5 厘米，感觉放散到脚趾。针外陵（双），右侧入针 3.4 厘米，左侧入针 6.5 厘米，感觉沿针上下串动放散到大腿内侧，用抑制法二型手法。第九天针上巨虚（左），用抑制法二型手法，灸肝俞（双）各 10 分钟。第十天针大杼（双），直刺 1 厘米后，向脊柱方向斜刺，入针 3.6 厘米，感觉放散到肩及背部外下方；灸胆俞（双）各 10 分钟。第十一天休诊。第十二天针承山（双），入针 3.5 厘米，感觉放散到腘窝及足跟脚底脚趾，用抑制法二型手法；灸脾俞各 10 分钟。第十三至第十六天，针肩中俞（双）、新设（双）、曲池透少海（双）、足三里（双）、肩井（双），皆用抑制法二型手法；灸三焦俞（双）、胃俞（双）、中脘、肾俞（双）各 10 分钟。患者在这些日子大便基本正常，偶有软便一次，腹胀程度轻、时间短，所以睡眠较好，食欲增加，头晕、四肢无力等都好转。休息 3 天。

这一疗程共 16 天，针灸 13 次，肝功能已属正常。转氨酶在 100 单位以下（针灸前两天检验转氨酶为 175 单位），这是自 1967 年 6 月起，三年半时间，第一次出现的正常情况。

第二疗程（12 月 9 日至 29 日）：这一疗程的目的是改善肝脏代谢功能，继续控制症状，巩固已取得的疗效。一般连续针灸两天，休诊一天。针刺取穴：气海俞、三焦俞、阳陵泉、支沟透间使、天枢、手三里、肩井、新设、环跳、足三里等，皆用抑制法二型手法。灸治取穴：命门、腰阳关、腹通谷、天枢、神阙、大椎等，皆用温和灸 10 分钟。常用配穴法是针上下肢或背腹部的一个双侧穴，配合灸背部或腹部的一个穴位。第二疗程 21 天，针灸 13 次，一般情况比以前好，复查肝功能转氨酶为 80 单位。在休诊的日子里，如大便不畅则自灸腰部气海俞等，大便稀软则自灸神阙、天枢穴等，即可解决。

第三疗程（1971 年 1 月 4 日至 1 月 30 日）：患者自觉在休诊 3 天以上，则出现头晕、胃肠胀气，影响睡眠。且这一阶段的血压较高，介于 150～160/110～120 毫米汞柱之间。因而第一周连续针灸五天，休诊一天。针灸取穴重点为降血压，治头晕和消腹胀。针新设（双），配一侧环跳穴，用抑制法一型手法；或针肩井（双），配合灸肝俞（双）、胆俞（双），各10分钟。有时针足三里（双）或上巨虚（双），用抑制法一型手法，配穴灸关元、中极各10分钟。这一周头晕、睡眠好转，腹胀减轻，大便正常，但血压未降低。第二周连续针灸六天，休诊一天。取穴阳陵泉、支沟透间使，左右交叉配穴，用抑制法二型手法；或针外关透内关（双）、三阴交（双）、环跳，左右交替取穴，用抑制法一型手法。灸胃俞（双）、三焦俞（双）、肾俞（双）各10分钟，一般每天针一个双穴，配合灸一个双穴。本周病情较稳定，血压160/120毫米汞柱。第三周连续针灸六天，休诊三天。针刺取穴：足三里、阳陵泉、支沟透间使、上巨虚、关元、中极，皆用抑制法一型手法；灸天枢、关元、神阙、三阴交各10分钟。每天仍针一两个穴配合灸一个穴。本周自改用抑制法一型后，血压有时下降到140/108毫米汞柱。肝功能一直正常，胃肠胀气明显好转，且排气较多，因而睡眠较好，大便基本正常，无肝区痛，肝大1.5厘米，比过去小了。超声波检查，过去微波密集，现在稍有微波，肝大在肋下0.5厘米。第四周休诊3天，未见头晕，继续针灸中极、阳陵泉、支沟透间使、胃俞、三焦俞、肾俞、交信，仍每天针或灸一次，有时患者自灸。针时仍用抑制法一型手法。

患者针灸3个疗程以后，肝脾肿大都有好转，肝功能始终正常，胃肠胀气渐渐减轻，并由每天午夜后排完气，改善为下午排完气，夜间能提前睡眠。患者有三年半时间经常溏便或稀便，针灸后改变为黄色成条便。食欲不振、四肢无力、全身倦怠、头晕目眩等症状，都同时大为减轻或消失。血压高而难于降低时，针关元、中极有显效。

随后至1972年2月的一年多时间，除按计划休诊几天外，一直坚持针灸治疗，以上述3个疗程的治法为基础，轮番使用或稍增减穴位。增加的穴位有：合谷、阳池、解溪、大横、条口、附分、养老、魄户、膏肓、地机、涌泉、百会、神庭、鹤顶、天井、颊车、劳宫、上脘和下脘等。患者在停针时，自觉症状已基本消失，偶有轻微胃肠胀气，大便正常，肝功能一直正常，肝脾在肋下未能触及。随后逐步恢复工作。经随访，患者自针灸治疗后已正常工作六年多，肝炎未复发。

按：对此例慢性肝炎的治疗取用病患部部分邻近的穴位，如背部肝、胆、脾、胃、三焦各俞穴，借以疏通肝胆系统。这样配合用穴既治疗肝病，也治疗消化系统其他病症。治疗肝病的常用穴，除肝俞外，取用了阳陵泉、环跳等穴。针对患者消化功能失调的症状，取用足三里、天枢、神阙、上巨虚、关元、外陵、中脘、支沟、气海等，以加强胃肠机能。稳定血压，取用足三里、上巨虚、曲池透少海等，用抑制法一型手法。为了增强患者的抵抗力与免疫能力，取用了大杼、肩中俞、新设、肾俞等穴。各个疗程的层次清楚，目的明确，既有主要目标，又兼顾各方面，急则治标，缓则治本，与第一例比较，虽然同是治肝炎，对急、慢性者，则有不同。

在手法上主要用抑制法手法，结合具体情况用一型或二型，不过朱琏同志治疗慢性病多采用抑制法二型手法。

这位患者自1967年6月患慢性肝炎，到针灸治疗前三年多时间内，曾数次发作急性黄疸性肝炎，经常住院治疗，但自1970年11月开始针灸治疗以后，到 1978 年 3 月随访，情况一直稳定，肝炎未复发，且能坚持正常工作。

三、肝硬化

李××，男，39 岁。1969 年 3 月 13 日因多年肝病前来就诊。患者于 1961 年肝功能化验时，发现转氨酶在 400 单位左右，当时没有自觉症状，诊断为无黄疸型肝炎。住院一个月后，继续坚持工作。

1965 年，他在北京开会期间，由于肝硬化，食道静脉曲张而发生大出血，立即住院进行门腔静脉吻合术。患者因输血而引起血清性肝炎，肝脏又一次受损害。1966 年住院时，按一般性肝炎进行治疗。手术以后，自觉症状很少，肝功能有多次不太好，曾发生肝昏迷。同时出现黄疸，巩膜发黄，脸色灰褐色。由于肝萎缩，解毒功能差，还出现一系列其他症状，如眼球、头及上肢震颤，脸部及下肢浮肿，肝性口臭等。从患者表面看来，病不严重，但实际体质却很差，因此要严防发生肝昏迷。手术时，医生估计生命只能维持 3～4 年。此外，患者有慢性前列腺炎，血压曾经高过，情绪急躁。我们接诊时，他已接近手术后第四周年，仅服酵母片和维生素 B、C 之类药物。肝功能检验，黄疸指数一直在 20 单位左右，白蛋白与球蛋白数倒置，其他项目大多数不正常。

接诊时自诉：经常头晕目眩，脑里自觉有响声，食欲一般；喜吃带酸的素菜。胃胀气，常胃痛。大便秘结，发生肛裂，尿意频数，每晚七八次。睡眠不熟，入睡后梦多。下肢与颜面浮肿，下肢较重，情绪易激动。

检查：巩膜黄色，目内、外眦充血，睑灰褐色，眼球水平震颤，头轻微震颤，两手震颤频繁，无力，拿东西较困难，执笔写字更困难，吃饭时拿不住筷子。视力模糊，看东西出现复视或变形。耳内广泛性充血，鼻内黏膜肥厚。血压（卧位、右臂）180/130 毫米汞柱，心动过速 104 次/分，心律不整，脉象浮沉洪细不定。

针灸治疗：第一阶段自 1969 年 3 月 13 日至 4 月 23 日，共 42 天，针灸 38 天。开始十天每天针灸一次。前两天针足三里（双），用抑制法一型手法；灸陶道，温和灸 7 分钟，以增加补体与促进造血器官功能。第三、第四天针曲池透少海，左右交替取穴，用抑制法一型手法，温和灸悬钟（双）、光明（双）、大肠俞（双）各 10 分钟。经过这四天的治疗，患者巩膜黄染与内、外眦充血已减退，夜间能熟睡，视力模糊较好转，大便一天两次，呈条状，尿频数现象消失。第五、第六天针环跳，左右交替取穴，用抑制法一型手法，配合灸气海俞、肾俞各 10 分钟。第七、第八天针足三里、养老，左右交叉配穴。用抑制法一型手法；灸三焦俞（双）、胃俞（双）各 15 分钟。第九天针阳陵泉（右）、肩中俞（双），用抑制法一型手法；灸脾俞（双）各 10 分钟。第十天针阳陵泉（左）、大杼（双），用抑制法二型手法；灸胆俞（双）各 10 分钟。这几天患者睡眠、饮食、大小便和精神都较好，尤其是眩晕已很轻微，两手震颤也有好转。

随后治疗情况概述如下：常使用以下穴位：上肢取曲池透少海、养老、支正、四渎、新义、外关、支沟透间使，下肢取足三里、光明、环跳、阳陵泉、悬钟、三阴交、条口、犊鼻、地机、鹤顶、涌泉、下巨虚、梁丘、上巨虚、太冲，肩背腰取陶道、大肠俞、气海俞、肾俞、三焦俞、胃俞、肩中俞、大杼、胆俞、大椎、身柱、肝俞、风门、命门、肺俞、神道、腰阳关、脊中、附分、肩井，颈部取天柱、风池、新设。腹部取中极、归来、关元。

在治疗计划中的选穴和手法，针对肝病及全身健康，手法用抑制法一型手法，温和灸10分钟。取穴：足三里、曲池透少海、大肠俞、环跳、脾俞、新设、大椎、腰阳关。前列腺炎及调整大便，用抑制法二型手法，取阳陵泉、支沟透间使、胆俞、肾俞、命门。心悸、情绪烦躁时，用抑制法二型手法，针曲池或足三里（单或双）。大便干结，针大肠俞（双），灸命门、肾俞（双）各10分钟。腹泻时，针天枢，用抑制法二型手法，或灸神阙，温和灸半小时以上。血压偏高，针足三里，用抑制法一型手法；血压偏低，针阳陵泉（双），用抑制法二型手法，灸命门15分钟。体温高时，针大椎、曲池透少海（单或双），用兴奋法二型手法。下肢浮肿时，针灸三阴交、肾俞、地机、三焦俞、阳陵泉、气海俞，相互配合；腰部的穴，用抑制法二型手法，下肢穴，用兴奋法二型手法。视觉障碍，以风池、天柱、四白、印堂为主穴，养老、阳池、悬钟、光明为辅穴，用抑制法二型手法。手震颤，以环跳、足三里、支沟、新义、肩井为主穴，合谷、外关、阳池为辅穴，配合应用，用抑制法一型手法。疲劳时，随即针足三里（右或双），或先灸后针，用抑制法二型手法。感冒时，针外关或合谷（双），用抑制法二型手法，温和灸各15分钟。同时配合上述体温高时的针灸穴位。其间针灸共38天。在这段时间，许多症状与体征，获得基本治愈或改善。如过去长期大便干结，发生肛裂，小便频数量少，影响睡眠，入睡后多梦，不能熟睡；血压不稳，偏高，脉象浮速而弦；右肋下肝区隐隐疼痛，肝性口臭；小腿虚肿，面色灰褐色；眼球巩膜黄色，两眼看东西不连贯，眼球震颤；两手震颤及自觉头鸣、怔忡等症状，有的已消失，有的已减轻，有的仅偶然出现，也较前轻微。化验检查，有些项目也向好的方面发展，例如"蛋白倒置"已不存在，转氨酶降低，血色素及红白血球均较前增加。此外原有的耳、鼻、咽喉疾患也同时好转。在这段时间内病症曾有两次反复，一次是因过度疲劳引起，另一次是由于精神因素引起，两次都出现心悸亢进、脉速（130次/分）、低烧及精神恍惚等。当即给予针灸与抗菌素综合治疗，很快平复。

第二阶段自4月24日至5月11日。这段时间，患者先后去湖南、广州，由随行医生不间断地运用针灸治疗，上述许多症状继续好转。患者对旅途劳累和气候变化，适应性增强，没有发病，只是前额稍肿，两小腿浮肿。患者过去经常在热天出现小腿浮肿的情况。

第三阶段自5月14日至7月7日，共55天，针灸36天，主要是巩固和提高疗效。同时对小腿虚肿及左膝部疼痛进行对症治疗。在这段时间内，患者饮食、睡眠、大便都保持正常，许多症状确有进一步改善，颜面已变为红润，眼球巩膜黄色变淡，眼球震颤极少出现，两手震颤更为好转。特别是参加体力活动比三、四月份增多，有时小跑步、骑自行车、打乒乓球等，常常感到全身力量没有处用似的。有时因过度疲劳和情绪烦躁，也出现异常。有一次因坐车外出，黄昏至午夜赶着往返，回来后出现脸色苍白，呼吸迫促，血压与脉跳低于平日，即由护士同志在曲池穴用抑制法进行针疗，控制了病情的反复。

综观上述情况，在适当的疗养中，患者经过针灸治疗，可能已促进大脑的调节功能，激发了肝脏解毒功能的恢复，控制了病情的发展。

四、迁延性无黄疸型肝炎

周××，男，49岁。于1970年3月20日来就诊。自诉：肝区有时隐痛，卧床时较好些，小便黄色；大便经常稀溏，来诊前几天稍好些，有时成细条，多坐时腰痛，放屁多。

1969年6月肝功能检查，发现谷丙转氨酶在180～220单位之间，超声波检查肝区有较密集微小波。8月间住某医院诊治，诊断为迁延性无黄疸型肝炎。经治疗症状好转，但肝功能仍未恢复正常。1970年3月17日肝功能：麝絮8个单位，谷丙转氨酶为170个单位。

1959年发现高血压140～160/100毫米汞柱，患慢性咽炎已20年。

检查：腹部软，肝在右肋下触及，脾不肿大，左上腹部及右下腹部鼓音明显，皮肤划痕试验（一），脉搏84次/分，其他无异常。

针灸治疗：第一次针足三里，用抑制法一型手法，灸天枢（双），各10分钟。针后鼓肠明显减轻。第二次针上巨虚（右）、支沟透间使（左），灸大肠俞（双），各10分钟。治后鼓肠又减轻。随后治疗多取用以下穴位：针大杼（双），灸气海俞（双），各10分钟（以下同）；针风门（双），灸三焦俞（双）；针环跳（右），灸承山；针环跳（左），灸水泉（双）；针合谷（双）、行间（双），灸大肠俞（双）；针合谷、行间，灸腹通谷（双）。经针灸治疗后，腹胀鼓肠都已减少，唯感疲劳，肝区疼痛，心律不齐，脉浮无力，肝可触及。

第二阶段用抑制法一型手法，针外关透内关（左）；针足三里（双）、外关透内关（右）；针新设（双），灸肝俞（双）；针肩中俞（双），灸胆俞（双）；针大杼（双），灸脾俞（双）；针风门（双），灸胃俞（双）；针足三里（右）、支沟（左）；针肩井（双），灸肾俞（双）。

患者从针灸治疗后，肝功能恢复正常，血压稳定，自觉症状有的逐渐好转，有的消失，如肝区隐痛已消失，大便正常，胃肠胀气等好转。随后基本上按上述穴位及手法，并根据具体情况作适当增减，坚持针灸以巩固疗效和保健性治疗。1978年10月编写组成员随访，患者情况一直很好，肝病未复发。

五、小儿蔓延性鹅口疮、腹泻

周××，男，年龄8个多月。因腹泻已8天，于1968年11月23日来就诊。病史由其母代诉。患儿于8天前开始腹泻，每天8次甚至10次。主要饮食是米浆，吃完即拉米浆样大便。

8月间，患痢疾住院治疗，月底病愈出院。一个多月后又腹泻，每天十几次，住院9

天未愈，出院服中药，3 天后大便即成条。后又腹泻，在 11 月 4 日又住院，12 日出院。好了 3 天又复发，即第四次患病，输母血 80 毫升，西药停服，继服中药，未见好转。

检查：患儿精神欠佳，哭声无力，营养中等。口腔检查有严重鹅口疮、扁桃腺发炎。肺部呼吸音正常，心率 104 次/分，心律不整，有二联、三联律。体温 37.2 ℃（腋下）。

针灸治疗：用兴奋法一型手法，取穴：天枢（双）、曲池（双）、大肠俞（双）、外陵（双）、足三里（双），并进行鹅口疮针挑术。在上腭近齿龈左侧 3 个大的、下齿龈 3 个小的，都挑出了硬固的白点，3 个大的挑出时有脓液。第二天，患儿母亲说：昨日针后，夜间无腹泻，今早大便一次成条，中午一次又有些腹泻。检查：小儿精神比昨夜好得多，见人要玩且笑。针外陵（双）、足三里（双）。针时患儿哭声有力。第三天针大横（双）、大肠俞（双）、外关（双）。针后当天大便 3 次已成条。随后又连续针灸 3 天，取穴：大肠俞、合谷、天枢、足三里（双），灸神阙 5 分钟，前后共针灸 6 次痊愈。

按： 朱琏同志治疗小儿鹅口疮，不仅根据自己的临床经验，采用了针灸治疗消化系统疾病的穴位，还注意运用民间疗法，使针灸与针挑术相结合进行治疗，达到很好的疗效。朱琏同志一贯重视民间有效疗法，不抱偏见，发掘应用，不遗余力，此患者即为一例。她的这种态度，是值得学习的。从此例的治疗看，民间疗法的效果，也是不能忽视的。

六、急性胃肠炎

唐××，女，1 岁 5 个月。因反复吐泻一天，咳嗽，流涕十多天，于 1968 年 10 月 29 日来就诊，病史由阿姨代诉。

在十多天前因感冒发烧，流清涕，咳嗽，经医院诊治，时好时坏。27 日精神还好，28 日早晨喝了牛奶不久，拉水样便，伴有蛋黄色泡沫，接着呕吐。当天一昼夜共泻了十多次。29 日白天来就诊时已泻了八九次，体温 37.8 ℃。

检查：扁桃腺无红肿，腹部叩诊呈鼓音，肠鸣，肺部无啰音，气管内稍有痰鸣音。

针灸治疗：29 日黄昏 7 时许，针足三里（双）、天枢（双）、中脘，用兴奋法一型手法。30 日下午 5 时阿姨说，昨夜针后未腹泻，只小便一次；睡到天明 6 时，吃稀饭后，大便一次，大便较原先稠，已变为黄色；至下午共大便 4 次，大便均较稠而色黄。吃了几次稀饭，精神较前一天好。体温 37.1 ℃，舌苔黄厚。下午 5 时 45 分，针曲池（双）、大椎、天枢（双），手法用兴奋法一型；在劳宫各按摩 20 下。此次针后，患儿痊愈。

按： 此例患儿，针灸两次即告痊愈。本应用抑制手法的，但用了兴奋法，即是用兴奋法便能达到抑制的目的。第二次针后配合按摩劳宫，对于促进食欲也起到一定的作用，这种按摩的本身即是指针。在讨论手法时，曾经提到小儿、老人、体弱者，用兴奋型手法可以达到抑制的目的，此例患者具体地说明了这一点。由于其敏感，即指针的效果也是如此。同时也可看出针灸治疗小儿急性胃肠炎，收效快，疗效好，不能以为急性胃肠炎来得急，病情重，针灸就无能为力了。但是若有严重脱水时，则也应给予输液。

七、口腔溃疡

许××，女，成年人。患口腔黏膜破溃，反复发作已三年多，于1975年6月29日来就诊。1972年夏季以前，此病偶然发生一次，治好后没有引起注意。自1972年夏天开始，每月成为有规律性的发作。发作时，不能吃干饭，刺激性的东西更不能吃。由于剧烈疼痛，说话很困难，往往只能用写字与别人交谈。每月每次发作后，经中西医治疗及注意饮食，好几天，以后又发，而且较有规律。三年多时间用了许多中西药物，都未治愈。

针灸治疗：此次治疗的主要目的是止痛、消炎，调整胃肠功能达到溃疡消失。用抑制法一型手法，针足三里、曲池透少海，灸肾俞、大椎、大杼、大肠俞。每次针灸各一两个穴，采用双穴时为左右交叉配穴，每天针灸一次。第一天针灸后，即停止疼痛，能吃干饭，大便也正常。第二天针灸后，右侧口腔黏膜溃疡消失，舌尖溃疡少而缩小。第三天针灸后，舌尖溃疡已消失。第四、第五天针灸后，口腔溃疡已全部消失。接着休诊10天，并告患者如口腔溃疡复发，可涂碘甘油，随时来针灸。

一段时间后复发，但比以往任何一次都轻，舌尖部有一溃疡，稍觉疼痛，涂了碘甘油后止痛。经检查，舌尖和舌根的右侧黏膜上，各有小点溃疡。针刺手法同前，灸法用温和灸，针刺取足三里、风池、肩井、大杼、颊车、三阴交，曲池透少海。灸疗取合谷、新设、大杼、中极、肩外俞、大椎。指针取肩井、天宗、肩贞等穴。在针灸两次后，口腔溃疡已控制。在此阶段月经来潮较好，血量少。这一疗程共11天，针灸6次后，因公外出而中止。

1975年8月12日来就诊，因外出第一天时复发，经其他医生针灸曲池、足三里。经检查，舌尖两侧有溃疡，舌尖端有两个小白点，舌根部两侧红肿，右侧有一个圆形溃疡。针术仍以抑制法一型手法，灸术仍以温和灸法。针足三里、大杼、肾俞、上巨虚，灸大杼、大肠俞、大椎、中极、新设。这一疗程共9天。针灸5次，溃疡即消失。

从此到1976年1月上旬，5个月中间，口腔溃疡一直未复发。在这个过程中，有时每三四天针灸一次，有时每两周针灸一次，取穴：足三里、曲池、天柱、新设、大椎、颊车、新会、大杼、外关、崇骨、肩中俞、上巨虚等。

从1月上旬到4月下旬，未进行针灸，口腔黏膜溃疡未复发。4月中旬末因修补牙齿，口腔黏膜被磨破起泡，又引起溃疡复发。从4月22日开始针灸治疗，溃疡控制后休诊。随后偶尔发作，用针灸治疗即愈。

按：患者是口疮性溃疡病例，这种疾病被认为是变态反应所致。由于其反复发作，表明患者并未因发作而产生自动脱敏；又应用过很多中西药物治疗无效，也表明没有因用药而被动脱敏。针灸对它的治疗与预防作用是显著的，针灸可以使溃疡很快消失，又可以因巩固治疗而使之不发，不针灸则很快发作，都表明了这一点。从而也表明了针灸对变态反应性疾病的治疗效果。医治这类疾病，不出抗组织胺、免疫抑制与避免接触变应源等范畴，针灸的疗效，自然即应从后两者去理解。这种作用必然通过神经系统去完成，针灸的感觉在治疗中的重要意义，可以证明这一点。这也就证明了朱琏同志对针灸治病的原理的设想的正确性。朱琏同志治此例时，取穴主要是项背部与阳明经的穴位，这些穴位对此病的效果如此显著，则他们在因针灸而促使机体产生抗组织胺与免疫抑制的物质如肾上腺素与肾上腺皮质激素等的作用上，有无特殊作用，是值得进一步探讨。

八、三叉神经痛

马××，男，48岁。1971年8月12日来就诊。自诉感冒愈后，即发生右侧面唇部痛，已两个多月。药物治疗效果不明显，电针疗法只能暂时减缓。近三天来疼痛越来越剧烈，又频繁，右耳前关节处胀痛，下唇右半边痛不可触，闭嘴、张口笑或大声说话、吸烟等，都导致剧痛。常因吃饭而引起疼痛，不敢进食。因触痛加剧，脸部不能洗擦。痛时如割如刺，阵阵发作，约一分钟一次，极为难受，平时常用指掐压痛处，以致右侧面部有些肿胀。

有耳鸣、左手拇指有弹片伤、右侧大臼齿下颌关节炎等病史。

检查：右下颌升至前方，颧弓下缘相当于下关穴处，肌肉稍有肿胀，皮肤不红，指压有酸胀感，下嘴唇右侧靠中线一指头面积处惧触。患者说话轻而慢，上下嘴唇不敢接触。

诊断：三叉神经痛，右侧第三支。

针灸治疗：8月12日，用抑制法一型手法针天容，入针1.2厘米深，感觉由局部放散到下唇及耳前，留针1小时，共行针4次。入针10分钟时，做上牙咬下唇动作，剧痛发作，脸色苍白而皱眉，捻针1～2分钟，疼痛即停止，继续捻针1～2分钟，恢复正常，吸烟大声谈笑均未发痛。起针后，再在天容穴下方2毫米处进行安全留针。当夜痛醒两次，每次疼痛约1分钟，即在安全留针处行针，痛止后能入睡。13日，针足三里（双）、颊车（左），均用抑制法一型手法，天容仍安全留针，疼痛未发作。14日，患者自诉：刮胡子、吃饭等均不痛，只是吃饭时，饭黏在右腮，用舌头拨饭时稍有不适感。白天曾痛过两次，但比过去轻微，时间缩短，吸烟、谈笑均无妨碍。15日，吃饭已如常，只是下关穴处有些发胀。

从8月16日至24日未疼痛，继续治疗，取穴：养老、下关、颊车、足三里、支沟、间使、太阳、新设、行间等。天容和颊车进行安全留针。8月25日至9月17日，均用抑制法一型手法，取穴：天容、颊车、养老、新设、合谷、外关、太阳、足三里、阳陵泉、肩井、曲池透少海、肩中俞、完骨、三阴交、下关、大迎、四渎等，共针灸20次。自8月25日后，疼痛仅发一次，从此未再复发。

按：三叉神经痛是一种顽固性疼痛，中西医都感棘手，药物及其他保守治疗，反复很大，常常最终依靠手术解决。手术虽有保存与切断其感觉根的区别，但目的都是为了解除疼痛，且手术终究是手术，又是在颅内进行，危险性不能绝对排除。近年来虽有新药问世，价格则昂贵，又不易买得，有一定副作用，效果也不是非常确切。故寻求到一种安全而有特效，既省事又易行，且非手术性的治疗，为神经学科工作者所追求之事。朱琏同志提出的安全留针法，正合这一要求。她治此例与其他患者的三叉神经痛的效果，都证明了这一点。安全留针法与国外近些年来开展的功能外科的持续性刺激，与治顽固性疼痛的意义是一致的。由于针灸本身的固有特性，朱琏同志又将这种安全留针的持续刺激治疗，用以治其他顽固性疾病，如呃逆、哮喘，也收到良好的效果，可以引申说，这是功能神经外科的一种发展。

九、趾端疼痛症

王××，女，43 岁。于 1969 年 9 月 10 日初诊。自诉：趾端疼痛反复发作 15 年。1954 年冬天双脚趾端发生疼痛，经作骨膜封闭告愈。1957 年复发，自己用冷水浸泡，疼痛逐渐减轻，但未作系统医治。1959 年冬又发作，医院诊断为趾端疼痛症，用冷水浸泡及服中药，有好转。至 1960 年春节前后又复发，走路脚发热时疼痛，无红肿，夏季不痛。自 1969 年秋以来开始作痛。

自从到南方后，两脚常干燥、脱皮，就寝后觉得一脚热一脚凉。有肺结核、肘膝关节炎、膀胱炎、附件炎、消化不良等病史。

针灸治疗：用抑制法一型手法。9 月 10 日针足三里（双），感觉放散到脚尖。12 日针解溪（双），针时感觉向脚背放散。15 日针上巨虚（双），感觉放散至脚心。17 日针条口（双），感觉放散至脚心。经 4 次治疗，趾端已不觉疼痛。随后选取阳陵泉（双）、环跳（右）、足三里（双）、上巨虚（双），用抑制法二型手法，每两天针一次，每次一穴双侧，以巩固疗效。

自 10 月 6 日起，采用全身配合治疗的方法，除以上穴位外，还选取支沟、光明、肩井、肩中俞、大杼、风门、四渎、合谷、鹤顶、太冲、丰隆、秩边、条口透承山。每次选一穴并配合以上一两个穴位，用抑制法二型手法，针感一般都可向踝、腕、趾、指部放散。到 1970 年 1 月 12 日共针 49 次，疼痛基本痊愈。

按：此例是交感神经的疾病，比较难治。朱琏同志首先选用患处上部的穴位，以抑制法一型手法给以强刺激，形成抑制以止痛，4 次就基本上控制了疼痛，达到了原来的目的，从而也表明了抑制手法确实有抑制作用，证明了朱琏同志的论点是正确的。随后，为了巩固疗效，故手法改为抑制二型。这个疾患考虑为中枢神经系统与植物神经系统的功能失调所致，对治此疾患的疗效，从而证明了朱琏同志所提的针灸的治病的原理为调整神经系统的功能的正确意义。

十、中毒性心肌炎

蒙×，男，4 岁 1 个月。因反复出现阵发性心动过速已两年多，于 1969 年 10 月 15

日前来诊治。病史由其母代诉。

1966年4月患儿一岁半时，低烧3天，发现咽部有白膜，经某医院体检，白膜已覆盖左侧扁桃体，并向外伸至悬壅垂；心律整，心率140次/分，无杂音，肝在右肋下1厘米扪及。诊断为咽白喉、中毒性心肌炎。当日肌注白喉抗毒素4000单位，口服强的松一周，并用青霉素、红霉素等治疗，咽白膜脱落，好转出院。

患儿发育正常，一般情况好，活动尚可。但自患白喉后，抵抗力较弱，心跳快，一直在140～160次/分之间，进食少，兼有扁桃腺炎，用抗菌素治疗数天即愈。1969年4月25日患麻疹，发热数天，服中药一周逐渐退热。从此以后，患儿常有上呼吸道感染症状，易疲乏，不爱活动，易吐，食欲不振。近半年来，发现患儿心前区逐渐隆起，左胸变形，心尖搏动明显，无猫喘，心界向左扩大至锁骨中线外2厘米，心率如前。7月15日心电图检查：心率153次/分，P-R 0.13秒，QRS 0.08秒，结论：1. 窦性心律＋过速。2. 左心室肥厚＋损害。X线胸部透视，整个心脏增大，经某医院会诊，认为无特殊治疗；因无心衰，不作处理。7月27日因发热咳嗽，诊断为气管炎住院。第四天即8月1日，出现呼吸短促，心率更快，熟睡时140次/分，肝大2横指等心力衰竭症状，给服狄戈辛治疗，两天内给0.6毫克，饱和后用0.1毫克维持量。四天后心衰改善，心率在熟睡时降至87～100次/分，同时用强的松15毫克/天、大量维生素、氯化钾等治疗。心衰改善后，加用卤碱3克/天。用狄戈辛治疗约十天后停药，强的松逐渐减停。8月18日出现阵发性心动过速，心率200次以上/分，面色苍白，呕吐，精神差，食欲锐减。再用狄戈辛0.1毫克/天，治疗两天无效，转某医院治疗。心电图检查结论：1. 窦性＋异位心律。2. 窦性心动过速（160次/分）。3. 室上性心动过速（200次/分）。4. 心肌损害，遂入院。

检查：一般情况好，体温正常，无紫绀，心界向左扩大同前，心音规则有力，无杂音，两肺清晰，肝在右肋下1厘米，质软，脾未触及。入院后用狄戈辛0.6毫克，两天后饱和，用0.15毫克/天作维持量。持续26天后，出现传导阻滞，狄戈辛中毒停药，停药后传导阻滞逐渐消失。加大激素量，用强的松20毫克/天，心率维持在100～120次/分（熟睡时），一般情况稳定，住院一个月出院，未再用洋地黄类药物。出院后，仍用强的松治疗，逐渐减量，用地塞米松1毫克/天，分4次服，熟睡时心率仍在100～120次/分范围。两周后（10月10日起），心率又逐渐加快。11日又出现阵发性心动过速，症状与上次发作一样。10月12日住院治疗，用新斯的明，上午0.2毫克肌注一次，下午0.3毫克肌注一次，次晨又肌注一次，无效。13日下午又开始服狄戈辛0.55毫克，两天内饱和，后用0.125毫克维持量。随后又服中药、针灸治疗，第三天阵发性心动过速减少。

针灸前检查：患儿发育正常，眼、鼻、耳、口腔各器官无异常，颈动脉搏动明显，左胸廓较右侧隆起，心界向左扩大，心率130次/分，作轻微的两臂伸屈运动20秒钟后，心率增至180次/分，心律整，无杂音，两肺无特殊。肝在肋下约1厘米，脾未触及，皮肤划痕试验阳性，四肢及脊柱正常，腹壁反射敏锐，膝腱及蹠反射正常，左侧较敏感。

针前出现频繁的心动过速，间隔5分钟即可出现3分钟，小孩心情急躁，睡眠差，食欲显著减退。

针灸治疗：第一疗程：第一次针足三里（右），用抑制法二型手法，灸合谷5分钟。心率变化：第一次针灸后，由180次/分减慢至136次/分；第二次针足三里（左）、曲池透少海（左），由154次/分减至132次/分；第三次针曲池透少海（右）、足三里（双），由152次/分减至136次/分；第四次针上巨虚（双），由154次/分减至130次/分，在肩井（左）安全留针；第五次针四渎（双）、光明（右），由164次/分减至150次/分；第六次针支沟（双）、光明（左），由148次/分减至140次/分；第七次针大杼（双），由152次/分减至132次/分；第八次针风门（双），由152次/分减至130次/分；第九次针肺俞（双），由152次/分减至130次/分；第十次针厥阴俞（双），由136次/分减至124次/分；第十一次针心俞（双），由132次/分减至124次/分；第十二次针膈俞（双），由144次/分减至132次/分。经第一疗程治疗后，心率显著好转，阵发性心动过速出现次数减少，精神较前好转，食欲及睡眠均有改善。

第二疗程：心率变化：第一次针足三里（右）、曲池透少海（左），由144次/分减至132次/分；第二次针足三里（左）、曲池透少海（右），由132次/分减至112次/分；第三次针大杼（双）、外关透内关（左），由134次/分减至124次/分；第四次针阳陵泉（双）、外关透内关（右），由130次/分减至116次/分；第五次针风门（双），灸胃俞（双），由136次/分减至120次/分；第六次针肺俞（双）、合谷（右），由128次/分减至106次/分；第七次针厥阴俞（双）、合谷（左），由124次/分减至108次/分；第八次针心俞、上巨虚（右），心率基本同前。随后又针膈俞（双），灸脾俞各3分钟；针阳陵泉（双）、外关透内关（左）。

经过针灸后已无阵发性心动过速，心率明显下降到98～100次/分，比服激素时最低心率（114次/分左右）还低。睡眠好转，面色较前红润，精神饱满。随后又继续针灸治疗一个时期。

按：此例显然是白喉杆菌的外毒素所造成的心肌损害的结果，已成慢性心肌炎，是比较难办的。治疗上常用肾上腺皮质激素、辅酶A与三磷酸腺苷，但不一定有效。患儿也曾用过这类药物，但无持续效力，经针灸治疗，表明针灸有优越于或至少有同等于这类药物的作用，且无副作用。其作用也必然是在神经系统的主导下达到的。此病例也表明针灸不仅能治机能性疾病，对于器质性疾病，也能有良好作用。

十一、再生障碍性贫血

黄××，女，32岁。因腹泻反复用合霉素，导致再生障碍性贫血近6年，于1970年3月3日就诊。

患者原是运动员，身体健壮，平素月经正常。1964年5月至7月，反复腹泻，每次均服用合霉素。7月下旬来月经，血量很多，8月18日来月经后，脸色变黄，全身出现小块紫斑。稍稍活动就头晕眼花，全身无力。经两个医院抽血及抽骨髓检查，诊断为再生障碍性贫血。先后住院四五次，最短为一两个星期，最长达一年零三个月。除服用中西药外，还经常靠输血来维持。刚住院时，一星期输两次，每次输 200～300 毫升；半年后，一星期或十天输一次；病后一年零三个月时，二十天左右输一次，不输血就维持不了。出院后，两至四个月输一次。前来针灸时已有七个月未输血。有时头晕、头痛、眼花、易心慌，全身常出现紫斑，此起彼落，尤以小腿部易见。全身疲乏，四肢无力，食欲不振；睡眠不佳，易醒，尿频数，尤以夜间为甚。

14 岁月经初潮，约一个月一次，每次两三天。最近月经每月一次，一次两三天，呈粉红色。婚后妊娠三次，一次剖腹产，一次人工流产，一次顺产。1966 年以前，每年患一次疟疾，连续数年，此外既往无其他病症。

检查：全身皮肤发黄，巩膜稍黄，结合膜及嘴唇、齿龈均苍白，指甲黄白。在下肢踝以上双侧均有稀疏而明显的小块紫斑。心脏听诊：心率 104 次/分，轻度不规则，偶尔有期外收缩。脉象：浮数而无力。腹部软，无压痛，肝脾未触及，皮肤划痕试验阴性。

针灸治疗：第一个疗程：针足三里（右），灸足三里（左）7 分钟。针新设（双），灸崇骨；针肩井（双），灸大椎；针太阳（双），灸大椎；针足三里（左）、支沟（左）；针大杼（双），灸大椎；针新设（双），灸大椎；针脾俞，灸悬枢；针大杼（双），灸身柱；针手三里（双），灸大椎；针合谷，灸大椎；针外关，灸大椎；针新设（双），灸大椎；针肩中俞（双），灸陶道。以上针法均用抑制法二型手法，灸法均以温和灸各 10 分钟。经第一疗程针灸治疗后，睡眠较前好转，头痛头晕较前减轻，食欲增加，紫癜部分消失，但又有新的出现。针灸六次后，3 月 15 日红血球 144 万，血色素 4.5 克，白血球 2550，淋巴球 21％，分叶核 78％，血小板 6 万。第一疗程针完，红细胞 164 万，血色素 5.5 克，白血球 3450，淋巴球 62％，分叶核 37％，血小板 9 万。

第二疗程：针术用抑制法二型手法，灸术用温和灸法各 10 分钟。针肾俞（双），灸命门；针足三里（双）、上巨虚（双）、肩中俞（双）、太阳（双），灸身柱；针新设（双），灸陶道；针风门（双），灸崇骨；针肾俞（双），灸脊中；针大杼（双），灸大椎、命门。第二个疗程后，头痛头胀已很少，且程度很轻，心慌减轻，食欲增加，身体较前有力，疲乏感减少，睡眠好转，大便正常，尿次数减少，精神较前舒畅，可做轻微劳动；月经颜色鲜红，血量较前均匀。体检：脸色较前好转，嘴唇、结膜较前稍红，巩膜已无黄染，脉搏 82 次/分，小腿紫癜消失。

第三疗程：着重调理胃肠机能，针刺用抑制法二型手法，灸法以温和灸各 10 分钟。针肝俞（双），灸胆俞（双）；针胆俞（双），灸脾俞（双）；针脾俞（双），灸胃俞（双）；针胃俞（双），灸三焦俞（双）；针三焦俞（双），灸肾俞（双）；针肾俞（双），灸气海俞（双）；针气海俞（双），灸大肠俞（双）。随后仍按以上方法进行治疗，轮流使用上述穴位，又治疗三个多月，病情及全身症状都有显著好转。

按：此例显然是化学因素所致的造血功能障碍，是比较难治的病症，又是一种慢性病。故朱琏同志以保健与调整胃肠机能为基础，取穴配方以固根本着手，用了胃俞、脾俞与大肠俞等穴。同时也激发骨髓的造血机能而用了崇骨、大椎与身柱等穴，收到了效果。此例又一次表明针灸可以治疗器质性疾患，不论是细菌性的中毒或化学性的中毒所造成的机体损害，也不论损害在哪一个系统，都可以有效，而这个效果绝不是针灸直接作用于受害结构的结果。

十二、头 痛

邹××，男，49岁。1969年4月18日来就诊。

自诉头痛已13年。自1965年起逐年加重，夏季炎热时更明显，伴有脉跳加快，下午90～100次/分，有时血压偏高，收缩压可达180毫米汞柱。最近一个月来，头痛加剧如针刺样，伴失眠、梦话、头晕，饮食减少。

检查：血压（卧位）左136/110毫米汞柱、右150/102毫米汞柱。心跳与脉跳一致，整齐有规律，70次/分。

针灸治疗：用抑制法一型手法，针足三里（右）、印堂；针足三里（左）、太阳（双）；针合谷（右）、环跳（右）；针合谷（左）、环跳（左）；针三阴交（双）、通里（右）；针交信（双）、通里（左）；针大杼（双）、肾俞（双）；针肩外俞（双）、三焦俞。每日一次，经8次治疗后，头痛完全消失，恢复了正常工作。

按：头痛是常见的一种自觉症状，可见于多种急性、慢性疾病。此例是由血压反复偏高引起的以头痛为主的病症，治疗上采用抑制手法，以局部与远隔部位相配合取穴，并结合具体情况适当增减。如心跳加快、失眠等，取神门、通里等；头晕、头痛，取印堂、太阳等；食欲减退、血压高，取足三里、合谷、三焦俞、三阴交等。针灸治疗头痛，临床效果比较好。如配穴全面，手法适当，即能迅速收效。此例虽为高血压引起的头痛，但可以作为治疗各种头痛的参考。

十三、风湿热

李××，男，18岁。因风湿热，伴肛门附近脓肿，于1962年1月19日在某医院会诊。

病情介绍：于1961年一次突然高烧，鼻塞、流涕，诊断为感冒，经服阿斯匹林，症状减轻，但热未消，体温反复出现在37 ℃多。后入院用青霉素和阿斯匹林，仍未能控制，曾拟诊上颌窦炎而进行穿刺抽液检查，其间又出现两侧小腿肌肉僵硬疼痛，左小腿、右手掌心发现有1厘米×1厘米小紫色斑块，轻度压痛，两小腿内侧发现有米粒大的皮下小结节，触痛。确诊为风湿热。经服大剂量阿斯匹林，同时应用青霉素、强的松，症状及体征迅速消失。减少强的松剂量后，病情曾一度反复，血沉36～38毫米/小时，后又增至78毫米/小时，伴心前区闷胀，轻微隐痛，更改治疗方案后，血沉降至19毫米/小时。于当年10月26日因感胸闷，食欲不振，医生检查发现：两肘、膝关节部皮肤有红色结节，心脏有轻度杂音；X线检查发现左心室丰满，主动脉弓延长；心电图提示左心室高电压；血沉26毫米/小时，白血球增高。仍诊断为风湿热。继续服水杨酸钠配合青霉素治疗。住院期间，肛门附近发生一圆形红肿块，压痛明显，给予局部热敷、坐浴，处理后结节穿破，流出脓液。治疗上停用激素、水杨酸钠，改服阿斯匹林，肛门溃破处按外科一般脓肿处理。1961年5月患过牙痛。

会诊检查：患者发育正常，营养中等，瞳孔左右对称等大，对光反射灵敏，两侧相等。但瞳孔较常人稍大些，阴暗处更显，心脏听诊有收缩期杂音，运动后心律轻度不齐，脉缓细而浮，神经系统未发现病理反射，两侧腓肠肌有压痛。肛门附近有一脓肿已穿孔，脓液不多。X线片显示主动脉增宽，左心缘丰满，左心室增大。我同意该院诊断为风湿热。肛门附近是一般脓疡。在治疗上，我认为主要问题在内科，应内服中药治疗。可在脓疡处用艾灸，每次15～20分钟，一天两次。局部用灸法，可促进组织增生，治疗脓疡效果很好。

针灸治疗：从1月25日停用激素、水杨酸钠、核黄素等西药，以内服中药配合针灸治疗。

第一疗程：用抑制法二型手法。每日一次，针足三里（双），灸少海（双），各7分钟；针曲池透少海（左侧），灸命门10分钟；针曲池（右侧），灸地机（双），各7分钟。经过3天治疗，体温在37℃以下，脉搏60次/分，心尖区仍有收缩期杂音。心电图见：窦性心律不齐，左室高电压。血沉一小时12毫米，二小时30毫米。血象：血色素12.2克，红细胞403万，白细胞5050～5400，中性32％～36％，淋巴球39％～42％，酸性22％。X线检查见主动脉弓延长，肺部未发现异常。肛门处脓疡仍用灸法。继续用抑制法二型手法，针解溪（双），灸中极10分钟；针外关、内关（双），灸风门（双），各10分钟；针通里（双），灸大赫（双），各10分钟。1月13日复查：心律不齐消失，左室仍为高电压，血沉9毫米/小时，白细胞正常，体温36.6℃。

第二疗程：手法同前，针足三里（双），灸少海（双），各7分钟；针曲池透少海（左侧），灸命门10分钟；针曲池（右侧），灸地机（双），各7分钟；针解溪（双），灸中极10分钟；针外关（双），灸风门（双），各7分钟；针通里（双），灸大赫（双），各10分钟；针足三里（双），灸内关（双），各7分钟；针肩井（双），灸大椎7分钟。复查：心电图心律齐，窦性心动过缓，左室高电压，白细胞总数5600，中性45％，淋巴球30％，酸性24％，单核1％，体温37℃，血压107/70毫米汞柱，脉搏54次/分。

第三疗程：手法同前，针足三里（双），灸中极10分钟；针足三里（双），灸关元10分钟；针通里（双），灸阳陵泉（双），各10分钟；针大杼（双），灸风门（双），各10分钟；针外关（双），灸三阴交（双），各10分钟；针肩井（左）、合谷（右）；针曲池（左），灸命门10分钟；针通里（双），灸三阴交（双），各10分钟。心电图复查：窦性心律不齐，左室电压仅稍高，血沉12毫米/小时，红细胞37％，血色素75％，白细胞6800，中性39％，淋巴球39％，嗜酸性22％。大便镜检：钩虫卵（＋）。接着又以同上手法和取穴进行第四个疗程后，心电图检查：心律恢复正常，左室高电压，心尖部杂音消失，心率74次/分。

随后又进行巩固性治疗，灸大椎、陶道、身柱，针胃俞、脾俞、足三里、中脘等穴，增进全身健康，改进胃肠功能外，同时还配合治疗局部症状。前后共针灸治疗半年之久，心电图检查：心律恢复正常，血沉正常，血象正常，风湿热及肛门脓肿均痊愈。

按：朱琏同志治疗风湿病一般用足三里、阳陵泉、曲池透少海、风门、肩中俞、大椎等。此例是风湿活动期，治疗上既重视风湿的病因，又着重处理心脏受侵，而加取内关、外关、通里、神门等穴，标本兼顾，取得效果，疗效确切。

至于局部施灸，配合邻近取穴，不仅对慢性脓肿有良好效果，而且对一些肉芽生长缓慢的溃疡或瘘管，也有很好效果。

此病例说明了四个问题：1. 针灸可以治感染性疾病。2. 针灸可以治因感染而致的心脏的器质性损害。3. 治疗中在一定情况下要标本兼顾。4. 针灸不但可以治内科疾患，也可以治外科疾患。

十四、肩、膝关节风湿痛

何××，女，27 岁。因产后出汗甚多，引起关节疼痛已 4 个月，于 1969 年 2 月 11 日来就诊。主要是两肩两膝痛，肩胛内缘也痛，但与天气变化关系不大，曾用贴膏药、针灸等治疗，但效果不满意，已往身体健康，现在一般情况尚可。

检查：心搏 80 次/分，律整，无杂音。上肢反射正常，右侧较左侧活跃。膝反射以右侧活跃。肩膝部不红肿，关节部无叩击痛，脉搏 84 次/分，体温 36.7 ℃。

针灸治疗：用抑制法二型手法，针肩井（双）、鹤顶（双）；针大杼（双）、犊鼻（双）；针膏肓（双）、悬钟（右），鱼腰（左）安全留针；针足三里（双）、肩井（双）；针大杼（双）、气海俞（双）；针膏肓；针鹤顶（双）、肩井（双）、大杼（双）；针足三里（双）、支沟（双）；针阳陵泉（双）、支沟（右）；针膏肓等。经针治后，关节疼痛基本消失。

十五、胸锁乳突肌炎

曾××，男，9 岁。于 1970 年 8 月 28 日来就诊。其母代诉右侧前颈部肿胀已一个多月，患部发痒疼痛，吃饭吞咽无障碍。

检查：右侧颈静脉无异常，胸锁乳突肌发硬，中部肿胀如半个鸡蛋大，与左侧比较，明显肿大，肿处有压痛。甲状腺无异常。

诊断：右侧胸锁乳突肌炎。

针灸治疗：第一阶段用抑制法二型手法，针肩井（右），针后患部压痛消失。随后针完骨（右）、肩中俞（右）；针翳风（右）、肩井（右）；针足三里（双）、极泉（右）。共针 4 次后，右颈前区肿胀较前稍缩小，两头缩短。

第二阶段手法同上，针天牖（右）、天容，配商丘或合谷；针新社（右）、新设（右），配外关、肩中俞，灸璇玑或崇骨。针灸 7 次后复查，患部在长度上缩短 1.5 厘米，宽度上缩小 1 厘米，质较前软。

第三阶段，按以上治疗，轮流取穴。针 9 次后检查，吹口哨时只微微隆起，比原先几乎小一半。

随后又治疗 11 次，都是采用局部和远距离相结合的取穴法，针肩井（右）配鹤顶；针大杼、缺盆配鹤顶；针天柱配曲池。也单纯局部取穴，针肩井配新设（右），针翳风配巨骨，灸肺俞（双）；或单纯远端取穴，针合谷配手三里，针足三里配手三里。经过 24 次针灸治疗，肿胀消失告愈。

十六、落　枕

邹××，女，38 岁。于 1968 年 10 月 9 日来就诊。自诉颈项不能转动已半天，今晨起床时，突然感觉脖子不能左右转动，动则痛。

针灸治疗：针肩井（右），用抑制法二型手法，感觉由局部放散至肩、颈部。起针后基本正常。只针一次即愈。

沈××，男，40 岁。于 1970 年 1 月 5 日来就诊。睡眠起床后，觉脖子不适。诊断为轻度落枕。

针灸治疗：针肩井（左），用抑制法二型手法，后再针肩中俞（右）、肩井（左），用抑制法二型手法，感觉向脖子和颈下部放散，两次痊愈。

按：落枕是针灸临床工作中常遇到而又易于治愈的疾患。治疗落枕用抑制型手法，一型、二型均可应用。此处两例都是病情较轻的，故都只用了二型手法，一两次即治愈。这个情况表明，治疼痛并不都要用很重刺激，刺激量应视病情而定，应用得当，即能取得疗效。

十七、肺结核

吴××，男，成年。于 1952 年 1 月 12 日来就诊。

自诉失眠已数年。1951 年 8 月下旬，开始因工作紧张，异常劳累，全身酸痛，口干舌苦，食欲减退。半个月后，忽然高烧达 39.8 ℃，全身酸痛，不能起床，食欲不佳，只吃水果，昼夜不能入睡。曾按重感冒治疗无效，病势日趋严重。9 月 21 日经 X 线检查，诊断为右侧湿性胸膜炎。注射链霉素后，高烧渐渐消退，食欲增加，睡眠好转，出院时胸水未完全吸收。12 月 22 日复查胸水已吸收，并诊断为左肺上部轻度增殖性肺结核，右肺中部渗出性结核。

此次就诊时又感冒，鼻塞不通，发酸，连续打喷嚏，眼睛红、酸痛、多泪，腹胀，一天腹泻五六次。

针灸治疗：1 月 12 日用抑制法二型手法，针足三里（双），针时感觉麻至脚趾，鼻堵塞立即感消失；行针十几分钟后，有一股热流自脚部发出涌至膝盖、大腿，直至肩部。约 20 分钟后起针，这种感觉一直保持一夜，至第二天早晨仍有轻微感觉，未再腹痛、腹泻。当晚针迎香（双），手法同前，除鼻部不适好转外，眼睛仍红。第三天取外关（双），温和灸各 10 分钟，灸后眼睛觉得清爽。第四天清晨结膜红肿消失。

感冒痊愈后，即进行肺结核的治疗。针灸两周休息两三天，每 3 个疗程到医院检查一次。每次针灸 2～4 个穴位，针术均用抑制法二型手法，灸法用温和灸。取用穴位有：曲池、足三里、环跳、三阴交、地机、条口、合谷、大陵、神门、内关、外关、昆仑、风市、委阳、大椎、大杼、膏肓、肩井、秉风、肺俞、肾俞、胃俞、三焦俞、膈俞、行间、太冲、劳宫、关元、天枢等。于 3 月 12 日做 X 线检查，证明左肺上部结核已钙化，右肺吸收好转。接着又针灸一个疗程后，每隔两三天针灸一次。7 月 4 日复查，左肺上部与右肺肺门结核均钙化。自觉精神显著好转，睡眠良好，食欲改善，体重增加，由 60 千克增至 70 千克。除针灸治疗外，每天下床适当活动两次，最初每天上下午各活动 3～5 分钟，数天后每次各 10 分钟左右，一个月后每次一个多小时，直至每天活动 3～4 个小时。

按：针灸治疗肺结核，不仅疗效好而且无药物的副作用。此例的治疗，朱琏同志重视机体的能动作用，收到明显效果。在治肺的同时，尤其善于运用针灸配合，加强对感冒的防治和强壮消化系统的功能，固正以除邪，故效果更为显著。此例也表明了针灸对慢性消耗性疾病的治疗作用。

十八、哮 喘

余××，男，28 岁。于 1968 年 12 月 25 日初诊。在 7 岁左右因感冒引起胸憋、呼吸困难。每年发作一两次，每次三个月左右，发作与天气变化有关。每次发作都有胸憋、喉鸣、呼吸困难，仰卧加重，夜间妨碍睡眠。体检：两肺有哮鸣音及干性啰音，左侧较重。脉搏 120 次/分。

针灸治疗：25 日用抑制法一型手法，针合谷（右），针前脉搏 115 次/分，针后 3 分钟为 98 次/分，5 分钟后 88 次/分，10 分钟后 80 次/分；又针三间（左）后，患者连续睡眠两小时。26 日喘减轻，睡眠好转，脉搏 92 次/分，用抑制法一型手法针曲池（双），针后脉搏 82 次/分。27 日针术手法同前，针大杼（双）、三间（右）。29 日精神较好，脉搏 76 次/分。针术手法同前，针足三里（右）、外关（双），并在外关（左）作安全留针。1969 年 1 月 6 日，在留针期间，除服消炎药外，未服哮喘药，天气虽冷也未大发作，只稍有不适。肺部有两处少许哮鸣音。用抑制法一型手法针列缺（双），在合谷（左）作安全留针。7 日针术手法同前，针曲池（双），合谷（左）安全留针。8 日下午去游泳，在丘陵地往返两次也未喘。两肺呼吸音正常，脸色好转。用抑制法一型手法，针外关（双），灸大椎 10 分钟，在合谷（左）作安全留针。连日情况很好。

随后针灸 11 次，针术与灸术方法同前，每次针大杼或针肩井、三间、外关，或针曲池，灸大椎，每次都在合谷或三间作安全留针。

针灸 40 多天后，患者情况显著好转。以往每年在发作期间的 3 个月内，每天都要注射氨茶碱、麻黄素，开始尚能控制哮喘，后来这些药物则无明显效果。自从这次针灸治疗后，哮喘未大发作。

按：哮喘也是一种变态反应性疾病，针灸能改善其病情，这对阐明针灸作用原理有着重要的意义。对此例患者用的四肢穴，表明朱琏同志对穴位的特殊性问题，在日常临床工作中是注意到的。此例用了安全留针，是一个对哮喘病治疗的新发展。若以功能神经外科的持续刺激法与安全留针相比，也是功能神经外科的一个新发展。由此可以说持续刺激法，不仅能治顽固性疼痛，也可以治其他顽固性疾患。

十九、精神分裂症

杨××，女，25岁。于1950年7月24日来就诊。由朋友代诉。

患者不食、不语、不动，眼睛不睁已半年多。患者于1947年8月患腰椎结核，曾两次睡石膏床治疗。1949年4月间在上海某医院外科施行脊椎固定术，又经一段抗痨治疗，脊椎结核已愈。1950年1月9日，患者突然出现精神失常，两眼凝视上方或闭目不睁，终日呆若木鸡。经过几个医院诊断，一致确诊为精神分裂症。曾住某医院用胰岛素治疗，但毫无效果。现在终日闭目静卧，不食、不语、不动，吃饭不会咀嚼，只能喂流汁。大小便不解，靠灌肠与导尿排便。

检查：患者形体极度消瘦，闭目不睁，或睁而目不转睛，不语不动，呈木僵状。扶起来可以站立，不会走路，只有别人用手推动一下，方向前迈进一步。如将患者上肢举起来，告诉她放下，也不知放下。头部外观正常，瞳孔等大等圆，对光反应存在。牙关紧闭，口腔未能检查。无项强，身穿钢丝背夹。心音钝，节律不整，心率快（120次/分）。腹部凹陷，肝脾不肿大，第一、第二腰椎处有手术疤痕。腱反射未引出。未出现病理反射。

针灸治疗：24日第一次使用针术，主要是试探患者有无接受针疗的反应。本可用迅速刺入法进针，但患者身体瘦到皮包骨，虚弱不堪，所以用抑制法二型手法，缓慢捻进法进针，先针中脘穴。针刺深2厘米后，轻度捻针约10分钟，患者无不良反应。用直捣、斜捣，逐渐加重到混合捣手法，即在抑制法二型手法中间给以兴奋刺激，捣针2分钟，患者忽然深呼吸一次，接着呼吸与脉搏均较前有力，同时眼球转动了几下。又混合捣针一分钟，即以轻捻慢提法起针。当时拨开眼睑检查，瞳孔对光反应已较前增强，但比一般人还弱。随后针两侧颊车，以迅速刺入法进针。每侧进针后，用混合捣针手法捣针2分钟，即以迅速抖出法起针，患者下颌部能随着被动的动作轻松地开合。

经过以上针刺取得的反应，又经X线检查腰椎情况，患者已可以不穿钢丝背夹，我建议把它脱掉。同时告诉患者的朋友，每天上下午各为患者进行一次腹部按摩，随结肠蠕动的方向用手掌轻按移动，借以帮助胃肠消化；对四肢与胸背、腰部，也要从上到下地用手指轻微揉捏，以改善局部血液循环。

第一个阶段：从第三天开始，订了一个月的治疗计划，第一个星期，隔一天治疗一次，随后隔三天治疗一次，每次针刺3～6个穴位。前半个月主要是争取病人能自己大小便，后半个月则争取病人能自动饮食。取穴：大肠俞、天枢、关元、命门、膀胱俞、足三里、三阴交、阴陵泉、上脘、中脘、胃俞、胆俞、条口、地机、昆仑、百会、天柱、神庭、颊车、天容、大迎、人中、承浆、合谷、大陵。在这个治疗阶段，第一星期内病人即能自动小便，不用导尿，大便也能隔天一次。饮食方面由吃流质到能咀嚼软食。

第二个阶段：订了两个月的治疗计划，主要是为巩固疗效，争取患者自理饮食，促进全身健康，并能开口讲话。取穴：除上阶段所用穴位之外，又增加以下穴位：曲池、神门、外关、内关、哑门、风府、风池、肩井、大杼、膏肓、复溜、太冲、阳陵泉、鸠尾、翳风、四白、迎香等。当患者能自动饮食及逐渐起床活动后，曾一度拒绝治疗。其后一个月即改为每次针 2～4 个穴位，并以抑制法二型手法为主，不用捣针。

第三个阶段：经过前两个阶段治疗，病人的各种症状都日益好转，唯独缄默不语毫不见效。于是在这个阶段，着重治疗不开口讲话的问题。除用第二疗程的穴位外，试用灸哑门。第二天上午，在一起下棋时，她的朋友故意走错一步，她突然说"你错了"。这时朋友们惊喜交集，鼓掌庆贺，可是病人立刻出现木僵状态。虽然已能说一句话，但是接着有两个多月都一言不发。有一次，病人的同学陪她去游玩，当大家唱着她病前所喜欢的歌曲的时候，她也顺口地合唱起来，而且歌词唱得很清楚。从此，她逐渐地恢复了正常的言语。

第四个阶段：也是以 3 个月为一疗程，治疗计划，每隔三天针灸一次，主要促进精神状态与全身健康进一步恢复。除轮流使用上述各穴外，常用下列各穴：哑门、风府、风池、合谷、颊车、曲池、足三里、大肠俞、三阴交等。手法以抑制二型为主。治疗 6 个月以后，逐渐由每星期治疗一次，减为两星期一次，或一个月内连续针灸两天，以防反复。最后在病人感到不舒服时，才对症治疗一次。前后经过共三年半，患者于 1957 年 4 月痊愈，能上班工作。

针灸治疗这个病例的过程，最先解决的是大小便闭止和饮食问题。开始时症状由浅入深，消退时又由深变浅。例如木僵解除后不久，患者喜独自呆坐，有时傻哭，对周围事物漠不关心；接着变为对一切事物都觉得新鲜，好像隔世之人，动作幼稚，然后渐趋正常。在许多症状消除、体力加强后，则仍有患病初期的头痛、失眠、容易倦怠等症状，所以继续针灸治疗直到这些症状消失。

按：关于此例的一些经过情况，由马健行同志在 1951 年 2 月 15 日及 16 日的《人民日报》上报导过，读者可以参考。朱琏同志对此例患者曾观察了 7 年，未见复发。

患者为精神分裂症紧张型木僵状态，属于抑制过程过盛的情况，治疗以脱抑制为主，应用兴奋手法，但因患者瘦弱不堪，对过强刺激，容易引起晕针或其他问题，故早期以恢复体力，改善一般状况为当务之急，而不以治疗其精神分裂症为当时的重点，因而用了抑制法二型手法，以起平补平泻的作用。因为患者无不良的反应，乃在抑制型的手法的基础上加以兴奋手法的捣针，也是阴中有阳，在平稳调整的基础上以求脱抑制的目的。这是朱琏同志在掌握手法原则的基础上的一种灵活性。患者出现了动作，也就是针刺取得了脱抑制的反应。再以兴奋法二型手法针颊车，患者长期紧闭的需要用开口器才能张开的口松开了。以上实践表明针刺的反应是良好的，有脱抑制的作用。开始时着重于改进患者一般情况，兼治精神分裂症，所以第一阶段即争取患者能进饮食与大小便，用了抑制二型混合兴奋型手法，第一个星期即达到了目的。第二阶段的治疗为争取患者自理生活，并开口讲话，手法照旧，用穴有所增改，一般情况有了进一步的改善，但仍不讲话。于是第三阶段即着重于讲话问题，也达到了预定计划。随后治疗为巩固上两阶段的效果，并促使精神状态与全身健康的进一步恢复，手法又改为抑制法二型为主。

本型精神分裂症以抑制过旺为其病理生理过程，针灸能治愈此病，说明它有脱抑制的作用。但在手法应用上，则要注意到病者的全部情况而不墨守成规。此例突出说明了针灸治疗的三个关键手法的重要性。

二十、乳腺囊性增生

谭××，女性，37岁。因两乳肿大约一个月，于1969年10月3日来就诊。

9月4日和24日，患者各来一次月经，血量少，天数少。在这两次月经的前后，两乳发生肿胀。9月上旬右乳先肿，比原来大，觉往下坠，发展很快；21日发现左乳也肿大。不疼痛，只觉有些局部发烧，骑自行车时，有振动痛，举臂时觉腋下及两臂内侧不适。

患者已生育一个女孩。身体不胖，无病。产后发生输卵管囊肿。1964年做了摘除手术，大便一贯不畅，稍干，经常两三天一次。

检查：两乳皮肤不发红，右乳肿胀较明显，比左乳大而下垂，左乳扁平。两侧乳晕深黑色，均无压痛。

针灸治疗：10月3日，针肩井（双），用抑制法二型手法；针大肠俞（双），用兴奋法二型手法。两种手法结合运用，目的是消肿通便，藉以疏通乳腺。4日，乳房肿块大为消退，骑自行车时已觉轻松，大便正常。检查见乳腺肿胀范围缩小，下垂情况减轻。针秉风（双），用抑制法二型手法，针气海俞（双），用兴奋法二型手法。5日，针肩中俞（双）、肾俞（双），局部用抑制法二型手法，远隔部位用兴奋法二型。6日，针大杼（双）、三焦俞（双）。7日，针足三里（右）、极泉（双）、膻中，均用抑制法二型手法。8日以后，上穴轮流使用。12日以后，治疗如下：针肩井（双）配曲池（双），针秉风（双）配四渎（双），条口配极泉（左），秉风（双）配支沟透间使（左），膻中与外关透内关（双），或单独针足三里与肾俞等，手法多用抑制法二型手法。

以上治疗以10天为一个疗程，第一个疗程连续针八天休息两天。第二、第三个疗程，每两天针治一次。经过3个疗程治疗，两乳房的肿块完全消失。

按：此例运用抑制法二型手法，取用局部和邻近穴位，以直接消炎止痛，因考虑到大便秘结对乳部炎症的影响，而采用兴奋大肠俞等以通便的措施。这种情况表明远距离取穴，可达到相同的治疗效果。此例也表明针灸对外科疾患的卓效。

二十一、腰肌肿块

卢××，男，24岁，已婚。因腰痛3个多月，于1969年1月27日来就诊。

3 个多月前，病者发现左腿痛及左腰部不舒适，手按腰部，腿也发痛。十多天前发现左腰部肿胀，用手按之，连左大腿前正面到膝以上也痛；站立时两腿不能并拢，腰不能伸屈，夜间卧床时腿不能伸屈，而被迫常取坐位。曾服中西药，未见效。本月 12 日转南宁，X 线检查，骨骼正常，仅发现肌肉肿胀。多方治疗均无效果。

过去身体很好，除生过疮和腹部有些痛外，未发生过热性病。1967 年左侧头部发生肿胀，医生把里面的血抽出，前后约一个多月治好。

检查：脉象除左寸稍沉细外，余皆弦速而浮洪，脉搏 80 次/分，体温 37.3 ℃，心肺未见异常。左腰部肿胀，皮肤不红不发热，肿胀形状为椭圆形，大小 11.5 厘米×5.4 厘米；肿胀主要在背阔肌，内端在第二、第三、第四腰椎处，外端波及到腹外斜肌，中间凸出皮肤面，比腰高出 1.5 厘米，极硬固。左侧臀大肌明显瘦小，凹陷较深，比右侧陷入 1.8 厘米。腿部肌肉未见萎缩。

针灸治疗：当天用抑制法一型手法，针环跳（左），灸患处（左）10 分钟，次日针新建（左），手法同上。31 日复查，肿块已缩小为 7.2 厘米×4.0 厘米。当日用抑制法一型手法，针环跳（左），针患处（左）。次日用兴奋法二型手法针曲池透少海（双），用抑制法二型手法针足三里（双）。第三、第四天直接在肿瘤四周上下左右各扎一针。

2 月 2 日复查，该肌肿已全部消失，左腿也不很痛。

随后分组取穴，针足三里（双）、曲池透少海（双），用兴奋法一型手法；针肿大处，上下左右各入一针，针百会，用抑制法二型手法；针环跳（左）、后顶（左）、风池（左），用抑制法二型手法，灸患处 5 分钟；针足三里（双）、曲池透少海（双）、后顶，用抑制法二型手法；针环跳（左）、解溪（左），用抑制法一型手法；针大肠俞（双）、气海俞（双），用抑制法二型手法；针风市（左）、血海（左），用抑制法一型手法。每日一组。经 15 次治疗，肿胀平复，压痛不显，活动正常，痊愈。

二十二、急性肩关节周围炎

沈××，男，40 岁。于 1968 年 11 月 27 日来就诊。自诉右肩臂疼痛一天，过去每天早晨都做两臂旋转运动，近一周来停止。26 日恢复锻炼，当时未觉不舒服，直至午后也无异常反应，至下午 5 时许，右臂与肩部突然发生疼痛。27 日起床右臂不能动，动则剧痛不堪，触之更加疼痛。有脱肛病史，身体尚好，较胖。

检查：右臂在锁骨外端下方，较左侧隆起，有约 0.5 厘米×4 厘米一条肿硬处，温度较高，皮色不红，轻压痛，轻叩反觉舒服；腱反射较健侧稍灵敏，不能举臂，肘关节缓慢伸屈时也加剧肩部疼痛，常取屈肘前臂贴腹姿式，右肩高于左肩。卧位右臂血压：132/78 毫米汞柱。

针灸治疗：27 日上午 9 时许，针肩井（右）、肩髃（右），用抑制法一型手法。肩井穴入针 2.1～3.6 厘米，感觉达肩胛及后颈；肩髃穴入针 1.5 厘米，感觉达头及上臂。针刺有针感时，疼痛消失，感到舒服；起针后时关节伸屈自如，仅在锁骨下外端稍压痛，肌肉肿胀处明显变松软，皮肤温度较针前为低。下午 7 时，针秉风（右）、新主（右），均用抑制法一型手法；温和灸肩髃（右），熨热灸肩胛头各15分钟。针前体温为37.6℃，起针后约半小时为37.3℃，患者觉怕冷。入针后痛即消失，起针时尚有轻微痛感，但右手掌能平按于床，身体能移动坐位。再在新主穴下约1厘米处作安全留针。29日除去安全留针，再针臂臑（右），用抑制法二型手法。针灸后疼痛即消失，未再发，急性右侧肩胛周围炎痊愈。

按：肩关节周围炎在临床上所见不少，治疗时多用患部及其附近穴位，有时配合四肢远端穴位。此例患者除用上述取穴法外，还作了安全留针，三天治愈。朱琏同志在多次的治疗肩周炎中，发现一个新穴位，命名为新主穴，对治疗肩周炎效果甚好。安全留针是对肩周炎的一个有效的新的治疗措施。

二十三、腰扭伤

沈××，男，40岁。1968年12月14日上午，因下阶梯时滑倒，右侧腰部挫伤剧痛，咳嗽时加剧，当天下午来就诊。

针灸治疗：针环跳（右），用抑制法一型手法，感觉由局部放散到脚；熨热灸阿是穴10分钟，感觉很舒服，再加揉按阿是。起针后，腰部向前俯向后仰，活动自如，咳嗽时尚有痛感，再针合谷（左），加强疗效。

15日，针肾俞（右），入针2.4厘米，针感向下放散。针三焦俞（右），入针2.4厘米，针感向下串散，似与上一针感连接起来。温和灸命门、志室（右）各10分钟。以上两针入针后，伤处疼痛已不明显，咳嗽也不觉痛，似乎转移到原痛处以下部位。当时又针大肠俞（右），下针2.4厘米，感觉向外下方放散，觉该痛处舒服。起针后，咳嗽时深部尚有轻微痛。

16日，针大肠俞（右），用抑制法一型手法，针后痛减，熨热灸腰阳关、志室穴各10分钟。17日，针环跳穴（右），用抑制法二型手法。在气海俞（右）贴千捶膏。18日，用抑制法二型手法，针大肠俞（右），灸痛处15分钟。19日，针大肠俞旁开3厘米处，用抑制法一型手法，换贴新膏药，已能骑自行车，唯右腿跨下车时腰部尚有些痛。20日，针环跳（右），只是髋骨处有点痛。共针灸7次，腰部挫伤告愈。

二十四、左足局部感染

崔××，男，49岁。于1971年8月16日来就诊。自诉左侧脚部疼痛，如烧如灼，走路时疼痛加剧。此病在一年前发生过一次，经住院治疗痊愈，但未用针灸治疗。常伴腰痛，全身游走性疼痛，经按摩可愈。肝区有时不适，右腹部常有发麻感。

检查：身高中等，体胖。左侧脚背红肿，皮肤发热。在第四蹠骨后外侧与第五蹠骨后内侧之间，有一如黄豆大隆起，硬而坚，剧烈压痛。在压痛点直下1.2厘米处，有一如芝麻大的红紫点结痂，似曾被虫咬或抓破，在外踝下缘，骰子骨后上方的脚背稍肿胀，但皮肤不发红发烧。左脚无碰伤、扭伤的痕迹。脊柱无叩击痛，无敏感点，膝反射两侧均较迟钝，左侧腹股沟淋巴结稍肿大，有压痛。

印象诊断：左足背局部感染。

针灸治疗：16 日下午 5 时，针对左脚背外侧红肿，皮肤灼热，用抑制法二型手法，针灸侠溪（左）、足三里（左）。经一小时后，胀渐消，疼渐减，皮肤热渐退，红色成为条影。

针灸后直到 17 日下午 3 时许，疼痛未发，但在 6 时后又疼，脚着地稍困难，但比 16 日未针前好得多。红肿大消，压痛点明显。针解溪（左）、下巨虚（左），均用抑制法一型手法，并在侠溪（左）安全留针。针灸一小时后，红肿退，起针后步行如常。

18 日，下午四点半来诊，脚基本不红肿，压痛点不太敏感。因血压较高，用抑制法二型手法，针环跳（左）。针后脚着地仍有轻微压痛，又在丘墟（左）指针。此时按压脚部，压痛点已消失，于是又在侠溪安全留针。19 日，下午 4 时许来诊时，脚已无红肿，但压痛点疼痛明显，步行感困难，病情似有反复，外踝下缘肿胀，指压色变白。针足三里（左），感觉放散到各个脚趾，此时又和前两次针后一样感觉很舒服。至 20 日疼痛未发。用抑制法一型手法，针上巨虚（左）、丘墟（左），灸侠溪（双），各 7 分钟。21 日，脚部已无疼痛。为了巩固疗效，用抑制法一型手法，针解溪（左）；用抑制法二型手法，针曲池透少海（右）。22 日又继续针阳陵泉（双），左侧用抑制法一型手法，右侧用抑制法二型手法。灸涌泉（双），各 7 分钟。经 7 次针灸后，脚部感染痊愈。

按：针灸治疗外伤性或局部感染性炎症，有一定疗效。朱琏同志针刺时力求针刺感觉传导到有关部位，以消除病原物，控制炎症，组织修复，配合局部穴位施灸，收到良好的效果。这些效果的取得，决不是针灸仅对局部的作用所能达到，而是通过神经系统才取得的。

二十五、先天性巨结肠

张××，男，4 岁。出生后 5 个月时出现便秘，大便异常，时而拉稀。于 1969 年 10 月 8 日来就诊。病史由其父代诉。小孩 5 个月时，先腹泻 4 天，出现脱水昏迷，进某医院治疗。后又因不吃不拉，医生检查怀疑为肠梗阻，即行手术，但未发现任何疾病。此后肚子胀大，大便秘结，多数是隔一两天大便一次；有时每天一次，但仅拉一粒如白果大小的青黑色硬便；有时拉稀，一天三四次，色黄，量比硬便多十几倍，便后肚子痛，立即有肠鸣和呕吐，吐些不消化的食物。1967 年每一个多月灌肠一次。1968 年 8 月开始，无大便时，常出现呕吐、腹痛等症状，每两天就需灌肠，拉出稀便，黄色。1969 年 6 月以后很少灌肠，每天有一点大便。不消化时吃些西药，能吃饭，不吐，能放屁，但每次大便时很费力。6 月 5 日从早晨 5 时到傍晚，拉了 3 次，黄昏带去医院诊治，服药后就吐。6 日早上又吐两次，吐物有少量饭菜，每次出现拉多量黄色稀便，腹痛，呕吐之前，均先出现口臭。最近已不灌肠，如有腹痛不适，即吃些药。每天拉一点，都是青黑色粒状硬便，最大的如拇指头粗，约 3 厘米长。

检查：营养不良，较瘦，左侧扁桃体肿大，如蚕豆大，体温 37.8 ℃，心率 134 次/

分，心律整，无杂音，肺呼吸音正常，肝脾未扪及，腹壁反射左侧迟钝，左侧提睾反射较敏感。

钡灌肠检查，钡剂容易灌入，直肠大小正常，乙状结肠段呈局限性狭窄，肠腔最大仅能扩张至小指头大，无蠕动波，结肠各段均扩大，直径达6～7厘米（图66），蠕动波强，符合先天性巨结肠。

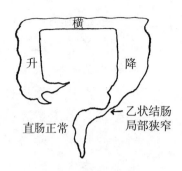

图66　钡餐检查示意图

针灸治疗：8日，针灸前体温37.8℃，脉搏134次/分，便秘。先在腹部按胃肠的顺序按摩。用抑制法二型手法，针足三里（左），灸大肠俞（双），各灸7分钟。9日，其母说：8日针后于黄昏大便一次。体温36.5℃，脉搏116次/分。用抑制法二型手法，针环跳（双），灸腰阳关8分钟。针灸后仰卧进行胃肠部顺序按摩3次。10日，其母说：9日针后，大便两次，便量及大便粗细均大于前一天。用抑制法二型手法，针秩边（双），灸大肠俞（双），各8分钟。针后按摩。13日，针前大便一次，青灰色便，心率124次/分，过去吃西瓜即患病，12日吃两个小马铃瓜，未患病。用抑制法二型手法，针大肠俞（双），灸腰阳关8分钟。13、14日各大便一次，第一次量较多，有两节。用抑制法二型手法，针环跳（双），灸腰阳关5分钟。15日，有两节大便，带青灰色。用抑制法二型手法，针足三里（右）、支沟（左）。16日也有两节大便，颜色仍带青灰色。用抑制法二型手法，针足三里（左）、支沟（右）。17日，大便量已较多，转为黄色。用抑制法二型手法，针上巨虚（双）、曲池（右）。18日，大便3次，量多色黄。用抑制法二型手法，针条口（双）、曲池（左）。19日大便两次，量较多，为黄色条便。20日用抑制法二型手法，针四渎（双）。21日，有黄色成条便，用抑制法二型手法，针腹结（左）。晚上大便量较多，量与粗细大小均比过去大几倍。22日用抑制法二型手法，针足三里（双）；用兴奋法二型手法，针支沟（右），灸大肠俞（双），各7分钟。24日晨大便一次，成条状，青黄色软便，长约8.3厘米，超过现有艾卷的粗度，比针灸治疗前长十多倍，比过去粗四倍。用抑制法手法，针上巨虚（左）；用兴奋法二型手法，针曲池（右）；灸气海俞（双），各10分钟。25日，用抑制法二型手法，针条口（双）；用兴奋法二型手法，针手三里（双）。

随后按以上的穴位和手法，每日一次，十天为一疗程，作有计划治疗。一疗程结束后休息三五天，一直坚持治疗至1970年4月下旬为止。患儿的大便基本正常，食欲增加，精神较好，腹胀已缩小，放屁多，随后患儿情况一直较好。

按： 小儿先天性巨结肠是难治之症。朱琏同志取用腰骶部、腹部、四肢有关调节肠功能的穴位进行针灸，并结合在腹部循结肠的走向进行按摩，使患儿大便通畅，食欲增加，腹胀减轻，腹围缩小，精神好转。经过半年的治疗终于使全部症状消失。

先天性巨结肠的病因，现在认为是乙状结肠与直肠相交处肠壁肌层内的Auerbach氏神经丛的神经节细胞减少或缺失之故。由于这种先天性的发育缺陷，以致肠管功能发生障碍，肠的正常蠕动运动至此部分时，粪便不能通过这一部分肠腔，聚积于其上端，便出现便秘与结肠扩张。

根治此病，以往都依靠手术，但死亡率高，术后并发症也较多，找寻能改善此段肠管功能，使粪便通过的治疗办法，一直为医学界所追求。朱琏同志应用针灸为此提供了一个具体措施。

针灸使大便排出，标志着针灸后改善了肠管的运动，大便才能通过。她所取穴位基本上是腰骶部的，下部肠管运动也是腰骶部的神经支配的，看来针灸的治疗作用与神经节段的分布有关系，也就是说对低级中枢可能有直接作用。朱琏同志考虑到这一点，所以采取了这种取穴法，针灸解决了排便问题，也就达到了对此病的治疗目的。

由于患者是一个慢性病例，情况又不是特别紧急，故朱琏同志采用了抑制二型手法，这是她对慢性病的常用手法，有平稳取效之意。

虽然这个病例的情况是此病比较轻的，但从整个事例上看，这点并不能否定针灸对神经系统特别是对植物神经系统所起的作用。并且从这个事例上，也表明针灸不仅对后天性疾病有治疗作用，而且对先天性疾病也有治疗作用。

二十六、慢性咽炎、舌根部发炎

李××，女，40 岁。因感觉舌根部、喉部不舒服已两周，于 1968 年 10 月 25 日来就诊。患者说话感觉舌头发硬，就像舌头缩短似的，无疼痛，咽下也无困难。原有慢性咽炎，咽部经常发红充血，疼痛刺痒。1967 年春天曾有过一次这种情况，后经医院注射维生素 B_1、B_{12} 二十多支，治愈。曾患过伤寒、痢疾、疟疾。有慢性胃炎。

患者已生四胎，此外流产一个，人工流产两个。于 1962 年做了绝育手术。月经正常。

检查：腭扁桃体红肿充血，右侧较重，悬雍垂仅在尖部有充血，不肿；舌苔黄色较厚，该部有压痛。舌根底部稍肿发硬，明显充血，舌底左侧有红疹，舌系带及其两旁红肿，舌尖粉红，干燥。营养状态良好，脉搏 72 次/分。

针灸治疗：25 日，用抑制法二型手法，针合谷（双）、大肠俞（双）。26 日，用兴奋法二型手法，针曲池透少海（双）。29 日，这两天嗓子已不疼痛，大便正常。用抑制法二型手法，针支沟（右）、足三里（左）。至 11 月 2 日，这几天休诊，喉部及舌部症状已愈，说话时舌头已不觉硬，喉部无痛痒感。用抑制法一型手法，针大杼（双），灸大椎 5 分钟。

二十七、慢性喉炎

沈××，女，30 岁。于 1968 年 9 月 27 日来就诊。自诉声音嘶哑。1967 年 10 月曾患急性喉炎，在某医院五官科检查，发现声带长"结节"，医生说不能开刀。随后声音嘶哑时常发作，音哑时嗓子不痛，严重时咳嗽吐痰，痰中带血丝，饮食无障碍。现自觉喉内经常有痰。

自幼有哮喘病，13岁时用单方连服三年，此病即愈。1958年在产后哺乳期，曾发生哮喘，到了南方此病未发生。1967年4月间因漆过敏发生哮喘，注射了一个时期青霉素即愈。当时因漆过敏，前臂内侧和胸部各有一块皮肤肿胀。1968年4月底，又因漆过敏而哮喘发作，逐渐剧烈，经服哮喘灵、土霉素等，停止发生。

患者1957年生头胎，共生过4个孩子。对菠萝过敏，曾发生上吐下泻。素有过敏性鼻炎，经常发作。在1947年患过肝炎，1949年患过伤寒。

检查：喉部有慢性喉炎，鼻左侧稍有炎症，极轻微。两耳有皮癣，右侧较左侧重。

针灸治疗：10月7日，用抑制法二型手法，针合谷（双），灸哑门10分钟。18日，用抑制法一型手法，针三间（双）。19日，用抑制法二型手法，针大杼（双）。以后每天针一穴，如天突、云门、肩井、人迎、列缺等穴。27日夜发生气喘胸憋。此后每天针下列一两个穴：合谷（双）、三间（双）、新设、列缺、风府、肩井。

11月6日体检：左外耳道发炎，血管充血明显，鼓膜正常，鼻腔轻度炎症，咽喉部已正常，右侧近腭扁桃体处稍充血。从当天起至12月12日针下列各穴：足三里、曲池、三阴交、天井、大杼、大椎、曲池透少海，轮流使用。自针治后，过敏性鼻炎未复发，声音未嘶哑，气喘未大发作，偶尔有轻度胸憋，复查咽喉部正常，扁桃体不肿大，鼻腔炎症消失。

按：此患者除喉炎外，还有鼻炎与哮喘，都是呼吸系统的慢性病。朱琏同志采用了多种疾病同时兼治的取穴法，试看她所用之穴，虽然包括了太阴、阳明、太阳、少阳与任、督等很多经脉，但概括起来，都是治呼吸道疾病与保健的，喉、鼻与哮喘都照顾到了。从穴位的部位看，都是身半以上的穴。呼吸系统的病，用身半以上的穴，就不能不考虑神经节段在治疗中的作用。从病因看，患者至少有两种病是变态反应，这些穴位中有好些穴位是用以治变态反应疾病的，从而也就涉及到穴位的特殊性问题。同时所用穴位中，很多是作保健用的，因而保健穴与免疫抑制间的关系，就值得探讨了。朱琏同志重视神经在针灸治疗中的作用，也重视每穴位在治疗中的一般性，又强调其特殊性，是有道理的。古人以十四经论述与解释临床上的一些治疗问题，然而从人体的结构与其生理功能来看，必然还有另外一种道理。这也是朱琏同志生前所想研究，而未能实现，有待于后来学者完成的。

二十八、慢性中耳炎

冯××，男，38岁。于1968年9月25日初诊。自诉：耳鸣已十多年。1947年受过炮震。1952年耳鸣，左侧较右侧明显。1965年下乡期间，又发生左耳化脓性中耳炎，鼓膜穿孔，以后到医院修补耳鼓膜，因感染，修补未达到目的，后经注射青霉素，鼓膜又长出。但耳鸣反而加剧，日夜不停，有时连自己说话都听不清。现在伴有头晕，蹲下突然起身时眼发花，食欲、睡眠还好。右耳幼年时流过脓，以往有疟疾、痢疾、色盲病史。腰部、足跟部受过枪伤。

检查：血压：坐位左 128/90 毫米汞柱、右 118/72 毫米汞柱，心律整，呼吸音正常。鼻镜检查：两侧均有慢性肥厚性鼻炎。耳镜检查：右耳有爪伤出血痕，左耳鼓膜广泛性充血，所见到鼓膜只是一片混浊，未见脓液或其他渗出物。

印象诊断：两耳慢性中耳炎。

针灸治疗：第一疗程：25 日，用抑制法一型手法，针足三里（双）；用兴奋法一型手法，针曲池透少海（右），灸天容、耳门各 2 分钟。26 日，用抑制法一型手法，针三阴交（双）；用兴奋法二型手法，针曲池透少海（左），灸听宫、听会各 3 分钟。27 日，用抑制法一型手法，针耳门（双）；用兴奋法一型手法，针养老（左），灸天容（右）3 分钟。30 日，用抑制法一型手法，针听宫（双）、养老（右），灸天容（左）3 分钟，灸后安全留针 3 天。

第二疗程：10 月 7 日，头昏减轻，但感有时耳鸣，右耳夜间较轻。用抑制法二型手法，针天柱（双），灸耳门（双）、合谷（双）各 7 分钟。8 日，用抑制法二型手法，针足三里（双）、耳门（双）。9 日，用抑制法二型手法，针支沟（双）、听宫安全留针 3 天。

第三疗程：开始针下列各穴：解溪（双）、耳门（双）、足三里（双）、听宫（双），阳陵泉（双）、耳门（双），听会（双）、支沟（双），风池（双）、外关（双），新设（双）、阳池（双），均用抑制法二型手法。21 日，头昏已显著减轻，耳鸣显著好转，右耳鸣基本消失。

第四疗程：针下列穴组：迎香（双）、支沟（双），耳门（双）、新设（双）；外关（双）、听宫（左）；阳陵泉、听会；养老（双）、天容（双），素髎、天柱（左）、耳门（左），鼻梁（双）、听会（左）；迎香（双）、新设（左）。经过治疗后，外耳道的炎症已显著好转，充血明显减轻。又继续治疗 3 个疗程，所用穴位及手法均按前所述，轮流使用。每次针耳部周围穴位，胀感均到耳内，针上肢的穴位，麻感至手指，针下肢的穴位，麻感至脚趾部。经过多次治疗后，中耳炎完全治愈。

跋

著名针灸学家朱琏同志，在广西南宁因病逝世已一周年了。她的逝世，使我们党失去了一位杰出的女战士，卫生战线上失去了一位坚强的组织者，医学界失去了一位热心于中西医结合的学者和专家！

朱琏同志在抗战前任石家庄正太铁路医院医生，尔后在石家庄自设诊所，掩护党的地下工作。她于 1935 年加入中国共产党，历任中共石家庄市委、平汉线省委妇委、石家庄抗日救国联合会和妇女救国会的常务委员、会长等职务，积极推行党的抗日救国路线、方针、政策，影响深远，有不少动人事迹，至今还在石家庄铁路工人和街道群众中传颂。

抗战初期，朱琏同志在太行山任八路军一二九师卫生部副部长，兼野战医院院长。在行军途中被马踢伤，于 1939 年冬赴延安疗养。一度在马列学院学习，随后担任中国医科大学副校长，当时我在延安和平医院工作，兼在医大教学，因此得以结识朱琏同志。后来她调任中央军委总卫生部门诊部主任，我每星期去门诊部为前方回来的干部检查身体，也常去看望她。这一时期，朱琏同志经常抱病坚持工作。她在行政组织方面的才干，医疗工作的细致深入，业务上的刻苦钻研、精益求精，对待同志的诚挚热忱，都给人留下了深刻的印象。

1944 年 10 月，毛主席在陕甘宁边区文教工作者会议上讲话中指出："新医如果不关心人民的痛苦，不为人民训练医生，不联合边区现有的一千多个旧医和旧式兽医，并帮助他们进步，那就是实际上帮助巫神，实际上忍心看着大批人畜的死亡。"当时党中央也提出了"中医科学化，西医大众化"的要求。中医科学化，即是要中医同现代科学更好地结合；西医大众化，指出了卫生工作与工农相结合的重大意义。党中央和毛主席的指示，指明了卫生医药工作前进的方向。不久，延安边区政府召开边区中西医座谈会，会上延安民间针灸医生任作田老先生献出自己三十多年的行医经验，希望西医界深入研究针灸治病的道理。当即有些西医同志发起签名，拜任老先生为师，朱链同志和我都当场签了名。

此后，我们向任老先生学习，并试用针灸在门诊治病。朱琏同志敏锐地注意到针灸的疗效好、节省药品、预防作用大等特点，在当时的艰苦条件下，它是同疾病作斗争的有力武器。当她用针灸医好了自己的坐骨神经痛，有了亲身体会之后，更加增强了对于针灸独特疗效的认识，倍感这门祖国医学遗产有深入研究和整理的价值。于是她排除各种困难，不顾别人的非议，坚持不懈，把自己半生的大部分时间和精力，贡献于中西医结合的新针灸事业。

解放战争初期，朱琏同志任晋鲁豫边区政府卫生局局长，兼边区医院院长。永年战役之后，我到邯郸去看她。看到她为使针灸医学发挥更大的作用，不仅躬身力行，而且积极开办训练班，培育针灸人才，有效地解决了当时缺医少药的困难。这个经验极大地启发我们，在部队挺进大别山之后，我们也利用战斗休整间隙，举办短期训练班，用针灸治疗军民的许多疾病，解决了很大问题。在当时那种艰苦条件下，靠针灸战胜医药两缺的困难，较好地完成艰巨的医疗任务，这是和朱琏同志的倡导分不开的。

1948年冬，朱琏同志担任华北人民政府卫生部副部长，兼任华北卫生学校校长。为了在华北解放区贯彻执行中西医结合的方针，她举办平山实验区，亲自蹲点摸经验。在短期内，培养出一大批深受群众欢迎的农村医疗骨干。在这期间，她一方面博览祖国医书，并虚心向当地老中医请教；一方面深入研究在生理病理学上富有革命性的神经病理学说，以之同针灸临床实践相结合。由此她编写了《针灸学讲义》，在有中西医参加的学习班上多次讲授，并发动大家反复讨论。这是她对针灸科学在普及基础上力求提高的勇敢实践，也是她运用科学知识和方法整理祖国医学遗产的大胆尝试。

朱琏同志一贯坚信，针灸医学是我国几千年来宝贵的文化遗产，运用科学方法和观点，抛弃它的神秘外衣，研究和解释它的合理内容，加以发扬光大，在医学上是很有益的。因此在百忙中，又在讲义的基础上修改、充实，终于完成了她的医学著作《新针灸学》，于1951年问世。这本书，可以说是运用现代科学观点和方法，探索提高针灸技术与科学原理的第一部重要著作，影响极其深远。这是朱琏同志对我国针灸医学作出的重要贡献。

全国解放初期，朱琏同志在中央卫生部工作期间，继续坚持针灸学术研究，并在条件比较艰苦的情况下，创办了第一个针灸疗法实验所。坚持科学研究，坚持医疗实践，为我国针灸医学科研工作奠定了基础。

1954年秋，党中央、毛主席指示成立中医研究机构。我与朱琏同志一起筹建中医研究院。针灸研究所改为中医研究院管属，朱琏同志任副院长兼所长。在她的领导和规划下，针灸研究所为探求针灸医疗的科学原理，开展了生理实验、生化实验、免疫实验等科研项目，成效卓著，其中关于针灸保健，曾受到许多中央领导同志的鼓励和好评。1956年春，林伯渠同志患病住院，手术后遗下一种较为难治的呃逆（打呃），用了许多办法治疗，都未见效，最后试用针灸，取得了明显效果。当时朱琏同志和我轮流值日夜班。有一次周恩来总理来看望林老，嘱咐我们："一定要把林老的病治好。"由于周总理的鼓励，我们更加细心观察病况，探索规律，经过近两个月的时间，终于用针灸主治医好了林老的病，胜利完成了任务。

在党的关怀和广大医务工作者的努力下，祖国针灸医学得到了飞跃的发展，引起国际上的重视。朱琏同志的《新针灸学》被朝鲜、越南、苏联等许多国家翻译出版，广泛地吸引了国际医学界的钻研。1957年秋，前印度援华医疗队员巴苏大夫应邀来华学习针灸。巴苏大夫在抗日战争期间到延安时，在朱琏同志主持的军委总卫生部门诊部工作过。他是中国人民的老朋友，现在是全印纪念柯棣华大夫委员会主席，他把中国的针灸传到了印度，有力地促进了中印人民之间的友谊。

由于针灸在国内外的广泛开展，1958年，毛主席对朱琏同志谈话，表示对中医、针灸事业的亲切关怀。在杭州一次接见后的便宴上，毛主席即席举杯祝贺针灸万岁，并对朱琏同志说：针灸不是土东西，针灸要出国，将来全世界人民都要用它治病的。毛主席的指示，对朱琏同志的探索针灸科学给了极大的鼓舞。

1960年，朱琏同志调任中共广西壮族自治区南宁市委常委、副市长，分管卫生工作。她一如既往继续抓紧中医、针灸的科研工作，特别是对于中医治疗白内障、痔漏等科研项目，都给予了热情的支持。她在南宁工作期间，还举办了不同类型的针灸训练班，为地方和部队培养了大批针灸医生。

在林彪"四人帮"横行的日子里，朱琏同志不顾他们的冲击和迫害，立场坚定，旗帜鲜明，在极端困难的情况下，她仍坚持进行针灸临床实践和担任针灸的教学工作。自党中央一举粉碎"四人帮"之后，她精神更为焕发，不顾重病在身，积极创办并亲自主持南宁市针灸研究所和南宁市针灸大学；与此同时，她还一丝不苟地进行《新针灸学》第三版的补充修订工作，一直顽强地战斗到生命的最后一息。

缅怀朱琏同志为无产阶级革命事业英勇战斗的一生，心情难以平静。她埋头苦干，为中西医结合和祖国新医学、新针灸学事业的发展，奋斗数十年，鞠躬尽瘁，死而后已。她不愧是毛主席在卫生工作战线上的好学生、好战士。她的崇高品格和优良作风，永远值得我们学习。

鲁之俊

1979 年 5 月 18 日

后 记

　　我国现代著名针灸学家——朱琏老师的杰作《新针灸学》一书，是一部充分体现其针灸学术思想，并不断地被实践所证实，具有极高科学价值和实用意义的医学专著。同时是她严谨治学，善于运用唯物辩证法以及现代医学科学理论和方法，对祖国针灸医学加以发掘、整理、研究、提高的结果。

　　《新针灸学》于20世纪50年代在北京先后印刷发行了第一、第二版，第三版是20世纪70年代由广西人民出版社出版的，由于当时印刷的数量有限，市场上早已脱销。几十年来，不少医学界的朋友和广大读者纷纷打听，渴望再次看到此书。为了弘扬祖国医学精髓，造福于人类，满足广大读者的愿望，在纪念朱琏老师诞辰100周年之际，经其亲属陶晓虹同志授权、委托，并得到杨镇升先生和广西科学技术出版社的领导，编、排、校、印等有关人员的大力支持和帮助，我们再次刊出《新针灸学》一书。在此，特向他们表示衷心的感谢，并致以崇高的敬意！

　　此次刊出，稍有修改：

　　1. 彩图中的颜色，采用国际通用标准：动脉为红色，静脉为蓝色，神经为黄色。

　　2. 对个别穴位"防治"的病症和疾病"针灸治疗"选用的穴位等条目做了少量的补充。

　　以上如有不妥，敬请各位给予批评指正。

南宁市第七人民医院

南宁市中西医结合医院

南宁市针灸研究所

韦立富

2008年3月于南宁